现代护理与临床实践

主编◎ 李文凤 等

吉林科学技术出版社

图书在版编目（ＣＩＰ）数据

现代护理与临床实践 / 李文凤等主编. — 长春：
吉林科学技术出版社，2023.3
ISBN 978-7-5744-0350-5

Ⅰ．①现… Ⅱ．①李… Ⅲ．①护理学 Ⅳ．①R47

中国国家版本馆CIP数据核字(2023)第068319号

现代护理与临床实践
XIANDAI HULI YU LINCHUANG SHIJIAN

主　　编	李文凤　别晓燕　孔　敏　尹友敏　刘艳丽　王秋菊
出 版 人	宛　霞
责任编辑	史明忠
封面设计	山东道克图文快印有限公司
制　　版	山东道克图文快印有限公司
幅面尺寸	185mm×260mm
开　　本	16
字　　数	532千字
印　　张	22.5
印　　数	1-1500册
版　　次	2023年3月第1版
印　　次	2023年3月第1次印刷

出　　版	吉林科学技术出版社
发　　行	吉林科学技术出版社
地　　址	长春市南关区福祉大路5788号出版大厦A座
邮　　编	130118
发行部电话/传真	0431-81629529　81629530　81629531
	81629532　81629533　81629534
储运部电话	0431-86059116
编辑部电话	0431-81629510
印　　刷	廊坊市印艺阁数字科技有限公司

书　　号	ISBN 978-7-5744-0350-5
定　　价	180.00元

《现代护理与临床实践》
编委会

主　编

李文凤　　临沂市人民医院

别晓燕　　潍坊市人民医院

孔　敏　　潍坊市人民医院

尹友敏　　潍坊市人民医院

刘艳丽　　潍坊市人民医院

王秋菊　　潍坊市人民医院

副主编

刘聪聪　　滨州医学院附属医院

庄　磊　　滨州医学院附属医院

王晓丽　　潍坊市人民医院

刘庆君　　潍坊市人民医院

孙　童　　潍坊市人民医院

宫胜男　　潍坊市人民医院

王俊玲　　潍坊市人民医院

王星辉　　潍坊市人民医院

任馥榕　　潍坊市人民医院

马迎雪　　潍坊市人民医院

田　洁　　潍坊市人民医院

邱　慧　　潍坊市人民医院

马云宝　　潍坊市中医院

李怡苇　　潍坊市人民医院

前　言

近年来随着我国医学科学的飞速发展,护理学的发展日新月异,护理新理论和新技术不断涌现并广泛应用于临床,对护理工作者提出了新的挑战,同时对护理工作者的要求也越来越高。这就要求护理工作人员具备更高的人文素质、实践技能、整体护理知识和社会知识,因此特编写本书。

本书为了更好地适应现代医学的发展,针对临床常用的护理技术特点和问题,通过多年的临床经验总结以及查阅大量的相关资料,系统地对临床各科常用护理知识进行了归纳与总结。主要从基础护理、产科、耳鼻喉科、内分泌科、血液科、风湿免疫科等方面进行护理相关的内容阐述,内容较全面与丰富,在本书编写的过程中,充分结合了临床操作实际,广泛征求了各级医院护理管理和临床护理工作人员的意见,力求体现实用性,深入浅出,简明扼要,通俗易懂,希望本书可以为临床医护人员提供有效的帮助。

本书编写过程中,由于参编人员较多,文笔不尽一致,加之时间仓促,疏漏或不足之处恐在所难免,书中恐有不妥之处,望专家和广大读者批评指正。

编　者

目　　录

第一章 基础护理

第一节 铺床技术

病床是病室的主要设备,是患者睡眠与休息的必须用具。患者尤其是卧床患者与病床朝夕相伴,因此,床铺的清洁、平整和舒适十分重要,可使患者心情舒畅,增强治愈疾病的自信心,并可预防并发症的发生。铺床总的要求为舒适平整、安全、实用、节时、节力。常用的病床有:①钢丝床:有的可通过支起床头、床尾(二截或三截摇床)而调节体位,有的床脚下装有小轮,便于移动;②木板床:为骨科患者所用;③电动控制多功能床:患者可自己控制升降或改变体位。

一、备用床

(一)目的

铺备用床为准备接受新患者和保持病室整洁美观。

(二)用物准备

床、床垫、床褥、枕芯、棉胎或毛毯、大单、被套或衬单及罩单、枕套。

(三)操作方法

1.被套法

(1)将上述物品置于护理车上,推至床前。

(2)移开床旁桌,距床20cm,并移开床旁椅置床尾正中,距床15cm。

(3)将用物按铺床操作的顺序放于椅上。

(4)翻床垫:自床尾翻向床头或反之,上缘紧靠床头。床褥铺于床垫上。

(5)铺大单,取折叠好的大单放于床褥上,使中线与床的中线对齐,并展开拉平,先铺床头后铺床尾。①铺床头:一手托起床头的床垫,一手伸过床的中线将大单塞于床垫下,将大单边缘向上提起呈等边三角形,下半三角平整塞于床垫下,再将上半三角翻下塞于床垫下;②铺床尾:至床尾拉紧大单,一手托起床垫,一手握住大单,同法铺好床角;③铺中段:沿床沿边拉紧大单中部边沿,然后,双手掌心向上,将大单塞于床垫下;④至对侧:同法铺大单。

(6)套被套:①S形式套被套法:被套正面向外使被套中线与床中线对齐,平铺于床上,开口端的被套上层倒转向上约1/3。棉胎或毛毯竖向三折,再按S形横向三折。将折好的棉胎置于被套开口处,底边与被套开口边平齐。拉棉胎上边至被套封口处,并将竖折的棉胎两边展开与被套平齐(先近侧后对侧)。盖被上缘距床头15cm,至床尾逐层拉平盖被,系好带子。边缘向内折叠与床沿平齐,尾端掖于床垫下。同上法将另一侧盖被理好;②卷筒式套被套法:被套正面向内平铺于床上,开口端向床尾,棉胎或毛毯平铺在被套上,上缘与被套封口边齐,将棉胎与被套上层一并由床尾卷至床头(也可由床头卷向床尾),自开口处翻转,拉平各层,系带,余同S形式。

(7)套枕套:于椅上套枕套,使四角充实,系带子,平放于床头,开口背门。

(8)移回桌椅,检查床单,保持整洁。

2.被单法

(1)移开床旁桌、椅,翻转床垫、铺大单,同被套法。

(2)将反折的大单(衬单)铺于床上,上端反折10cm,与床头齐,床尾按铺大单法铺好床尾。

(3)棉胎或毛毯平铺于衬单上,上端距床头15cm,将床头衬单反折于棉胎或毛毯上,床尾同大单铺法。

(4)铺罩单,正面向上对准床中线,上端与床头齐,床尾处则折成斜(45°),沿床边垂下。转至对侧,先后将衬单、棉胎及罩单同上法铺好。

(5)余同被套法。

(四)注意事项

(1)铺床前先了解病室情况,若患者进餐或作无菌治疗时暂不铺床。

(2)铺床前要检查床各部分有无损坏,若有则修理后再用。

(3)操作中要使身体靠近床边,上身保持直立,两腿前后分开稍屈膝以扩大支持面增加身体稳定性,既省力又能适应不同方向操作。同时手和臂的动作要协调配合,尽量用连续动作,以节省体力消耗,并缩短铺床时间。

(4)铺床后应整理床单及周围环境,以保持病室整齐。

二、暂空床

(一)目的

铺暂空床供新入院的患者或暂离床活动的患者使用,保持病室整洁美观。

(二)用物准备

同备用床,必要时备橡胶中单、中单。

(三)操作方法

(1)将备用床的盖被四折叠于床尾。若被单式,在床头将罩单向下包过棉胎上端,再翻上衬单作25cm的反折,包在棉胎及罩单外面。然后将罩单、棉胎、衬单一并四折,叠于床尾。

(2)根据病情需要铺橡胶中单、中单。中单上缘距床头50cm,中线与床中线对齐,床缘的下垂部分一并塞床垫下。至对侧同上法铺好。

三、麻醉床

(一)目的

(1)铺麻醉床便于接受和护理手术后患者。

(2)使患者安全、舒适和预防并发症。

(3)防止被褥被污染,并便于更换。

(二)用物准备

1.被服类

同备用床,另加橡胶中单、中单二条。弯盘、纱布数块、血压计、听诊器、护理记录单、笔。根据手术情况备麻醉护理盘或急救车上备麻醉护理用物。

2.麻醉护理盘用物

治疗巾内置张口器、压舌板、舌钳、牙垫、通气导管、治疗碗、镊子、输氧导管、吸痰导管、纱布数块。治疗巾外放电筒、胶布等。必要时备输液架、吸痰器、氧气筒、胃肠减压器等。天冷时无空调设备应备热水袋及布套各2只、毯子。

(三)操作方法

(1)拆去原有枕套、被套、大单等。

(2)按使用顺序备齐用物至床边,放于床尾。

(3)移开床旁桌椅等同备用床。

(4)同暂空床铺好一侧大单、中段橡胶中单、中单及上段橡胶中单、中单,上段中单与床头齐。转至对侧,按上法铺大单、橡胶中单、中单。

(5)铺盖被:①被套式:盖被头端两侧同备用床,尾端系带后向内或向上折叠与床尾齐,将向门口一侧的盖被三折叠于对侧床边;②被单式:头端铺法同暂空床,下端向上反折和床尾齐,两侧边缘向上反折同床沿齐,然后将盖被折叠于一侧床边。

(6)套枕套后将枕头横立于床头,以防患者躁动时头部碰撞床栏而受伤。

(7)移回床旁桌,椅子放于接受患者对侧床尾。

(四)注意事项

(1)铺麻醉床时,必须更换各类清洁被服。

(2)床头一块橡胶中单、中单可根据病情和手术部位需要铺于床头或床尾。若为下肢手术者将单铺于床尾,头胸部手术者铺于床头。全麻手术者为防止呕吐物污染床单则铺于床头。而一般手术者,可只铺床中部中单。

(3)患者的盖被根据医院条件增减。冬季必要时可置热水袋两个加布套,分别放于床中部及床尾的盖被内。

(4)输液架、胃肠减压器等物放于妥善处。

四、卧有患者床

(一)扫床法

1.目的

(1)使病床平整无皱褶,患者睡卧舒适,保持病室整洁美观。

(2)随扫床操作协助患者变换卧位,又可预防压疮及坠积性肺炎。

2.用物准备

护理车上置浸有消毒液的半湿扫床巾的盆,扫床巾每床一块。

3.操作方法

(1)备齐用物,推护理车至患者床旁,向患者解释,以取得合作。

(2)移开床旁桌椅,半卧位患者,若病情许可,暂将床头、床尾支架放平,以便操作。若床垫已下滑,须上移与床头齐。

(3)松开床尾盖被,助患者翻身侧卧背向护士,枕头随患者翻身移向对侧。松开近侧各层被单,取扫床巾分别扫净中单、橡胶中单后搭在患者身上。然后自床头至床尾扫净大单上碎屑,注意枕下及患者身下部分各层应彻底扫净,最后将各单逐层拉平铺好。

(4)助患者翻身侧卧于扫净一侧,枕头也随之移向近侧。转至对侧,以上法逐层扫净拉平铺好。

(5)助患者平卧,整理盖被,将棉胎与被套拉平,掖成被筒,为患者盖好。

(6)取出枕头,揉松,放于患者头下,支起床上支架。

(7)移回床旁桌椅,整理床单位,保持病室整洁美观,向患者致谢意。

(8)清理用物,归回原处。

(二)更换床单法

1.目的

(1)使病床平整无皱褶,患者睡卧舒适,保持病室整洁美观。

(2)随扫床操作协助患者变换卧位,又可预防压疮及坠积性肺炎。

2.用物准备

清洁的大单、中单、被套、枕套,需要时备患者衣裤。护理车上置浸有消毒液的半湿扫床巾的盆,扫床巾每床一块。

3.操作方法

(1)适用于卧床不起,病情允许翻身者。

①备齐用物推护理车至患者床旁,向患者解释,以取得合作。移开床旁桌椅,半卧位患者,若病情许可,暂将床头、床尾支架放平,以便操作。若床垫已下滑,须上移与床头齐。清洁的被服按更换顺序放于床尾椅上;②松开床尾盖被,助患者侧卧,背向护士,枕头随之移向对侧;③松开近侧各单,将中单卷入患者身下,用扫床巾扫净橡胶中单上的碎屑,搭在患者身上再将大单卷入患者身下,扫净床上碎屑;④取清洁大单,使中线与床中线对齐。将对侧半幅卷紧塞于患者身近侧,半幅自床头、床尾、中部先后展平拉紧铺好,放下橡胶中单,铺上中单(另一半卷紧塞于患者身下),两层一并塞入床垫下铺平。移枕头并助患者翻身面向护士。转至对侧,松开各单,将中单卷至床尾大单上,扫净橡胶中单上的碎屑后搭于患者身上,然后将污大单从床头卷至床尾与污中单一并丢入护理车污衣袋或护理车下层;⑤扫净床上碎屑,依次将清洁大单、橡胶中单、中单逐层拉平,同上法铺好。助患者平卧;⑥解开污被套尾端带子,取出棉胎盖在污被套上,并展平。将清洁被套铺于棉胎上(反面在外),两手伸入清洁被套内,抓住棉胎上端两角,翻转清洁被套,整理床头棉被,一手抓棉被下端,一手将清洁被套往下拉平,同时顺手将污棉套撤出放入护理车污衣袋或护理车下层。棉被上端可压在枕下或请患者抓住,然后至床尾逐层拉平后系好带子,掖成被筒为患者盖好;⑦一手托起头颈部,一手迅速取出枕头,更换枕套,助患者枕好枕头;⑧清理用物,归回原处。

(2)适用于病情不允许翻身的侧卧患者。

①备齐用物推护理车至患者床旁,向患者解释,以取得合作。移开床旁桌椅,半卧位患者,若病情许可,暂将床头、床尾支架放平,以便操作。若床垫已下滑,须上移与床头齐。清洁的被服按更换顺序放于床尾椅上;②2人操作。一人一手托起患者头颈部,另一人一手迅速取出枕头,放于床尾椅上。松开床尾盖被,大单、中单及橡胶中单。从床头将大单横卷成筒式至肩部;③将清洁大单横卷成筒式铺于床头,大单中线与床中线对齐,铺好床头大单。一人抬起患者上半身(骨科患者可利用牵引架上拉手,自己抬起身躯),将污大单、橡胶中单、中单一起从床头卷

至患者臀下,同时另一人将清洁大单也随着污单拉至臀部;④放下上半身,一人托起臀部,一人迅速撤出污单,同时将清洁大单拉至床尾,橡胶中单放在床尾椅背上,污单丢入护理车污衣袋或护理车下层,展平大单铺好;⑤一人套枕套为患者枕好。一人备橡胶中单、中单,并先铺好一侧,余半幅塞患者身下至对侧,另一人展平铺好;⑥更换被套、枕套同方法一,两人合作更换。

(3)盖被为被单式更换衬单和罩单的方法:①将床头污衬单反折部分翻至被下,取下污罩单丢入污衣袋或护理车下层;②铺大单(衬单)于棉胎上,反面向上,上端反折10cm,与床头齐。③将棉胎在衬单下由床尾退出,铺于衬单上,上端距床头15cm;④铺罩单,正面向上,对准中线,上端和床头齐;⑤在床头将罩单向下包过棉胎上端,再翻上衬单作25cm的反折,包在棉胎和罩单的外面;⑥盖被上缘压于枕下或请患者抓住,在床尾撤出衬单,并逐层拉平铺好床尾,注意松紧,以防压迫足趾。

4.注意事项

(1)更换床单或扫床前,应先评估患者及病室环境是否适宜操作。需要时应关闭门窗。

(2)更换床单时注意保暖,动作敏捷,勿过多翻动和暴露患者,以免患者过劳和受凉。

(3)操作时要随时注意观察病情。

(4)患者若有输液管或引流管,更换床单时可从无管一侧开始,操作较为方便。

(5)撤下的污单切勿丢在地上或他人床上。

第二节 清洁、消毒与灭菌

在医疗护理工作中,正确的清洁、消毒、灭菌是预防医疗场所感染的重要措施。清洁是指清除物品上的一切污秽,如尘埃、污迹有机物等;消毒为消除或杀灭外环境中除细菌芽孢外的各种病原微生物的过程,称为消毒。灭菌即清除或杀灭外环境中一切微生物包括芽孢的过程。

一、清洁法

清洁是将物品用清水冲洗,再用肥皂水或洗洁精等刷洗,除去物品上的有机物,最后用清水冲净,常用于家具、地面、墙壁、医疗器械等物品消毒前的处理。清洁是消毒灭菌的必要准备工作,必须在消毒和灭菌前进行。

二、消毒、灭菌的方法

(一)物理消毒灭菌法

物理消毒灭菌法是利用热或光等物理因子作用,使菌体蛋白凝固变性,酶失去活性,结构破坏而死亡,方法有自然净化、机械除菌、热力消毒灭菌(干热或湿热)、辐射消毒灭菌、微波消毒灭菌、超生消毒灭菌等。

1.自然净化消毒灭菌

大自然通过日晒、雨淋、风吹、干燥、温、湿度变化、空气中杀菌性化合物的作用、水的稀释pH的变化、水中生物的拮抗作用等进行自我净化。这种不经过人工消毒逐步达到无害的现象称为大自然的净化作用。常用的方法为日光暴晒和通风换气。

2.机械除菌

机械除菌是用机械方法,如冲洗、刷、擦、扫、抹、铲除、过滤等,除去物品表面、空气中、水中、人畜体表的有害微生物,虽然不能将病原微生物杀死,但可大大减少其数量,减少感染的机会,如空气洁净技术是通过三级过滤除掉空气中的微粒、尘埃(直径 0.5～5μm),选用合理的气流方式达到空气洁净的目的。

3.热力消毒灭菌

主要是利用热力破坏微生物的蛋白质、核酸、细胞膜,促使其死亡的机制,从而达到消毒灭菌的目的。热力灭菌可分为干热和湿热两种。

(1)干热灭菌法:一般物品在 160℃的干热下,经 24 小时可杀死细菌繁殖体及芽孢。一般细菌繁殖体在 80～100℃的干热下,经 1 小时可被杀灭。①焚烧法:简单、彻底、迅速的灭菌法,常用于污染的废弃物,病理标本,特殊感染的敷料的处理,如破伤风杆菌、绿脓杆菌、气性坏疽感染的敷料等;②烧灼法:是直接用火焰灭菌,常用于培养器皿开启和关闭前瓶口的消毒,也可用于金属器械、搪瓷物品的紧急消毒,但此法对器械有一定的破坏作用;③干烧法:将器械放入干烤箱内灭菌,适用于高温下不损坏,不变质、不蒸发的物品,如油剂、粉剂、玻璃器皿、金属和陶瓷制品等的灭菌;④红外线辐射灭菌:红外线的杀菌作用与干烤相似,多用于医疗器械的消毒灭菌。

(2)湿热灭菌法:主要是通过凝固病原体的蛋白质达到杀死该微生物的目的。①煮沸消毒法:是一种简单、方便、经济的消毒法,但此法对芽孢的消灭不可靠,不能用于外科器械的灭菌。煮沸消毒法常用于食具、食物、棉织品、金属及玻璃器皿等消毒,煮沸消毒时间在水温达到100℃后再煮 5～15 分钟,即可达到消毒的目的。在煮沸消毒时,要注意下列事项:a.消毒物品应先清洁再煮沸;b.水量自始至终必须淹没所有消毒物品;c.根据消毒物品的性质决定其放入水中的时间:玻璃类在温水或冷水中放入,橡胶类物品在沸水中放入;d.较轻的物品要用纱垫或铁丝罩压住,有空腔的物品要将空腔内灌满水再放入,较小的物品要用纱布包好,将其浸入水中;e.消毒时间由水沸时间开始计算,中途加入其他物品时,应重新计算时间;f.锅盖要关闭紧密;g.消毒后应将物品及时取出,放置于无菌容器内;②压力蒸汽灭菌法:是医院使用最普遍,效果最可靠的一种首选灭菌法。优点是穿透力强,能达物品深部,灭菌效果可靠,能杀灭所有的微生物。无味、无毒性。常用于各类器械、敷料、搪瓷、橡胶、耐高温玻璃用品及溶液等的灭菌,对布类尤为适用,而尼龙与毛织品则不能应用。

压力蒸汽灭菌可分为下排气压力灭菌器和预真空式压力灭菌器,下排气式压力灭菌器常用温度为 121℃,压力为 1.1～1.7kg/cm²,时间为 30 分钟,预真空式压力灭菌器常用于温度为132℃,压力为 2kg/cm²,时间为 6～8 分钟。

4.巴斯德消毒法

简称巴氏消毒法,是将水或蒸汽加热至 65～80℃,消毒 10～15 分钟,能有效地杀死各种细菌繁殖体和一般细菌,用于碗盆及搪瓷用品、牛奶的消毒。

(二)辐射消毒法

1.紫外线消毒法

紫外线属于电磁波辐射,杀菌最强的波长范围在 250～270nm,紫外线所释放的能量较低,穿透力较弱。紫外线照射可以破坏菌体蛋白质,使之光解变性,降低细菌体内的氧化活性,使其丧失氧化能力,还可使微生物的 DNA 失去转化能力,同时使空气中的氧电离产生具有极强杀菌作用的臭氧。因此具有较好的杀菌作用,可杀灭包括杆菌、病毒、真菌、细菌繁殖体和芽孢等多种微生物。

(1)紫外线消毒法主要用于:①空气消毒:将紫外线灯固定在天花板或墙壁上,离地 2.5m 左右。一般室温下紫外线灯的输出温度最大,湿度在 40%～60% 时紫外线的杀菌效果最好,湿度超过 70% 杀菌效果急剧下降;②水消毒:水的厚度和水质都会影响消毒效果,被消毒的水的厚度不应超过 2cm;③物品表面的消毒:紫外线穿透力弱,不能透过物体,只能作物体表面的消毒,消毒时紫外线必须直接照射在被消毒物品的表面,距离不超过 1m,时间为 60 分钟。

(2)使用紫外线的注意事项:①紫外线灯管表面应常用 70% 酒精棉球擦拭,除去表面的灰尘与油垢,以减少对紫外线穿透力的影响;②紫外线灯管应定期用紫外线光敏涂料指示卡测定灯管的输出强度,方法是将指示卡置于离紫外线灯管 1m 处中央位置,照射 1 分钟,根据照射后指示卡变色与标准色块比较,可知紫外线灯管辐射强度是否达到要求;③紫外线消毒的适宜温度为 20～40℃,相对湿度为 40%～60%,不适宜的温湿度会影响消毒效果;④紫外线透力弱,要根据有效的消毒时间翻动消毒物品,使各个方面都受到一定剂量的辐射;⑤使用紫外线注意保护眼睛和皮肤,使其不受紫外线直接照射,防止电光性眼炎和皮炎的发生。

2.电离辐射灭菌法

电离辐射灭菌法是利用 γ 射线、伦琴射线和其他电子射线的穿透力来杀死有害微生物的低温灭菌法。

优点:穿透力强,不受包装限制,保持物品干燥,灭菌速度快,效果可靠,适用于不耐高温的物品。

缺点:基本费用高,需要经过培训的技术人员进行操作管理,多在大规模的工厂使用。

3.微波消毒灭菌

微波是一种波长 0.001～1nm,频率为 300～300 000mHz 的超高频电磁波。其工作原理是在波长为 0.001 电磁波的高频电场中,物品中的有机物,如细胞中的蛋白质、脂肪、糖类和许多组织在电场的作用下,都具有极性分子的性质。极性分子高速运动引起互相摩擦,使温度迅速升高而达到消毒的目的。微波消毒多用于食品的加热或烹调,在医院中可用于检验室用品、小手术器械、无菌病室的食品、食具、药杯及其他物品的消毒。微波用于牛奶消毒时在 72℃ 照射 15 秒即可。微波消毒的优点在于作用时间短,普通加热只需要数分钟,被消毒的物品是由外向内同时加热。对包装较厚或导热性能差的物品也可进行消毒。

(三)化学消毒灭菌法

化学消毒灭菌法是利用液体或气体的化学药物抑制微生物的生长繁殖或杀死微生物的方法。凡不宜物理消毒灭菌的物品,都可以选用化学消毒灭菌法。

1.使用原则

(1)根据物品的性能及不同的微生物,选择使用的化学药品。

(2)严格掌握药品的浓度、使用时间及方法。

(3)浸泡前,要将物品洗净擦干,以免影响有效浓度,降低灭菌效果。

（4）挥发性较强的药物要加盖,如过氧乙酸。浸泡时,物品要全部浸没在消毒液内,并将器械的轴节打开。

（5）物品在浸泡消毒后,于使用前需用灭菌生理盐水冲净,以免药物刺激组织。

（6）按消毒灭菌剂的性能妥善保管。

2.使用方法

（1）擦拭法:选用易溶于水、穿透力强的消毒剂,在规定的浓度内,蘸取化学药液擦拭被污染的物体,达到消毒的方法。

（2）浸泡法:将被污染的物品洗净擦干后,浸泡于一定浓度的消毒液中,在一定的时间内达到消毒作用的方法。

（3）喷雾法:用喷雾器将化学消毒剂均匀地喷射在空间,在规定的时间内达到消毒作用的方法。

（4）熏蒸法:将消毒剂加热或加入氧化剂,使消毒剂成气体,在规定的时间和浓度内利用消毒剂所产生的气体达到消毒作用的方法,常用的如过氧乙酸、甲醛、乙酸等。

3.常用制剂

甲醛、戊二醛、环氧乙酸、过氧乙酸（PAA）、碘酊、漂白粉、乙醇、碘附等。

第三节　患者的体位变换

卧位就是患者卧床的姿势。临床上常根据患者的病情与治疗的需要为之调整相应的卧位,对减轻症状、治疗疾病预防并发症,均能起到一定的作用。如妇科检查可采取截石位、灌肠时可采取侧卧位、呼吸困难时可采取半坐卧位等,护士应根据患者的病情需要,协助和指导患者采取正确卧位。正确卧位应符合人体生理解剖功能,如关节应维持轻度的弯曲,不过度伸张等,可使患者舒适、安静。

一、卧位的性质

（一）主动卧位

患者身体活动自如,体位可随意变动,称主动卧位。

（二）被动卧位

患者自身无变换体位能力,躺在被安置的体位,称被动卧位,如极度衰弱或意识丧失的患者。

（三）被迫卧位

患者意识存在,也有变换体位的能力,由于疾病的影响被迫采取的卧位,称为被迫卧位,如支气管哮喘发作时,由于呼吸困难而采取端坐卧位。

二、患者的各种体位

临床上为患者安置各种不同的体位是便于检查、治疗和护理。

（一）站立位

当患者站立时，重心高，支撑面小，身体稳定性差。故要求头部不可太向前，下颌收进不可上翘，胸部挺起，下腹部内收而平坦，脊柱保持其正常曲线。即颈椎前凸，胸椎后凸，腰椎前凸，骶椎后凸。而不宜加大或减少这些凸度，可适当地将两脚前后或左右分开，扩大支撑面，增加稳定度。

（二）仰卧位

仰卧位患者重心低，支撑面大，为稳定卧位。病床以板床加厚垫为宜，因仰卧位时，能保持腰椎生理前凸，侧位时不使之侧弯，故脊柱受的压力最小。软床垫虽能使身体表面的皮肤肌肉受力均匀，但因仰卧时，腰椎后凸增加，易使腰部劳损。采用仰卧位时应注意如下几点：①患者的头部不可垫得过高，在垫起头部时，要使肩部同时也垫起，以免发生头向前倾，胸部凹陷的不良姿势；大腿要加以支撑，避免外翻；②可在股骨大转子，大腿侧面以软枕支撑，小腿轻微弯曲，可在窝的上方垫一小枕，不宜直接垫于窝内以免影响血液循环、损伤神经；③仰卧位时，患者的脚会轻微地向足底弯曲，长期受压，可形成足下垂，可使用脚踏板，帮助患者维持足底向背侧弯曲，并解除了盖被的压力，同时鼓励患者做踝关节运动；④昏迷或全身麻醉的清醒患者，要采用去枕仰卧位，并将患者头转向一侧，以免呕吐物吸入呼吸道；⑤脊髓麻醉或脊髓腔穿刺的患者，采用此卧位，是预防颅内压增高而致头痛；⑥休克采用仰卧中凹卧位，即抬高头部 $10°\sim20°$，下肢抬高 $20°\sim30°$，以利于增加肺活量，促进下肢静脉血液回流，保证重要器官的血液供应。

1.去枕仰卧位

（1）适应证：①昏迷或全身麻醉未清醒患者。采用此卧位可以防止呕吐物流入气管而引起窒息及肺部并发症；②施行脊椎麻醉或脊髓腔穿刺后的患者，采用此卧位 $4\sim8$ 小时，可避免因术后脑压降低而引起的头痛及脑疝形成。

（2）要求：去枕仰卧，头偏向一侧，两臂放在身体两侧，两腿自然放平。需要时将枕头横立置于床头。

2.休克卧位

（1）适应证：休克患者。抬高下肢有利于静脉血回流，抬高头胸部有利于呼吸。

（2）要求：患者仰卧，抬高下肢 $20°\sim30°$，或抬高头胸部及下肢各 $20°\sim30°$。

3.屈膝仰卧位

（1）适应证：①胸腹部检查。放松腹肌，便于检查；②妇科检查或行导尿术。

（2）要求：患者仰卧，头下放枕，两臂放于身体两侧，两腿屈曲或稍向外分开。

（三）侧卧位

1.适应证

侧卧位常用于变换受压部位，或做肛门检查。

（1）灌肠、肛门检查、臀部肌内注射、配合胃镜检查等。

（2）侧卧位与仰卧位交替，以减轻尾骶部压力，便于擦洗和按摩受压部位，以预防压疮等。

（3）对一侧肺部病变的患者，视病情而定患侧卧位或健侧卧位。患侧卧位可阻止患侧肺部的活动度，有利于止血和减轻疼痛。健侧卧位，可改善换气，对咳痰和引流有利。

2.要求

患者侧卧,头下放枕,臀部后移靠近床沿。两臂屈肘,分别放在前胸与枕旁。两腿屈髋屈膝,下面髋关节屈度较上面为小。头部垫高与躯干成一直线,并防止脊柱扭曲,上面的手臂用枕垫起,勿使其牵拉肩胛带或妨碍呼吸;上面的腿以枕垫起防止髋内收。这种卧位较仰卧位支撑面扩大,使患者感到舒适安全,对昏迷瘫痪的患者,背部应置一枕,以支撑背部。

(四)半坐卧位

也可称半坐位或半卧位。

1.适应证

(1)常用于心肺疾病所引起的呼吸困难,这种卧位,因重力作用,使膈肌下降,扩大胸腔容积,可减轻对心肺的压力。

(2)对于腹部手术后有炎症的患者,可使渗出物流入盆腔,使感染局限化,同时可以防止感染向上蔓延而引起膈下脓肿,也可减轻腹部切口缝合处的张力,避免疼痛,有利于伤口愈合。

(3)面部或颈部手术后,此卧位可减少局部出血。

(4)恢复期体质虚弱患者,采用半坐卧位可使患者有一个逐渐适应站立起来的过程。

2.要求

将患者抬高 $30°\sim60°$ 的斜坡位,扶患者坐起,使两腿自然弯曲,上肩垫软枕。抬高床头后,患者卧于倾斜的床面上,这时上身的重力在平行于斜面的方向有一个分力,使患者沿斜面下滑,因此须将患者由双膝所产生的力来抵抗下滑力。根据平行四边形法则,这种姿势便于形成一近乎垂直向下的合力。这样下滑力较小,比较稳定,患者可感到舒适省力。

(五)坐位

又名端坐位。

1.适应证

适用于心力衰竭、心包积液、支气管哮喘发作以及急性左心衰竭患者。

2.要求

扶起患者坐起,床上放一跨床桌,上放软枕,患者可伏桌休息;若用床头支架或靠背架,将床头抬高,患者背部也能向后依靠,适用于心力衰竭、心包积液、支气管哮喘发作患者。当用于急性左心衰竭患者时,患者两腿向一侧床沿下垂,由于重力作用,使重返心脏的回流血量有所减少,出现呼吸困难时患者身体靠于床上小桌,用枕头支撑,借助压迫胸壁而呼吸。

(六)俯卧位

1.适应证

(1)腰背部检查或配合胰、胆管造影检查时。

(2)脊椎手术后或腰背、臀部有伤口,不能平卧或侧卧的患者。

(3)胃肠胀气引起腹痛的患者。

2.要求

患者腹部着床,头及肩下垫一小枕,枕头不宜过高,以免患者头部过度伸张,头偏向一侧,两臂弯曲,放于头旁,腹下以枕头支撑,维持腰椎正常曲度及减除女患者乳房受压。小腿下垫枕,以抬高双足,使其不接触床,避免足下垂,并可维持膝关节的弯曲。俯卧位时,膝关节承受了大部分的压力,故宜在大腿或膝关节下垫一小软枕,以减轻压力。

(七)膝胸卧位

1.适应证

常用于肛门、直肠、乙状结肠镜检查,以及矫正子宫后倾及胎位不正等。

2.要求

患者跪卧,两小腿平放于床上,大腿与床面垂直,两腿稍分开,胸及膝着床,头转向一侧,临床上常用于肛门、直肠、乙状结肠镜检查,因为臀部抬起,腹部悬空,由于重力作用,使腹腔脏器前倾,故用在矫正子宫后倾及胎位不正等。采用这种卧位时,要注意患者的保暖及预防患者不安的心理。

(八)膀胱截石位

1.适应证

此卧位常用于肛门、会阴与阴道手术检查和治疗时,也用于膀胱镜检查、女性患者导尿及接生。

2.要求

患者仰卧于检查台上,两腿分开,放于检查台支架上,支架应垫软垫,以防压伤腓总神经。女性导尿时,则髋与膝关节弯曲,腿外展,露出会阴与阴道,以便插入导尿管。这种卧位会使患者感到不安,在耐心解释疏导的同时,适当地遮盖患者,尽量减少暴露患者身体,并注意保暖。

(九)头低脚高位

1.适应证

(1)肺部分泌物引流,使痰易于咳出。

(2)十二指肠引流术,有利于胆汁引流。

(3)跟骨牵引或胫骨结节牵引时,利用人体重力作为反牵引力,预防上下滑。

(4)产妇胎膜早破及下肢牵引,可防止脐带脱垂。

2.要求

患者平卧,头偏向一侧,枕头横立于床头,以免碰伤头部,床尾垫高 15～30cm。如作十二指肠引流者,可采用右侧头低脚高位。这种体位使患者感到不适,因此不可长期使用,颅内压高者禁用。

(十)头高脚低位

1.适应证

(1)颈椎骨折时,利用人体重力做颅骨牵引的反牵引力。

(2)预防脑水肿,减轻颅内压。

(3)开颅手术后,也常用此卧位。

2.要求

患者仰卧,床头用支撑物垫高 15～30cm。

三、体位的变换

(一)翻身侧卧

患者体弱无力,不能自行变换卧位时,需要护士协助。

1.目的

(1)协助不能起床的患者变换卧位,使患者感到舒适。

(2)减轻局部组织长期受压,预防压疮。

(3)减少并发症,如坠积性肺炎。

(4)适应治疗和护理的需要。

2.操作步骤

(1)一人扶助患者翻身法:①放平靠背架,取下枕头放于椅上。使患者仰卧,双手放于腹部,屈曲双膝;②护士先将患者下肢移向近侧床缘,再将患者肩部移向近侧床缘;③一手扶肩、一手扶膝。轻轻将患者推转对侧,使患者背向护士。然后按侧卧位法用枕头将患者的背部和肢体垫好。这一方法适用于体重较轻的患者。

(2)两人扶助患者翻身法:①患者仰卧,两手放于腹部,两腿屈曲;②护士两人站在床的同一侧。一人托住患者的颈肩部和腰部,另一人托住臀部和腘窝部,两人同时将患者抬起移近自己,然后分别扶托肩、背、腰、膝部位,轻推,使患者转向对侧;③按侧卧位法用枕头将患者的背部和肢体垫好,使患者舒适。

(二)移向床头法

1.目的

协助已滑向床尾而不能自己移动的患者移向床头,使患者感到舒适。

2.操作步骤

(1)一人扶助患者移向床头法:①放平靠背架。取下枕头放于椅上,使患者仰卧,屈曲双膝;②护士一手伸入患者腰下,另一手放在患者大腿后面,在抬起的同时,嘱患者双手握住床头栏杆,双脚蹬床面,协助患者移向床头;③放回枕头,根据病情再支起靠背架,使患者卧位舒适。

(2)两人扶助患者移向床头法:①护士两人站立床的两侧;②使患者仰卧屈膝,让患者双臂分别勾在两护士的肩部;③护士对称地托起患者的肩部和臀部,两人同时行动,协调地将患者抬起移向床头。也可以一人托住肩部及腰部,另一个人托住背及臀部,同时抬起患者移向床头。④放回枕头,整理床单,协助患者取舒适的卧位。

3.注意事项

(1)翻身间隔时间,根据患者病情及局部皮肤受压情况而定。

(2)变换卧位时,务必将患者稍抬起后再行翻转或移动,绝不可拖、拉、推,以免损伤患者的皮肤,同时应注意保暖和安全,防止着凉或坠床。

(3)变换卧位的同时需注意患者的病情变化及受压部位的皮肤情况。根据需要进行相应的处理。

(4)患者身上带有多种导管时,应先将导管安置妥当,防止变换卧位后脱落或扭曲受压。

第四节　患者的清洁卫生护理

清洁是患者的基本需求之一,清洁可以清除微生物及污垢,防止细菌繁殖,促进血液循环,有利于体内废物排泄,同时清洁使人感到愉快、舒适,是患者维持和获得健康的重要保证。

一、口腔护理

口腔护理的目的有以下几方面。

(1)保持口腔的清洁、湿润,使患者舒适,预防口腔感染等并发症。

(2)防止口臭、口垢,促进食欲,保持口腔的正常功能。

(3)观察口腔黏膜和舌苔的变化、特殊的口腔气味,可提供病情的动态信息,如肝功能不全患者,出现肝臭,常是肝昏迷的先兆。

常用的漱口液有生理盐水、朵贝尔溶液(复方硼酸溶液)、1%～3%过氧化氢溶液、2%～3%硼酸溶液、1%～4%碳酸氢钠溶液、0.02%呋喃西林溶液、0.1%醋酸溶液。

(一)协助口腔冲洗

1.目的

协助口腔手术后使用固定器,或对有口腔病变的患者清洁口腔。

2.用物准备

治疗碗、治疗巾、弯盘、生理盐水、朵贝尔溶液、口镜、抽吸设备、压舌板、手电筒、20mL空针及冲洗针头。

3.操作步骤

(1)洗手。

(2)准备用物携至患者床旁。

(3)向患者解释。协助患者采取半坐位式,并于胸前铺治疗巾及放置弯盘。①装生理盐水及朵贝尔溶液于溶液盘内,并接上,用20mL注射器抽吸并连接针头;②协助医师冲洗;③冲洗毕,擦干患者嘴巴;④整理用物后洗手;⑤记录。

4.注意事项

为了避免冲洗中弄湿患者,必要时给予手电筒照光,冲洗时需特别注意齿缝、前庭外,若有舌苔,可用压舌板外包纱布予以机械性刮除,冲洗中予以持续性的低压抽吸,必要时协助更换湿衣服。

(二)特殊口腔冲洗

1.用物准备

(1)治疗盘:治疗碗(内盛含有漱口液的棉球12～16个,棉球湿度以不能挤出液体为宜;弯血管钳、镊子)、压舌板、弯盘、吸水管、杯子、治疗巾、手电筒,需要时备张口器。

(2)外用药:按需准备,如液状石蜡、冰硼散、西瓜霜、金霉素甘油、制酶素甘油等,酌情使用。

2.操作步骤

(1)将用物携至床旁,向患者解释以取得合作。

(2)协助患者侧卧,面向护士,取治疗巾,围于颌下,置弯盘于口角边。

(3)先湿润口唇、口角,观察口腔黏膜有无出血、溃疡等现象。对长期应用抗生素、激素者应注意观察有无真菌感染。有活动义齿者,应取下。一般先取上面义齿,后取下面义齿,并放置容器内,用冷开水冲洗刷净,待患者漱口后戴上或浸入清水中备用(昏迷的患者的义齿应浸于清水中保存)。浸义齿的清水应每日更换。义齿不可浸在乙醇或热水中,以免变色、变形和老化。

(4)协助患者用温开水漱口后,嘱患者咬合上下齿,用压舌板轻轻撑开一侧颊部,以弯血管钳夹有漱口液的棉球由内向门齿纵向擦洗。同法擦洗对侧。

(5)嘱患者张口,依次擦洗一侧牙齿上内侧面、上颌面、下内侧面、下颌面,再弧形擦洗一侧颊部。同法擦洗另一侧。洗舌面及硬腭部(勿触及咽部,以免引起恶心)。

(6)擦洗完毕,帮助患者用洗水管以漱口水漱口,漱口后用治疗巾拭去患者口角处水。

(7)口腔黏膜如有溃疡,酌情涂药于溃疡处。口唇干裂可涂擦液状石蜡。

(8)撤去治疗巾,清理用物,整理床单。

3.注意事项

(1)擦洗时动作要轻,特别是对凝血功能差的患者要防止碰伤黏膜及牙龈。

(2)昏迷患者禁忌漱口,需用张口器时,应从臼齿放入(牙关紧闭者不可用暴力张口),擦洗时须用血管钳夹紧棉球,每次一个,防止棉球遗留在口腔内,棉球蘸漱口水不可过湿,以防患者将溶液吸入呼吸道。

(3)传染病患者的用物按隔离消毒原则处理。

二、头发护理

(一)床上梳发

1.目的

梳发、按摩头皮,可促进血液循环,除去污垢和脱落的头发、头屑,使患者清洁、舒适和美观。

2.用物准备

治疗巾、梳子、30%乙醇溶液、纸袋(放脱落头发)。

3.操作步骤

(1)铺治疗巾于枕头上,协助患者把头转向一侧。

(2)将头发从中间梳向两边,左手握住一股头发,由发梢逐渐梳到发根。长发或遇有打结时,可将头发绕在示指上慢慢梳理。避免强行梳拉,造成患者疼痛。如头发纠集成团,可用30%乙醇湿润后,再小心梳理,同法梳理另一边。

(3)长发酌情编辫或扎成束,发型尽可能符合患者所好。

(4)将脱落头发置于纸袋中,撤下治疗巾。

(5)整理床单,清理用物。

(二)床上洗发(橡胶马蹄形垫法)

1.目的

同床上梳发、预防头虱及头皮感染。

2.用物准备

治疗车上备一只橡胶马蹄形垫,治疗盘内放小橡胶单、大、中毛巾各一条,眼罩或纱布、别针、棉球两只(以不吸水棉花为宜)、纸袋、洗发液或肥皂、梳子、小镜子、护肤霜,水壶内盛40～45℃热水,水桶(接污水),必要时备电吹风。

3.操作步骤

(1)备齐用物携至床旁,向患者解释,以取得合作,根据季节关窗或开窗,室温以 24℃ 为宜。按需要给予便盆。移开床旁桌椅。

(2)垫小橡胶单及大毛巾于枕上,松开患者衣领向内反折,将中毛巾围于颈部,以别针固定。

(3)协助患者斜角仰卧,移枕于肩下,患者屈膝,可垫膝枕于两膝下,使患者体位安全舒适。

(4)置马蹄形垫垫于患者后颈部,使患者颈部枕于突起处,头在槽中,槽形下部接污水桶。

(5)用棉球塞两耳,用眼罩或纱布遮盖双眼或嘱患者闭上眼。

(6)洗发时先用两手掬少许水于患者头部试温,询问患者感觉,以确定水温是否合适,然后用水壶倒热水充分湿润头发,倒洗发液于手掌上,涂遍头发,用指尖揉搓头皮和头发,用力要适中,揉搓方向由发际向头顶部,使用梳子除去落发,置于纸袋中,用热水冲洗头发,直到冲净为止。观察患者的一般情况,注意保暖,洗发完毕,解下颈部毛巾,包住头发,一手托头,一手撤去橡胶马蹄垫。除去耳内棉球及眼罩,用患者自备的毛巾擦干脸部,酌情使用护肤霜。

(7)帮助患者卧于床正中,将枕、橡胶单、浴巾一起自肩下移至头部,用包头的毛巾揉搓头发,再用大毛巾擦干或电风吹干。梳理成患者习惯的发型,撤去上述用物。

(8)整理床单,清理用物。

4.注意事项

(1)要随时观察患者的病情变化,如脉搏、呼吸、血压有异常时应立即停止操作。

(2)注意室温和水温,及时擦干头发,防止患者受凉。

(3)防止水流入眼及耳内,避免沾湿衣服和床单。

(4)衰弱患者不宜洗发。

三、皮肤清洁与护理

(一)床上擦浴

1.用物准备

治疗车上备:面盆两个、水桶两个(一桶盛热水,水温在 50～52℃,并按年龄、季节、习惯,增减水温,另一桶接污水)、治疗盘(内置小毛巾两条、大毛巾、浴皂、梳子、小剪刀、50%乙醇、爽身粉)、清洁衣裤、被服。另备便盆、便盆布和屏风。

2.操作步骤

(1)推治疗车至床边,向患者解释,以取得合作。

（2）将用物放在便于操作处，关好门窗调节室温，用屏风或拉布遮挡患者，按需给予便盆。

（3）将脸盆放于床边桌上，倒入热水 2/3 满，测试水温，根据病情放平床头及床尾支架，松开床尾盖被。

（4）将微湿小毛巾包在右手上，为患者洗脸及颈部，左手扶患者头顶部，先擦眼，然后像写"3"字样，依次擦洗一侧额部、颊部、鼻翼部、人中、耳后下颌，直至颈部。同法另一侧。用较干毛巾依次擦洗一遍，注意擦净耳郭，耳后及颈部皮肤。

（5）为患者脱下衣服，在擦洗部位下面铺上浴巾，按顺序擦洗两上肢、胸腹部。协助患者侧卧，背向护士依次擦洗后颈部、背臀部，为患者换上清洁裤子。擦洗中，根据情况更换热水，注意擦净腋窝及腹股沟等处。

（6）擦洗的方法为先用涂肥皂的小毛巾擦洗，再用湿毛巾擦去皂液。清洗毛巾后再擦洗，最后用浴巾边按摩边擦干。动作要敏捷，为取得按摩效果，可适当用力。

（7）擦洗过程中，如患者出现寒战、面色苍白等病情变化时，应立即停止擦浴。给予适当的处理。同时注意观察皮肤有无异常。擦洗毕，可在骨突处用 50％乙醇做按摩，扑上爽身粉。

（8）整理床单，必要时梳发、剪指甲及更换床单。

（9）如有特殊情况，需做记录。

3.注意事项

护士操作时，要站在擦浴的一边，擦洗完一边后再转至另一边，站立时两脚要分开，重心应在身体中央或稍低处，拿水盆时，盆要靠近身边，减少体力消耗；操作时要体贴患者，保护患者自尊，动作要敏捷、轻柔，减少翻动和暴露，防止受凉。

（二）压疮的预防及护理

压疮是指机体局部组织由于长期受压，血液循环障碍，造成组织缺氧、缺血、营养不良而致的溃烂和坏死，亦称压疮。导致活动受限的因素一般都会增加压疮的发生。常见的因素有压力、剪力、摩擦力、潮湿等。好发部位为枕部、耳郭、肩胛部、肘部、骶尾部、髋部、膝关节内外侧、外踝、足跟。

1.预防措施

预防压疮在于消除其发生的原因。因此，要求做到勤翻身、勤按摩、勤整理、勤更换。交班时要严格细致的交接局部皮肤情况及护理措施。

（1）避免局部长期受压：①鼓励和协助卧床患者经常更换卧位，使骨骼突出部位交替的受压，翻身间隔时间应根据病情及局部受压情况而定。一般 2 小时翻身 1 次，必要时 1 小时翻身 1 次，建立床头翻身记录卡；②保护骨隆突处和支持身体空隙处，将患者体位安置妥当后，可在身体空隙处垫软枕、海绵垫。需要时可垫海绵垫、气垫褥、水褥等，使支持体重的面积宽而均匀，作用于患者身上的正压及作用力分布在一个较大的面积上，从而降低在隆突部位皮肤上所受的压强；③对使用石膏、夹板、牵引的患者，衬垫应平整、松软适度，尤其要注意骨骼突起部位的衬垫，要仔细观察局部皮肤和肢端皮肤颜色改变的情况，认真听取患者反映，适当给予调节，如发现石膏绷带凹凸不平，应立即报告医生，及时修正。

（2）避免潮湿、摩擦及排泄物的刺激：①保持皮肤清洁干燥。大小便失禁、出汗及分泌物多的患者应及时擦干，以保护皮肤免受刺激。床铺要经常保持清洁干燥，平整无碎屑，被服污染要随时更换。不可让患者直接卧于橡胶单上。小儿要勤换尿布;②不可使用破损的便盆,以防擦伤皮肤。

(3)增进局部血液循环:对易发生压疮的患者,要常检查,用温水擦澡、擦背或用湿毛巾行局部按摩。手法按摩:①全背按摩:协助患者俯卧或侧卧,露出背部,先以热水进行擦洗,再以两手或一手沾上少许50%乙醇作按摩。按摩者斜站在患者右侧,左腿弯曲在前,右腿伸直在后,从患者骶尾部开始,沿脊柱两侧边缘向上按摩(力量要能够刺激肌肉组织)至肩部时用环状动作。按摩后,手再轻轻滑至尾骨处。此时,左腿伸直,右腿弯曲,如此有节奏按摩数次,再用拇指指腹由骶尾部开始沿脊柱按摩至第7颈椎;②受压处局部按摩:沾少许50%乙醇,以手掌大、小鱼际紧贴皮肤,作压力均匀向心方向按摩,由轻至重,由重至轻,每次约3～5分钟。

电动按摩器按摩:电动按摩器是依靠电磁作用,引导治疗器头震动,以代替各种手法按摩,操作者持按摩器根据不同部位选择合适的按摩头,紧贴皮肤,进行按摩。

(4)增进营养的摄入:营养不良是导致压疮的内因之一,又可影响压疮的愈合。蛋白质是身体修补组织所必需的物质,维生素也可促进伤口愈合,因此在病情允许时可给以高蛋白、高维生素膳食,以增进机体抵抗力和组织修复能力。此外,适当补充矿物质,可促进慢性溃疡的愈合。

2.压疮的分期及护理

(1)淤血红润期:为压疮初期,局部皮肤受压或受到潮湿刺激后,开始出现红、肿、热、麻木或有触痛。此期要及时除去致病原因,加强预防措施,如增加翻身次数以及防止局部继续受压、受潮。

(2)炎性浸润期:红肿部位如果继续受压,血液循环仍得不到改善,静脉回流受阻,局部静脉瘀血,受压表面呈紫红色,皮下产生硬结,表面有水疱形成,对未破小水泡要减少摩擦,防破裂感染,让其自行吸收,大水疱用无菌注射器抽出泡内液体,涂以消毒液,用无菌敷料包扎。

(3)溃疡期:静脉血液回流受到严重障碍,局部瘀血致血栓形成,组织缺血缺氧。轻者,浅层组织感染,脓液流出,溃疡形成;重者,坏死组织发黑:脓性分泌物增多,有臭味,感染向周围及深部扩展,可达骨骼,甚至可引起败血症。

四、会阴部清洁卫生的实施

(一)目的

保持清洁,清除异味,预防或减轻感染、增进舒适、促进伤口愈合。

(二)用物准备

便盆、屏风、橡胶单、中单、清洁棉球、大量杯、镊子、浴巾、毛巾、水壶(内盛50～52℃的温水)、清洁剂或呋喃西林棉球。

(三)操作方法

1.男患者会阴的护理

(1)携用物至患者床旁,核对后解释。

(2)患者取仰卧位,为遮挡患者可将浴巾折成扇形盖在患者的会阴部及腿部。

(3)带上清洁手套,一手提起阴茎,一手取毛巾或用呋喃西林棉球擦洗阴茎头部、下部和阴囊。擦洗肛门时,患者可取侧卧位,护士一手将臀部分开,一手用浴巾将肛门擦洗干净。

(4)为患者穿好衣裤,根据情况更换衣、裤、床单。整理床单,患者取舒适卧位。

(5)整理用物,清洁整齐,记录。

2.女患者会阴部护理

(1)用物至患者床旁,核对后解释。

(2)患者取仰卧位。为遮挡患者可将浴巾折成扇形盖在患者的会阴部及腿部。

(3)先将橡胶单及中单置于患者臀下,再置便盆于患者臀下。

(4)护士一手持装有温水的大量杯,一手持夹有棉球的大镊子,边冲水边用棉球擦洗。

(5)冲洗后擦干各部位。撤去便盆及橡胶单和中单。

(6)为患者穿好衣裤,根据情况更换衣、裤、床单。整理床单,患者取舒适卧位。

(7)整理用物,清洁整齐,记录。

(四)注意事项

(1)操作前应向患者说明目的,以取得患者的合作。

(2)在执行操作的原则上,尽可能尊重患者习惯。

(3)注意遮挡患者,保护患者隐私。

(4)冲洗时从上至下。

(5)操作完毕应及时记录所观察到的情况。

第五节　隔离原则与技术

一、隔离概念和原则

(一)隔离目的

控制传播源,切断传播途径,防止传染病蔓延。

(二)隔离的基本概念

隔离可分为传染病隔离和保护性隔离两大类。

1.传染病隔离

传染病隔离指将处于传染期的传染病患者、可疑传染病患者及病原携带者控制在特定的区域,与一般人暂时分离,缩小传染范围,减少传染病的传播机会,同时,也便于污染物的集中处理。例如:传染病流行时的疫区、传染病医院和综合医院内的传染病区。

2.保护性隔离

保护性隔离是将免疫功能低下的少数易感者置于基本无菌的环境中,使其免受感染,如器官移植病区等。

(三)隔离病区的划分

1.隔离区域的设置

隔离区域应与市区或普通病区有一定的距离,远离水源、食堂、学校和公园等公共场所。隔离区域入口处有工作人员更衣、换鞋的过渡区,并备有足量的隔离衣、口罩、帽子、手套等必需品,还应有单独的接诊室、观察室、卫生处置室、化验室、熏蒸消毒室、消毒箱及污物处置炉、污水净化池等,以防病原体污染环境和水源,导致传染病蔓延。抢救室内应有必要的抢救设备,如监护仪、呼吸机等。

2.隔离单位的划分

(1)以患者为单位:每一个患者有单独的环境与用具,与其他患者之间隔离。

(2)以病种为单位:同种传染患者住在一起,与其他病种的患者隔离。

(3)凡未确诊或已确诊混合感染具强烈传染性者,应安排单独隔离。

3.清洁区与污染区的划分

(1)清洁区:凡患者不进入,未被病原微生物污染的区域称为清洁区,如医生办公室、治疗室、配餐室、库房、值班室等工作人员使用的场所。

(2)半污染区:凡有可能污染的地区称为半污染区,如走廊、检验室等。半污染区隔离要求:患者或穿了隔离衣的工作人员通过走廊时,不得接触墙壁、家具等物,各类检验标本有一定的存放盘或架,检查完毕的标本及玻璃管、载玻片等严格按要求分别处理。

(3)污染区:被患者直接或间接接触的区域称为污染区,如病房、患者。

污染区隔离要求:污染区的物品未经消毒处理,不得带到他处。工作人员进入污染区时,务必穿隔离衣、帽子、口罩,必要时换隔离鞋;离开前脱下隔离衣和鞋,消毒双手。

(四)隔离原则

1.一般消毒隔离

(1)隔离单位应挂隔离标记,并采取相应的隔离措施,如门口设脚垫,门外设消毒液、清水各一盆及手刷、毛巾等供消毒手用,门口设衣架挂隔离衣等。

(2)患者不得随意走动,不得用手随处摸。

(3)工作人员进出隔离单位应戴口罩、帽子,穿隔离衣,且只能在规定的范围内活动。同时,在为患者做治疗或护理前,应将物品备齐,尽量将各种操作集中进行,以免反复穿脱隔离衣。穿隔离衣后,手是脏的,不得接触非污染物品及自己面部。为患者做完事后,应刷手。

(4)凡患者接触过的物品或落地的物品应视为污染,如听诊器、血压计等,消毒后方可给他人使用。患者的衣物、信件、报纸、票证等物需进行消毒后才能进出,其排泄物、分泌物、呕吐物须经消毒处理后方可排入公共下水道。

(5)三次培养传染性分泌物均为阴性或已度过隔离期,经医生同意可解除隔离,进行终末消毒处理。

2.终末消毒处理原则

终末消毒是对转科、出院、解除隔离的隔离患者或死亡患者及其病室、用物和医疗器械进行的消毒处理。

(1)对患者的终末消毒处理:患者转科、出院前或解除隔离后应先洗澡、换清洁衣服,再移至清清单位。如患者死亡,工作人员应穿隔离衣进行尸体料理,应用蘸消毒液的棉花塞住死亡患者的口、鼻、耳、阴道和肛门等孔道,用消毒液浸湿的尸体单包裹尸体,送至太平间,再对患者单位进行终末处理。

(2)患者单位及用物的终末处理:用物,布类物品,卷好后表明"隔离"字样送洗衣房消毒清洗,床、床褥、枕心等用紫外线消毒。体温计用肥皂水、清水清洁后,泡于70%酒精中30分钟。肝炎患者用过的体温计泡在1%漂白粉澄清液或0.2%~0.5%过氧乙酸溶液中30分钟,食具、药杯、脸盆、便盆等煮沸30分钟。房间或患者单位:通风后,用紫外线照射60分钟。家具、墙面和地面可用0.5%过氧乙酸或1%洗消净擦拭。气性坏疽、破伤风、绿脓杆菌等传染病室,应用福尔马林熏蒸消毒后通风。

二、隔离措施和技术

(一)隔离种类及措施

1.严密隔离

严密隔离是为了预防高度传染性及致命性的病原体而设计的隔离,以防经空气和接触等途径的传播,适用于炭疽、霍乱、鼠疫等传染病。

隔离的主要措施是:

(1)设专门的隔离室,同种病原体感染的患者可同住一室,室内的用具力求简单,随时关闭通向过道的门窗,患者不得离开该室。

(2)凡进入室内者要穿隔离衣,戴帽子、口罩、手套,接触患者及污染敷料后或护理另一个患者前,应洗手、消毒手。

(3)污染敷料应在隔离室内立即装袋,再装入隔离室外的另一袋中,标记后焚烧。

(4)室内空气每日消毒一次。

(5)探视者必须进入隔离室时,应征得护士许可,并采取相应的隔离措施。

2.接触隔离

接触隔离是为预防高度传染性并经接触传播的病原体而设计的隔离类型,适用于新生儿脓疱病、狂犬病、破伤风、气性坏疽、铜绿假单胞菌感染等,隔离的主要措施是:

(1)设专门的隔离室,同种病原体感染的患者可同室床旁隔离,教育患者勿握手、交换书刊,避免直接或间接地相互接触。

(2)工作人员接近患者时,要穿隔离衣,戴帽子、口罩、手套。接触患者及污染敷料后,或护理另一个患者前,应洗手、消毒手。

(3)污染敷料应装袋,标记后焚烧。布类及器械需先灭菌,再清洗。

3.呼吸道隔离

呼吸道隔离是为防止传染病经飞沫传播而设计的隔离,适用于肺结核、流脑、百日咳、流感等传染病。隔离的主要措施是:

(1)同种病原体感染的患者可住同一室,随时关闭通向过道的门窗,患者离开病室时需戴口罩。

(2)工作人员进入病室时要戴帽子、口罩。

(3)患者的口鼻分泌物需消毒后再丢弃。

4.肠道隔离

肠道隔离的目的是阻断粪—口传播途径,适用于通过间接或直接接触传染性粪便而传播的疾病,如细菌性痢疾、伤寒、病毒性胃肠炎、脊髓灰质炎等,隔离的主要措施如下。

(1)同种病原体感染的患者可同一室或床旁隔离。教育患者勿握手、交换书刊,避免互相接触。

(2)室内应保持无蝇、无蟑螂、无鼠。

(3)工作人员接触不同病种的患者时要分别穿隔离衣,接触污染物时要戴手套。

(4)患者的食具、便器需消毒处理,排泄物、呕吐物及吃剩的食物均应消毒后才能倒掉。

(5)被粪便污染的物品要随时装袋,标记后焚烧或消毒处理。

5.血液、体液隔离

血液、体液隔离是为防止直接或间接接触传染性血液和体液的感染而设计的隔离。适用于病毒性肝炎、艾滋病、梅毒等。

主要隔离措施有:

(1)同种病原体感染的患者可住同一室。

(2)血液、体液可能污染工作服时要穿隔离衣,接触血液、体液时要戴手套。

(3)血液、体液污染的敷料应装袋,标记后送消毒或焚烧。

(4)防止注射针头等利器损伤,患者用过的针头应放入防水、防刺破并有标记的容器内,直接送焚烧处理。

(5)被患者血液污染处要立即用消毒液清洗。

6.昆虫隔离

凡以昆虫为媒介而传播的疾病应实施昆虫隔离。

(1)疟疾及流行性乙型脑炎由蚊传播,此类患者入院后,应有严密防蚊措施,如纱窗、蚊帐等,并定期进行有效的灭蚊措施。

(2)斑疹伤寒及回归热由虱类传播,患者入院时必须彻底清洗、更衣、灭虱,其衣物也需灭虱后带回。

(3)流行性出血热是由寄生在野鼠身上的螨作为中间宿主叮人后传播的,患者入院时必须彻底清洗、更衣、灭螨,病室严密防鼠,野外工作人员应在皮肤外露处涂擦防虫剂,勿在草堆上坐、卧。

7.保护性隔离(反向隔离)

保护性隔离是为防止易感者受环境中的微生物感染而设计的隔离。适用于抵抗力特别低下者,如大面积烧伤患者、早产儿、白血病患者、器官移植患者、免疫缺陷患者等。隔离措施有:

(1)设专门的隔离室,患者住单间病室隔离。

(2)凡进入室内应穿无菌的隔离衣,戴帽子口罩、手套,穿拖鞋。

(3)接触患者前后及护理另一个患者前要洗手。

(4)凡患呼吸道疾病或咽部带菌者,均应避免接触患者。

(5)未经消毒处理的物品不能进入隔离区。

(6)病室应每日用紫外线消毒,并通风换气。

(二)隔离技术

1.穿脱隔离衣

(1)穿隔离衣的步骤:①备齐操作用物。戴好帽子、口罩,取下手表,卷袖过肘(冬季卷过前臂中部即可);②手持衣领取下隔离衣(衣领及隔离衣内面为清洁面),清洁面向自己。将衣领两端向外折叠,露出肩袖内口;③右手持衣领,左手伸入袖内,右手将衣领向上拉,使左手露出。换左手持衣领,右手伸入袖内,举手将袖抖上,注意衣袖勿触及面部;④两手持衣领,由领子中央顺着边缘至领后将领扣好,再扣肩扣、袖口(此时手已被污染);⑤解开腰带活结,将隔离衣一边(约在腰下 5cm 处)渐向前拉,见到边缘则捏住,同时捏住另一侧边缘(注意手不触及以内面)双手在背后将边缘对齐,向一侧折叠,以一手按住折叠处,另一手将腰带拉至背后,压住折叠处,将腰带在背后交叉,回到前面打一活结,注意勿使折叠处松散;⑥扣上隔离衣后缘下部的扣子。

(2)脱隔离衣步骤:①解松后缘下部的扣子,解开腰带,在前面打一活结;②解开袖口及肩部扣子,在肘部将部分衣袖塞入袖内,然后消毒双手;③解开领口,一手伸入另一侧衣袖内,拉下衣袖过手(遮住手),再用衣袖遮住的手握住另一衣袖的外面将袖拉下,两手转换从袖管中退出。再以右手握住两肩缝褪左手,用左手握住衣领外面,退出右手;④两手持衣领,将隔离衣两边对齐,挂在衣钩上(在半污染区,清洁面向外;若挂在污染区,则污染面向外)。不再穿的隔离衣,脱下后清洁面向外,卷好投入污物袋中。

(3)注意事项:①隔离衣长短要合适,须全部遮盖工作服,有破洞不可使用;②保持衣领清洁,系领子时污染的袖口不可触及衣领、面部和帽子;③穿隔离衣后不得进入清洁区;④隔离衣每天更换,如有潮湿或污染,应立即更换。

2.避污纸的使用

避污纸即为清洁纸片。病室门口备避污纸,病室内备污物桶。

(1)目的:用避污纸垫着拿取物品或做简单操作,保持双手或物品不被污染,以省略消毒手续。如用清洁的手拿取污染物品或用污染的手拿取清洁物品,均可用避污纸。

(2)取避污纸法:从页面抓取,不可掀页撕取,以保持清洁。避污纸用后弃在污物桶内,定时焚烧。

第六节　鼻饲

鼻饲是将胃管经鼻腔插入胃内,从胃管内注入流质食物、药物及水分的方法。

一、适应证与禁忌证

(一)适应证

(1)不能经口进食者,如昏迷、口腔手术后、严重口腔疾患及张口困难(如破伤风患者)患者以及吞咽功能障碍者。

(2)拒绝进食的患者。

(3)早产及病情危重的婴幼儿。

(二)禁忌证

(1)食管下段静脉曲张如肝硬化、门静脉高压者。

(2)食管梗阻的患者,如食管狭窄、肿瘤等。

（3）鼻腔严重疾患者。

二、用物准备

治疗盘内备有治疗碗,碗内放消毒的胃管、镊子、纱布、压舌板、50mL 注射器、棉签、弯盘、胶布、液状石蜡、治疗巾、夹子或橡皮圈、听诊器、鼻饲流质饮食 200mL,适量温开水等。

三、操作方法

(一)插管法

（1）备齐用物,检查胃管是否通畅、完整,携至患者床旁。向清醒患者说明目的、方法,以取得患者合作。昏迷患者,应向其家属解释。

（2）患者取坐位或半坐位,昏迷患者取仰卧位,头稍后仰,颌下铺治疗巾,弯盘置口角旁,检查并清洁鼻孔。

（3）测量长度,从前发际至剑突的长度。成人 45～55cm,婴幼儿 14～18cm,必要时做标记。

（4）用液状石蜡润滑胃管的前端,左手以纱布托住胃管,右手持镊子夹住胃管前端,沿着一侧鼻孔缓缓插入,到咽喉部时(约 15cm)嘱患者做吞咽动作,同时将胃管送至所需长度。

（5）昏迷患者因吞咽和咳嗽反射消失,不能合作。当胃管插至 14～16cm 时,用左手将患者头部托起,使下颌靠近胸骨柄,以增大咽喉部的弧度,便于胃管前端沿咽后壁下滑,徐徐插至所需长度。

（6）用胶布将胃管固定于上唇或鼻翼两侧,待验证胃管在胃内后,再将胃管固定于面颊部。验证胃管在胃内的方法:①连接注射器,回抽有胃液吸出;②用注射器注入 10mL 空气,同时用听诊器在胃部听到气过水声;③将胃管末端置于盛清水的杯中,无气体逸出;如有大量的气体逸出,表示误入气管内,应立即拔出。

（7）胃管外露口接注射器,有胃液抽出,先注入少量温开水,再缓慢注入流质液或药液(如为药片应研碎溶解后注入)。注毕再注入少量温开水,以冲净管内食物。

（8）将胃管提高,使液体流入胃内。将开口端反折,用纱布包好、夹子夹紧,再用别针固定于枕旁。必要时记录鼻饲量。

（9）撤去弯盘、治疗巾,整理床单位,将注射器冲净放入治疗盘内备用,用物每日消毒一次。

(二)拔管法

如患者停止鼻饲或长期鼻饲,为减少黏膜刺激,更换胃管时,需拔管。

（1）弯盘置患者口角旁,取下别针,轻轻揭去胶布。

（2）一手用纱布包裹鼻孔处的胃管,另一手拔管,拔到咽喉处时快速拔出,以免液体滴入气管,胃管放于弯盘中,必要时用汽油擦拭胶布痕迹。

（3）撤去弯盘帮助患者取合适的卧位,整理床单位。

四、注意事项

（1）插管动作应轻稳,特别是通过食管三个狭窄处时(环状软骨水平处、平主支气管分叉处、食管穿膈肌处),以免损伤食管黏膜。

（2）插管过程中注意观察患者,若患者出现恶心,应停插片刻,嘱患者深呼吸以减轻不适,随后迅速将胃管插入。如胃管插入不畅时,应检查胃管是否盘在口中,若在口中盘曲,应拔出重插。

如患者出现呛咳、呼吸困难、发绀等情况,表示误入气管,应立即拔出,待患者好转后重插。

(3)再次注食前,应确定胃管在胃内方可注入,每次鼻饲量不超过 200mL,间隔时间不少于 2 小时。

(4)长期鼻饲者,应每天进行口腔护理,以防并发症的发生。胃管每周更换一次,一般于晚间最后一次注食后拔出,翌日晨由另一侧鼻孔插入。

第七节 导尿

导尿是在无菌条件下将无菌导尿管插入膀胱引出尿液的方法,常用于尿潴留、尿细菌培养或昏迷、休克、烧伤等危重患者以及需准确记录尿量或做某些化验,以观察病情,如糖尿病昏迷时观察尿糖变化等。

一、导尿目的

(1)采集无菌尿标本,作细菌培养。

(2)测量膀胱容量、压力和残余尿量,鉴别尿闭和尿潴留,以助诊断。

(3)为尿潴留患者放出尿液,解除痛苦。

(4)抢救休克及危重患者时,留置尿管,可记录尿量、尿比重,以观察肾功能。

(5)为膀胱内肿瘤患者进行膀胱内化疗。

二、用物准备

治疗盘内放无菌导尿包(包内有:导尿管 2 根、血管钳 2 把、弯盘、药杯、液状石蜡棉球、洞巾、治疗碗、培养试管、纱布 2 块、棉球 7 个),治疗碗 1 个、血管钳 1 把、棉球数个、手套、橡胶单、治疗巾等。若为男患者导尿需另加纱布 2 块。

三、操作方法

(一)女患者导尿术

女性尿道短,长 3～5cm,富扩张性。尿道外口在阴蒂下方呈矢状裂。

(1)护士着装整洁、洗手、戴口罩。在治疗室备齐用物放在治疗车上推至病员床旁,关闭门窗,用屏风遮挡,使其平卧,向患者说明目的,取得合作。

(2)操作者站于患者右侧,松开近侧床尾盖被,帮助患者脱去对侧裤腿,盖于近侧腿上,两腿屈曲外展,暴露外阴部。

(3)垫橡胶单、治疗巾于臀下,弯盘置会阴处。

(4)治疗碗置弯盘后,左手戴一次性手套,右手持血管钳夹紧消毒棉球。按自上而下,由外向内的顺序依次擦洗阴阜、大阴唇,用左手分开大阴唇,擦洗小阴唇,尿道口和肛门。一个棉球只用一次,脱去手套放于弯盘,将治疗碗、弯盘放于治疗车下层。

(5)置导尿包于患者两腿间并打开,夹 0.5% 碘附棉球于药杯内,戴无菌手套,铺洞巾,使其与导尿包形成一无菌区。用液状石蜡棉球润滑导尿管前端放于碗内备用。

(6)弯盘置于会阴处,左手拇指、示指分开小阴唇,右手用血管钳夹 0.5% 碘附棉球由内向外、由上向下分别消毒尿道口、小阴唇,每个棉球只用一次,弯盘移至床尾。

(7)将治疗碗放于洞巾旁,右手持血管钳夹导尿管,对准尿道口轻轻插入 4～6cm,见尿液流出后,再插入 1cm,然后用左手距尿道口 2cm 处固定尿管,使尿液流入碗内。

(8)需做尿培养时,用无菌试管接取尿液约 5mL,放于适当处。

(9)导尿完毕,拔出导尿管置弯盘内,撤下洞巾,擦净外阴,脱去手套为患者穿裤,取合适的卧位。整理床单,清理用物,做好记录,将尿标本贴好标签后送验。

(10)如需留置导尿管时,用胶布固定牢固或使用双腔导尿管向囊腔内注入无菌生理盐水 10～15mL。导尿管的管端连接无菌尿袋并固定于床旁。

(11)撤去屏风,开窗通风。

(二)男患者导尿术

男性尿道 18～20cm,有两个弯曲,即耻骨前弯和耻骨下弯,前弯能活动,下弯是固定的。有三个狭窄部:即尿道内口膜部和尿道外口。导尿时必须掌握这些特点,才能使导尿顺利进行。

(1)备齐用物,携至病员床旁,向患者说明目的,取得合作,查对患者。关闭门窗,遮挡患者。

(2)患者仰卧,两腿平放分开,脱下裤子至膝部,露出会阴部,用毛毯及棉被盖好上身及腿部。

(3)操作者站于患者右侧,垫橡胶单、治疗巾于臀下,弯盘置会阴处。左手戴一次性手套,用纱布裹住阴茎提起并将包皮向后推,露出尿道口。

(4)右手持血管钳夹 0.5% 碘附棉球自尿道口向外旋转擦拭消毒数次,注意擦净包皮及冠状沟,一个棉球只用一次。脱手套放于弯盘内,将弯盘放于治疗车下层。

(5)将导尿包置患者两腿之间打开,夹取 0.5% 碘附棉球于药杯内,戴手套、铺洞巾,润滑导尿管前端。左手用无菌纱布包裹阴茎并提起与腹壁成 60°角,将包皮后推,露出尿道口,用消毒棉球消毒尿道口及龟头。

(6)右手持血管钳夹导尿管,轻轻插入 20～22cm,见尿液流出,再插入 1～2cm,左手固定尿管,尿液流入治疗碗内。

(7)如插管过程中有阻力,可稍停片刻,嘱患者深呼吸,徐徐插入,避免暴力,以免损伤尿道黏膜。

(8)如做尿培养,取 5mL 尿液于无菌试管内,放于稳妥处。

(9)尿导完毕,将导尿管慢慢拔出并置于弯盘中,倒掉尿液、撤下洞巾,用纱布擦净外尿道口及外阴部。

(10)如需留置导尿管时,用胶布固定牢固,或使用双腔导尿管向囊腔内注入无菌生理盐水 10～15mL。导尿管的管端连接无菌尿袋并固定于床旁。

(11)脱手套,整理用物,撤去橡胶单、治疗巾,帮助患者穿好裤子,取合适的位置,整理床单。做好记录,将尿标本贴好标签后送检。

(12)撤去屏风,开窗通风。

四、注意事项

(1)必需严格执行无菌操作原则,用物严格消毒灭菌,以防医源性感染。

(2)保持导尿管的无菌,一经污染必须更换。为女患者导尿时,如误入阴道,应更换导尿管。

(3)选择光滑、粗细适宜的导尿管,插管动作要轻、慢,以免损伤尿道黏膜。

(4)若膀胱高度膨胀,患者又极度衰弱时,第一次放尿不应超过 1000mL。因大量放尿,可导致腹腔内压力突然降低,大量血液滞留于腹腔血管内,引起血压突然下降而产生虚脱。另外,膀胱突然减压,可引起膀胱黏膜急剧充血发生血尿。

(5)测定残余尿量时,先嘱患者自解小便,然后导尿。剩余尿量一般为 5～10mL,如超过100mL,可考虑留置导尿管。

(6)留置导尿管时,每日用 0.2%碘附棉球擦洗 1～2 次,每天更换无菌尿袋,每周更换导尿管 1 次(双腔尿管 20～30 天更换 1 次)。

(7)做尿培养时,应留取中段尿于无菌试管中送检。

第八节　灌肠

灌肠是将一定量的溶液通过肛管由肛门注入大肠以帮助患者排便、排气或注入药物来明确诊断和治疗的方法。

根据灌肠的不同目的,可分以下几种。

一、大量不保留灌肠

(一)目的

(1)解除便秘,减轻腹胀。

(2)清洁肠道为手术前、分娩前、X 线检查前作准备。

(3)稀释并清除肠道内有毒物质,减轻中毒。

(4)应用低温溶液为高热患者降温。

(二)禁忌证

妊娠、急腹症、消化道出血病员不宜灌肠。

(三)用物准备

1.治疗盘内备

灌肠筒一副、肛管、夹子、弯盘、棉签、润滑剂、卫生纸、橡胶单(油布)、治疗巾、水温计、量杯、便盆及便盆布。

2.灌肠液

(1)生理盐水。

(2)0.1%～0.2%软皂溶液,对肠黏膜产生化学刺激,使肠腔膨胀引起肠蠕动而促进排便。浓度不宜过大,否则可因刺激损伤肠黏膜。

(3)灌肠液用量,成人 500~1000mL,小儿不超过 500mL。用量过多使肠道过于扩张,可降低肠肌的紧张力。

(4)灌肠液温度 39~41℃。如物理降温可用 28~32℃ 生理盐水,中暑者用 4℃冷生理盐水。灌肠液温度过高或过低都会影响灌肠效果。如温度过高,因大量湿热溶液灌入,使肠管松弛,血管扩张,引起脑血流量减少,脑组织缺氧,患者感头晕;如温度过低,使肠道平滑肌强烈收缩,不仅造成患者腹痛不适,而且灌肠液还来不及稀释、软化粪便即被排出体外,而降低灌肠效果。

(四)操作方法

(1)配制灌肠液,备齐用物,携至病员床旁,查对床号、姓名。

(2)将治疗盘携至床旁,向患者讲清目的,取得合作,关闭门窗,屏风遮挡患者,嘱其排小便。

(3)协助患者取左侧卧位,两腿屈曲,暴露臀部,使臀部移至床沿,再将橡胶单及治疗单垫于臀下,弯盘置臀边。若肛门括约肌失去控制力,可取仰卧位,臀下置便盆,盖好盖被,避免不必要的暴露。

(4)灌肠筒挂于输液架上。液面距肛门 40~60cm,接好肛管,润滑肛管前端,排尽管内气体,血管钳夹紧。

(5)术者左手分开臀部,露出肛门,右手持肛管轻轻插入肛门约 7~10cm,松开血管钳,左手固定肛管,使液体缓慢流入。

(6)观察筒内液体下降情况,如液体流入受限,可移动肛管;如患者有便意,可嘱其深呼吸,以放松腹肌,减轻腹压,同时降低灌肠筒。

(7)待溶液流尽或患者不能忍受时夹住肛管,用卫生纸包住肛管,轻轻将肛管拔出,放入弯盘中,擦净肛门,取出弯盘,清理用物。嘱患者平卧,保留 5~16 分钟后排便,不能下床者,协助放好便盆。

(8)便毕,取出便盆、橡胶单及治疗巾,整理床单位,撤去屏风,开窗通风。

(9)观察大便情况,必要时留取送标本。

(10)在当天体温单的大便栏内,记录灌肠结果。10/E 表示灌肠后大便一次,0/E 表示灌肠后无大便,11/E 表示自行排便一次,灌肠后又排便一次。

(五)注意事项

(1)掌握灌肠液的温度、浓度、液量及流速,插管动作要轻而稳,避免损伤黏膜。

(2)妊娠、急腹症患者不宜灌肠,伤寒患者灌肠用生理盐水,液量不得超过 500mL,压力要低,肝昏迷患者禁用肥皂水灌肠,以减少氨的产生和吸收。

(3)如为降温灌肠,应保留 30 分钟后再排出,排便后隔 30 分钟测量体温并做好记录。顽固性便秘或截瘫患者,经灌肠无效时,可戴橡胶手套用示指、中指伸入直肠内掏出大便,以减轻患者痛苦。

(4)灌肠过程中注意观察病情,如出现面色苍白、出冷汗、脉速、剧烈腹痛、心慌气急,应立即停止灌肠并报告医师。

(5)灌肠途中如有腹胀或便意时,嘱其深呼吸,同时将灌肠筒放低,以降低腹压。如溶液流入不畅时,应稍动肛管,必要时检查有无粪块堵塞。

二、小量不保留灌肠

(一)目的

解除便秘,减轻腹胀,因溶液量少,对肠道的机械性刺激小,常用于腹部及盆腔手术后出现肠胀气的患者。

(二)用物准备

1.治疗盘

治疗盘内放 50mL 注射器或注洗器或漏斗、血管钳、弯盘、粗导尿管、橡胶布、治疗巾、润滑油、卫生纸或纱布等。

2.溶液

(1)1,2,3 灌肠液(50%硫酸镁 30mL、甘油 60mL、温开水 90mL)。

(2)甘油和水各 60~90mL。

3.温度

38℃。

(三)操作方法

(1)备齐用物携至病员床前,向患者说明目的,取得合作,关闭门窗,屏风遮挡患者,嘱其排小便。

(2)协助患者取左侧卧位,两腿屈曲,暴露臀部,使臀部移至床沿,铺橡胶单、治疗巾于臀下,弯盘置臀边。

(3)滑润肛管,连接漏斗或注洗器,倒入液体,排气后夹住肛管,轻轻插入肛门 10~15cm,松开血管钳,待液体推尽,夹紧肛管拔出,放入弯盘内,擦净肛门,撤去弯盘,清理用物。

(4)嘱患者保留 10~20 分钟后排便。

(5)大便完毕,撤去橡胶单及治疗巾,整理床单位,撤去屏风,开窗通风。

(6)在当天体温单的大便栏内记录灌肠结果。

三、保留灌肠

(一)目的

保留灌肠常用于直肠内给药,供给营养或水分。

(二)用物准备

(1)同小量不保留灌肠。

(2)灌肠药液遵医嘱,药量不超过 200mL。

(3)灌肠液温度为 39~41℃。

(三)操作方法

(1)备齐用物,携至病员床旁,查对床号、姓名。

(2)向患者做好解释,关门窗、屏风,遮挡患者。为便于药物的吸收先嘱患者排便,以减轻腹压及清洁肠道,必要时行肥皂水灌肠。

(3)卧位以病变部位定:如细菌性菌痢,病变多在乙状结肠和直肠,取左侧卧位;阿米巴痢疾,病变多在回盲部,取右侧卧位为宜。

（4）抬高臀部约 10cm,使液体易于保留,臀下垫橡胶单、治疗巾,弯盘置臀边。

（5）用注洗器抽吸药液连接肛管,并滑润肛管前端,排气后用血管钳夹紧肛管。

（6）轻轻插入肛管约 15～20cm。

（7）松开血管钳,缓慢注入药液,完毕,将肛管末端抬高,推入少许温开水,反折捏紧肛管并拔出放入弯盘中。用卫生纸于肛门处轻轻按揉以利药物存留、吸收。

（8）撤去弯盘、橡胶单、治疗巾,整理用物及床单位。嘱患者保留 1 小时以上,以利于药物的吸收,并做好记录,包括药名、药量及注入时间等。

（四）注意事项

（1）大便失禁,肛门、直肠、结肠等手术后患者不宜做保留灌肠。

（2）灌肠液温度要适宜,一般为 38℃左右,以减少刺激,利于保留。

（3）选择肛管要细,插入要深,压力要低,液量要少,一般一次不超过 100mL。

第九节　给药途径和方法

药物在防治疾病和诊断疾病中起着重要的作用,护士是给药的直接执行者,为防止药物的某些不良反应,应熟悉药物的性能、作用及不良反应。要掌握正确的给药技术,注意患者的精神状态、个体差异,使药物发挥应有的作用。

一、口服给药法

药物经口服后,被胃肠道吸收和利用,起到局部治疗或全身治疗的作用。

（一）摆药

1.用物

药柜（内有各种药品）、药盘（发药车）、小药卡、药杯、量杯（10～20mL）、滴管、药匙、纱布或小毛巾、小水壶内盛温开水、服药单。

2.操作方法

（1）准备:洗净双手,戴口罩,备齐用物,依床号顺序将小药卡插于药盘上,并放好药杯。

（2）按服药单摆药:一个患者的药摆好后,再摆第二个患者的药,先摆固体药再摆水剂药。

①固体药:左手持药瓶（标签在外）、右手掌心及小指夹住瓶盖,拇指、示指和中指持药匙取药,不可用手取药;②水剂:先将药水摇匀,左手持量杯,拇指指在所需刻度,使与视线处于同一水平,右手持药瓶,标签向上,然后缓缓倒出所需药液。应以药液低面的刻度为准。同时有几种水剂时,应分别倒入另一药杯内。更换药液时,应用温开水冲洗量杯。倒毕,瓶口用湿纱布擦净,然后放回原处。

（3）其他:①药液不足 1mL 须用滴管吸取计量。1mL＝15 滴,滴管须稍倾斜。为使药量准确,应滴入已盛好少许冷开水药杯内,或直接滴于面包上或饼干上服用;②患者的个人专用药,应注明姓名、床号、药名、剂量,以防差错。专用药不可借给他人用;③摆完药后,应根据服药单查对一次,再由第二人核对无误后,方可发药。如需磨碎的药,可用乳钵研碎。用清洁巾盖好药盘待发。清洗滴管、乳钵等,清理药柜。

(二)发药

1.用物

温度适宜的开水、服药单、发药车。

2.操作方法

(1)准备:发药前先了解患者情况,暂不能服药者,应作交班。

(2)发药查对,督促服药:按规定时间,携服药单送药到患者处,核对服药单及床头牌的床号、姓名,并呼唤患者姓名,准确听到回答后再发药,待患者服下后方可离开。

(3)合理掌握给药时间:①抗生素、磺胺类药物应准时给药,以保持在血液中的有效浓度;②健胃、助消化药物宜在饭前或饭间服。对胃黏膜有刺激的药宜在饭后服;③对呼吸道黏膜有安抚作用的保护性止咳剂,服后不宜立即饮水,以免稀释药液降低药效;④某些由肾脏排出的药物,如磺胺类,尿少时可析出结晶,引起肾小管堵塞,故应鼓励多饮水;⑤对牙齿有腐蚀作用和使牙齿染色的药物,如铁剂,可用饮水管吸取,服后漱口;⑥服用强心苷类药物应先测脉率、心率及节律,若脉率低于 60 次/min 或节律不齐时不可服用;⑦有配伍禁忌的药物,不宜在短时间内先后服用,如呋喃妥因与碳酸氢钠溶液等碱性药液;⑧安眠药应就寝前服用。

发药完毕,再次与服药单核对一遍,看有无遗漏或差错。药杯集中处理。清洁药盘放回原处。需要时作好记录。

3.注意事项

(1)严格遵守"三查七对"制度(操作前、中、后查,对床号、姓名、药名、剂量、浓度、时间、方法),防止发生差错。

(2)老、弱、小儿及危重患者应协助服药,鼻饲者应先注入少量温开水,后将研碎溶解的药物由胃管注入,再注入少量温开水冲胃管。更换或停止药物,应及时告诉患者,若患者提出疑问,应重新核对清楚后再给患者服下。

(3)发药后,要密切观察服药后效果及有无不良反应,若有反应应及时与医生联系,给予必要的处理。

(三)中心药站

有些医院设有中心药站,一般设在距各病房中心的位置,以便全院各病区领取住院患者用药。病区护士每日上午于查房后把药盘、长期医嘱单送至中心药站,由药站专人处理医嘱、摆药、核对。口服药摆 3 次/d 量,注射药物按一日总量备齐。然后由病区护士当面核对无误后,取回病区,按规定时间发药,发药前须经另一人核对。

各病区另设一药柜,备有少量常用药、贵重药、针剂等,作为临时应急用。所备之药须有固定基数,用后及时补充,交接班时按数点清。

二、注射给药法

注射给药是将无菌溶液经皮内、皮下、肌内、静脉途径注入体内,发挥治疗效能的方法。

(一)药液吸取法

1.从安瓿内吸取药液

将安瓿尖端药液弹至体部,用乙醇消毒安瓿颈部及砂锯,用砂锯锯出痕迹,然后重新消毒安瓿颈部,以拭去细屑,掰断安瓿。将针尖的斜面向下放入安瓿内的液面中,手持活塞柄抽动活塞吸取所需药量。吸毕将安瓿套于针头上或套上针帽备用。

2.从密封瓶内吸取药液

除去铅盖的中央部分,用碘酒、乙醇消毒瓶盖,待干。往瓶内注入与所需药液等量空气(以增加瓶内压,避免瓶内负压,无法吸取),倒转药瓶及注射器,使针尖斜面在液面下,轻拉活塞柄吸取药液至所需量,再以示指固定针栓,拔出针头,套上针帽备用。

若密封瓶或安瓿内系粉剂或结晶时,应先注入所需量的溶剂,使药物溶化,然后吸取药液。(密封瓶内注入稀释液后,必须抽出等量空气,以免瓶内压力过高,当再次抽吸药液时,会将注射器活塞顶出而脱屑)。黏稠、油剂可先加温(遇热变质的药物除外)或将药瓶用双手搓后再抽吸;混悬液应摇匀后再吸取。

3.注射器内空气驱出术

一手指固定于针栓上,拇指、中指扶持注射器,针头垂直向上,一手抽动活塞柄吸入少量空气,然后摆动针筒,并使气泡聚集于针头口,稍推动活塞将气泡驱出。若针头偏于一侧则驱气时,应使针头朝上倾斜,使气泡集中于针头根部,如上法驱出气泡。

(二)皮内注射法

将少量药液注入表皮与真皮之间的方法。

1.目的

(1)各种药物过敏试验。

(2)预防接种。

(3)局部麻醉。

2.用物

(1)注射盘或治疗盘内盛2%碘酒、70%乙醇、无菌镊(浸泡于消毒液瓶内)、砂锯、无菌棉签、开瓶器、弯盘。

(2)1mL注射器、针头,药液按医嘱。

3.注射部位

(1)药物过敏试验在前臂掌侧中、下段。

(2)预防接种常选三角肌下缘。

4.操作方法

(1)备齐用物至患者处,核对无误,说明情况以取得合作。

(2)患者取坐位或卧位,选择注射部位,以70%乙醇消毒皮肤,待干。

(3)排尽注射器内空气,示指和拇指绷紧注射部位皮肤,右手持注射器,针尖斜面向上,与皮肤呈5°刺入皮内,放平注射器平行将针尖斜面全部进入皮内,左手拇指固定针栓,右手快速推注药液0.1mL。也可右手持注射器左手推注药液,使局部可见半球形隆起的皮丘,皮肤变白,毛孔变大。

(4)注射毕,快速拔出针头,对患者的配合致以谢意。

(5)清理用物,归还原处,按时观察。

5.注意事项

忌用碘酒消毒皮肤,并避免用力反复涂擦。注射后不可用力按揉,以免影响结果的观察。

(三)皮下注射法

将少量药液注入皮下组织的方法。

1.目的

(1)需迅速达到药效和此药不能或不宜口服时采用。

(2)局部供药,如局部麻醉用药。

(3)预防接种,如各种疫苗的预防接种。

2.用物

注射盘、1～2mL 注射器、5～6 号针头、药液按医嘱。

3.注射部位

上臂三角肌下缘、上臂外侧、股外侧、腹部、后背、前臂内侧中段。

4.操作方法

(1)备齐用物携至患者处,核对无误,向患者解释以取得合作。

(2)助患者取坐位或卧位,选择注射部位,皮肤作常规消毒(用 2%碘酒以注射点为中心,呈螺旋形向外涂擦,直径在 5cm 以上,待干,然后用 70%乙醇以同法脱碘两次,待干)。

(3)持注射器排尽空气。

(4)左手示指与拇指绷紧皮肤,右手持注射器、示指固定针栓,针尖斜面向上,与皮肤呈 30°～40°,过瘦者可捏起注射部位皮肤快速刺入针头 2/3,左手抽动活塞观察无回血后缓缓推注药液。

(5)推完药液,用干棉签放于针刺处,快速拔出针头后,轻轻按压,并对患者致以谢意。

(6)清理用物归原处。

5.注意事项

(1)持针时,右手示指固定针栓,切勿触及针柄,以免污染。

(2)针头刺入角度不宜超过 45°,以免刺入肌层。

(3)对皮肤有刺激作用的药物,一般不作皮下注射。

(4)少于 1mL 药液时,必须用 1mL 注射器,以保证注入药量准确无误。

(5)需经常作皮下注射者,应建立轮流交替注射部位的计划,以达到在有限的注射部位吸收最大药量的效果。

(四)肌内注射法

将少量药液注入肌肉组织的方法。

1.目的

(1)与皮下注射同,注射刺激性较强或药量较多的药液。

(2)不宜或不能作静脉注射,而要求比皮下注射发挥疗效更迅速。

2.用物

注射盘、2～5mL 或 10mL 注射器、6.5～7 号针头,药液按医嘱。

3.注射部位

一般选肌肉较丰厚、离大神经、大血管较远的部位,其中以臀大肌、臀中肌、臀小肌最为常选,其次为股外侧肌及上臂三角肌。

(1)臀大肌内注射射区定位法:①十字法:从臀裂顶点向左或向右侧,引一水平线,然后从该侧髂嵴最高点作一垂直平分线,其外上 1/4 处为注射区,但应避开内角(即髂后上棘与大转子连线);②连线法:取髂前上棘和尾骨连线的外上 1/3 交界处为注射区。

(2)臀中肌、臀小肌内注射射区定位法:①构角法:以示指尖与中指尖分别置于髂前上棘和髂嵴下缘处,由髂嵴、示指、中指所构成的三角区内为注射区;②三横指法:髂前上棘外侧三横指处(以患者自己手指宽度为标准)。

(3)股外侧肌内注射射区定位法:在大腿中部外侧,位于膝上 10cm,髋关节下 10cm,此处血管少,范围较大,约 7.5cm,适用于多次注射。

(4)上臂三角肌内注射射区定位法:上臂外侧、自肩峰下 2～3 横指,但切忌向前或向后,以免损伤臂丛神经或桡神经,向后下方则可损伤腋神经。故此只能作小剂量注射。

4.患者体位

为使患者的注射部位肌肉松弛,应尽量使患者体位舒适。

(1)侧卧位:下腿稍屈膝,上腿伸直。

(2)俯卧位:足尖相对,足跟分开。

(3)仰卧位:适用于病情危重不能翻身的患者。

(4)坐位:座位稍高,便于操作。非注射侧臀部坐于座位上,注射侧腿伸直。一般多为门诊患者所取。

5.操作方法

(1)备齐用物携至患者处,核对无误后,向患者解释,以取得合作。

(2)助患者取合适卧位,选注射部位,按常规消毒皮肤。

(3)排尽空气,左手拇指、示指分开并绷紧皮肤,右手执笔式持注射器,中指固定针栓,以前臂带动腕部的力量,将针头垂直快速刺入肌肉内。一般进针 2.5～3cm,瘦者或小儿酌减,固定针栓。

(4)松左手,抽动活塞,观察无回血后,缓慢推药液。如有回血,可拔出少许再行试抽,无回血方可推药,仍有回血,另行注射。

(5)推完药用干棉签放于针刺处,快速拔出针头后,即轻压片刻。并对患者的配合致以谢意。

(6)清理用物、归还原处。

6.肌内注射引起疼痛的原因

(1)注射针头不锐利或有钩,致使进针或拔针受阻。

(2)患者体位不良,致使注射部位肌肉处于紧张状态。

(3)注射点选择不当,未避开神经或注射部位肌肉不丰厚。

(4)操作不熟练,进针不稳,固定不牢,针头在组织内摆动,推药过快等。

(5)药物刺激性强,如硫酸阿托品、青霉素钾盐等。

7.注意事项

(1)切勿将针柄全部刺入,以防从根部衔接处折断。万一折断,应保持局部与肢体不动,速用止血钳夹住断端取出。若全部埋入肌肉内,即请外科医生诊治。

(2)臀部注射,部位要选择正确,偏内下方易伤及神经、血管,偏外上方易刺及髂骨,引起剧痛及断针。

(3)推药液时必须固定针栓,推速要慢,同时注意患者的表情及反应。如系油剂药液更应持牢针栓,以防用力过大针栓与针头脱开,药液外溢;若为混悬剂,进针前要摇匀药液,进针后持牢针栓,快速推药,以免药液沉淀造成堵塞或因用力过猛使药液外溢。

(4)需长期注射者,应经常更换注射部位,并用细长针头,以避免或减少硬结的发生。若一旦发生硬结,可采用理疗、热敷或外敷活血化瘀的中药如蒲公英、金黄散等。

(5)两岁以下婴幼儿不宜在臀大肌处注射,因幼儿尚未能独立行走,其臀部肌肉一般发育不好,有可能伤及坐骨神经,应选臀中肌、臀小肌处注射。

(6)两种药液同时注射又无配伍禁忌时,常采用分层注射法。当第一针药液注射完,随即拧下针筒,接上第二副注射器,并将针头拔出少许后向另一方向刺入试抽无回血后,即可缓慢推药。

(五)静脉注射法

1.目的

(1)药物不宜口服、皮下或肌内注射时,需要迅速发生疗效者。

(2)作诊断性检查,由静脉注入药物,如肝、肾、胆囊等检查须注射造影剂或染料等。

2.用物

注射盘、注射器(根据药液量准备)7～9号针头或头皮针头,止血带、胶布、药液按医嘱。

3.注射部位

(1)四肢浅静脉:肘部的贵要静脉、正中静脉、头静脉;腕部、手背及踝部或足背浅静脉等。

(2)小儿头皮静脉:额静脉、颞静脉。

(3)股静脉:位于股三角区股鞘内,在腹股沟韧带下方,紧靠股动脉内侧,如在髂前上棘和耻骨结节之间划一连线,股动脉走向和该线的中点相交。

4.操作方法

(1)四肢浅表静脉注射术:①备齐用物携至患者处,核对无误后,说明情况,以取得合作;②选静脉,在注射部位上方6cm处扎止血带,止血带末端向上。皮肤常规消毒,同时嘱患者握拳,使静脉显露。备胶布2～3条;③注射器接上头皮针头,排尽空气,在注射部位下方,绷紧静脉下端皮肤并使其固定。右手持针头使其针尖斜面向上,与皮肤呈15°～30°,由静脉上方或侧方刺入皮下,再沿静脉走向刺入静脉,见回血后将针头与静脉的角度调整好,顺静脉走向推进0.5～1cm左右后固定;④松止血带,嘱患者松拳,用胶布固定针头。若采血标本者,则止血带不放松,直接抽取血标本所需量,也不必胶布固定;⑤推完药液,以干棉签放于穿刺点上方,快速拔出针头后按压片刻,无出血为止。对患者的配合致以谢意;⑥清理用物,归原处。

（2）股静脉注射术：常用于急救时作加压输液、输血或采集血标本。

①患者仰卧，下肢伸直略外展（小儿应有人扶助固定），局部常规消毒皮肤，同时消毒术者左手示指和中指；②于股三角区扪股动脉搏动最明显处，予以固定；③右手持注射器，排尽空气，在腹股沟韧带下一横指、股动脉搏动内侧0.5cm垂直或呈45°刺入，抽动活塞见暗红色回血，提示已进入股静脉，固定针头，根据需要推注药液或采集血标本；④注射或采血毕，拔出针头，用无菌纱布加压止血3～5min，以防出血或形成血肿。对患者或家属的配合致以谢意；⑤清理用物，归原处，血标本则及时送检。

5.注意事项

（1）严格执行无菌操作规则，防止感染。

（2）穿刺时务必沉着，切勿乱刺。一旦出现血肿，应立即拔出，按压局部，另选它处注射。

（3）注射时应选粗直、弹性好，不易滑动而易固定的静脉，并避开关节及静脉瓣。

（4）需长期静脉给药者，为保护静脉，应有计划地由小到大，由远心端到近心端选血管进行注射。

（5）对组织有强烈刺激的药物，最好用一负等渗生理盐水注射器先行试穿，证实针头确在血管内后，再换注射器推药。在推注过程中，应试抽有无回血，检查针梗是否仍在血管内，经常听取患者的主诉，观察局部体征，如局部疼痛、肿胀或无回血时，表示针梗脱出静脉，应立即拔出，更换部位重新注射，以免药液外溢而致组织坏死。

（6）药液推注的速度，根据患者的年龄、病情及药物的性质而定，并随时听取患者的主诉和观察病情变化，以便调节。

（7）股静脉穿刺时，若抽出鲜红色血，提示穿入股动脉，应立即拔出针头，压迫穿刺点5～10min，直至无出血为止。一旦穿刺失败，切勿再穿刺，以免引起血肿，有出血倾向的患者，忌用此法。

6.静脉注射失败的常见原因

（1）穿刺未及静脉，在皮下及脂肪层留针过多。

（2）针头刺入过深，穿过对侧血管壁，可见回血，如只推注少量药液时，患者有痛感，局部不一定隆起。

（3）针尖斜面刺入太少，一半在管腔外，虽可见回血，但当推注药液时局部隆起，患者诉胀痛。

（4）外观血管很清楚，触之很硬，针头刺入深度及方向皆正确，但始终无回血。大多因该血管注射次数过多，或药液的刺激、使血管壁增厚、管腔变窄，而难以刺入。

（5）皮下脂肪少，皮肤松弛，血管易滑动，针头不易刺入。

7.特殊情况下静脉穿刺法

（1）肥胖患者：静脉较深，不明显，但较固定不滑动，可摸准后再行穿刺。

（2）消瘦患者：皮下脂肪少，静脉较滑动，穿刺时须固定静脉上下端。

（3）水肿患者：可按静脉走向的解剖位置，用手指压迫局部，以暂时驱散皮下水分，显露静脉后再穿刺。

（4）脱水患者：静脉塌陷，可局部热敷、按摩，待血管扩张显露后再穿刺。

三、吸入给药法

(一)雾化吸入法

雾化吸入法是利用氧气或压缩空气的压力,使药液形成雾状,使患者吸入呼吸道,以达到治疗目的。

1.目的

(1)治疗呼吸道感染,消除炎症和水肿。

(2)解除支气管痉挛。

(3)稀释痰液,帮助祛痰。

2.用物

(1)雾化吸入器。

(2)氧气吸入装置一套(不用湿化瓶)或压缩空气机一套。

(3)药物根据病情而定。要求药液为水溶性、黏稠度低、对黏膜无刺激性、pH 呈中性、对患者无变态反应时方可作雾化吸入用。

3.雾化吸入器的原理

雾化吸入器为一特制的玻璃装置,共有 5 个口,球形管内盛药液,A 管口接上氧气或压缩空气,当手按住 B 管口时,迫使高速气流从 C 管口冲出,则 D 管口附近空气压力突然降低,形成负压,而球内药液面大气压强比 D 管口压强大。因此,球管内药液经 D 管被吸出上升至 D 管口时,又被 C 管口的急速气流吹散成为雾状微粒,从 E 管口冲出,被吸入患者呼吸道。

4.操作方法

(1)按医嘱抽取药液,并用生理盐水或蒸馏水稀释至 3~5mL 后注入雾化器。

(2)能起床者可在治疗室内进行。不能下床者则将用物携至患者处,核对无误后向患者解释,以取得合作。

(3)助患者取舒适卧位,半卧位或坐位,助患者漱口,以清洁口腔。

(4)将雾化器 A 管口与氧气胶管相连接,调节氧流量达 6~10L/min,使药液喷成雾状,即可使用。

(5)助患者持雾化器,将喷气 E 管口放入口中,并嘱紧闭口唇,吸气时以手指按住 B 管口,呼气时松开 B 管口。如此反复进行,若患者感到疲劳,可松开手指,休息片刻再进行吸入,直到药液全部雾化为止。一般 10~15min 即可将 5mL 药液雾化完。

(6)治疗结束,取下雾化器,关闭氧气,助患者漱口,询问患者有无须要,对患者的配合致以谢意。

(7)清理用物,按要求消毒、清洁雾化器,待干后备用。

5.注意事项

(1)对初次治疗者,应教给使用雾化器的方法。嘱患者吸入时,应作深吸气,以使药液到达支气管,呼气时,须将手指离开 B 管口,以防药液丢失。

(2)雾化器的药液必须浸没 D 管底部,否则药液不能喷出。

(3)氧气装置上的湿化瓶要取下,否则湿润的氧气将使雾化器的药液被稀释。

(二)超声波雾化吸入法

超声波雾化吸入是应用超声波声能,将药液变成细微的气雾,随患者的吸气而进入呼吸道及肺泡。超声波雾化的特点是雾量大小可以调节、雾滴小而均匀,直径在 5μm 以下。药液随患者深而慢的呼吸可到达终末支气管及肺泡。

1.目的

(1)消炎、镇咳、祛痰。

(2)解除支气管痉挛,使气道通畅,从而改善通气功能。

(3)呼吸道烧伤或胸部手术者,可预防呼吸道感染。

(4)配合人工呼吸器,湿化呼吸道或间歇雾化吸入药液。

(5)应用抗癌药物治疗肺癌。

2.用物

治疗车上放超声波雾化器一套,药液,蒸馏水。

3.超声波雾化的原理

超声波雾化器通电后超声波发生器输出高频电能,使水槽底部晶体换能器发生超声波声能,声能振动雾化罐底部的透声膜,作用于雾化罐内的液体,破坏了药液表面的张力和惯性,成为微细的雾粒,随患者吸气而进入呼吸道,吸入肺泡。

4.操作方法

(1)水槽内放冷蒸馏水 250mL。水要浸没雾化罐底部的透声膜。

(2)按医嘱将药液 30~50mL 放入雾化罐内,检查无漏水后,放入水槽内,将水槽盖盖紧。

(3)备齐用物携至患者处,核对无误后说明情况,以取得合作。

(4)接通电源,先开电源开关,指示灯亮,预热 3min,再开雾化开关,指示灯亮,根据需要调节雾量(高档 3mL/min、中档 2mL/min、低档 1mL/min),一般用中档。

(5)患者吸气时,将面罩置于口鼻上,呼气时启开,或将口含嘴放口中,闭口作深吸气,呼气时张口。

(6)治疗毕,先关雾化开关,再关电源开关,否则电子管易损坏。若有定时装置则到"OFF"位雾化自动停止,这时要关上电源开关。助患者取舒适卧位,对患者配合致以谢意。

(7)整理用物,放掉水槽内水,按要求消毒清洗雾化罐、送风管、面罩或吸气管等,并擦干备用。

5.注意事项

(1)水槽内无水切勿开机,否则会烧毁机心。

(2)若需连续使用时,须间歇 30min,并更换水槽内蒸馏水,保证水温不超过 60℃。

(3)水槽底部的压电晶体片和雾化罐的透声膜,质脆且薄易破损,操作中不可用力按压,操作结束只能用纱布轻轻吸水。

(4)每次用毕切断电源开关,雾量调节应旋至"0"位。

四、滴入给药法

(一)眼滴药法

1.目的

(1)防治眼病。

（2）眼部检查：如散瞳验光或查眼底。

（3）用于诊断性染色，如滴荧光素检查结膜、角膜上皮有无缺损或泪道通畅试验。

2.用物

治疗盘内按医嘱备眼药水或眼药膏，消毒干棉球罐，弯盘，治疗碗内置浸有消毒液的小毛巾。

3.操作方法

（1）洗净双手。备齐用物携至患者处，核对无误后向患者解释，以取得合作。

（2）助患者取仰卧位或坐位，头略后仰，用干棉球拭去眼分泌物、眼泪。

（3）嘱患者眼向上视，左手取一干棉球置于下眼睑处，并轻轻拉下，以露出下穹窿部，右手滴一滴眼药于下穹窿部结膜囊内后，轻提上眼睑覆盖眼球，使药液充满整个结膜囊内。

（4）以干棉球拭去溢出的眼药水，嘱患者闭眼 1～2min。

4.注意事项

（1）用药前严格遵守查对制度，尤其对散瞳、缩瞳及腐蚀性药物更要谨慎。每次为每位患者用药前，均须用消毒液消毒手指，以免交叉感染。

（2）药液不可直接滴在角膜上，并嘱患者滴药后勿用力闭眼，以防药液外溢。

（3）若用滴管吸药，每次吸入不可太多，亦不可倒置，滴药时不可距眼太近，应距眼睑 2～3cm。勿使滴管口碰及眼睑或睫毛，以免污染。

（4）若滴阿托品、毒扁豆碱、呋索碘铵等有一定毒性的药液，滴药后应用棉球压迫泪囊区 2～3min，以免药液经泪道流入泪囊和鼻腔，被吸收后引起中毒反应，对儿童用药时应特别注意。

（5）易沉淀的混悬液，如可的松眼药水，滴药前要充分摇匀后再用，以免影响药效。

（6）正常结膜囊容量为 0.02mL，滴眼药每次一滴即够用，不宜太多，以免药液外溢。

（7）一般先右眼后左眼，以免用错药，如左眼病较轻，应先左后右，以免交叉感染。角膜有溃疡或眼部有外伤，或眼球手术后，滴药后不可压迫眼球，也不可拉高上眼睑。

（8）数种药物同时用，前后两种药之间必须稍有间歇，不可同时滴入，如滴眼药水与涂眼膏同时用，应先滴药水，后涂眼膏。

（二）鼻滴药法

1.目的

治疗鼻部疾病或术前用药。

2.用物

治疗盘内按医嘱备滴鼻药水或药膏、无菌干棉球罐、弯盘。

3.操作方法

（1）备齐用物至患者处，说明情况，以取得合作。嘱患者先排出鼻腔内分泌物，或先行洗鼻。

（2）仰头位：适用于后组鼻窦炎或鼻炎患者。助患者仰卧，肩下垫枕头垂直后仰或将头垂直后仰悬于床缘，前鼻孔向上，手持一棉球以手指轻轻拉开鼻尖，使鼻孔扩张。一手持药液向鼻孔滴入每侧 2～3 滴，棉球轻轻塞于前鼻孔。

（3）侧头位：适用于前组鼻炎患者。卧向患侧，肩下垫枕，使头偏患侧并下垂，将药液滴入下方鼻孔 2～3 滴，棉球轻轻塞入前鼻孔。

4.注意事项

（1）滴药时，滴瓶或滴管应置于鼻孔上方，勿触及鼻孔，以免污染药液。

（2）为使药液分布均匀和到达鼻窦的窦口，滴药后可将头部略向两侧轻轻转动，保持仰卧或侧卧 3～5min，然后捏鼻起立。

（三）耳滴药法

1.目的

（1）治疗中耳炎、外耳道炎或软化耵聍。

（2）麻醉或杀死昆虫类异物。

2.用物

治疗盘内按医嘱备滴耳药无菌干棉球罐、弯盘、小棉签。

3.操作方法

（1）备齐用物至患者处，说明情况，以取得合作。

（2）助患者侧卧，患耳向上或坐位偏向一侧肩部，使患耳向上。先用小棉签清洁耳道。

（3）手持棉球，然后轻提患者耳郭（成人向上方，小儿则向下方），以拉直外耳道。

（4）顺外耳道后壁缓缓滴入 3～5 滴药液，并轻提耳郭或在耳屏上加压，使气体排出，药液易流入。然后用棉球塞入外耳道口。

（5）滴药后保持原位片刻再起身，以免药液外流。

4.注意事项

（1）若系软化耵聍，每次滴药量可稍多些。以不溢出外耳道为度。滴药前也不必清洁耳道。每天滴 5～6 次，3d 后予以洗出或取出。并向患者说明滴药后耵聍软化，可能引起耳部发胀不适。若两侧均有耵聍，不宜两侧同时进行。

（2）若系昆虫类异物，滴药目的在于使之麻醉或窒息死亡便于取出，可滴乙醚（有鼓膜穿孔者忌用，因为可引起眩晕）或乙醇。也可用各种油类如 2％酚甘油、各种植物油、甘油等。使其翅或足黏着以限制活动，并因空气隔绝使之窒息死亡。滴后 2～3min 便可取出。

五、栓剂给药法

（一）目的

（1）全身或局部用药，如治疗哮喘、阴道炎、宫颈炎及肛肠疾患。

（2）刺激肠蠕动促进排便。

（二）用物

治疗盘内盛：消毒手套、手纸、弯盘、药栓按医嘱。

（三）操作方法

（1）备齐用物至患者处，核对无误后，说明情况，以取得合作。

（2）给药前助患者清洗肛门周围或会阴部，然后助其屈膝左侧卧位或俯卧位，脱裤露出臀部，若为妇科用药者，则屈膝仰卧露出会阴部。

（3）右手戴手套，左手用手纸分开臀部露出肛门，右手持药栓底部将尖端置入肛门 6～

7cm，置入后嘱患者夹紧肛门，防止栓剂滑出。妇科给药者，必须看清阴道口，可利用置入器或戴手套，将栓剂以向下、向前的方向置入阴道内。置入栓剂后患者应平卧 15 分钟。

(4)清理用物，归还原处。

(四)注意事项

(1)应予入睡前给药，以便药物充分吸收，并可防止药栓遇热溶解后外流。

(2)治疗妇科疾病者，经期停用。有过敏史者慎用。

(3)需多次使用栓剂而愿意自己操作者，可教其方法，以便自行操作。

第十节　静脉输液与输血

正常人体内，水、电解质、酸碱度都保持在一定数值，构成机体内在环境的相对稳定，保证机体生理功能正常。但在疾病和创伤情况下，体液平衡发生紊乱，内环境的稳态不能维持，如不及时纠正，将导致严重后果。输液与输血技术是临床上用于纠正水、电解质平衡失调，恢复内环境稳态的重要措施之一，应及时正确地运用，以保证治疗或急救工作顺利进行。

一、静脉输液法

将大量无菌溶液或药物直接滴入静脉的方法，称为静脉输液法。静脉输液是利用液体静压的物理原理，将液体输入人体的静脉内。

(一)目的

(1)补充水和电解质以预防和纠正体液紊乱。常用于各种原因的失水或因某些原因不能进食者，如剧烈呕吐、腹泻、大手术后。

(2)纠正血容量不足，维持血压及微循环的灌注量。常用于治疗烧伤、出血、休克等。

(3)输入药液达到解毒、控制感染、利尿和治疗疾病的目的。常用于中毒、各种感染、脑及各种组织水肿，以及各种需经静脉输入的药物治疗等。

(4)供给营养物质，促进组织修复，增加体重，获得正氮平衡。常用于慢性消耗性疾病，不能进食及胃肠道吸收障碍的患者。

(二)常用溶液

1.晶体溶液

特点是分子量小，在血管内存留时间短，纠正体液和电解质平衡失调效果显著。

(1)葡萄糖溶液：用于补充热量和水分，减轻组织分解，防止酮体产生，减少蛋白消耗及促进钾离子进入细胞内。每克葡萄糖热量为 16 480J(4kCal)。5％或 10％葡萄糖溶液进入人体后迅速分解，一般不产生高渗作用，也不引起利尿作用。

(2)等渗电解质溶液：用于补充水和电解质。因为液体的丢失绝大部分并非单纯脱水，常伴有电解质丧失。血液中钠离子的多少关系到血浆容量的多少，缺钠时，血浆容量下降。补液时应注意维持水与电解质的平衡。常用的含钠溶液包括 0.9％氯化钠溶液、复方氯化钠溶液(林格等渗溶液)、5％葡萄糖氯化钠溶液。

（3）碳酸氢钠溶液：为碱性药物，用于调节酸碱平衡，输入人体后，解离成钠离子和碳酸氢根离子，可接收体液中过剩的氢离子生成碳酸。此外，碳酸氢钠还可直接提高血中二氧化碳结合力。其优点为补碱迅速，且不易加重乳酸血症。碳酸氢钠在中和酸以后生成的碳酸以二氧化碳形式经肺呼出，因此，对呼吸功能不全的患者，使用疗效受限。常用的碳酸氢钠溶液浓度为5％和1.4％两种，前者为高张液，后者为等张液。

（4）乳酸钠溶液：亦为碱性药物，用于调节酸碱平衡。乳酸钠可解离为钠离子和乳酸根离子，钠在血液中与碳酸氢根结合，形成碳酸氢钠。乳酸根离子可接收氢离子生成乳酸。但休克、肝功能不全、缺氧、右心衰竭的患者或新生儿，由于机体对乳酸的利用差，易加重乳酸血症，故不宜使用。常用的乳酸钠溶液浓度为11.2％和1.84％两种，前者为高张液，后者为等张液。

（5）高渗溶液：用于利尿脱水。常用的高渗溶液有20％甘露醇溶液、25％山梨醇溶液、25％葡萄糖溶液等。

2.胶体溶液

特点是分子量大，在血管内存留时间长，对维持血浆胶体渗透压、增加血容量、提高血压均有显著效果。

（1）右旋糖酐：是多糖类高分子聚合物，常用的溶液有两种，即中右旋糖酐－70及右旋糖酐－40。右旋糖酐有提高血浆胶体渗透压和扩充血容量的作用，每克右旋糖酐能增加血浆容量15mL，500mL可扩充容量1200mL。因此静脉滴注右旋糖酐能增加静脉回心血量和心排血量，降低血液黏稠度，加速血液的流动，改善血液循环，升高血压，并有抗血栓的作用。右旋糖酐－40还能覆盖于红细胞、血小板及血管内皮细胞表面，在正常情况下，使它们表面的负电荷增加，防止红细胞和血小板聚集，从而预防因休克引起的小血管血栓形成。

（2）羟乙基淀粉：为化学合成的多糖类聚合物，化学结构与右旋糖酐基本相同，其扩容作用良好，输入后使循环血量及心排血量均增加，在体内停留时间较右旋糖酐长，变态反应少，急性大出血时可与全血共用。

（3）血液制品：有5％清蛋白和血浆蛋白等。输入后能提高胶体渗透压，扩大和增加循环血容量，补充蛋白质和抗体，有助于组织修复和增强机体免疫力。

3.高营养溶液

能供给患者热量维持其正氮平衡，并供给各种维生素和矿物质。凡是不能经消化道供给营养或摄入不足者都可用静脉插管输注这种高营养溶液。其成分主要由氨基酸、维生素、电解质、矿物质、高浓度葡萄糖或右旋糖酐以及水分组成。制剂根据患者的不同需要新鲜配制，在配制时必须严格掌握无菌技术操作，同时在溶液内不得添加与营养素无关的内容物。

（三）用物

（1）注射盘内有密闭式输液器或开放式输液器（根据需要选用）：密闭式输液器包括长输液管（粗针头→短管→莫菲滴管→长管→调节器→接管）、短空气管及粗针头。开放式输液器包括带盖输液瓶（常用500mL、小儿100mL）并连接短橡胶管→莫菲滴管→长橡胶管→玻璃接管。另有输液头皮针、止血带、止血钳、胶布、纱布1块、棉签、弯盘。

（2）药液、加药用注射器及针头。

（3）网套或输液篮、输液架，必要时备小夹板及绷带。

（四）输液途径及方法

静脉输液时，应根据患者的病情缓急，病程长短，身体胖瘦和患者的年龄、性别、神志、体位、即将进行的手术部位等情况选择血管，并根据输入溶液的特性及量选择适当的输液途径。不同的输液途径对应不同的输液方法，常用的输液方法有。

1.周围静脉输液法

一般患者多选用四肢表浅静脉进行输液，上肢常用肘正中静脉、头静脉、贵要静脉、手背静脉。下肢常用的有大隐静脉、小隐静脉、足背静脉网。

（1）密闭式输液法：利用原装密封瓶插入密闭式输液器进行输液，其操作简便，污染机会少，运用广泛。①核对药液瓶签（药名、浓度、剂量和有效期），检查瓶口有无松动和玻璃有无裂缝，将瓶上下轻摇2次，对光检查药液有无混浊、沉淀、絮状物等，无误后方可套上网套；②撬开液体瓶铝盖中心部分，用碘酊、乙醇消毒，插入输液导管。如需加入药物则填写药物标签，注明床号、姓名、药名、剂量、浓度、日期等；③备齐用物置床边。核对床号、姓名、药名、剂量、时间、用法、浓度。嘱患者小便，取舒适卧位，同时选择静脉；④倒挂液体瓶于架上，进行排气，倒置莫菲滴管，滴管下导管上举，挤压滴管上部导管，使药液平面达莫菲滴管 1/2～2/3 时，将滴管和滴管下导管随液平面缓慢放下。排气成功后，止血钳夹住待用，准备胶布4条；⑤扎止血带，常规消毒皮肤，嘱患者握拳；⑥取下导管，连接输液针头，排液于弯盘内并检查有无气泡，用止血钳夹紧输液导管，按静脉注射法穿刺，见回血后将针头送入少许，一手扶针头，一手放止血带，止血钳，待液体输入通畅后，以胶布固定针头，穿刺处盖以消毒纱布或棉球。必要时，用夹板固定肢体；⑦根据情况调节输液速度，一般成人 60～80 滴/min，小儿 20～30/min，心肺疾病患者，婴幼儿输入宜慢，严重脱水心肺功能良好者可稍快，高渗盐水、含钾药物及血管活性药物等宜慢；⑧需继续输液者，先除去第2瓶上铝盖中心部分，消毒后，拔出第1瓶内通气管，输液管插入第2瓶内，待滴液通畅，方可离去；⑨输液毕，夹紧输液导管，撤胶布，用干棉球按压穿刺点，拔除针头，按压持续 3～5min，观察穿刺点无出血方可离去；⑩清理用物，一次性输液器及针头应剪开毁形，浸泡消毒后送供应室处理。

（2）开放式输液法：此法能灵活变换输入液体种类及数量，可随时按需要加入各种药物，多用于危重患者、大手术患者或患儿急救时给药。缺点是易被污染。故操作时须严格遵守无菌原则。

①检查、核对药液（同密闭式输液法）；②去除液体瓶铝盖，以无菌操作取下橡皮塞，用乙醇消毒瓶口，打开输液吊瓶包，检查装置是否完善，夹紧输液管，一手拿吊瓶并将导管根部折叠夹在手指间，一手取液体瓶，先倒出少量液体于弯盘内冲洗瓶口，倒入少量溶液（30～50mL）冲洗输液吊瓶和输液管，将液体排入弯盘。然后倒入所需溶液；③余同密闭式输液法。

2.头皮静脉输液法

小儿头部表浅静脉极为丰富，较大的有颞浅静脉、额静脉、耳后静脉及枕静脉。头皮静脉分支甚多，互相沟通，交错成网，且静脉表浅易见，不易滑动，便于固定，适宜小儿输液时运用。

（1）同周围静脉输液法备好输液导管，用 5mL 注射器抽取适量生理盐水接上静脉头皮针头。

（2）必要时剃去，局部头发，由助手固定患儿肢体及头部，操作者立于患儿头侧选择静脉，用70％乙醇消毒局部皮肤、待干。

(3)仔细寻找适当的静脉作穿刺,注意须和动脉相鉴别,静脉外观呈微蓝色,无波动,管壁薄,易被压瘪,较易固定,不易滑动,血液多呈向心方向流动。动脉外观呈正常皮肤色或浅红色,有波动,管壁厚,不易被压瘪,血管易滑动,血液多呈离心方向流动。

(4)用左手拇指、示指分别固定静脉两端,右手持静脉头皮针沿静脉向心方向平行刺入,边进针边轻轻回抽,如见回血,缓缓推入少许生理盐水,如确定针在血管内即予固定,并接上输液导管。

(5)根据病情和年龄调节滴数,一般每分钟不超过20滴。

3.颈外静脉穿刺置管输液法

颈外静脉属于颈部最大浅静脉,在下颌角后方垂直下降,越过胸锁乳突肌后缘,于锁骨上方穿过深筋膜,最后进入锁骨下静脉,因其行经表浅,位置较恒定,易于穿刺。长期输液而周围静脉不易穿刺者,或周围循环衰竭的危重患者,须测中心静脉压或静脉高营养输液时,均可用此法。

(1)用物:①无菌穿刺包;带内心的穿刺针2枚(16号、12号)长度5～6cm,硅胶管2根,(与穿刺针内径粗细相同)、平头针头2枚、洞巾1块、小纱布1块、纱布数块、弯盘、注射器2套(5mL、10mL)、小弯刀1把;②其他:无菌手套、利多卡因10mL1支、生理盐水10mL、宽胶布(4cm×4cm)、注射盘、静脉输液装置及备用药液。

(2)穿刺部位:选择下颌角和锁骨上缘中点连线上1/3处为穿刺点。

(3)操作方法:①备齐用物至床前、核对床号、姓名,向患者解释,取得合作;②同周围静脉输液法,备好输液器及药液,挂于输液架上;③去床头架,患者去枕平卧,头偏向对侧,肩下垫薄枕,使头低肩高,充分暴露颈外静脉;④常规消毒皮肤,打开无菌穿刺包,戴手套,铺洞巾。操作者立于床头,取5mL注射器,由助手配合抽取利多卡因4～5mL,在穿刺点上行局部麻醉;⑤用10mL注射器吸满生理盐水,以平针头连接硅胶管,并排尽空气备用;⑥视静脉粗细,取相应穿刺针,左手拇指绷紧穿刺点上方皮肤,助手以手指按在颈静脉三角处,使静脉充盈;⑦穿刺前先用小弯刀尖端,在穿刺点上刺破皮肤作引导,再手持穿刺针呈45°进针,入皮后呈25°沿静脉方向穿刺,见回血,立即抽出穿刺针内芯,左手拇指用纱布堵住针栓孔,右手快速取硅胶管送入针孔内10cm左右,一边抽回血一边慢慢注入生理盐水,观察导管是否在血管内,同时防止血液在血管内凝固,当确定导管在血管内后,右手轻压于穿刺针尖端,左手缓缓退出穿刺针。退出穿刺针后,再一次抽回血,注入生理盐水,检查导管是否在血管内,检查无误,移去洞巾,接备用液体;⑧用小纱布覆盖在穿刺点上,再取宽胶布固定在小纱布上,导管与输液管接头处以无菌纱布包扎并用胶布固定在颌下,清理用物;⑨停止输液时,拔出硅胶管,用乙醇棉球消毒穿刺口,盖一无菌小纱布。

(五)注意事项

(1)严格执行无菌操作及查对制度。

(2)加入药物时应注意配伍禁忌,并在瓶签上注明床号、姓名、药名、剂量。

(3)根据病情安排输液顺序,并根据治疗原则,按急、缓及药物半衰期等情况,合理分配用药。

(4)输液前要排尽输液管及针头内空气,药液滴尽前要及时更换输液瓶或拔针,严防造成空气栓塞。

(5)输液过程中应加强巡视,及时处理输液故障,并填写输液巡视卡,保持输液通畅,防止液体滴空和针头堵塞及滑出。

(6)根据病情调节滴速,对患心、肺、肾疾病的患者或老年患者,婴幼儿以及输注高渗盐水,含钾及升压药液等的患者时,输液务必谨慎,速度宜慢。

(7)密切观察有无输液反应,如有心悸、畏寒、持续咳嗽等情况,应立即减慢或停止输液,并通知医生,及时处理。

(8)长期输液者,注意保护和合理使用静脉,一般从远端小静脉开始穿刺。

(9)颈外静脉穿刺置管时,若插入过深,则较难通过锁骨下静脉与颈外静脉汇合角处,此时可牵拉颈外静脉使汇合角变直,若仍不能通过则应停止送入导管,并轻轻退出少许,在此固定输液,防止盲目插入使导管在血管内打折。如果管质硬,可能会刺破血管发生意外。

(10)当颈外静脉输液暂停时,可用0.5%肝素2mL封管,防止血液凝集在血管内,若已经发生凝血,应先用注射器抽出血凝块,再注入药液,或边抽出边拔管,切忌凝血块推入血管。

(11)每天更换穿刺点敷料,常规消毒穿刺点,观察局部有无红肿。一般导管保留4~7d。

(12)须持续输液者,应每天更换输液管。

(六)常见输液故障的排除

1.滴液不畅

(1)针头滑出血管外,液体注入皮下组织,局部肿胀、疼痛,应另选血管重新穿刺。

(2)针头斜面紧贴血管壁妨碍液体滴入,可调整针头位置或适当变换肢体位置,直到滴注通畅为止。

(3)压力过低:为患者周围循环不良或输液瓶位置过低所致,可适当抬高输液瓶位置。

(4)静脉痉挛:滴液不畅,但有回血抽出,可局部热敷缓解痉挛。

(5)针头阻塞:滴液不畅,又无回血抽出时,应考虑针头阻塞,此时切忌强行挤压导管或冲洗,应更换针头,另行穿刺。

2.莫菲滴管内液面过高

可将输液瓶从输液架上取下。倾斜液体面,使输液管插入瓶内的针头露出液面上,必要时用手挤压输液管上端,瓶内空气即进入输液管内,让液体缓缓流下,直至露出液面,再挂于输液架上,继续进行输液。

3.莫菲滴管内液面过低

捏紧莫菲滴管下端输液管,同时挤压上端输液管,迫使液体进入莫菲滴管内。

4.漏气或裂痕

输液过程中如果莫菲滴管内液面自行下降,应检查上端输液管和莫菲滴管有无漏气或裂隙,必要时,予以更换。

(七)输液反应及防治

1.发热反应

(1)原因:常因输入致热物质(致热源、死菌、游离的菌体蛋白、药物成分不纯等)而引起。

多由于输液瓶清洁消毒不完善或污染,输入溶液制品不纯,消毒保存不良所致。

(2)症状:表现为发冷、寒战、发热。轻者发热常在 38℃ 左右,严重者初起寒战,继之高热达 40℃ 以上,并有恶心、呕吐、头痛、脉速等症状。

(3)防治:①减慢滴数或停止输液,并通知医生;②对高热患者给予物理降温,必要时,按医嘱给抗过敏药物或激素治疗;③保留剩余溶液和输液器,必要时送检验室作细菌培养。

2.循环负荷过重反应

(1)原因:为输液速度过快,短时间内输入过多液体,使循环血容量急剧增加、心脏负担过重而致。

(2)症状:患者突然胸闷、呼吸急促、咳嗽、面色苍白、出冷汗、心前区有压迫感或疼痛、咯泡沫样血性痰,严重时大量泡沫样血性液体可由口鼻涌出,肺部广布湿性啰音,心率快,心律不齐。

(3)防治:①在输液过程中,注意滴注速度不宜过快,液量不可过多,对心功能不全者、老年人、儿童尤需注意;②如发现上述肺水肿症状时,应立即停止输液,并通知医生,可能时让患者取端坐位,两腿下垂,以减少下肢静脉回流,减轻心脏负担;③给予高流量氧气吸入,并在湿化瓶内盛 20%～30% 乙醇溶液,以减低肺泡内泡沫表面的张力,使泡沫破裂消散,从而改善肺部气体交换,减轻缺氧状态;④按医嘱给予镇静剂、扩血管药物、平喘和强心药物;⑤必要时进行四肢轮扎,用橡胶止血带或血压计袖带在四肢适当加压,以阻断静脉血流,但动脉血仍可通过。每 5～10min 轮流放松一个肢体上的止血带,可有效地减少静脉回心血量。待症状缓解后,止血带应逐渐解除。

3.静脉炎

(1)原因:为长期输注浓度较高、刺激性较强的药物或静脉内放置刺激性较强的塑料管时间过长所引起的局部静脉壁化学性反应;或在输液过程中,因无菌操作不严而引起的局部静脉感染。

(2)症状:沿静脉走向出现条索状红线,局部组织发红、肿胀、灼热、疼痛,有时伴有畏寒、发热等症状。

(3)防治:①严格执行无菌技术操作,对血管壁有刺激性的药物,应充分稀释后应用,并防止药物溢出血管外。同时,要有计划地更换注射部位,以保护静脉;②患肢抬高并制动,局部用 95% 乙醇或 50% 硫酸镁行热湿敷;③超短波理疗;④如合并感染,根据医嘱给抗生素治疗。

4.空气栓塞

(1)原因:输液时空气未排尽,输液管衔接处连接不紧有漏缝,或加压输液、输血时无人在旁看守,均有发生空气栓塞的危险,进入静脉的空气,首先被带到右心房,然后进入右心室,如空气量少,则被右心室压入肺动脉并分散到肺小动脉内,最后到毛细血管,因而损害较小,如空气量大,则空气在右心室内,阻塞肺动脉的入口,使血液不能进入肺内,引起严重缺氧,可造成立即死亡。

(2)症状:患者胸部感到异常不适,随即发生呼吸困难和严重发绀,听诊心前区,可闻及一个响亮的、持续的“水泡声”。

(3)防治:①立即置患者于左侧卧位和头低脚高位置,此位置在吸气时可增加胸内压力,以减少空气进入静脉。左侧位可使肺动脉的位置在右心室的下部,气泡则向上漂移到右心室,避开肺动脉人口。由于心脏跳动,空气被混成泡沫,可分次小量进入肺动脉内;②氧气吸入;③加压输液或输血时,应守护患者,严密观察病情,防止发生意外。

二、静脉留置针输液法

静脉留置针又称套管针,其作为头皮针的换代产品,已于30年前在欧美国家普及使用。10年前在亚洲一些较发达的国家和地区也以套管针取代头皮针,使其成为临床输液的主要工具。静脉留置针可用于静脉输液、输血、动脉及静脉抽血等治疗,目前已在我国推广使用。尤其对长期输液、年老、衰弱、血管穿刺困难的患者,用静脉留置针输液法有其优越性。

(一)目的

(1)保护患者静脉,避免反复穿刺的痛苦。

(2)随时保持通畅的静脉通道,便于急救和给药。

(3)同静脉输液法。

(二)用物

(1)静脉留置针一套(代替静脉头皮针)。

(2)其余物品同静脉输液法。

(三)留置针结构

由针头部与肝素帽两部分组成。

(1)针头部为软硅胶导管后接硬塑回血室,内有不锈钢针芯,针芯尖端突出于软硅胶导管的针头部。

(2)肝素帽前端是硬塑活塞,后端有橡胶帽封闭,帽内有腔和中空管道,可容纳肝素。

(四)操作方法

(1)备齐用物携至床前,核对床号、姓名,向患者解释取得合作。

(2)同静脉输液法备好输液器及药液,挂于输液架上。

(3)选择弹性好、走向清晰的四肢静脉,扎止血带,常规消毒皮肤。

(4)打开静脉留置针包装,去除针套,检查产品的完整性。

(5)旋转松动外套管,以消除套管与针芯的粘连。

(6)左手绷紧皮肤,右手拇指与示指握住留置针回血室两侧,使针尖斜面向上与皮肤成40°进行穿刺,同时观察回血室部。

(7)见到回血后,调整穿刺角度至10左右,顺静脉走向将留置针推进0.5~1cm,以保证外套管也在静脉内。

(8)右手握住留置针回血室部,使针芯固定,以针芯为支撑,左手将外套管全部送入静脉内。

(9)松开止血带。可放置纱布(2cm×2cm)于针座下,以左手无名指(或小指)按压导管尖端处静脉(防止溢血),抽出针芯。

(10)右手取肝素帽迅速插入导管内。

(11)常规消毒肝素帽的橡胶塞,将已备好的输液器头皮针插入肝素帽内。

(12)胶布固定留置针,调节滴数同静脉输液法。

(13)如需暂停输液,拔出输液器的头皮针,常规消毒静脉帽的橡胶塞,用注射器向静脉帽内注入稀释肝素溶液 0.4~0.6mL(肝素 100mg 稀释成 4mL),使导管与肝素帽充满,并以边推注边拔针的方法拔出注射器针头。

(14)再次输液时,常规消毒肝素帽的橡胶塞,先推注 5~10mL 等渗盐水冲管,再将头皮针刺入肝素帽内完成输液。

(五)注意事项

(1)每次输液前后检查穿刺部位及静脉走向有无红、肿、热、痛及静脉硬化,询问患者有无不适。发现异常及时拔除导管。

(2)其余各项同静脉输液法。

三、静脉输血法

静脉输血是将血液通过静脉输入体内的方法,是战时急救或平时创伤和疾病治疗的重要手段之一。近年来,输血理论与技术进展迅速,成分输血已在临床广泛应用,这不仅节约了大量血源,也显著减少了由输注全血引起的不良反应。

(一)目的

1.补充血容量

用于各种原因引起的急性大出血,以增加有效循环血量,提升血压,增加心排血量,预防和治疗休克。

2.纠正贫血

用于血液系统疾病引起的严重贫血及某些慢性消耗性疾病的患者,以增加血红蛋白含量,提高血液携带氧的能力,改善组织器官的缺氧状况。

3.补充血浆蛋白

用于低血浆蛋白血症患者以及大出血、大手术的患者,以增加蛋白质,改善营养,维持胶体渗透压,减少组织渗出和水肿,保持有效循环血量。

4.补充凝血因子和血小板

用于大出血和血友病患者,以改善凝血作用,有助于止血。

5.补充抗体、补体等血液成分

用于细胞或体液免疫力缺乏的患者,以增加机体抵抗力,提高机体抗感染能力。

6.排除有害物质

用于一氧化碳、苯酚等化学物质中毒,血红蛋白失去运氧能力或不能释放氧气供组织利用时,以解除中毒症状,改善组织器官的缺氧状况。溶血性输血反应及重症新生儿溶血病时,可采用换血法。为排除血浆中的自身抗体,可采用换血浆法。

(二)禁忌证

对急性肺水肿、肺栓塞、充血性心力衰竭、恶性高血压、真性红细胞增多症等,应禁忌输血。肾功能不全的患者输血也应慎重。

(三)血型和血液制品种类

1.血型种类及分型依据

(1)ABO 血型:在人血液的红细胞内可含两种凝集原,分别称为凝集原 A 和凝集原 B,根据红细胞内所含凝集原的不同,可将人的血液分为四型。红细胞内含凝集原 A 者,血型为 A 型;含凝集原 B 者,为 B 型;含凝集原 A 和 B 者,为 AB 型;红细胞内不含凝集原者,为 O 型。而在人的血清中另含两种与 A、B 凝集原相对抗的凝集素,分别称为抗 A 和抗 B 凝集素,A 型血的血清中含抗 B 凝集素,B 型的血清中含抗 A 凝集素,AB 型的血清中不含凝集素,O 型血的血清中含抗 A、抗 B 两种凝集素。

(2)Rh 血型:Rh 血型中以 D 抗原为最强,临床上一般用抗 D 血清来确定 Rh 血型。若受检者红细胞被抗 D 血清凝集,则受检者为 Rh 阳性。不被凝集者为阴性。

Rh 血型的发现,解决了由于 Rh 因子而引起新生儿溶血的诊断,以及由 Rh 血型不合引起的溶血反应。

2.血型鉴定和交叉配血试验

A、B、O、AB 血型鉴定是指采用已知的抗 A、抗 B 血清检查红细胞的抗原,来确定人的血型,也可采正常人的 A 型和 B 型红细胞,作为指示红细胞,检查血清中的抗体来确定血型。同时采用这两种方法检查,可起到核对作用,并防止用弱抗原核定血型。

为了确保输血的安全,输血除了作血型鉴定外,用同型血输血,事先须将供血者和受血者血液作交叉试验,即将受血者血清和供血者血细胞混合(称直接交叉试验),再将供血者血清和受血者红细胞混合(称间接交叉试验),观察结果,必须无凝集现象,方可进行输血。

交叉配血试验无论直接、间接哪一侧有凝集都表示血型不配合。

从理论上讲,O 型血可输给其他各型而不发生凝集,而 AB 型血可接受其他各型血,但在临床上仍以输同型血为原则。

3.血液制品种类

血液由血细胞和血浆两大部分组成。随着输血技术的进展,从输全血到输成分血,血液制品的种类大大增加。

(1)全血:①新鲜血:基本上保留血液原来各种成分,对血液病患者尤其适用;②库存血:库存血每袋含全血 200mL,保存液 50mL,在 4℃冰箱内冷藏,可保存 2~3 周。库存血中的有效成分随保存时间的延长而发生变化,其中红细胞平均每天损坏率为 1% 左右,白细胞仅能存活 3~5d,而且分叶核粒细胞 24h 即丧失功能,血小板易凝集破坏,24h 后逐渐减少,3d 后无治疗价值。含保存液的血液 pH 为 7.0~7.25,随着保存时间延长,葡萄糖分解,乳酸增高,pH 逐渐下降,保存到 21d 时,pH 为 6.8。另外,由于红、白细胞逐渐破坏,细胞内钾离子外溢,使血浆钾离子浓度升高。因此,大量输库血时,要警惕酸中毒和高血钾的发生;③自体血:a.择期手术前采集自体血液并保存,待术中或术后回输;b.大出血急诊手术时,术中将体腔中积血回收,经过滤、去泡沫和抗凝处理,并回输。

输自体血,不需作血型鉴定和交叉配血试验,不会产生免疫反应,既节省血源,又防止发生输血反应。

(2)成分血:①血浆:是全血经分离后的液体部分,主要成分为血浆蛋白,不含血细胞,无凝集原,可分为下列几种:a.新鲜血浆:含所有凝血因子,适用于缺乏凝血因子的患者;b.保存血浆:适用于血容量及血浆蛋白低的患者;c.冰冻血浆:-30℃低温下保存,有效期 5 年,应用时放在 39℃温水中熔化;d.干燥血浆:冰冻血浆放在真空装置下加以干燥而成,保存时间为 5 年,应用时可加适量等渗盐水或 0.1% 枸橼酸钠溶液溶解；②红细胞：分两种，一种是全血去除血浆后余下的部分。为浓缩红细胞，仍含少量血浆，可直接输用，也可加等渗盐水配成红细胞悬液备用。适用于贫血和一氧化碳中毒的患者。另一种是洗涤红细胞，即红细胞经等渗盐水洗涤 3 次后，再加入适量等渗盐水，含抗体物质少，适用于脏器移植术后患者及溶血性贫血患者；③白细胞：经分离后再添加羟乙基淀粉注射液，可增加粒细胞的获得率，适用于白血病患者；④血小板：分离出的血小板血浆，适用于血小板缺乏的患者；⑤清蛋白制剂：从血浆中提取，临床上常用 5% 的清蛋白制剂，能提高机体血浆蛋白及胶体渗透压，用于治疗外伤、肾病、肝硬化和烧伤等低蛋白血症；⑥各种凝血制剂：可针对性的补充某些凝血因子的缺乏，如抗血友病球蛋白（AHG）、凝血酶原复合物等；⑦免疫球蛋白和转移因子等：含有多种抗体，可增加机体免疫力。

（3）血液代用品：为具有类似血浆胶体特性的人工胶体溶液，能暂时起到血浆容量的替代作用，临床使用不仅能补充循环血量和周围血管的血容量，还能起到预防和治疗休克的作用。①含异体蛋白的血液代用品：临床上常用的是明胶溶液（氧聚明胶和变性液体明胶）；②含植物胶体的血液代用品：用玉米淀粉制成，含有植物糖类的羟乙基淀粉（706），价格低廉，性能稳定，能长期保存，无过敏性，增加血容量的作用明显；③含合成胶体的血液代用品；④水解蛋白：即蛋白的水解产物。

目前国外开展的"人工血"研究，将具有携氧能力的物质作为血液代用品，如"人工血红蛋白""人工细胞"等，使输血理论与技术向更纵深的方向发展。

（四）成分输血

1.一般概念

血液内含有许多功能不同的成分，因此具有多种生理功能。成分输血是根据血液成分比重不同，使用血液分离技术，将新鲜血液快速分离成各种成分，然后根据患者需要，输注一种或数种成分。一份血可分成一种或多种成分，输给不同患者，而一个患者可接受来自不同供血者的同一成分，这样可发挥更大的临床治疗作用。这种现代输血技术，无论从医学生理学理论或从免疫学角度均表现出极大优越性，是输血领域中的新进展。

2.血液成分分离法

（1）连续自动单采分离法：即连续自动地进行血液分离。血液从供血者的一侧肢体静脉流出，通过自动分离器把所需的血液成分分离出来，其余部分再从另一侧肢体静脉输回供血者体内，如此反复循环，采集适量成分血保存。这种方法安全可靠、效果好，易被供血者接受。

（2）非连续手工分离法：采集 200mL 全血后，放于有血液保存液的血袋中，再通过分离器，将血液成分分离，并各自保存。

3.成分输血的特点

（1）成分血中单一成分少而浓度高，除红细胞制品以每袋 100mL 为一单位外，其余制品，如白细胞、血小板、凝血因子等，每袋规格均以 25mL 为一单位。

（2）成分输血每次输入量为 200～300mL，即需要 8～12 单位（袋）的成分血，这意味着一次给患者输入 8～12 位供血者血液。

(3)有的成分血,如白细胞、血小板等,存活期短,为确保成分血的效果,以新鲜血为宜,且在 24h 内必须输入体内。

(五)输血原则和输血前准备

1.输血原则

(1)无论输全血或输成分血,均应采用同型血。

(2)患者如果需要再次输血,则必须重复做交叉配血试验。以排除机体已产生抗体,有发生不良反应的可能。

(3)在紧急情况下,如无同型血,则可用 O 型血输给他人,AB 型者可接受其他血型血,但直接交叉配血试验应不凝集,而间接交叉配血试验可见凝集。由于输入的量少,输入血清中的抗体可被受血者体内大量的血浆稀释,而不足以引起受血者的红细胞凝集,故不出现反应。因此在这种特殊情况下,必须一次少量输入,最多不超过 400mL,且输入速度要慢。

2.输血前准备

(1)认真填写输血申请单,抽血标本后,送血库作血型鉴定和交叉配血试验。

(2)根据输血医嘱,凭提血单取血,并和血库人员共同认真做好三查八对。三查:血的有效期、血的质量、输血装置是否完好。八对:姓名、床号、住院号、血瓶(袋)号、血型、交叉配血试验结果、血的种类、剂量。核对完毕,在交叉配血试验单上签上核对者姓名。

(3)血液从血库取出后,勿剧烈震荡,以免红细胞大量破坏而引起溶血。库血不能加温,以免血浆蛋白凝固而引起反应。如输血量较多时,可在室内放置 15~20min 后再输入。

(六)静脉输血方法

1.间接输血法

目前均采用密闭式输血法。

(1)用物:一次性输血器一套,其装置和静脉输液器基本相同,只是用滤血器代替莫菲滴管,滤血器的网孔可去除大的细胞碎屑和纤维蛋白等微粒,而血细胞、血浆等均能通过滤网。其他用物同密闭式静脉输液法。

(2)操作方法:先用等渗盐水进行静脉滴注。护士 2 人仔细进行"三查八对",确定无误后,以手腕旋转动作将血袋轻轻摇匀,用 2% 碘酒和 70% 乙醇消毒贮血袋上长塑料管上套的一段橡胶管,将等渗盐水瓶上的针头拔出,插入上述已消毒部位。根据病情调节滴速,观察 10min 无不良反应可加快滴速,成人一般为 40~60 滴/min。待血液将输完时,继续滴入少量等渗盐水,力求把输液管内的全部血液输完。

2.直接输血法

将供血者的血液抽出后,立即输给患者的一种方法,常用于婴幼儿少量输血或无血库而患者急需输血时。

(1)用物:除静脉注射用物外,治疗盘内铺无菌巾,放 50mL 注射器数副(根据输血量决定)及针头,4% 枸橼酸钠等渗盐水。

(2)操作方法:在无菌注射器内抽取一定量的抗凝剂(每 50mL 血中加 4% 枸橼酸钠等渗盐水 5mL),从供血者静脉内抽出血液,直接行静脉推注输给患者。操作由 3 人共同协作,一人抽血,一人传递,另一人作静脉推注。如连续输血可更换注射器而不需拔出针头,用手指压住穿刺点前端避开针尖处,以减少出血。输血结束后,拔出针头,用棉球按压穿刺点片刻,以纱布和胶布覆盖针眼。

(七)注意事项

(1)在取血和输血过程中,严格执行查对制度和无菌技术。

(2)如用库血,须认真查对库血质量。正常血液分两层,上层血浆呈黄色,下层血细胞呈暗红色,两者间界限清楚,无凝块。如血浆变红,血细胞呈暗紫色,界限不清,提示可能有溶血,不能使用。

(3)血液自血库取出后应在30min内输入,避免久放使血液变质或污染。

(4)输注2个以上供血者的血液时,应间隔输入少量等渗盐水,避免产生免疫反应。

(5)血液内不可随意加入其他药品,如钙剂、酸性及碱性药品;高渗或低渗液体,以防血液凝集或溶解。

(6)输血过程中应密切观察患者有无局部疼痛,有无输血反应,如有严重反应,应立即停止输血,并保留余血,以备检查分析原因。

(7)输注成分血时还需要注意:①成分血(除红细胞外)必须在24h内输完(从采血开始计时);②除血浆和清蛋白制剂外,其他各种成分血在输入前均须进行交叉配合试验;③输成分血的全过程应在严密监护下进行,护士不能擅自离开患者,因每25mL一袋的血液,几分钟即可输完;④由于一次输入多个供血者的成分血,故在输血前根据医嘱给抗过敏药物,以减少变态反应的发生;⑤如患者在输成分血的同时,还须输全血,在此情况下,应先输成分血,后输全血,以保证成分血新鲜输入。

(八)输血反应及防治

1.发热反应

(1)原因:可由致热原引起,如保养液或输血用具被致热原污染,或系受血者在输血后产生白细胞抗体和血小板抗体所致的免疫反应;或操作时违反无菌原则,造成污染。

(2)症状:可发生在输血过程中或输血结束后,有畏寒或寒战、发热,体温可达40℃,伴有皮肤潮红、头痛,一般无血压下降,症状持续1~2h后缓解。

(3)护理措施:反应轻者,减慢滴速可使症状减轻,严重者停止输血,密切观察生命体征,给予对症处理,并通知医生。必要时按医嘱给解热镇痛药和抗过敏药,如异丙嗪或肾上腺皮质激素等。

2.变态反应

(1)原因:①患者是过敏体质,平时对某些药物易引起过敏,血液中的异体蛋白质同过敏机体的蛋白质结合,形成完全抗原而致敏;②输入血液中含有致敏物质,而发生抗原抗体结合的免疫反应。

(2)症状:轻度过敏有皮肤瘙痒、荨麻疹、轻度血管水肿(表现为眼睑、口唇水肿)。中度反应可发生喉头水肿而引起呼吸困难,由于支气管痉挛,两肺可闻及哮鸣音。重症反应可出现过敏性休克。

(3)护理措施:按反应轻重给予处理,轻者减慢输血速度,给予抗过敏药物。重者应立即停止输血,根据医嘱给0.1%肾上腺素0.5~1mL皮下注射,静脉注射氢化可的松、地塞米松等抗过敏药物。喉头水肿严重者,协助医生作气管内插管或气管切开。如出现休克,按抗休克处理。

3.溶血反应

(1)原因:①输血前红细胞已被破坏溶解,如血液贮存过久,输血时加温,震荡过剧,血液内加入高渗或低渗溶液,或影响 pH 变化的药物;或受到细菌污染,细菌以枸橼酸钠为营养,消耗枸橼酸钠而使血液凝固,红细胞溶解;②输入异型血,即供血者和受血者血型不符而造成血管内溶血,这是输血反应中最严重的一种,反应快,输入 10～15mL 即出现症状;③ABO 血型虽系同型,但 Rh 因子系统不同而引起溶血。在人类红细胞中除含有 A、B 凝集原外还有另一种凝集原,称 Rh 因子。中国人 99％为阳性,1％为阴性。Rh 阴性者经输入 Rh 阳性血液后,第一次输入不发生反应,但输血后 2～3 周即有抗 Rh 阳性的抗体产生,下一次再接受 Rh 阳性血液,即可产生溶血反应。Rh 因子不合引起的症状较慢,较少见,一般可几小时至几天后才发生反应。

(2)症状:典型症状是在输血 10～20mL 后(约 5min)发生,开始阶段,由于红细胞凝集成团,阻塞部分小血管,可引起头胀痛,面部潮红,恶心呕吐,心前区压迫感,四肢麻木,腰背部剧痛。第 2 阶段,由于凝集的红细胞发生溶解,大量血红蛋白散布到血浆中,以致出现黄疸和血红蛋白尿(尿呈酱油色)。同时伴以寒战、高热、呼吸急促和血压下降等休克症状。最后阶段,由于大量溶解的血红蛋白从血浆进入肾小管,遇酸性物质变成结晶体,使肾小管阻塞。另一方面抗原和抗体的相互作用,又引起肾小管内皮缺血、缺氧而坏死脱落,致使肾小管阻塞,而出现急性肾衰竭的症状。表现为少尿或无尿,患者常因尿毒症而导致死亡。

溶血反应还可伴有出血倾向。红细胞破坏后,可释放凝血物质,从而引起弥散性血管内凝血(DIC),消耗血小板和凝血因子以致出血。

(3)护理措施:①立即停止输血,保留血标本和剩余血送检验室重新鉴定,并通知医生;②保持静脉输液通道,供给升压药和其他药物;③双侧腰封,并用热水袋敷双侧腰部,以解除肾血管痉挛而保护肾脏;④严密观察生命体征及尿量,对尿少、尿闭者,按急性肾衰竭处理;⑤抗休克,控制感染。

4.大量快速输血后反应

(1)原因:①由于输血速度过快,短时间内输入过多血液,使循环血容量急剧增加,心脏负荷过重而引起;②长期反复输血或超过患者原血液总量的大量输血,由于库血中的血小板已基本破坏,凝血因子减少而引起出血;③大量输血也输入了大量枸橼酸钠,如肝功能不全,枸橼酸钠尚未氧化时即和血中游离钙结合而使血钙下降。

(2)症状:①急性肺水肿症状(同输液反应);②有出血倾向,皮肤出血,穿刺部位大块淤血,或手术后伤口渗出;③枸橼酸钠中毒反应,出现手足搐搦,心率缓慢,血压下降,心室纤维颤动,甚至发生心搏停跳。

(3)护理措施:①避免快速输入库存冷血,以免心脏突然降温,引起室颤;②严格掌握输血量,在输入几个单位的库血时,应间隔输入一个单位的新鲜血;③大量输血在 1000mL 以上时,可加用 10％葡萄糖酸钙 10mL 作静脉注射。

5.其他

有空气栓塞、细菌污染反应。远期观察还可有因输血传染的疾病,如病毒性肝炎、疟疾、艾滋病(AIDS)等。

第二章　呼吸科常见疾病的护理

第一节　急性上呼吸道感染

急性上呼吸道感染(简称上感)为鼻、咽、喉部急性局限性炎症的总称,也是呼吸道常见的一种传染病。多数由病毒感染所致,少数由细菌感染引起。

一、病因及发病机制

急性上呼吸道感染大多数由病毒感染引起,主要有鼻病毒、流感病毒、副流感病毒、埃可病毒、腺病毒、麻疹病毒、柯萨奇病毒等。少数由细菌直接感染或继发于病毒感染之后,主要为溶血性链球菌,其次为流感嗜血杆菌、肺炎链球菌、葡萄球菌等。常因受凉、淋雨、过度劳累等因素诱发。病原体主要通过飞沫传播,也可由于接触患者而传染。

二、临床表现

(一)症状与体征

1.普通感冒

俗称"伤风",以鼻咽部炎症为主,最常见的病原体是鼻病毒。起病较急,早期有咽部干痒或烧灼感,数小时后出现鼻塞、流清水鼻涕。2～3d后鼻涕变稠,可伴咽痛、流泪、声音嘶哑、咳嗽,一般无全身症状或仅有低热、畏寒伴头痛、全身乏力。可见鼻、咽部黏膜充血水肿,有较多分泌物。多无并发症,一般经5～7d痊愈。

2.急性咽喉炎

以咽喉部炎症为主,多由鼻病毒、腺病毒、流感病毒等引起。临床特征为咽部发痒和灼热感,轻而短暂的咽痛。合并链球菌感染时,常有咽下疼痛,并伴有发热、乏力。急性病毒性喉炎的临床特征为声嘶说话困难、咳嗽、喉部疼痛,伴有发热。可见咽部充血,咽后壁淋巴滤泡增生,颌下淋巴结肿大和触痛。

3.扁桃体炎

以咽、扁桃体炎症为主;多由溶血性链球菌感染引起,起病急,有畏寒、发热,体温可达39℃以上。咽痛明显,头痛、全身乏力。可见咽部明显充血,扁桃体充血肿大、表面有黄色点状渗出物,颌下淋巴结肿大有压痛。

(二)并发症

病程常在1周左右。若患者延缓治疗或机体免疫力差,细菌性炎症可从鼻咽部蔓延导致鼻窦炎、中耳炎、支气管炎。部分患者可继发风湿病、肾炎或心肌炎等。

三、辅助检查

(一)血液检查

病毒感染时,白细胞计数正常或偏低,淋巴细胞比例升高;细菌感染时白细胞总数及中性粒细胞增加。

(二)病毒和细菌的检测

通过对病毒或病毒抗体的检测,可判断病毒的类型。细菌培养可判断细菌类型和进行药敏试验。

四、诊断要点

(1)有受凉或与上呼吸道感染患者接触史。

(1)有受凉或与上呼吸道感染患者接触史。

(2)有咽痛、鼻塞、流鼻涕、打喷嚏、全身乏力、发热等症状。

(3)体格检查鼻,咽部黏膜充血水肿,咽后壁淋巴滤泡增生,扁桃体充血肿大。

(4)结合周围血象检查、病毒抗体检测、细菌培养可确定病因。

五、治疗要点

治疗原则:对症治疗,控制感染,缩短病程;促进痊愈。

(一)抗感染治疗

细菌感染者合理选用抗生素,如青霉素、红霉素、螺旋霉素或磺胺药物治疗。若单纯病毒感染,可选用金刚烷胺、吗啉胍抗病毒治疗。

(二)中药治疗

常用中成药有板蓝根冲剂、清热解毒口服液、银翘解毒丸、桑菊感冒片。高热患者可加黄芩。

六、护理评估

(一)健康史

询问患者以往健康状况,了解患者的生活起居、家庭环境和生活习惯及周围人群的健康状况;了解上呼吸道感染临床类型,有无咳嗽、发热,全身症状是否明显,以往采取何种治疗措施。

(二)身体状况

询问患者发病后的主要表现,观察体温、脉搏、呼吸变化;重点询问有无头痛、全身乏力、咽痛、咽下痛等;体检咽喉有无急性充血,咽后壁有无滤泡,有无声嘶、发音困难,有无扁桃体充血肿大等。

(三)心理及社会因素

因上感引起全身症状明显,并发症较多,常影响工作和学习。评估时注意患者的心理状态,有无焦虑、不安情绪等,是否能积极配合治疗与护理。

(四)辅助检查

检查周围血象有无异常,淋巴细胞是否升高。

七、护理诊断及合作性问题

(1)体温过高:与病毒、细菌感染有关。

(2)疼痛:咽喉干痒或疼痛,与上呼吸道炎症有关。

(3)知识缺乏:缺乏疾病预防保健知识。

八、护理目标

(1)体温降至正常范围。

（2）咽喉干痒或疼痛减轻或消失。

（3）能说出上感的预防保健知识。

九、护理措施

(一)一般护理

高热患者应卧床休息,保持室内空气新鲜流通,调节适宜的温度（18～22℃）、湿度（50％～60％）。给予高热量、高维生素的流质或半流质饮食,鼓励患者多饮水,对年老体弱者高热后水分丧失过多,可通过静脉输液补充水分,加速毒素的排泄,维持水、电解质的平衡。

(二)降温

超过 39℃须进行物理降温,如头部冷敷、冰袋置于大血管部位、温水或乙醇擦浴、4℃冷盐水灌肠等,注意 30min 后应复查体温并记录,必要时遵医嘱给予药物降温。高热患者应注意观察体温变化,每 4h 测 1 次体温、脉搏、呼吸并详细记录。

(三)减轻咽喉疼痛

用淡盐水口咽部含漱或含服消炎喉片;声嘶者可行局部雾化疗法;鼻塞、流涕者可用 1％ 麻黄碱或萘甲唑啉（鼻眼净）滴鼻;细菌感染时,可根据病原菌选用敏感的抗菌药物,常选用青霉素,第一代头孢菌素、氧氟沙星等。

(四)对症护理

发热患者由于唾液腺分泌减少,口腔黏膜干燥,机体抵抗能力下降,易引起口腔黏膜损伤或口腔感染,应鼓励多漱口,保持口腔湿润和舒适,口唇干裂时可涂护唇油保护;退热时,患者常有大汗淋漓,要及时擦干汗液,更换清洁、干燥衣服和被褥;对年老体弱的患者,应注意观察脉搏、血压变化,防止患者发生虚脱。

(五)心理护理

在与患者的接触中针对病因做必要的解释,使患者了解上呼吸道感染的有效防治措施,消除患者的焦虑和不适感,积极配合治疗,促进身心康复。

十、护理评价

（1）体温是否降至正常范围,降温过程中有无出汗过多或虚脱。

（2）不适感有无减轻或消失。

（3）能否说出上感的预防保健知识。

十一、健康指导

（1）积极开展体有锻炼,增强机体抵抗力,增加机体耐寒能力,如冷水洗脸、坚持冷水浴等。

（2）生活规律,劳逸结合,避免受凉、淋雨、过度疲劳等诱发因素。劝告患者不要吸烟,在流行季节,尽量少去公共场所。不凌空咳嗽或打喷嚏,可用卫生纸或手帕遮掩并及时洗手,防止病原体向外传播。

（3）对可能或已有上呼吸道感染患者的室内应用食醋（5～10）mL/m² 加等量水稀释,关闭、门窗加热熏蒸,1/d,连续 3 次。

（4）必要时可采取预防措施,如流感疫苗行鼻腔喷雾,口服板蓝根冲剂,3 次/d,1 包/次,口服 3d,或用贯众、野菊花、桑叶等中草药熬汤服用。

第二节　慢性支气管炎

慢性支气管炎是由于感染或非感染因素引起气管、支气管黏膜及其周围组织的慢性非特异性炎症。临床以咳嗽、咳痰或伴有喘息反复发作为特征,每年持续 3 个月以上,且连续 2 年以上。

一、病因和发病机制

慢性支气管炎的病因极为复杂,迄今尚有许多因素还不够明确,往往是多种因素长期相互作用的结果。

(一)感染

病毒、支原体和细菌感染是本病急性发作的主要原因。病毒感染以流感病毒、鼻病毒、腺病毒和呼吸道合胞病毒常见;细菌感染以肺炎链球菌流感嗜血杆菌和卡他莫拉菌及葡萄球菌常见。

(二)大气污染

化学气体如氯气、二氧化氮、二氧化硫等刺激性烟雾,空气中的粉尘等均可刺激支气管黏膜,使呼吸道清除功能受损,为细菌入侵创造条件。

(三)吸烟

为本病发病的主要因素。吸烟时间的长短与吸烟量决定发病率的高低,吸烟者的患病率较不吸烟者高 2~8 倍。

(四)过敏因素

喘息型支气管患者,多有过敏史。患者痰中嗜酸性粒细胞和组胺的含量及血中 IgE 明显高于正常。此类患者实际上应属慢性支气管炎合并哮喘。

(五)其他因素

气候变化,特别是寒冷空气对慢支的病情加重有密切关系。自主神经功能失调,副交感神经功能亢进,老年人肾上腺皮质功能减退,慢性支气管炎的发病率增加。维生素 C 缺乏,维生素 A 缺乏,易患慢性支气管炎。

二、临床表现

(一)症状

患者常在寒冷季节发病,出现咳嗽、咳痰,尤以晨起显著,白天多于夜间。病毒感染痰液为白色黏液泡沫状,继发细菌感染,痰液转为黄色或黄绿色黏液脓性,偶可带血。慢性支气管炎反复发作后,支气管黏膜的迷走神经感受器反应性增高,副交感神经功能亢进,可出现过敏现象而发生喘息。

(二)体征

早期多无体征。急性发作期可有肺底部闻及干、湿性啰音。喘息型支气管炎在咳嗽或深吸气后可闻及哮鸣音,发作时,有广泛哮鸣音。

(三)并发症

(1)阻塞性肺气肿:为慢性支气管炎最常见的并发症。

(2)支气管肺炎:慢性支气管炎蔓延至支气管周围肺组织中,患者表现寒战、发热、咳嗽加剧、痰量增多且呈脓性;白细胞总数及中性粒细胞增多;X线胸片显示双下肺野有斑点状或小片阴影。

(3)支气管扩张症。

三、诊断

(一)辅助检查

1.血常规

白细胞总数及中性粒细胞数可升高。

2.胸部 X 线

单纯型慢性支气管炎,X线片检查阴性,或仅见双下肺纹理增多、增粗、模糊、呈条索状或网状。继发感染时为支气管周围炎症改变,表现为不规则斑点状阴影,重叠于肺纹理之上。

3.肺功能检查

早期病变多在小气道,常规肺功能检查多无异常。

(二)诊断要点

凡咳嗽、咳痰或伴有喘息,每年发作持续 3 个月,连续 2 年或 2 年以上者,并排除其他心、肺疾患(如肺结核、肺尘埃沉着病、支气管哮喘、支气管扩张症、肺癌、肺脓肿、心脏病、心功能不全等)、慢性鼻咽疾患后,即可诊断。如每年发病不足 3 个月,但有明确的客观检查依据(如胸部 X 线片、肺功能等)亦可诊断。

(三)鉴别诊断

1.支气管扩张

多于儿童或青年期发病,常继发于麻疹、肺炎或百日咳后,并有咳嗽、咳痰反复发作的病史,合并感染时痰量增多,并呈脓性或伴有发热,病程中常反复咯血。在肺下部周围可闻及不易消散的湿性啰音。晚期重症患者可出现杵状指(趾)。胸部 X 线上可见双肺下野纹理粗乱或呈卷发状。薄层高分辨 CT(HRCT)检查有助于确诊。

2.肺结核

活动性肺结核患者多有午后低热、消瘦、乏力、盗汗等中毒症状。咳嗽痰量不多,常有咯血。老年肺结核的中毒症状多不明显,常被慢性支气管炎的症状所掩盖而误诊。胸部 X 线上可发现结核病灶,部分患者痰结核菌检查可获阳性。

3.支气管哮喘

常为特质性患者或有过敏性疾病家族史,多于幼年发病。一般无慢性咳嗽、咳痰史。哮喘多突然发作,且有季节性。血和痰中嗜酸性粒细胞常增多,治疗后可迅速缓解。发作时双肺布满哮鸣音,呼气延长,缓解后可消失,且无症状,但气道反应性仍增高。慢性支气管炎合并哮喘的患者,病史中咳嗽、咳痰多发生在喘息之前,迁延不愈较长时间后伴有喘息,且咳嗽、咳痰的症状多较喘息更为突出,平喘药物疗效不如哮喘等可资鉴别。

4.肺癌

多发生于 40 岁以上的男性,并有多年吸烟史的患者,刺激性咳嗽常伴痰中带血和胸痛。X线胸片检查肺部常有块影或反复发作的阻塞性肺炎。痰脱落细胞及支气管镜等检查,可明确诊断。

5.慢性肺间质纤维化

慢性咳嗽。咳少量黏液性非脓性痰,进行性呼吸困难,双肺底可闻及爆裂音(Velcro 啰音),严重者发绀并有杵状指。X线胸片见中下肺野及肺周边部纹理增多紊乱呈网状结构,其间见弥漫性细小斑点阴影。肺功能检查呈限制性通气功能障碍,弥散功能减低,PaO_2 下降。肺活检是确诊的手段。

四、治疗

(一)急性发作期及慢性迁延期的治疗

以控制感染、祛痰、镇咳为主,同时解痉平喘。

1.抗感染药物

及时、有效、足量,感染控制后及时停用,以免产生细菌耐药或二重感染。一般患者可按常见致病菌用药。可选用青霉素 G 80 万 U 肌内注射;复方磺胺甲噁唑(SMZ),每次 2 片,2 次/d;阿莫西林 2～4g/d,3～4 次口服;氨苄西林 2～4g/d,分 4 次口服;头孢氨苄 2～4g/d 或头孢拉定 1～2g/d,分 4 次口服;头孢呋辛 2g/d 或头孢克洛 0.5～1g/d,分 2～3 次口服。亦可选择新一代大环内酯类抗生素,如罗红霉素,0.3g/d,2 次口服。抗菌治疗疗程一般 7～10d,反复感染病例可适当延长。严重感染时,可选用氨苄西林、环丙沙星、氧氟沙星、阿米卡星、奈替米星或头孢菌素类联合静脉滴注给药。

2.祛痰镇咳药

刺激性干咳者不宜单用镇咳药物,否则痰液不易咳出。可给盐酸溴环己胺醇 30mg,或发甲基半胱氨酸 500mg,3 次/d 口服。乙酰半胱氨酸(富露施)及氯化铵甘草合剂均有一定的疗效。α-糜蛋白酶雾化吸入亦有消炎祛痰作用。

3.解痉平喘

主要为解除支气管痉挛,利于痰液排出。常用药物为氨茶碱 0.1～0.2g,8 次/h 口服;丙卡特罗 50mg,2 次/d;特布他林 2.5mg,2～3 次/d。慢性支气管炎有可逆性气道阻塞者应常规应用支气管舒张剂,如异丙托溴铵(异丙阿托品)气雾剂、特布他林等吸入治疗。阵发性咳嗽常伴不同程度的支气管痉挛,应用支气管扩张药后可改善症状,并有利于痰液的排出。

(二)缓解期的治疗

应以增强体质,提高机体抗病能力和预防发作为主。

(三)中药治疗

采取扶正固本原则,按肺、脾、肾的虚实辨证施治。

五、护理措施

(一)常规护理

1.环境

保持室内空气新鲜,流通,安静,舒适,温湿度适宜。

2.休息

急性发作期应卧床休息,取半卧位。

3.给氧

持续低流量吸氧。

4.饮食

给予高热量、高蛋白、高维生素易消化饮食。

5.建立静脉通路。

(二)专科护理

(1)解除气道阻塞,改善肺泡通气。及时清除痰液,神志清醒患者应鼓励咳嗽,痰稠不易咯出时,给予雾化吸入或雾化泵药物喷入,减少局部淤血水肿,以利痰液排出。危重体弱患者,定时更换体位,叩击背部,使痰易于咯出,餐前应给予胸部叩击或胸壁震荡。方法:患者取侧卧位,护士两手手指并拢,手背隆起,指关节微屈,自肺底由下向上,由外向内叩拍胸壁,震动气管,边拍边鼓励患者咳嗽,以促进痰液的排出,每侧肺叶叩击3～5分钟。对神志不清者,可进行机械吸痰,需注意无菌操作,抽吸压力要适当,动作轻柔,每次抽吸时间不超过15秒,以免加重缺氧。

(2)合理用氧减轻呼吸困难。根据缺氧和二氧化碳潴留的程度不同,合理用氧,一般给予低流量、低浓度、持续吸氧,如病情需要提高氧浓度,应辅以呼吸兴奋剂刺激通气或使用呼吸机改善通气,吸氧后如呼吸困难缓解、呼吸频率减慢、节律正常、血压上升、心率减慢、心律正常、发绀减轻、皮肤转暖、神志转清、尿量增加等,表示氧疗有效。若呼吸过缓,意识障碍加深,需考虑二氧化碳潴留加重,必要时采取增加通气量措施。

第三节　肺炎

肺炎是指各种原因引起的终末气道、肺泡和肺间质的炎症,为呼吸系统常见病。病原微生物感染、理化因素、免疫原性损伤等均可引起肺炎。老年人或免疫功能低下者并发肺炎的病死率高。

一、病因及发病机制

正常情况下由于局部防御功能的正常发挥,可使气管隆凸以下的呼吸道保持无菌状态。当个体局部或全身免疫功能低下及病原体数量增多、毒力增强时,病原菌被吸入下呼吸道,并在肺泡内生长繁殖,导致肺泡毛细血管充血、水肿、炎细胞浸润和渗出,引起系列临床症状。常见的病原菌有肺炎链球菌、葡萄球菌、肺炎支原体、肺炎衣原体、病毒等。除了金黄色葡萄球菌、铜绿假单胞菌和肺炎克雷白杆菌等可引起肺组织的坏死性病变容易形成空洞外,肺炎治愈后多不留瘢痕,肺的结构与功能可恢复。

病原菌可通过以下途径入侵:口咽部定植菌吸入;周围空气中带菌气溶胶的直接吸入;由菌血症引起的血行感染;邻近感染部位直接蔓延至肺。分类如下:

(1)按病因分类。分为：①细菌性肺炎。②病毒性肺炎。③真菌性肺炎。④其他病原体所致肺炎。⑤理化性因素所致肺炎。

(2)按解剖学分类。分为：①大叶性肺炎。②小叶性肺炎。③间质性肺炎。

(3)按感染来源分类。分为：①社区获得性肺炎。②医院获得性肺炎。

二、临床表现

(一)症状与体征

多数肺炎患者起病急剧,有高热、咳嗽、咳痰症状,不同类型的肺炎痰液有所区别,当炎症累及胸膜可出现胸痛,常伴随全身毒性症状,如疲乏、肌肉酸痛、食欲缺乏等。

(二)并发症

(1)感染性休克:当病原菌入侵使微循环和小动脉扩张,有效血容量锐减,周围循环衰竭而引起休克,出现感染性休克的表现。

(2)低氧血症:炎症使肺泡通气量减少,动脉血二氧化碳分压升高,动脉血氧分压降低,肺内气体交换障碍引起低氧血症,可出现呼吸困难、发绀等症状。

(3)肺脓肿:肺部炎症的激化,可形成肺脓肿,咳出大量脓痰或脓血痰,有臭味。

(4)肺不张:多见于年老体弱、长期卧床者,由于无力咳嗽,痰液阻塞气道,引起的肺组织萎缩。小面积肺不张症状不明显,严重肺不张可引起呼吸困难、阵发性咳嗽、胸痛、发绀。

(5)支气管扩张:肺炎病程超过3个月者为慢性肺炎,曲于长期咳嗽、气道受阻,支气管弹力纤维受损,引起支气管扩张变形,支气管扩张加重肺炎呼吸道症状,引起恶性循环。

三、诊断要点

典型的临床表现结合辅助检查可以确诊。

(一)症状和体征

典型的肺炎症状和体征,如高热,胸痛,咳嗽,咳痰等。

(二)辅助检查

①外周血白细胞检查。②病原学检查。③X线胸片检查。④血清中特异性抗体检测。

四、治疗要点

治疗原则:抗感染和对症治疗。

(一)抗感染

根据不同的感染类型,个体化应用抗生素,重症者尤其强调早期、联合、足量、足疗程、静脉给药。用药疗程至体温恢复正常和呼吸道症状明显改善后3～5d停药。

病毒感染者给予对症治疗,加强支持疗法,防止并发症的发生。中毒症状明显者,如严重呼吸困难、感染性休克、呼吸衰竭等,可应用肾上腺皮质激素。

(二)对症治疗

注意纠正酸碱平衡紊乱,改善低氧血症。

五、护理评估

(一)健康史

询问既往健康状况,有无呼吸道感染史,糖尿病等慢性病史,有无着凉、淋浴、劳累等诱因,有无吸烟等不良生活方式,本次发病的症状体征如何,做过何种治疗等。

（二）身体状况

观察呼吸的频率、节律、型态、深度；有无呼吸困难，胸部叩诊有无实音或浊音，听诊有无啰音和胸膜摩擦音；有无咳嗽，痰液的性质如何；意识、体温和血压有无异常等。

（三）心理及社会因素

了解患者对疾病知识的了解，情绪状态，社会支持度。

（四）辅助检查

X线胸片有无空洞，有无肺纹理改变及炎性浸润；血液白细胞计数有无增多，中性粒细胞有无异常；痰培养有无细菌生长，药敏试验结果等。

六、护理诊断及合作性问题

（1）体温过高：与肺部感染有关。

（2）清理呼吸道无效：与痰多、黏稠、咳痰无力有关。

（3）疼痛：胸痛与频繁咳嗽、炎症累及胸膜有关。

（4）潜在并发症：低氧血症。感染性休克与感染有关。

七、护理目标

（1）患者体温降至正常范围。

（2）能掌握咳嗽、咳痰技巧，有效咳痰，保持呼吸顺畅。

（3）学会放松技巧，疼痛缓解，舒适感增强。

（4）无并发症，或能及时发现并发症的先兆及时处理。

八、护理措施

（一）一般护理

为患者创造良好的室内环境。注意保暖，卧床休息，呼吸困难者，可采取半坐卧位，增强肺通气量。给予"三高"饮食，鼓励多饮水，酌情补液，病情危重、高热者可给清淡易消化半流质饮食。加强口腔护理，预防口腔感染。

（二）病情观察

定时测量生命体征，观察意识状态、有无休克先兆，如有四肢发凉，体温下降，无烦躁不安或反应迟钝等表示病情加重。观察记录尿量、尿 pH 值和尿比重。军团菌释放毒素可引起低血钠等，应定期检查患者血电解质、尿常规及肾功能。

（三）对症护理

（1）指导有效咳嗽技巧，减轻疼痛：痰液黏稠不易咳出或无力咳出时，可协助叩背、体位引流雾化吸入、应用祛痰药，促进排痰，保持呼吸道通畅。胸痛时可用宽胶布固定患侧胸部或应用止痛药以减轻疼痛。

（2）给予氧气吸入：提高血氧饱和度，改善呼吸困难症状。对于肺水肿患者，应在湿化瓶中加入50％乙醇，以减低肺泡中液体表面张力，使泡沫破裂，改善气体交换，缓解症状。

（3）休克患者的护理：立即采取去枕平卧、下肢略抬高，严密观察生命体征，迅速建立两条静脉通路。补液原则：先盐后糖，先快后慢，见尿加钾的原则。一条通路快速补充血容量，根据医嘱给予右旋糖酐－40 或葡萄糖盐水和抗生素，注意掌握输入量和速度，防止发生肺水肿；另一条通路输入血管活性药物，根据血压调节药物浓度和滴速，血压应维持在(12.0～13.3)/＜

8.0～9.3)kPa[(90～100)/(60～70)mmHg],脉压应高于2.7kPa(20mmHg)。

(4)高热护理:对症处理,体温低下者应予保暖,高热者给予物理降温,药物降温应使体温降至37～38℃即可,避免出汗过多引起虚脱。

(四)用药护理

密切观察药物疗效及不良反应。静脉输液过程中,注意配伍禁忌,控制好输入量和速度,防止肺水肿的发生。红霉素为治疗军团菌肺炎的首选药,可以口服,也可静脉滴注,常见药物不良反应为恶心、呕吐等胃肠道不适感,应慢速滴入,避免空腹用药。注意观察有无二重感染的迹象发生。

(五)心理护理

多数肺炎患者起病急剧,对其身体和生活造成很大影响,当病因不明诊断未出的情况下,对患者采取相应的隔离措施尤其会引起患者恐慌,因此,对该类患者的解释应透彻,并给予必要的心理干预。

(六)标本采集

清晨咳痰前,给予多贝尔液含漱2～3次,再用生理盐水漱口,指导患者深吸气后,用力咳嗽,将来自下呼吸道的痰液直接吐入无菌容器中加盖,2h内尽快送检。血液标本应在应用抗生素前进行,采血量应在10mL以上,寒战、高热期采血阳性率高。

(七)其他

发现可疑发热患者应及时采取呼吸道隔离,防止交叉感染。

九、护理评价

(1)体温是否恢复正常。

(2)有无掌握咳痰技巧,能否有效咳嗽、咳痰,呼吸是否顺畅。

(3)胸痛是否缓解。

(4)有无并发症,能否及时发现并发症的先兆,是否能及时配合处理。

十、健康指导

避免过度疲劳、淋雨,季节交换时避免受凉,感冒流行时少去公共场所;纠正不良生活习惯,戒烟、避免酗酒,积极参加体育锻炼,增强机体抵抗力;保持口腔卫生,预防上呼吸道感染,及时、彻底治疗呼吸道及其临床常见病护理操作技术他部位的感染病灶;肺炎易感者,可接受疫苗注射。

十一、分类

(一)肺炎链球菌肺炎

肺炎链球菌肺炎是由肺炎链球菌感染所引起的肺炎。本病好发于冬季和初春,约占社区获得性肺炎的半数,青壮年男性发病率高。肺炎球菌为口腔和鼻咽部的正常定植菌株,当机体抵抗力下降,协同受凉、疲劳、饥饿、长期卧床等诱因时,病菌入侵,在肺泡内繁殖滋长,引起肺泡壁水肿,白细胞和红细胞渗出,经Cohn孔向肺的中央部分蔓延,使病变呈肺段或肺叶急性炎性实变。由于病变始于外周,因而叶间分界清楚。典型病理分期为充血期、红色肝变期、灰色肝变期、消散期;抗生素应用后,肺炎发展至整个大叶性炎症已不多见,典型的肺实变则更少,而以肺段性炎症居多。肺炎球菌不产生毒素,一般情况下,不引起原发性组织坏死或形成空洞,病变消散后肺组织结构无损坏,不留纤维瘢痕。

1.临床表现

(1)症状和体征:病情轻重存在个体差异。典型的表现为:起病急剧,寒战、高热,呈稽留热;约75%的患者有胸痛,咳嗽和吸气时加重,如炎症累及膈面胸膜时,可有同侧上腹部或肩部放射性疼痛。初期有刺激性干咳,有少量白色黏液痰或带血丝痰,1～2d后可咳出铁锈色痰。肺泡实变可引起通气不足,且胸痛限制呼吸而引起呼吸困难,重者动脉血氧饱和度下降,皮肤、口唇发绀。可伴随头痛、肌肉酸痛、食欲缺乏、呕吐、腹泻、腹胀等全身症状。严重感染可有神志不清、谵妄或昏迷等神经系统症状。

患者呈急性病容,常伴口唇单纯疱疹,病变广泛时可有发绀。早期病变有胸廓呼吸运动幅度减小,叩诊有轻度浊音,呼吸音减弱,累及胸膜可闻及捻发音和胸膜摩擦音。肺大片实变时,叩诊浊音增强,触觉语颤增强,可闻及支气管呼吸音。消散期可闻及湿啰音。

本病自然病程为1～2周,发病5～10d,体温可自行消退。使用抗生素治疗体温可在1～3d恢复正常,其他症状和体征随之逐渐消失。

(2)并发症:已少见。严重感染中毒症者可发生感染性休克,其他并发症有胸膜炎、脓胸、肺脓肿等。

2.辅助检查

血液检查:白细胞计数多在$(10～40)×10^9/L$,中性粒细胞比例增多,高达80%以上,伴核左移,细胞内可见中毒颗粒,老年人、免疫力低下者白细胞计数增高不明显;痰液检查:痰培养和涂片做革兰染色及夹膜染色镜检可找到致病菌,抗生素治疗前血培养可呈阳性;X线胸片:早期仅有肺纹理增粗或病变肺段模糊,肺发生实变可显示大片阴影,并可见支气管气道征。消散期,阴影可完全消散,少数病例肺泡内纤维蛋白吸收不完全,可形成机化性肺炎。

3.诊断要点

疾病发生于冬春两季,突然寒战、高热、胸疼、咳嗽和咳铁锈色痰。肺部叩诊浊音,语颤增强,听诊闻及管状呼吸音和湿啰音。实验室检查白细胞增多,核左移、痰涂片及培养发现致病菌。X线检查显示病变肺段炎性阴影等,即可确诊。

4.治疗要点

首选青霉素。症状轻者,青霉素80万U,肌内注射,每日3次。症状重者,给予青霉素240万～480万U,静脉滴注,并发脑膜炎时,剂量可增至1000万～3000万U,分4次静脉滴注,每次1h内滴完,以维持有效血浓度。或选用第1代或第2代头孢菌素,如头孢唑林、头孢孟多(头孢羟唑)等。对青霉素及头孢类药物过敏者,可用红霉素每日1.5g静脉滴注,或林可霉素每日2g静滴。此外,结合相应的支持疗法,卧床休息,补充营养,多食富含维生素的水果、蔬菜,发热患者多饮水,补充液体。有呼吸困难者吸氧,腹胀明显者给予肛管排气,及时给予退热、止咳去痰等对症处理,禁用抑制呼吸的镇静药。

(二)葡萄球菌肺炎

葡萄球菌肺炎是由葡萄球菌引起的急性化脓性肺部炎症。起病急剧。早期可有循环衰竭,治疗不及,病死率高。常发生于糖尿病、血液病、艾滋病或原有支气管肺疾病者。儿童患流感或麻疹时易并发肺炎。

此外,皮肤感染病灶中的葡萄球菌经血液循环到肺部。可引起多处肺实变、化脓及组织坏死。葡萄球菌为革兰染色阳性球菌,其致病物质主要是毒素与酶,具有溶血、坏死、杀白细胞及血管痉挛等作用。致病力可用血浆凝固酶来测定,金黄色葡萄球菌凝固酶为阳性,因而致病力较强,是化脓性感染的主要原因。

1.临床表现

(1)症状与体征:起病急剧,体温高达 39～40℃,胸痛,脓痰,量多,带血丝或呈脓血状,全身毒性症状明显,病情严重者可早期出现周围循环衰竭,老年人症状可不典型。血源性葡萄球菌肺炎常有局部感染或侵入性治疗史,较少咳脓痰。

早期阳性体征不明显,与严重中毒症状和呼吸道症状不一致,其后可出现两肺散在湿啰音病变较大或融合时可有肺实变体征。

(2)并发症:多并发肺脓肿、肺气囊肿和脓胸。

2.辅助检查

血液检查:白细胞计数增高,中性粒细胞比例增高,核左移;X 线胸片:显示肺段或肺叶实变,可形成空洞或呈小叶状浸润,其中有单个或多发的液气囊腔,X 线阴影的易变性可表现为一处炎性浸润消失而另有新病灶的出现。

3.诊断要点

根据全身毒血症状,咳嗽、脓血痰,白细胞计数增高、中性粒细胞比例增加、核左移、中毒颗粒和 X 线表现,可初步诊断。细菌学检查结果可作为确诊依据。

4.治疗要点

治疗原则为早期清除原发病灶,抗感染治疗,加强支持疗法。抗生素的选择应参考药物敏感试验结果。由于金黄色葡萄球菌对青霉素高度耐药,因而首选用耐青霉素酶的半合成青霉素或头孢类药物,如苯唑西林钠、氯唑西林等,联合氨基糖苷类药可增强疗效。

(三)克雷白杆菌肺炎

克雷白杆菌肺炎是由肺炎克雷白杆菌引起的急性肺部炎症,亦称肺炎杆菌肺炎。多见于老年、营养不良、慢性酒精中毒,已有慢性支气管—肺疾病和全身衰竭的患者,为院内获得性肺炎的重要致病菌,病死率较高。肺炎克雷白杆菌属革兰阴性杆菌为上呼吸道和肠道寄居菌,有荚膜,当机体抵抗力降低时,在肺泡内生长繁殖时,引起组织坏死、液化、形成单个或多发性脓肿。

症状与其他肺炎类似,典型病例痰液呈黏稠脓性、量多、带血,灰绿色或红砖色、胶胨状,无臭味。可有发绀、气急、心悸,可早期出现休克。X 线显示肺叶或小叶实变,有多发性蜂窝状肺学脓肿,叶间隙下坠。

老年体衰患者有急性肺炎、中毒性症状严重、且有血性黏稠痰者须考虑本病。确诊有待于痰的细菌学检查,并与其他肺炎相鉴别。

本病一经确诊应及早用药。首选氨基糖苷类药物,如庆大霉素、卡那霉素、阿米卡星(丁胺卡那霉素)等,重症者联合使用头孢菌类药物。应加强支持疗法,免疫力降低者容易发生菌血症,预后差。

(四)军团菌肺炎

军团菌肺炎主要是嗜肺军团杆菌感染引起的以肺炎为主的全身性疾病。多数病例为散发性,又称军团菌。为革兰阴性杆菌,存在于水和土壤中,可通过供水系统、空调或蒸气吸入进入呼吸道引起感染。发生于夏末和秋初,吸烟,酗酒和应用免疫抑制者多见。

典型病例起病慢,潜伏期一般为 2～10d,前期可有倦怠、发热、头痛和咳嗽。随后出现高热,头痛,咳嗽加剧,咳黏液样血丝痰,一般无脓痰,可有消化道症状,腹泻、呕吐等。重者可出现嗜睡等神志改变和呼吸衰竭。患者呈急性病容,可有相对缓脉、湿啰音等体征,重症者有肺部实变体征和胸部摩擦音。早期 X 线胸片显示片状肺泡浸润阴影,随病情进展,可出现肺段叶实变征象,伴多发性圆形致密影。实验室检查白细胞计数增高,核左移、血沉加快,可有低血钠,肝功能试验异常,肾功能受损者有镜检血尿等。

除支持疗法,临床治疗首选红霉素,每日 1～2g,分 4 次口服.重症者静脉给药,必要时应用利福平,疗程应超过 3 周,防止复发。

第四节　肺脓肿

肺脓肿是由多种病原菌引起的肺部化脓性感染,早期为肺组织的化脓性炎症,继而坏死。液化,由肉芽组织包绕形成脓肿。其临床特征为高热、咳嗽和大量脓臭痰。多发于壮年男性及年老体弱有基础疾病者。

一、病因及病理

肺脓肿的发生和发展,常有 3 个因素:细菌感染、支气管阻塞和全身抵抗力下降。临床常见的病因有 2 大类:血源感染和气管感染。血源感染、主要由败血症及脓毒血症引起,病变广泛常为多发,主要采用药物治疗;气管感染主要来自呼吸道或上消化道带有细菌的分泌物,在睡眠、昏迷、酒醉、麻醉或癫痫发作、脑血管意外之后,被吸入气管和肺内,造成小支气管阻塞,在人体抵抗力减低的情况下,就会诱发肺脓肿。

支气管阻塞远侧端的肺段发生肺不张及炎变,继而引起肺段血管栓塞产生肺组织坏死及液化,周围的胸膜肺组织发生炎性反应,终于形成一个有一定范围的脓肿。脓肿形成后,经过急性和亚急性阶段,如支气管引流不通畅,感染控制不彻底,则逐步转入慢性阶段。在感染的反复发作,交错衍变的过程中,受累肺及支气管既有破坏,又有组织修复;既有肺组织的病变,又有支气管胸膜的病变;既有急性炎症;又有慢性炎症;主要表现为肺组织内的一个脓腔,周围有肺间质炎症及不同程度的纤维化,相关的支气管产生不同程度的梗阻和扩张。

慢性肺脓肿有以下 3 个特征:①脓肿部位开始时多居有关肺段或肺叶的表浅部;②脓腔总是与一个或一个以上的小支气管相通;③脓肿向外蔓延扩展,到晚期则不受肺段。肺叶界限的限制,而可跨段,跨叶,形成相互沟通的多房腔的破坏性病灶。慢性肺脓肿由于胸膜粘连,粘连中形成侧支循环,血流方向是自血压较高的胸壁体循环流向血压较低的肺循环。临床在其体表部可听到收缩期加重的连续性血管杂音。凡有此杂音者术中出血量较大,应有充分补血和止血技术方面的准备。慢性肺脓肿患者经久咳嗽、咯血、脓痰,全身有中毒症状,营养状况不良,呼吸功能受损,有贫血、消瘦、浮肿、杵状指等。

二、临床表现

(1)发病急骤,畏寒、高热,体温达39～40℃,伴有咳嗽,咳黏液痰或黏液脓性痰。

(2)炎症累及胸膜可出现患侧胸痛,病变范围大时,可有气促。常伴有精神不振、全身乏力和食欲减退。

(3)痰的性质:①感染不能及时控制,可于发病的10～14d,突然咳出大量脓臭痰及坏死组织,每日量可达300～500mL。②典型的痰液呈黄绿色、脓性,有时带血,留置分层。咳出大量脓痰后,体温开始下降,全身症状开始好转。③厌氧菌感染时,痰带腥臭味。

(4)体征:病变大而表浅者,可闻及支气管呼吸音;病变累及胸膜,有胸膜摩擦音或胸腔积液。慢性肺脓肿,常伴有杵状(趾)指、贫血和消瘦。

三、诊断

除分析病史、症状及体格检查外,必须进行X线检查。胸部平片可见肺部空洞性病灶,壁厚、常有气液面,周围有浸润及条索状阴影,伴胸膜增厚,支气管造影对有无合并支气管扩张及病变切除的范围都有很大帮助。对有进食呛咳者应行碘油或钡餐食管造影检查,明确有无食管气管瘘;若需与肺癌鉴别时需做支气管镜取活组织检查。

四、治疗

肺脓肿病期在3个月以内者,应采用全身及药物治疗,包括抗生素全身应用及体位引流,局部滴药、喷雾及气管镜吸痰等。经上述治疗无效则考虑外科手术治疗。急性肺脓肿的感染细菌包括厌氧菌,一般均对青霉素敏感,肺脓肿的致病厌氧菌中,仅脆弱类杆菌对青霉素不敏感,而对林可霉素、克林霉素和甲硝唑敏感。青霉素可根据病情,一般120万～240万 U/d,病情严重者可用到1000万 U/d静脉滴注,以提高坏死组织中的药物浓度。体温一般在治疗3～10天内降至正常,然后可改为肌注。如青霉素疗效不佳,改用林可霉素1.8～3g/d静脉滴注,或克林霉素0.6～1.8g,或甲硝唑0.4g,每天3次口服或静脉滴注。

当疗效不佳时,要注意根据细菌培养的药物敏感试验结果选用抗菌药物。痰液引流是提高疗效的措施,身体状况较好者可采取体位引流排痰,使脓肿处于最高位置。经有效的抗菌药物治疗,大多数患者可痊愈。

少数患者疗效不佳,需考虑手术治疗,其手术适应证为肺脓肿病程超过3个月,内科治疗不能减少脓腔,并有反复感染,大咯血经内科治疗无效,伴有支气管胸膜瘘或脓胸经抽吸冲洗脓液疗效不佳者。

五、护理诊断

(一)体温过高

与肺组织炎症性坏死有关。

(二)清理呼吸道无效

与脓痰积聚有关。

(三)营养失调,低于机体需要量

与肺部感染导致机体消耗增加有关。

(四)气体交换受损

与气道内痰液积聚、肺部感染有关。

六、护理措施

(1)保持室内空气流通、阳光充足。进食高热量、高蛋白、高维生素等营养丰富的食物。

(2)指导有效咳嗽:肺脓肿的患者咳痰量大,协助患者经常活动和变换体位,以利痰液排出。鼓励患者增加液体摄入量,以促进体内的水化作用,使脓痰稀释而易于咳出。

(3)观察痰液变化:①准确记录 24h 痰液排出量,静置后是否分层。②发现血痰时,应及时报告医生;若痰中血量较多,应严密观察病情变化,防止大略血或窒息的突然发生,准备好急救用物,嘱患者头偏向一侧,最好取患侧卧位,必要时可行体位引流。

(4)口腔护理:肺脓肿患者因高热时间较长咳大量脓臭痰,利于细菌繁殖;大量抗生素的应用,易诱发真菌感染。因此要在晨起、饭后、体位引流后、临睡前协助患者漱口及刷牙,保持口腔清洁、湿润。

七、健康教育

(1)指导患者及家属熟悉肺脓肿发生、发展、治疗和有效预防的知识。积极治疗肺炎、肺外化脓性病变,不挤压痈、疖,防止血源性肺脓肿的发生。

(2)教会患者做深呼吸、体位引流,有效的咳嗽,嘱患者多饮水以稀释痰液,利于痰的排出,保持呼吸道的通畅。

(3)保持口腔清洁,晨起、饭后、体位引流后、晚睡前要漱口、刷牙,防止污染分泌物误吸入下呼吸道。

彻底治疗口腔、上呼吸道慢性感染病灶,如龋齿、化脓性扁桃体炎、鼻窦炎、牙周溢脓等,以防止病灶分泌物吸入肺内,诱发感染。

(4)保持室内适宜的温度与湿度,注意保暖,避免受凉。养成规律的生活,增加营养物质的摄入,戒烟、酒。

(5)肺脓肿患者的抗生素治疗需时较长,向患者讲解抗生素等药物的用药疗程、方法,不良反应,了解其重要性,遵从治疗计划。发现异常及时就诊。

第五节　阻塞性肺气肿

肺气肿是指终末细支气管远端(呼吸细支气管、肺泡管、肺泡囊和肺泡)的气道弹性减退,过度膨胀、充气和肺容积增大或同时伴有气道壁破坏的病理状态,按发病原因有六种类型:老年性肺气肿、代偿性肺气肿、间质性肺气肿、灶性肺气肿、旁间隔性肺气肿、阻塞性肺气肿。

一、病因

肺气肿病因极为复杂,简述如下:

(一)吸烟

纸烟含有多种有害成分,如焦油、尼古丁和一氧化碳等。吸烟者黏液腺者藻糖及神经氨酸含量增多,可抑制支气管黏膜纤毛活动,反射性引起支气管痉挛,减弱肺泡巨噬细胞的作用。

(二)大气污染

尸检材料证明,气候和经济条件相似情况下,大气污染严重地区肺气肿发病率比污染较轻地区为高。

(三)感染

呼吸道病毒和细菌感染与肺气肿的发生有一定关系。反复感染可引起支气管黏膜充血、水肿;腺体增生、肥大、分泌功能亢进;管壁增厚狭窄,引起气道阻塞。

(四)蛋白酶-杭蛋白酶平衡失调

体内的一些蛋白水解酶对肺组织有消化作用,而抗蛋白酶对于弹力蛋白酶等多种蛋白酶有抑制作用。

二、症状

慢性支气管炎并发肺气肿时,在原有咳嗽、咳痰等症状的基础上出现了逐渐加重的呼吸困难。最初仅在劳动、上楼或登山、爬坡时有气急,随着病变的发展,在平地活动时,甚至在静息时也感气急。当慢性支气管炎急性发作时,支气管分泌物增多,进一步加重通气功能障碍、胸闷、气急加剧,严重时可出现呼吸功能衰竭的症状,如发绀、头痛、嗜睡、神志恍惚等。

三、检查

(一)X线检查

胸廓扩张,肋间隙增宽,肋骨平行,活动减弱,膈降低且变平,两肺野的透亮度增加。

(二)心电图检查

一般无异常,有时可呈低电压。

(三)呼吸功能检查

对诊断阻塞性肺气肿有重要意义。

(四)血液气体分析

如出现明显缺氧、二氧化碳潴留时,则动脉血氧分压(PaO_2)降低,二氧化碳分压($PaCO_2$)升高,并可出现失代偿性呼吸性酸中毒,pH值降低。

(五)血液和痰液检查

一般无异常,继发感染时似慢性支气管炎急性发作表现。

四、治疗

(1)适当应用舒张支气管药物,如氨茶碱、B_{12}受体兴奋剂。如有过敏因素存在,可适当选用皮质激素。

(2)根据病原菌或经验应用有效抗生素,如青霉素、庆大霉素、环丙沙星、头孢菌素等。

(3)呼吸功能锻炼。作腹式呼吸,缩唇深慢呼气,以加强呼吸肌的活动,增加膈的活动能力。

(4)家庭氧疗。每天 12～15h 的给氧能延长寿命,若能达到每天 24h 的持续氧疗,效果更好。

(5)物理治疗。视病情制订方案,例如气功、太极拳、呼吸操.定量行走或登梯练习。

(6)预防。首先是戒烟,其次注意保暖,避免受凉,预防感冒。改善环境卫生,做好个人劳动保护,消除及避免烟雾、粉尘和刺激性气体对呼吸道的影响。

五、护理措施

(一)保持呼吸道通畅

(1)指导患者掌握有效的呼吸技巧,如腹式呼吸:用鼻吸气,用口呼气,呼气时口唇缩拢(呈鱼口状),并用手按压腹部;呼气时慢且放松,逐渐延长呼气时间,吸与呼之比为 1:2 或 1:3。

(2)给予持续低流量吸氧 1～2L/min,告知患者及家属不可随意调节流量。

(3)协助患者翻身叩背,指导患者深吸气后有意识地咳痰,痰液黏稠无力咳出者,遵医嘱给予雾化吸入,必要时给予吸痰。

(二)提供舒适护理

(1)室内环境安静、空气新鲜舒适,定时通风,保持室内湿度在 60%～65%,温度在 20～25℃。

(2)协助患者取舒适卧位,如半卧位以改善呼吸困难。

(3)咳痰后及进餐前后漱口,指导早晚刷牙,保持口腔清洁、湿润。

(三)饮食指导

(1)给予高蛋白、高维生素、易消化的低盐食物,如瘦肉、豆腐、蛋、鱼新鲜蔬菜、水果等。指导患者少食多餐,细嚼慢咽。

(2)避免摄取含钠高的方便食品及罐头、冷冻食物。禁食产气食物,如红薯、土豆等。

(3)在不限制液体摄入的情况下,鼓励患者尽量多饮水,以补充消耗的水分。

(四)病情观察

(1)观察患者咳嗽、咳痰、呼吸困难进行性加重的程度,全身症状.体征和并发症。监测动脉血气分析和水、电解质、酸碱平衡情况。

(2)观察记录应用抗炎、止咳、祛痰。平喘等药物的疗效和不良反应。

六、健康教育

(一)避免诱发因素

如烟雾、粉尘和刺激性气体对呼吸道的影响,避免与有呼吸道感染者接触。不去人群集中或通风差的地方,吸烟者劝其戒烟。注意保暖,预防感冒,保持室内空气新鲜,定时开窗通风,改善环境卫生。

(二)指导咳痰

清晨尽量将痰咳出,教会家人叩背的方法,协助患者排痰。

(三)指导呼吸训练

腹式呼吸用鼻吸气,用口呼气。缩唇训练呼气时口唇缩拢(量鱼口状),并用手按压腹部,使气呼尽,采用深而慢的呼吸,频率分别为 8～10 次/min,10～20min/次。

(四)参加体育活动

选择空气清新、安静的环境,锻炼的程度以患者不感到过度劳累为宜。寒冷、大风气候时,避免室外活动。

(五)坚持康复锻炼

指导患者和家属了解康复治疗(生活方式、营养支持、戒烟、体育锻炼、长期氧疗、呼吸肌运动)的重要性,鼓励自我护理。

(六)其他

如有黄色脓痰、剧烈胸痛、呼吸困难加重、畏寒、发热等症状及时就医。

第六节　支气管哮喘

支气管哮喘(简称哮喘)是一种以嗜酸性粒细胞和肥大细胞反应为主的气道变应性炎症和气道高反应性特征的疾病。典型临床表现为反复发作的呼气性呼吸困难伴哮鸣音,可自行或经治疗后缓解。哮喘是全球性最常见的慢性病之一,我国的患病率在 $1\%\sim4\%$,外源性哮喘发病率高于成人,半数在 12 岁以前发病,约 40% 的患者有家族史,男女患病比例大致相同。

一、病因及发病机制

哮喘的病因十分复杂,大多认为与多基因遗传有关,受遗传因素和环境因素的双重影响。调查资料表明,哮喘患者亲属患病率高于群体患病率,而且血缘关系越近,患病率越高。哮喘患儿双亲大多数存在不同程度气道反应性增高。有遗传过敏体质者对外界抗原极易产生 IgE 抗体,并吸附在肥大细胞和嗜碱性粒细胞后使机体处于致敏状态。

目前认为哮喘发病是一系列复杂的病理生理过程,主要与超敏反应、气道炎症、气道反应性增高等因素相互作用有关。当外界过敏原初次进入机体后,使 T 淋巴细胞致敏,进而引起 B 淋巴细胞分化增殖发展成浆细胞,产生大量相应的特异性抗体 IgE(亲细胞抗体)。IgE 吸附在支气管黏膜下层肥大细胞和血液中嗜碱性粒细胞表面,使这些细胞致敏。当患者再次接触同一类抗原时,抗原抗体在致敏细胞上结合发生作用,导致肥大细胞发生破裂,释放生物活性物质,如组胺、缓激肽、前列腺素、白三烯、血小板活化因子,引起支气管平滑肌立即发生痉挛,导致速发型哮喘反应,出现哮喘症状。也有部分患者在接触抗原数小时后才发生哮喘,称为迟发性哮喘发作。此时,更多炎性细胞被激活,释放多种炎性介质而引起气道炎症。血管通透性改变,黏液分泌物增多,造成气道狭窄和阻塞,反应性增高出现呼气性呼吸困难。

二、临床表现

(一)症状与体征

1.外源性哮喘

多数患者有明显过敏原接触史,起病较快,发作前有先兆症状,如干咳、打喷嚏、流涕。继之突然胸部紧闷,呼气性呼吸困难,患者被迫采取坐位,严重时张口耸肩、烦躁不安,持续数分钟至数小时,一般可自行或用平喘药物缓解。

2.内源性哮喘

无明显过敏原,常继发于呼吸道感染之后,也可因吸入寒冷空气、刺激性气体及其他非致敏原因素所致,常先有咳嗽咳痰,逐渐出现喘息。发作期较长,待炎症控制后,哮喘方可缓解。

3.混合性哮喘

一年四季经常发作,无明显缓解季节,在哮喘长期反复发作过程中,各种因素相互作用、相互影响,故临床表现不典型或混合存在。

4.重症哮喘

又称哮喘持续状态,指严重的哮喘发作持续 24h 以上,经一般支气管扩张药治疗无效者。常因呼吸道感染未控制、持续接触大量的过敏原、脱水使痰液黏稠形成痰栓阻塞细支气管、治疗不当或突然停用肾上腺糖皮质激素所致。患者表现为呼吸极度困难、端坐呼吸、发绀明显、大汗淋漓、心慌、焦虑不安或意识障碍,甚至出现呼吸及循环衰竭。哮喘严重发作时可有颈静脉怒张。发绀、胸部呈过度充气状态,叩诊呈过清音,听诊有广泛的哮鸣音、呼气时间延长。

(二)并发症

急性发作的可并发气胸、纵隔气肿、肺不张。长期反复发作和继发感染可并发慢性支气管炎、阻塞性肺气肿、肺源性心脏病。

三、辅助检查

(一)血液检查

哮喘发作时,血嗜酸性粒细胞增高;合并感染时,血液白细胞总数及中性粒细胞增高。

(二)痰液检查涂片

可见大量嗜酸性粒细胞、黏液栓和透明的哮喘珠。

(三)血气分析

哮喘发作时可有不同程度的 PaO_2 降低,者 PaO_2 降低的同时伴有 $PaCO_2$ 升高,提示气道阻塞,病情危重。重症哮喘,可出现呼吸性酸中毒或合并代谢性酸中毒。

(四)影像学检查

X 线胸片:肺透亮度增加,呈过度充气状态,缓解期无明显异常。合并感染时,可见肺纹理增粗及炎症的表现。

(五)肺功能检查

呼气流速的全部指标均显著下降,第 1 秒钟用力呼气量(FEV_1)、第 1 秒钟用力呼气量占用力肺活量百分比值(FEV/FVC)和呼气流量峰值(EF)均减少,缓解期可逐渐恢复。

(六)过敏原检测

用放射线过敏原吸附法(RAST)直接测定特异性 IgE 血清,哮喘患者可增高 2~6 倍;缓解期用可疑的变应原做皮肤敏感试验,有助于变应原的判断。

四、诊断要点

(1)反复发作性的喘息,呼吸困难、胸闷或咳嗽,多与接触过敏原、呼吸道感染有关。

(2)发作时两肺可闻及广泛性哮鸣音,呼气时相明显延长。

(3)气道阻塞症状经治疗缓解或自行缓解。

(4)结合临床特征和有关辅助检查,判断哮喘发作的严重程度。

五、治疗要点

治疗原则:消除病因,采取综合治疗措施;解痉平喘、消炎、保持呼吸道通畅;控制急性发作,预防复发。

(一)消除病因

迅速脱离过敏原,避免接触刺激因子。

(二)控制急性发作

急性发作时应尽快缓解哮喘症状,改善肺功能,纠正低氧血症。

1.支气管扩张药

应用 β_2 受体激动药,兴奋支气管平滑肌细胞膜上的 B 受体,提高细胞内 cAMP 的浓度,舒张支气管平滑肌,增加黏液纤毛清除功能,降低血管通透性,调节肥大细胞及嗜碱性粒细胞介质释放,稳定细胞膜,如沙丁胺醇(舒喘灵)、特布他林(博利康尼)、克化特啰(氨哮素)及哌喘定气雾剂吸入;应用茶碱类药物,松弛支气管平滑肌作用,并具有强心、利尿、扩张冠状动脉作用,如氨茶碱、丙羟茶碱(喘定)、茶碱缓释片。急重症者静脉用药,注意须充分稀释后缓慢注射,以减少不良反应。

2.抗胆碱能药物

可抑制分布于气道平滑肌的迷走神经释放乙酰胆碱,使平滑肌松弛,并防止吸入刺激物引起反射性支气管痉挛,尤其适用于夜间哮喘及痰多哮喘,如东莨菪碱、阿托品、山莨菪碱、异丙托溴胺等。

3.抗炎药物

肾上腺糖皮质激素如泼尼松,是目前治疗哮喘最有效的抗炎药物。也可选用炎性细胞稳定药,如色甘酸钠气雾剂,能稳定肥大细胞膜,降低炎性反应。

4.钙拮抗药

常用硝苯地平,主要通过阻止钙离子进入肥大细胞,抑制生物活性物质释放,缓解支气管痉挛。

5.控制感染

常用青霉素、氨苄西林、庆大霉素、头孢菌素等。

(三)预防复发

(1)避免接触过敏原和刺激物,经常参加体育锻炼,增强体质,预防感冒。

(2)发作期病情缓解后,应继续吸入维持量肾上腺糖皮质激素至少3~6个月。

(3)色甘酸钠雾化吸入、酮替芬口服有抗过敏作用,对外源性哮喘有一定预防作用。

六、护理评估

(一)健康史

注意了解患者饮食起居情况、生活习惯、家庭和工作环境;有无饲养动物,接触动物皮毛或长期吸烟、酗酒;在工作中是否接触刺激性气体、化学物质、工业粉尘及吸入花粉、香料、尘螨等致敏原;有无鱼、虾、蛋类食物及青霉素、阿司匹林、磺胺类等药物摄入或过敏史;哮喘发作前有无先兆症状,如干咳、打喷嚏、流涕;哮喘发作时有无气温剧变、剧烈运动、情绪激动或食入过冷食物等诱因的存在。

(二)身体状况

哮喘发作时,注意观察生命体征变化,有无呼吸困难、发绀、端坐呼吸;胸部检查有无肺气肿体征及双肺哮鸣音、湿性啰音;若出现脉搏细速、血压下降,并伴有嗜睡,昏睡等意识障碍,提示有呼吸衰竭的可能。

（三）心理及社会因素

哮喘反复发作或发作时出现呼吸困难、濒死感，易导致患者精神紧张、烦躁，甚至恐惧，而不良的情绪常会诱发或加重哮喘发作。注意发作时患者的精神情状况，有无焦虑、恐惧、烦躁不安或濒死感，了解患者家属对疾病的认识和对患者的关心程度。

（四）辅助检查

血液常规检查，嗜酸性粒细胞是否增高，血液白细胞总数及中性粒细胞有无变化；血气分析、胸部 X 线检查、肺功能检查有无异常变化；血清 IgE 是否增高。

七、护理诊断及合作性问题

（1）低效性呼吸型态：与支气管平滑肌痉挛，气道炎症、阻塞和气道高反应性有关。

（2）清理呼吸道无效：与支气管平滑肌痉挛、痰液黏稠、无效咳嗽、疲乏无力有关。

（3）焦虑：与哮喘发作时呼吸困难、濒死感及反复发作有关。

（4）潜在并发症：自发性气胸、肺气肿、支气管扩张、肺源性心脏病。

八、护理目标

（1）呼吸型态恢复正常，呼吸困难缓解，能平卧。

（2）能进行有效咳嗽，排痰顺利。

（3）焦虑减轻或消失，情绪稳定。

（4）及时发现并发症，并发症状减轻或消失。

九、护理措施

（一）一般护理

（1）保持病室适宜的温湿度、注意室内空气流通，室内不放置花草，不用羽毛枕头、羊毛毯，避免接触一切可疑的变应原；晨间护理时应防止尘土飞扬，床单位采用湿式打扫，以免患者吸入尘埃而诱发或加重哮喘。

（2）协助患者采取合适的体位，可取半卧位或坐位，并较舒适地伏在床旁小桌上休息，以减轻体力消耗，采用背部按摩的办法使患者感觉通气轻松。

（3）给予营养丰富、高维生素的流质或半流质，少食油腻食物，忌食易过敏的食物，如鱼、虾、蛋等。对有明显体液不足、痰液黏稠的患者鼓励其多饮水，或遵医嘱给予静脉补液。

（二）给氧

急性期遵医嘱给予氧气吸入，给宜采用鼻导管低流量氧气吸入，吸氧时应注意呼吸道湿化、保暖和气道通畅，避免引起气道干燥痉挛。必要时给予人工呼吸机辅助呼吸，缓解患者呼吸困难，改善肺通气，维持正常呼吸功能。

（三）用药护理

遵医嘱使用支气管舒张药、肾上腺糖皮质激素和抗生素等药物，并注意观察疗效和不良反应。

（1）重度哮喘患者使用氨茶碱静脉治疗时，首次剂量为 $4\sim6g/kg$，一定要稀释后缓慢推注，注射时间应超过 10min，以免引起恶心、呕吐、头痛、失眠、心律失常、血压骤降或猝死。

（2）正确使用肾上腺糖皮质激素类气雾剂，如吸入丙酸培氯米松的正确方法是：喷雾与吸气同步，吸入后屏气数秒钟，吸药后应立即漱口、洗脸，以防口咽部真菌感染。

(3)输液是纠正失水、稀释痰液的重要措施,补液速度以每分钟40～50滴为宜,避免单位时间内输入过多液体诱发心功能不全。

(四)病情观察

哮喘常在夜间发作,夜班护士应加强巡视与观察。

(1)密切观察患者呼吸的频率、深度、类型、呼吸困难程度及意识状态。对重度哮喘患者应专人护理,每隔10～20min监测血压、脉搏、呼吸1次。

(2)注意痰液的颜色、量及黏稠度,咳嗽的能力和方法。如出现嗜睡或意识障碍,常提示并发呼吸衰竭的可能。

(3)监测实验室检查结果,观察有无电解质紊乱。

(五)对症护理

对咳嗽,痰液黏稠不易咳出者,可用蒸馏水或生理盐水加抗生素(庆大霉素)和湿化痰液的药物(α－糜蛋白酶)雾化吸入,以湿化呼吸道,促进排痰。哮喘患者不宜用超声雾化吸入,因颗粒过小,较多的雾滴易进入肺泡或过饱和的雾液进入支气管作为异物刺激,引起支气管痉挛导致哮喘症状加重。

(六)心理护理

对患者出现的紧张、烦躁、恐惧心理表示理解和同情,尽量守护在患者床旁,体贴安慰患者,提供良好的心理支持,使其产生信任和安全感。通过暗示、诱导方法分散患者的注意力,使患者身心放松,情绪稳定,以利于症状缓解。

十、护理评价

(1)呼吸困难是否缓解。

(2)能否进行有效咳嗽、排痰。

(3)焦虑是否减轻或消失,情绪是否稳定。

(4)能否及时发现并发症,经治疗护理并发症有无减轻或消失。

十一、健康指导

(一)树立信心、控制哮喘

向患者介绍哮喘的基本知识和自我管理的技巧,提高患者对疾病的正确认识,增强战胜疾病的信心,使患者及家属了解哮喘的诱因,控制发作及治疗的方法。了解哮喘病虽不能彻底治愈,但可以完全控制,减少发作。

(二)调整环境、避免接触过敏原和刺激因素

室内空气宜新鲜,防止吸入花粉、烟尘、异味气体等,必要时采用脱敏疗法。对日常生活中存在的诱发因素,如情绪紧张、温度突变、煤气、油烟、室内地毯、油漆、家庭中饲养的宠物等均应尽量避免。

(三)改善饮食、增强体质及预防感染

指导患者建立良好的生活方式和生活习惯,摄入营养丰富的清淡饮食,戒烟、戒酒,避免暴饮暴食,不宜摄入能诱发哮喘的食物,如鱼虾。胡椒、生姜等。鼓励多饮水,有计划地进行体育锻炼和耐寒锻炼,增强体质,预防上呼吸道感染。

(四)保持有规律的生活和乐观情绪

向患者说明发病与精神因素和生活压力的关系,避免身心过劳。

(五)重视自我护理

指导患者做缓慢的深呼吸,学会在急性发作时及时、正确的药物吸入技术。嘱患者随身携带止喘气雾剂,出现哮喘发作先兆时,立即吸入并保持平静,以减轻哮喘的发作。

第七节　呼吸衰竭

呼吸衰竭是指各种原因引起的肺通气和(或)换气功能严重障碍,在静息状态下也不能维持足够的气体交换,导致缺氧和(或)二氧化碳潴留,引起一系列病理生理改变和相应临床表现的综合征,主要表现为呼吸困难和发绀。动脉血气分析可作为诊断的重要依据,即在海平面、静息状态、呼吸空气的条件下,动脉血氧分压(PaO_2)低于 8.0kPa(60mmHg),伴或不伴二氧化碳分压($PaCO_2$)超过 6.7kPa(50mmHg),并除外心内解剂分流和原发于心排血量降低等因素所致的低氧,即为呼吸衰竭。

按起病急缓,将呼吸衰竭分为急性呼吸衰竭和慢性呼吸衰竭,本节主要介绍慢性呼吸衰竭。根据血气的变化将呼吸衰竭分为 Ⅰ 型呼吸衰竭(低氧血症型,即 PaO_2 下降而 $PaCO_2$ 正常)和 Ⅱ 型呼吸衰竭(高碳酸血症型,即 PaO_2 下降伴有 $PaCO_2$ 升高)。

一、护理评估

(一)致病因素

引起呼吸衰竭的病因很多,凡参与肺通气和换气的任何一个环节的严重病变都可导致呼吸衰竭。

(1)呼吸系统疾病:常见于慢性阻塞性肺疾病(COPD)、重症哮喘、肺炎、严重肺结核、弥散性肺纤维化、肺水肿、严重气胸、大量胸腔积液。硅沉着病、胸廓畸形等。

(2)神经肌肉病变:如脑血管疾病、颅脑外伤、脑炎、镇静催眠药中毒、多发性神经炎、脊髓颈段或高位胸段损伤、重症肌无力等。

上述病因可引起肺泡通气量不足、氧弥散障碍。通气/血流比例失调,导致缺氧或合并二氧化碳潴留而发生呼吸衰竭。

(二)身体状况

呼吸衰竭除原发疾病症状。体征外,主要为缺氧、二氧化碳潴留所致的呼吸困难和多脏器功能障碍。

1.呼吸困难

呼吸困难是最早、最突出的表现。主要为呼吸频率增快,病情严重时辅助呼吸肌活动增加,出现"三凹征"。若并发二氧化碳潴留,$PaCO_2$,升高过快或显著升高时。患者可由呼吸过快转为浅慢呼吸或潮式呼吸。

2.发绀

是缺氧的典型表现,可见口唇、指甲和舌发绀。严重贫血患者由于红细胞和血红蛋白减少,还原型血红蛋白的含量减低,可不出现发绀。

3.精神神经症状

主要是缺氧和二氧化碳潴留的表现。早期轻度缺氧可表现为注意力分散,定向力减退;缺氧程度加重,出现烦躁不安、神志恍惚、嗜睡、昏迷。轻度二氧化碳潴留,表现为兴奋症状,即失眠、躁动、夜间失眠而白天嗜睡;重度二氧化碳潴留可抑制中枢神经系统导致肺性脑病,表现为神志淡漠、间歇抽搐、肌肉震颤、昏睡,甚至昏迷等二氧化碳麻醉现象。

4.循环系统表现

二氧化碳潴留使外周体表静脉充盈、皮肤充血温暖多汗、血压升高、心排血量增多而致脉搏洪大;多数患者有心率加快;因脑血管扩张产生搏动性头痛。

5.其他

可表现为上消化道出血、谷丙转氨酶升高、蛋白尿、血尿、氮质血症等。

(三)心理社会状况

患者常因躯体不适、气管插管或气管切开。各种监测及治疗仪器的使用等感到焦虑或恐惧。

(四)实验室及其他检查

1.动脉血气分析

$PaO_2 < 8.0kPa(60mmHg)$,伴或不伴 $PaCO_2 > 6.7kPa(50mmHg)$,为最重要的指标,可作为呼吸衰竭的诊断依据。

2.血 pH 及电解质测定

呼吸性酸中毒合并代谢性酸中毒时,血 pH 明显降低常伴有高钾血症。呼吸性酸中毒合并代谢性碱中毒时,常有低钾和低氯血症。

3.影像学检查

胸部 X 线片、肺 CT 和放射性核素肺通气/灌注扫描等,可协助分析呼吸衰竭的原因。

二、护理诊断及医护合作性问题

(1)气体交换受损:与通气不足、通气/血流失调和弥散障碍有关。

(2)清理呼吸道无效:与分泌物增加,意识障碍人工气道、呼吸肌功能障碍有关。

(3)焦虑:与呼吸困难、气管插管、病情严重、失去个人控制及对预后的不确定有关。

(4)营养失调:低于机体需要量,与食欲缺乏、呼吸困难、人工气道及机体消耗增加有关。

(5)有受伤的危险:与意识障碍、气管插管及机械呼吸有关。

(6)潜在并发症:如感染、窒息等。

(7)缺乏呼吸衰竭的防治知识。

三、治疗及护理措施

(一)治疗要点

慢性呼吸衰竭治疗的基本原则是治疗原发病、保持气道通畅、纠正缺氧和改善通气,维持心、脑、肾等重要脏器的功能,预防和治疗并发症。

1.保持呼吸道通畅

保持呼吸道通畅是呼吸衰竭最基本、最重要的治疗措施。主要措施:清除呼吸道的分泌物及异物;积极使用支气管扩张药物缓解支气管痉挛;对昏迷患者采取仰卧位,头后仰,托起下颌,并将口打开;必要时采用气管切开或气管插管等方法建立人工气道。

2.合理氧疗

吸氧是治疗呼吸衰竭必需的措施。

3.机械通气

根据患者病情选用无创机械通气或有创机械通气。临床上常用的呼吸机分压力控制型及容量控制型2大类是一种用机械装置产生通气,以代替、控制或辅助自主呼吸,达到增加通气量,改善通气功能的目的。

4.控制感染

慢性呼吸衰竭急性加重的常见诱因是呼吸道感染,因此应选用敏感有效的抗生素控制感染。

5.呼吸兴奋药的应用

必要时给予呼吸兴奋药如都可喜等兴奋呼吸中枢,增加通气量。

6.纠正酸碱平衡失调

以机械通气的方法能较为迅速地纠正呼吸性酸中毒,补充盐酸精氨酸和氯化钾可同时纠正潜在的碱中毒。

(二)护理措施

1.病情观察

重症患者需持续心电监护,密切观察患者的意识状态呼吸频率、呼吸节律和深度、血压、心率和心律。

观察排痰是否通畅、有无发绀、球结膜水肿、肺部异常呼吸音及啰音;监测动脉血气分析、电解质检查结果、机械通气情况等;若患者出现神志淡漠、烦躁、抽搐时,提示有肺性脑病的发生,应及时通知医师进行处理。

2.生活护理

(1)休息与体位:急性发作时,安排患者在重症监护病室,绝对卧床休息;协助和指导患者取半卧位或坐位,指导、教会病情稳定的患者缩唇呼吸。

(2)合理饮食:给予高热量、高蛋白、富含维生素、低糖类、易消化、少刺激性的食物;昏迷患者常规给予鼻饲或肠外营养。

3.氧疗的护理

(1)氧疗的意义和原则:氧疗能提高动脉血氧分压,纠正缺氧,减轻组织损伤,恢复脏器功能。临床上根据患者病情和血气分析结果采取不同的给氧方法和给氧浓度。原则是在畅通气道的前提下,Ⅰ型呼吸衰竭的患者可短时间内间歇给予高浓度($>35\%$)或高流量($4\sim6L/min$)吸氧;Ⅱ型呼吸衰竭的患者应给予低浓度($<35\%$),低流量($1\sim2L/min$)鼻导管持续吸氧,使 PaO_2 控制在 $8.0kPa(60mmHg)$ 或 SaO_2 在 90% 以上,以防因缺氧完全纠正,使外周化学感受器失去低氧血症的刺激而导致呼吸抑制,加重缺氧和 CO_2 潴留。

（2）吸氧方法：有鼻导管、鼻塞、面罩、气管内和呼吸机给氧。临床常用、简便的方法是鼻导管、鼻塞法吸氧，其优点为简单、方便，不影响患者进食、咳嗽；缺点为氧浓度不恒定，易受患者呼吸影响，高流量对局部黏膜有刺激，氧流量不能大于 7L/min。吸氧过程中应注意保持吸入氧气的湿化，输送氧气的面罩、导管、气管应定期更换消毒，防止交叉感染。

（3）氧疗疗效的观察：若吸氧后呼吸困难缓解、发绀减轻、心率减慢、尿量增多、皮肤转暖、神志清醒，提示氧疗有效；若呼吸过缓或意识障碍加深，提示二氧化碳潴留加重。应根据动脉血气分析结果和患者的临床表现，及时调整吸氧流量或浓度。若发绀消失、神志清楚。精神好转、$PaO_2 > 8.0kPa(60mmHg)$、$PaCO_2 < 6.7kPa(50mmHg)$，可间断吸氧几日后，停止氧疗。

4.药物治疗的护理

用药过程中密切观察药物的疗效和不良反应。使用呼吸兴奋药必须保持呼吸道通畅，脑缺氧、脑水肿未纠正而出现频繁抽搐者慎用；静脉滴注时速度不宜过快，如出现恶心、呕吐、烦躁、面色潮红、皮肤瘙痒等现象，需要减慢滴速。对烦躁不安、夜间失眠患者，禁用对呼吸有抑制作用的药物，如吗啡等，慎用镇静药，以防止引起呼吸抑制。

5.心理护理

呼吸衰竭的患者常对病情和预后有顾虑、心情忧郁、对治疗丧失信心，应多了解和关心患者的心理状况，特别是对建立人工气道和使用机械通气的患者，应经常巡视，让患者说出或写出引起或加剧焦虑的因素，针对性解决。

6.机械通气的护理

详见急救护理和重症监护相关章节的内容。

7.健康指导

（1）疾病知识指导：向患者及家属讲解疾病的发病机制，发展和转归。告诉患者及家属慢性呼吸衰竭患者度过危重期后，关键是预防和及时处理呼吸道感染等诱因，以减少急性发作，尽可能延缓肺功能恶化的进程。

（2）生活指导：从饮食、呼吸功能锻炼、运动、避免呼吸道感染、家庭氧疗等方面进行指导。

（3）病情监测指导：指导患者及家属学会识别病情变化，如出现咳嗽加剧、痰液增多、色变黄、呼吸困难、神志改变等，应及早就医。

第三章 消化科常见疾病的护理

第一节 上消化道大出血

一、疾病概述

(一)概念和特点

上消化道出血是指屈氏韧带以上的消化道,包括食管、胃、十二指肠、胰腺、胆管等病变引起的出血,以及胃空肠吻合术和空肠病变引起的出血。上消化道大出血是指数小时内失血量超过 1000mL 或循环血容量的 20%,主要表现为呕血和(或)黑便,常伴有血容量减少而引起急性周围循环衰竭,是临床的急症,严重者可导致失血性休克而危及生命。

近年来,本病的诊断和治疗水平有很大的提高,临床资料统计显示,约 80%～85% 急性上消化道大出血患者短期内能自行停止,仅 15%～20% 患者出血不止或反复出血,最终死于出血并发症,其中急性非静脉曲张性上消化道出血的发病率在我国仍居高不下,严重威胁人民的生命健康。

(二)相关病理生理

上消化道出血多起因于消化性溃疡侵蚀胃基底血管导致其破裂而引发出血。出血后逐渐影响周围血液循环量,如因出血量多引起有效循环血量减少,进而引发血液循环系统代偿,以致血压降低、心悸、出汗,需即刻处理。出血处可能因血块形成而自动止血,但也可能再次出血。

(三)上消化道出血的病因

上消化道出血的病因包括溃疡性疾病,炎症、门脉高压、肿瘤、全身性疾病等。临床上最常见的病因是消化性溃疡,其他依次为急性糜烂出血性胃炎、食管胃底静脉曲张破裂和胃癌。现将病因归纳列述如下。

1.上消化道疾病

(1)食管疾病、食管物理性损伤、食管化学性损伤。

(2)胃、十二指肠疾病:消化性溃疡、Zollinger Ellison 综合征、胃癌等。

(3)空肠疾病:胃肠吻合术后空肠溃疡、空肠 Crohn 病。

2.门静脉高压引起的食管胃底静脉曲张破裂出血

(1)各种病因引起的肝硬化。

(2)门静脉阻塞:门静脉炎、门静脉血栓形成、门静脉受邻近肿块压迫。

(3)肝静脉阻塞:如 BuddChiari 综合征。

3.上消化道邻近器官或组织的疾病

(1)胆管出血:胆囊或胆管结石、胆管蛔虫、胆管癌、肝癌、肝脓肿或肝血管瘤破入胆管等。

（2）胰腺疾病：急慢性胰腺炎、胰腺癌、胰腺假性囊肿、胰腺脓肿等。

（3）其他：纵隔肿瘤或囊肿破入食管、主动脉瘤、肝或脾动脉瘤破入食管等。

4.全身性疾病

（1）血液病：白血病、血友病、再生障碍性贫血、DIC 等。

（2）急性感染：脓毒症、肾综合征出血热、钩端螺旋体病、重症肝炎等。

（3）脏器衰竭：尿毒症、呼吸衰竭、肝衰竭等。

（4）结缔组织病：系统性红斑狼疮结节性多动脉炎、皮肌炎等。

5.诱因

（1）服用水杨酸类或其他非类固醇消炎药物或大量饮酒。

（2）应激相关胃黏膜损伤：严重感染、休克、大面积烧伤、大手术、脑血管意外等应激状态下会引起应激相关胃黏膜损伤。应激性溃疡可引起大出血。

（四）临床表现

上消化道大量出血的临床表现主要取决于出血量及出血速度。

1.呕血与黑便

呕血与黑便是上消化道出血的特征性表现。上消化道出血之后，均有黑粪。出血部位在幽门以上者常有呕血。若出血量较少、速度慢亦可无呕血。反之，幽门以下出血如出血量大，速度快，可因血反流入胃腔引起恶心、呕吐而表现为呕血。

呕血多棕褐色呈咖啡渣样，如出血量大，未经胃酸充分混合即呕出，则为鲜红色或有血块。黑粪呈柏油样，黏稠而发亮，当出血量大，血液在肠内推进快，类便可呈暗红甚至鲜红色。

2.失血性周围循环衰竭

急性大量失血由于循环血容量迅速减少而导致周围循环衰竭。一般表现为头昏、心慌、乏力，突然起立发生晕厥、肢体冷感、心率加快、血压偏低等。严重者呈休克状态。

3.发热

大量出血后，多数患者在 24h 内出现低热，持续 3～5 天后降至正常。发热原因可能与循环血量减少和周围循环衰竭导致体温调节中枢功能紊乱等因素有关。

4.氮质血症

上消化道大量出血后，由于大量血液蛋白质的消化产物在肠道被吸收，血中尿素氮浓度可暂时增高，称为肠源性氮质血症。一般于一次出血后数小时血尿素氮开始上升，24～48h 达到高峰，一般不超过 14.3mmol/L(40mg/dL)，3～4 日后降至正常。

5.贫血和血象

急性大量出血后均有失血性贫血。但在出血的早期，血红蛋白浓度红细胞计数与血细胞比容可无明显变化。在出血后，组织液渗入血管内，使血液稀释，一般经 3～4h 以上才出现贫血，出血后 24～72h 血液稀释到最大限度。贫血程度取决于失血量外，还和出血前有无贫血、出血后液体平衡状态等因素相关。

急性出血患者为正细胞正色素性贫血，在出血后骨髓有明显代偿性增生，可暂时出现大细胞性贫血，慢性失血则呈小细胞低色素性贫血。出血 24h 内网织红细胞即见增高，出血停止后逐渐降至正常。白细胞计数在出血后 2～5h 轻至中度升高，血止后 2～3 日才恢复正常。但在肝硬化患者中,如同时有脾功能亢进,则白细胞计数可不升高。

(五)辅助检查

1.实验室检查

测定红细胞、白细胞、血小板计数,检测血红蛋白浓度、血细胞比容、肝肾功能、大便隐血等(以了解其病因、诱因及潜在的护理问题)。

2.内镜检查

出血后24～48h内行急诊内镜检查,可以直接观察出血部位,明确出血的病因,同时对出血灶进行止血治疗是上消化道出血病因诊断的首选检查方法。

3.X线钡餐检查

对明确病因亦有价值。主要适用于不宜或不愿进行内镜检查者或胃镜检查未能发现出血原因,需排除十二指肠降段以下的小肠段有无出血病灶者。

4.其他

放射性核素扫描或选择性动脉造影如腹腔动脉、肠系膜上动脉造影帮助确定出血部位,适用于内镜及X线钡剂造影未能确诊而又反复出血者。不能耐受X线、内镜或动脉造影检查的患者,可作吞线试验,根据棉线有无沾染血迹及其部位,可以估计活动性出血部位。

(六)治疗原则

上消化道大量出血为临床急症,应采取积极措施进行抢救。迅速补充血容量,纠正水电解质失衡,预防和治疗失血性休克,给予止血治疗,同时积极进行病因诊断和治疗。

药物治疗:包括局部用药和全身用药两部分。

1.局部用药

经口或胃管注入消化道内,对病灶局部进行止血,主要如下。

(1)8～16mg去甲肾上腺素溶于100～200mL冰盐水口服,强烈收缩出血的小动脉而止血,适用于胃、十二指肠出血。

(2)口服凝血酶,经接触性止血,促使纤维蛋白原转变为纤维蛋白,加速血液凝固,近年来被广泛应用于局部止血。

2.全身用药

经静脉进入体内,发挥止血作用。

(1)抑制胃酸分泌药:对消化性溃疡和急性胃黏膜损伤引起的出血,常规给予H_2受体拮抗剂或质子泵阻滞剂,以提高和保持胃内较高的pH,有利于血小板聚集及血浆凝血功能所诱导的止血过程。常用药物有:西咪替丁200～400mg,每6h1次;雷尼替丁50mg,每6h1次;法莫替丁20mg,12h1次;奥美拉唑40mg,每12h1次。急性出血期均为静脉用药。

(2)降低门静脉压力药:①血管升压素及其拟似物:为常用药物,其机制是收缩内脏血管,从而减少门静脉血流量,降低门静脉及其侧支循环的压力。用法为血管升压素0.2U/min持续静脉滴注,视治疗反应,可逐渐加至0.4U/min。同时用硝酸甘油静脉滴注或含服,以减轻大剂量用血管升压素的不良反应,并且硝酸甘油有协同降低门静脉压力的作用。②生长抑素及其拟似物:止血效果好,可明显减少内脏血流量,并减少奇静脉血流量,而奇静脉血流量是食管静脉血流量的标志。14肽天然生长抑素,用法为首剂250μg缓慢静脉注射,继以250μg/h持续静脉滴注。人工合成剂奥曲肽,常用首剂 $100\mu g$ 缓慢静脉注射,继以 $25\sim50\mu g/h$ 持续静脉滴注。

（3）促进凝血和抗纤溶药物:补充凝血因子如静脉注入纤维蛋白原和凝血酶原复合物对凝血功能异常引起出血者有明显疗效。抗血纤溶芳酸和 6 氨基己酸有对抗或抑制纤维蛋白溶解的作用。

二、护理评估

(一)一般评估

1.生命体征

大量出血患者因血容量不足,外周血管收缩,体温可能偏低,出血后 2d 内多有发热,一般不超过 $38.5℃$,持续 $3\sim5$ 天;脉搏增快(>120 次/分)或细速;呼吸急促、浅快;血压降低,收缩压降至 $80mmHg(10.66kPa)$ 以下,甚至可持续下降至测不出,脉压减少,小于 $25\sim30mmHg$ $(3.33\sim3.99kPa)$ 。

2.患者主诉

有无头晕、乏力、心慌、气促、冷、口干、口渴等症状。

3.相关记录

呕血颜色、量,皮肤、尿量、出入量、黑便颜色和量等记录结果。

(二)身体评估

1.头颈部

上消化道大量出血,有效循环血容量急剧减少,患者可出现精神萎靡、嗜睡、表情淡漠烦躁不安、意识模糊甚至昏迷。

2.腹部

(1)有无肝脾肿大,如果脾大、蜘蛛痣、腹壁静脉曲张或有腹水者,提示肝硬化门脉高压食管静脉破裂出血;肝大、质地硬、表面凹凸不平或有结节,提示肝癌。

(2)腹部肿块的质地软硬度、如果质地硬、表面凹凸不平或有结节应考虑胃、胰腺、肝胆肿瘤。

(3)中等量以上的腹腔积液可有移动性浊音。

(4)肠鸣音活跃,肠蠕动增强,肠鸣音达 10 次/分以上,但音调不特别高调,提示有活动性出血。

(5)直肠和肛门有无结节、触痛和肿块、狭窄等异常情况。

3.其他

(1)出血部位与出血性质的评估:上消化道出血不包括口、鼻、咽喉等部位出血及咯血,应注意鉴别。

出血部位在幽门以上,呕血及黑粪可同时发生,而幽门以下部位出血,多以黑粪为主。下消化道出血较少时,易被误认为是上消化道出血。下消化道出血仅有便血,无呕血,粪便鲜红、暗红或有血块,患者常感下腹部疼痛等不适感。进食动物血、肝,服用骨炭、铁剂,铋剂或中药也可使粪便发黑,但黑而无光泽。

(2)出血量的评估:粪便隐血试验阳性,表示每天出血量大于 5mL;出现黑便时表示每天出血量在 50～70mL,胃内积血量达 250～300mL,可引起呕血;急性出血量<400mL 时,组织液及脾脏贮血补充失血量,可无临床表现,若大量出血数小时内失血量超过 1000mL 或循环血容量的 20%,引起急性周围循环衰竭,导致急性失血性休克而危及患者生命。

(3)失血程度的评估:失血程度除按出血量评估外,还应根据全身状况来判断。失血的表现多伴有全身症状,表现为:①轻度失血,失血量达全身总血量 10%～15%,患者表现为皮肤苍白、头晕、怕冷,血压可正常但有波动,脉搏稍快,尿量减少。②中度失血:失血量达全身总血量 20%以上,患者表现为口干、眩晕、心悸,血压波动、脉压变小,脉搏细数,尿量减少。③重度失血,失血量达全身总血量 30%以上,患者表现为烦躁不安、意识模糊、出冷汗、四肢厥冷、血压显著下降、脉搏细数超过 120 次/分钟,尿少或尿闭,重者失血性休克。

(4)出血是否停止的评估:①反复呕血,呕吐物由咖啡色转为鲜红色,黑便次数增多且粪便稀薄色泽转为暗红色,伴肠鸣音亢进;②周围循环衰竭的表现经充分补液、输血仍未见明显改善,或暂时好转后又恶化,血压不稳,中心静脉压不稳定;③红细胞计数、血细胞比容、血红蛋白测定不断下降,网织红细胞计数持续增高;④在补液足够、尿量正常时,血尿素氮升高;⑤门脉高压患者的脾脏大,因出血而暂时缩小,如不见脾脏恢复肿大,提示出血未止。

(三)心理-社会评估

患者发生呕血与黑便时都可导致患者紧张、烦躁不安、恐惧、焦虑等反应。病情危重者,患者可出现濒死感,而此时其家属表现伤心状态,使患者出现较强烈的紧张及恐惧感。慢性疾病或全身性疾病致反复呕血与黑便者,易使患者对治疗和护理失去信心,表现为护理工作上不合作。患者及其家庭对疾病的认识态度影响患者的生活质量,影响其工作、学习、社交等活动。

(四)辅助检查结果评估

1.血常规

上消化道出血后均有急性失血性贫血;出血后 6～12h 红细胞计数、血红蛋白浓度及血细胞比容下降;在出血后 2～5h 白细胞数开始增高,血止后 2～3d 降至正常。

2.血尿素氮测定

呕血的同时因部分血液进入肠道,血红蛋白的分解产物在肠道被吸收,故在出血数小时后尿素氮开始不升,24～48h 可达高峰,持续时间不等,与出血时间长短有关。

3.粪便检查

隐血试验(OBT)阳性,但检查前需禁止食动物血、肝、绿色蔬菜等 3～4d。

4.内镜检查

直接观察出血的原因和部位,黏膜皱襞迂曲可提示胃底静脉曲张曲张。

(五)常用药物治疗效果的评估

1.输血

输血前评估患者的肝功能,肝功能受损宜输新鲜血,因库存血含氨量高易诱发肝性脑病。同时要评估患者年龄、病情、周围循环动力学及贫血状况,注意因输液、输血过快、过多导致肺水肿,原有心脏病或老年患者必要时可根据中心静脉压调节输液量。

2.血管升压素

滴注速度应准确,并严密观察有无出现腹痛、血压升高、心律失常、心肌缺血,甚至发生心肌梗死等不良反应。评估是否药液外溢,一旦外溢用 50％硫酸镁湿敷,因该药有抗利尿作用,突然停用血管升压素会引起反射性尿液增多,故应观察尿量并向家属做好解释工作。同时,孕妇、冠心病、高血压禁用血管升压素。

3.凝血酶

口服凝血酶时评估有无有恶心、头昏等不良反应,并指导患者更换体位。此药不能与酸碱及重金属等药物配伍,应现用现配,若出现过敏现象应立即停药。

4.镇静剂

评估患者的肝功能,肝病患者忌用吗啡、巴比妥类等强镇静药物。

三、主要护理诊断/问题

(一)体液不足

与上消化道大量出血有关。

(二)活动无耐力

与上消化道出血所致周围循环衰竭有关。

(三)营养失调

低于机体需要量:与急性期禁食及贫血有关。

(四)恐惧

与急性上消化道大量出血有关。

(五)知识缺乏

缺乏有关出血的知识及防治的知识。

(六)潜在并发症

休克、急性肾衰竭。

四、护理措施

(一)一般护理

1.休息与体位

少量出血者应卧床休息,大出血时绝对卧床休息,取平卧位并将下肢略抬高,以保证脑部供血。呕吐时头偏向一侧,防止窒息或误吸。指导患者坐起、站起时动作要缓慢,出现头晕、心慌、出汗时立即卧床休息并告知护士。病情稳定后,逐渐增加活动量。

2.饮食护理

急性大出血伴恶心、呕吐者应禁食。少量出血无呕吐者,可进食温凉、清淡流质食物。出血停止后改为营养丰富、易消化、无刺激性半流质、软食,少量多餐逐渐过渡到正常饮食。食管胃底静脉曲张破裂出血者避免粗糙、坚硬、刺激性食物,且应细嚼慢咽。防止损伤曲张静脉而再次出血。

3.安全护理

轻症患者可起身稍做活动,可上厕所大小便。但应注意有活动性出血时,患者常因有便意而至厕所,在排便时或便后起立时晕厥,因此必要时由护士陪同如厕或暂时改为在床上排泄。重症患者应多巡视,用床栏加以保护。

(二)病情观察

上消化道大量出血时,有效循环血容量急剧减少,可导致休克或死亡,所以要严密监测①精神和意识状态:是否精神萎靡、嗜睡、表情淡漠、烦躁不安、意识模糊甚至昏迷。②生命体征:体温不升或发热,呼吸急促,脉搏细弱、血压降低、脉压变小、必要时行心电监护。③周围循环状况:观察皮肤和甲床色泽,肢体温暖或是湿冷,周围静脉特别是颈静脉充盈情况。④准确记录24h出入量,测每小时尿量,应保持尿量大于每小时30mL,并记录呕吐物和粪便的性质、颜色及量。⑤定期复查红细胞计数、血细胞比容、血红蛋白、网织红细胞计数、血尿素氮、粪潜血,以了解贫血程度、出血是否停止。

(三)用药护理

立即建立静脉通道,遵医嘱迅速、准确地实施输血、输液、各种止血治疗及用药等抢救措施,并观察治疗效果及不良反应。血管升压素可引起腹痛、血压升高、心律失常、心肌缺血,甚至发生心肌梗死,故滴注速度应准确,并严密观察不良反应。同时,孕妇、冠心病、高血压禁用血管升压素。肝病患者忌用吗啡、巴比妥类药物,宜输新鲜血,因库存血含氨量高,易诱发肝性脑病。

(四)三腔两囊管护理

插管前应仔细检查,确保三腔气囊管通畅,无漏气,并分别做好标记,以防混淆,备用。插管后检查管道是否在胃内,抽取胃液,确定管道在胃内分别向胃囊和食管囊注气,将食管引流管、胃管连接负压吸引器,定时抽吸,观察出血是否停止,并记录引流液的性状及量。并做好留置于腔气囊管期间的护理和拔管出血停止后的观察及拔管。

(五)心理护理

护理人员应关心、安慰患者,尤其是反复出血者。解释各项检查、治疗措施,耐心细致地解答患者或家属的提问,消除他们的疑虑。同时,经常巡视,大出血时陪伴患者,以减轻患者的紧张情绪。抢救工作应迅速而不忙乱,使其产生安全感、信任,保持稳定情绪,帮助患者消除紧张恐惧心理,更好地配合治疗及护理。

(六)健康教育

1.疾病知识指导

应帮助患者和家属掌握有关疾病的病因和诱因,以及预防、治疗和护理知识,以减少再度出血的危险。并且指导患者及家属学会早期识别出血征象及应急措施。

2.饮食指导

合理饮食是避免诱发上消化道出血的重要措施。注意饮食卫生和规律饮食;进食营养丰富、易消化的食物,避免粗糙、刺激性食物,或过冷、过热、产气多的食物、饮料,禁烟,浓茶、咖啡等对胃有刺激的食物。

3.生活指导

生活起居要有规律,劳逸结合,情绪乐观,保证身心愉悦,避免长期精神紧张。应在医师指导下用药,同时,慢性病者应定期门诊随访。

4.自我观察

教会患者出院后早期识别出血征象及应急措施:出现头晕、心悸等不适,或呕血、黑便时,立即卧床休息,保持安静,减少身体活动;呕吐时取侧卧位以免误吸;立即送医院治疗。

5.及时就诊的指标

(1)有呕血和黑便。

(2)出现血压降低、头晕、心悸等不适。

五、护理效果评估

(1)患者呕血和黑便停止,生命体征正常。

(2)患者活动耐受力增加,活动时无晕厥、跌倒危险。

(3)患者置管期间患者无窒息、意外吸入、食管胃底黏膜无溃烂、坏死。

(4)患者体重逐渐恢复正常,营养状态良好。

第二节　反流性食管炎

反流性食管炎(RE)是指胃、十二指肠内容物反流入食管所引起的食管黏膜炎症、糜烂、溃疡和纤维化等病变,甚至引起咽喉、气道等食管以外的组织损害,其发病男性多于女性,男女比例大约为 3∶2,发病率为 1.92%。随着年龄的增长,食管下段括约肌收缩力的下降,胃、十二指肠内容物自发性反流,而使老年人反流性食管炎的发病率有所增加。

一、病因与发病机制

(一)抗反流屏障削弱

食管下括约肌是指食管末端 3~4cm 长的环形肌束。正常人静息时压力为 10~30mmHg(1.3~4.0kPa),为一高压带,防止胃内容物反流入食管。由于年龄的增长,机体老化导致食管下括约肌的收缩力下降引起食物反流。一过性食管下括约肌松弛也是反流性食管炎的主要发病机制。

(二)食管清除作用减弱

正常情况下,一旦发生食物的反流,大部分反流物通过 1~2 次食管自发和继发性的蠕动性收缩将食管内容物排入胃内,即容量清除,剩余的部分则由唾液缓慢地中和。老年人食管蠕动缓慢和唾液产生减少,影响了食管的清除作用。

(三)食管黏膜屏障作用下降

反流物进入食管后,可以凭借食管上皮表面黏液、不移动水层和表面 HCO_3^-、复层鳞状上皮等构成上皮屏障,以及黏膜下丰富的血液供应构成的后上皮屏障,发挥其抗反流物对食管黏膜损伤的作用。随着机体老化,食管黏膜逐渐萎缩,黏膜屏障作用下降。

二、护理评估

(一)健康史

询问患者的饮食结构及习惯,有无长期服用药物史。

(二)身体评估

1.反流症状

反酸、反胃(指胃内容物在无恶心和不用力地情况下涌入口腔)、嗳气等,多在餐后明显或加重,平卧或躯体前屈时易出现。

2.反流物引起的刺激症状

患者胸骨后或剑突下有烧灼感、胸痛、吞咽困难等。由胸骨下段向上伸延,常在餐后 1h 出现,平卧、弯腰或腹压增高时可加重。反流物刺激食管痉挛导致胸痛,常发生在胸骨后或剑突下。严重时可为剧烈刺痛,可放射到后背、胸部、肩部、颈部、耳后,有的酷似心绞痛的特点。

3.其他症状

咽部不适,有异物感、棉团感或堵塞感,可能与酸反流引起食管上段括约肌压力升高有关。

4.并发症

(1)上消化道出血:因食管黏膜炎症、糜烂及溃疡可以导致上消化道出血。

(2)食管狭窄:食管炎反复发作致使纤维组织增生,最终导致瘢痕性狭窄。

(3)Barrett 食管:在食管黏膜的修复过程中,食管一贲门交界处 2cm 以上的食管鳞状上皮被特殊的柱状上皮取代,称之为 Barrett 食管。Barrett 食管发生溃疡时,又称 Barrett 溃疡。Barrett 食管是食管癌的主要癌前病变,其腺癌的发生率较正常人高 30~50 倍。

(三)辅助检查

1.内镜检查

内镜检查是反流性食管炎最准确、最可靠的诊断方法,能判断其严重程度和有无并发症,结合活检可与其他疾病相鉴别。

2.24h 食管 pH 监测

应用便携式 pH 记录仪在生理状态下对患者进行 24h 食管 pH 监测,可提供食管是否存在过度酸反流的客观依据。在进行该项检查前 3 日,应停用抑酸药与促胃肠动力的药物。

3.食管吞钡 X 线检查

对不愿意接受或不能耐受内镜检查者行该检查。严重患者可发现阳性 X 线征。

(四)心理社会状况

反流性食管炎长期持续存在,病情反复、病程迁延,因此患者会出现食欲减退,体重下降,导致患者心情烦躁、焦虑;合并消化道出血时会使患者紧张、恐惧。应注意评估患者的情绪状态及对本病的认知程度。

三、常见护理诊断及问题

(一)疼痛:胸痛

与胃食管黏膜炎性病变有关。

(二)营养失调:低于机体需要量

与害怕进食、消化吸收不良等有关。

(三)有体液不足的危险

与合并消化道出血引起活动性体液丢失、呕吐及液体摄入量不足有关。

(四)焦虑

与病情反复、病程迁延有关。

(五)知识缺乏

缺乏对反流性食管炎病因和预防知识的了解。

四、诊断要点与治疗原则

(一)诊断要点

临床上有明显的反流症状;内镜下有反流性食管炎的表现,过度酸反流的客观依据即可做出诊断。

(二)治疗原则

以药物治疗为主,对药物治疗无效或发生并发症者可做手术治疗。

1.药物治疗

目前多主张采用递减法,即开始使用质子泵抑制剂加促胃肠动力药,迅速控制症状,待症状控制后再减量维持。

(1)促胃肠动力药:目前主要常用的药物是西沙必利。常用量为每次 5～15mg,每天 3～4次,疗程 8～12 周。

(2)抑酸药:①H_2 受体拮抗剂(H_2RA):西咪替丁 400mg、雷尼替丁 150mg、法莫替丁 20mg,每日 2 次,疗程 8～12 周;②质子泵抑制剂(PPI):奥美拉唑 20mg、兰索拉唑 30mg、泮托拉唑 40mg、雷贝拉唑 10mg 和埃索美拉唑 20mg,一日 1 次,疗程 4～8 周;③抗酸药:仅用于症状轻、间歇发作的患者作为临时缓解症状用。反流性食管炎有并发症或停药后很快复发者,需要长期维持治疗。H_2RA、西沙必利、PPI 均可用于维持治疗,其中以 PPI 效果最好。维持治疗的剂量因患者而异,以调整至患者无症状的最低剂量为合适剂量。

2.手术治疗

手术为不同术式的胃底折叠术。手术指征为:①经内科治疗无效;②虽经内科治疗有效,但患者不能忍受长期服药;③经反复扩张治疗后仍反复发作的食管狭窄;④确证由反流性食管炎引起的严重呼吸道疾病。

3.并发症的治疗

(1)食管狭窄:大部分狭窄可行内镜下食管扩张术治疗。扩张后予以长程 PPI 维持治疗可防止狭窄复发。少数严重瘢痕性狭窄需行手术切除。

(2)Barrett 食管:药物治疗是预防 Barrett 食管发生和发展的重要措施,必须使用 PPI 治疗及长期维持。

五、护理措施

(一)一般护理

为减少平卧时及夜间反流可将床头抬高 15～20cm。避免睡前 2h 内进食,白天进餐后亦不宜立即卧床。

应避免食用使食管下括约肌压力降低的食物和药物,如高脂肪、巧克力、咖啡、浓茶及硝酸甘油钙拮抗剂等。应戒烟及禁酒。减少一切影响腹压增高的因素,如肥胖、便秘、紧束腰带等。

（二）用药护理

遵医嘱给予药物治疗,注意观察药物的疗效及不良反应。

1.H_2受体拮抗剂

药物应在餐中或餐后即刻服用,若需同时服用抗酸药,则两药应间隔1h以上。若静脉给药应注意控制速度,过快可引起低血压和心律失常。西咪替丁对雄性激素受体有亲和力,可导致男性乳腺发育、阳痿以及性功能紊乱,应做好解释工作。该药物主要通过肾排泄,用药期间应监测肾功能。

2.质子泵抑制剂

奥美拉唑可引起头晕,应嘱患者用药期间避免开车或做其他必须高度集中注意力的工作。兰索拉唑的不良反应包括荨麻疹、皮疹、瘙痒、头痛、口苦、肝功能异常等,轻度不良反应不影响继续用药,较严重时应及时停药。泮托拉唑的不良反应较少,偶可引起头痛和腹泻。

3.抗酸药

该药在饭后1h和睡前服用。服用片剂时应嚼服,乳剂给药前应充分摇匀。抗酸剂应避免与奶制品、酸性饮料及食物同时服用。

（三）饮食护理

(1)指导患者有规律地进餐,饮食不宜过饱,选择营养丰富、易消化的食物。避免摄入过咸、过甜、过辣的刺激性食物。

(2)制订饮食计划:与患者共同制订饮食计划,指导患者及家属改进烹饪技巧,增加食物的色、香、味,引起患者食欲。

(3)观察并记录患者每天进餐次数、量种类,以了解其摄入营养素的情况。

六、健康指导

（一）疾病知识的指导

向患者及家属介绍本病的有关病因,避免诱发因素。保持良好的心理状态,平时生活要有规律,合理安排工作和休息时间,注意劳逸结合,积极配合治疗。

（二）饮食指导

指导患者加强饮食卫生和饮食营养,养成有规律的饮食习惯;避免过冷、过热、辛辣等刺激性食物及浓茶、咖啡等饮料;嗜酒者应戒酒。

（三）用药指导

根据病因及病情进行指导,嘱患者长期维持治疗,介绍药物的不良反应,如有异常及时复诊。

第三节　慢性胃炎

慢性胃炎是指由多种原因引起的胃黏膜慢性炎症,其发病率在各种胃病中居首位,男性多于女性,各个年龄段均可发病,且随年龄增长发病率逐渐增高。慢性胃炎的分类方法很多,

2000 年全国慢性胃炎研讨会共识意见中采纳了国际上新悉尼系统的分类方法,将慢性胃炎分为浅表性(又称非萎缩性)、萎缩性和特殊类型 3 大类。慢性浅表性胃炎是指不伴有胃黏膜萎缩性改变的慢性炎症,幽门螺杆菌感染是其主要病因;慢性萎缩性胃炎是指胃黏膜已经发生了萎缩性改变,常伴有肠上皮化生,又分为多灶萎缩性胃炎和自身免疫性胃炎两大类;特殊类型胃炎种类很多,临床上较少见。

一、病因及诊断检查

(一)致病因素

1.幽门螺杆菌感染

幽门螺杆菌感染是慢性浅表性胃炎最主要的病因。幽门螺杆菌具有鞭毛,其分泌的黏液素可直接侵袭胃黏膜,释放的尿素酶可分解尿素产生 NH,中和胃酸,使幽门螺杆菌在胃黏膜定居和繁殖,同时可损伤上皮细胞膜;幽门螺杆菌产生的细胞毒素还可引起炎症反应和菌体壁诱导自身免疫反应的发生,导致胃黏膜慢性炎症。

2.饮食因素

高盐饮食,长期饮烈酒、浓茶、咖啡,摄取过热、过冷、过于粗糙的食物等,均易引起慢性胃炎。

3.自身免疫

患者血液中存在自身抗体,如抗壁细胞抗体和抗内因子抗体,可使壁细胞数目减少,胃酸分泌减少或缺失,还可使维生素 B_{12} 吸收障碍导致恶性贫血。

4.其他因素

各种原因引起的十二指肠液反流入胃,削弱或破坏胃黏膜的屏障功能而损伤胃黏膜;老年人胃黏膜退行性病变;胃黏膜营养因子缺乏,如胃泌素缺乏;服用非类固醇消炎药等,均可引起慢性胃炎。

(二)身体状况

慢性胃炎起病缓慢,病程迁延,常反复发作,缺乏特异性症状。由幽门螺杆菌感染引起的慢性胃炎患者多数无症状;部分患者有上腹不适、腹部隐痛、腹胀、食欲减退、恶心和呕吐等消化不良的表现;少数患者可有少量上消化道出血;自身免疫性胃炎患者可出现明显厌食、体重减轻和贫血。体格检查可有上腹部轻微压痛。

(三)心理社会状况

病情反复、病程迁延不愈可使患者出现烦躁焦虑等不良情绪。

(四)实验室及其他检查

1.胃镜及活组织检查

胃镜及活组织检查是诊断慢性胃炎最可靠的方法。慢性浅表性胃炎可见红斑(点、片状或条状)、黏膜粗糙不平、出血点或出血斑;慢性萎缩性胃炎可见黏膜呈颗粒状黏膜血管显露、色泽灰暗皱襞细小。

2.幽门螺杆菌检测

可通过侵入性(如快速尿素酶试验、组织学检查和幽门螺杆菌培养等)和非侵入性(如[13]C或[14]C 尿素呼气试验、粪便幽门螺杆菌抗原检测和血清学检查等)方法检测幽门螺杆菌。

3.胃液分析

自身免疫性胃炎时,胃酸缺乏;多灶萎缩性胃炎时,胃酸分泌正常或偏低。

4.血清学检查

自身免疫性胃炎时,血清抗壁细胞抗体和抗内因子抗体可呈阳性,血清促胃液素(胃泌素)水平明显升高;多灶萎缩性胃炎时,血清促胃液素水平正常或偏低。

二、护理诊断及医护合作性问题

(一)疼痛、腹痛

与胃黏膜炎性病变有关。

(二)营养失调,低于机体需要量

与厌食、消化吸收不良等有关。

(三)焦虑

与病情反复、病程迁延有关。

(四)潜在并发症

癌变。

(五)知识缺乏

缺乏对慢性胃炎病因和预防知识的了解。

三、治疗及护理措施

(一)治疗要点

治疗原则是积极祛除病因,根除幽门螺杆菌感染,对症处理,防治癌前病变。

1.病因治疗

根除幽门螺杆菌感染:目前多采用的治疗方案是以胶体铋剂或质子泵抑制药为基础加上两种抗生素的三联治疗方案。如常用奥美拉唑或枸橼酸铋钾,与阿莫西林及甲硝唑或克拉霉素3种药物联用,两周为1个疗程。治疗失败后再治疗比较困难,可换用两种抗生素,或采用胶体铋剂和质子泵抑制药合用的四联疗法。

其他病因治疗:因非类固醇消炎药引起者,应立即停药并给予制酸药或硫糖铝;因十二指肠液反流引起者,应用硫糖铝或氢氧化铝凝胶吸附胆汁;因胃动力学改变引起者,应给予多潘立酮或莫沙必利等。

2.对症处理

有胃酸缺乏和贫血者,可用胃蛋白酶合剂等以助消化;对于上腹胀满者,可选用胃动力药、理气类中药;有恶性贫血时可肌内注射维生素 B_{12}。

3.胃黏膜异型增生的治疗

异型增生是癌前病变,应定期随访,给予高度重视。对不典型增生者可给予维生素 C、维生素 E,β-胡萝卜素、叶酸和微量元素硒预防胃癌的发生;对已经明确的重度异型增生可手术治疗,目前多采用内镜下胃黏膜切除术。

(二)护理措施

1.病情观察

主要观察有无上腹不适、腹胀、食欲减退等消化不良的表现;观察腹痛的部位、性质,呕吐物与大便的颜色、量及性状;评估实验室及胃镜检查结果。

2.饮食护理

(1)营养状况评估:观察并记录患者每日进餐次数、量和品种,以了解机体的营养摄入状况。定期监测体重,监测血红蛋白浓度、血清蛋白等有关营养指标的变化。

(2)制订饮食计划:①与患者及其家属共同制订饮食计划,以营养丰富、易消化、少刺激为原则。②胃酸低者可适当食用刺激胃酸分泌或酸性的食物,如浓肉汤、鸡汤、山楂、食醋等;胃酸高者应指导患者避免食用酸性和多脂肪食物,可进食牛奶、菜泥、面包等。③鼓励患者养成良好的饮食习惯,进食应规律,少食多餐,细嚼慢咽。④避免摄入过冷、过热、过咸、过甜、辛辣和粗糙的食物,戒除烟酒。⑤提供舒适的进餐环境,改进烹饪技巧,保持口腔清洁卫生,以促进患者的食欲。

3.药物治疗的护理

(1)严格遵医嘱用药,注意观察药物的疗效及不良反应。

(2)枸橼酸铋钾:宜在餐前 0.5h 服用,因其在酸性环境中方起作用;服药时要用吸管直接吸入,防止将牙齿、舌染黑;部分患者服药后出现便秘或黑粪,少数患者有恶心、一过性血清转氨酶升高,停药后可自行消失,极少数患者可能出现急性肾衰竭。

(3)抗菌药物:服用阿莫西林前应详细询问患者有无青霉素过敏史,用药过程中要注意观察有无变态反应的发生;服用甲硝唑可引起恶心呕吐等胃肠道反应及口腔金属味、舌炎、排尿困难等不良反应,宜在餐后 0.5h 服用。

(4)多潘立酮及西沙必利:应在餐前服用,不宜与阿托品等解痉药合用。

4.心理护理

护理人员应主动安慰、关心患者,向患者说明不良情绪会诱发和加重病情,经过正规的治疗和护理可以康复。

5.健康指导

向患者及家属介绍本病的有关知识、预防措施等;指导患者避免诱发因素,保持愉快的心情,生活规律,养成良好的饮食习惯,戒除烟酒;向患者介绍服用药物后可能出现的不良反应,指导患者按医嘱坚持用药,定期复查,如有异常及时复诊。

第四节　溃疡性结肠炎

溃疡性结肠炎是一种病因尚不明确的直肠和结肠慢性非特异性炎症性疾病,病变主要限于大肠黏膜与黏膜下层。临床表现为腹泻、黏液脓血便、腹痛。病情轻重不等,多呈反复发作的慢性疾病。本病可发生在任何年龄,多见于 20～40 岁,亦可见于儿童或老年。男女发病率无明显差别。

一、症状

(一)腹泻

腹泻为最主要的症状,黏液脓血便是本病活动期的重要表现。大便次数及便血的程度可反映病情轻重,轻者每日排便 2~4 次,便血轻或无;重者每日 10 次以上,脓血显见,甚至大量便血。

(二)腹痛

轻型患者可无腹痛或仅有腹部不适。一般诉有轻度至中度腹痛,多为左下腹或下腹的阵痛,亦可涉及全腹。有疼痛-便意-便后缓解的规律及有里急后重。

(三)其他症状

可有腹胀,严重病例有食欲缺乏、发热、恶心、呕吐等。

二、体征

患者呈慢性病容,精神状态差,重者呈消瘦、贫血貌。轻者仅有左下腹轻压痛,有时可触及痉挛的降结肠或乙状结肠。重型和暴发型患者常有明显压痛和鼓肠。若有腹肌紧张、反跳痛、肠鸣音减弱应注意中毒性巨结肠、肠穿孔等并发症。

三、评估要点

(一)一般情况

患者呈慢性病容,精神状态差,重者呈消瘦、贫血等不同程度的全身症状。

(二)专科情况

(1)腹痛的特点,是否间歇性疼痛,有无腹部绞痛,疼痛有无规律、有无关节痛。

(2)评估排便次数、颜色、量、性质是否正常。

(3)评估患者的出入量是否平衡,水、电解质是否平衡。

(三)实验室及其他检查

1.血液检查

可有红细胞和血红蛋白减少,活动期白细胞计数增高,血沉增快和 C 反应蛋白增高是活动期的标志。

2.粪便检查

肉眼检查常见血、脓和黏液,显微镜检查见多量红细胞、白细胞或脓细胞。

3.结肠镜检查

结肠镜检查是本病诊断的最重要的手段之一,可直接观察病变肠黏膜并取活检。

4.X 线钡剂灌肠检查

可见黏膜粗乱或有细颗粒改变。

四、护理措施

(1)休息与活动:在急性发作期或病情严重时均应卧床休息,缓解期也应适当休息,注意劳逸结合。

(2)病情观察:严密观察腹痛的性质、部位以及生命体征的变化,以了解病情的进展情况。

(3)用药护理:遵医嘱给予柳氮磺吡啶(SASP)和(或)糖皮质激素,以减轻炎症,使腹痛缓解。注意药物的疗效及不良反应。嘱患者餐后服药,服药期间定期复查血象;应用糖皮质激素者,要注意激素的不良反应,不可随意停药,防止停药反应。

(4)给患者安排舒适、安静的环境,同时注意观察大便的量、性状、次数并做好记录,保持肛周皮肤的清洁和干燥。

(5)由于本病为慢性反复发作性的过程,患者会产生各种不良情绪,护士应做好心理疏导;指导患者及家属正确对待疾病,让患者保持情绪稳定,树立战胜疾病的信心。

第五节　急性阑尾炎

急性阑尾炎是外科最常见的急腹症之一,多发生于青年人,男性发病率高于女性。

一、病因、病理

(一)病因

(1)阑尾管腔梗阻:是引起急性阑尾炎最常见的病因。阑尾管腔细长,开口较小,容易被食物残渣、粪石、蛔虫等阻塞而引起管腔梗阻。

(2)细菌入侵:阑尾内存有大量大肠杆菌和厌氧菌,当阑尾管腔阻塞后,细菌繁殖并产生毒素,损伤阑尾黏膜上皮,细菌经溃疡面侵入阑尾,引起感染。

(3)胃肠道疾病的影响:急性肠炎、血吸虫病等可直接蔓延至阑尾或引起阑尾管壁肌肉痉挛,使管壁血运障碍而致炎症。

(二)病理

根据急性阑尾炎发病过程的病理解剖学变化,可分为急性单纯性阑尾炎、急性化脓性阑尾炎、坏疽性及穿孔性阑尾炎、阑尾周围脓肿 4 种病理类型。

急性阑尾炎的转归取决于机体的抵抗力和治疗是否及时,可有炎症消退、炎症局限化、炎症扩散三种转归。

二、临床表现

(一)症状

1.腹痛

典型症状是转移性右下腹痛。因初期炎症仅限于阑尾黏膜或黏膜下层,由内脏神经反射引起上腹或脐部周围疼痛,范围较弥散。当炎症波及浆膜层和壁层腹膜时,刺激了躯体神经,疼痛固定于右下腹。单纯性阑尾炎的腹痛程度较轻,化脓性及坏疽性阑尾炎的腹痛程度较重;当阑尾穿孔时,因阑尾管腔内的压力骤减,腹痛可减轻;但随着腹膜炎的出现,腹痛可继续加重。

2.胃肠道症状

早期可有轻度恶心、呕吐,部分患者可发生腹泻或便秘。盆腔阑尾炎时,炎症刺激直肠和膀胱,引起里急后重和排尿痛。

3.全身症状

早期有乏力、腹痛症状,炎症发展时,可出现脉快、发热等,体温多在 38℃ 内。坏疽性阑尾炎时,出现寒战、体温明显升高。若发生门静脉炎,可出现寒战、高热和轻度黄疸。

(二)体征

1.右下腹固定压痛、仅跳痛

右下腹固定压痛、仅跳痛是急性阑尾炎最重要的特征。腹部压痛点常位于麦氏点。

2.腹肌紧张

提示阑尾已化脓、坏死或即将穿孔。

三、辅助检查

(一)腰大肌试验

若为阳性,提示阑尾位于盲肠后位,贴近腰大肌。

(二)结肠充气试验

若为阳性,表示阑尾已有急性炎症。

(三)闭孔内肌试验

若为阳性,提示阑尾位置靠近闭孔内肌。

(四)直肠指诊

直肠右前方有触痛者,提示盆腔位置阑尾炎。若触及痛性肿块,提示盆腔脓肿。

四、治疗原则

急性阑尾炎诊断明确后,应尽早进行阑尾切除术。部分急性单纯性阑尾炎,可经非手术治疗而获得痊愈;阑尾周围脓肿,先进行非手术治疗,待肿块缩小局部、体温正常,3个月后再进行阑尾切除术。

五、护理诊断/问题

(一)疼痛

与阑尾炎症、手术创伤有关。

(二)体温过高

与阑尾炎症或化脓性感染有关。

(三)潜在并发症

急性腹膜炎、感染性休克、腹腔脓肿、门静脉炎。

(四)潜在术后并发症

腹腔出血、切口感染、腹腔脓肿、粘连性肠梗阻。

六、护理措施

(一)非手术治疗的护理

(1)取半卧位。

(2)饮食和输液:流质饮食或禁食,禁食期间做好静脉输液的护理。

(3)控制感染:应用抗生素。

(4)严密观察病情:观察患者的生命体征、精神状态、腹部症状和体征、白细胞计数及中性粒细胞比例的变化。

(二)术后护理

1.体位

血压平稳后取半卧位。

2.饮食

术后 1～2 日胃肠蠕动恢复、肛门排气后可进流食,如无不适可改半流食,术后 3～4 日可进软质普食。

3.早期活动

轻症患者术后当天麻醉反应消失后,即可下床活动,以促进肠蠕动的恢复,防止肠粘连的发生。重症患者应在床上多翻身、活动四肢,待病情稳定后,及早下床活动。

4.并发症的观察和护理

(1)腹腔内出血:常发生在术后 24h 内,表现为腹痛、腹胀、面色苍白、脉搏细速、血压下降等内出血表现,或腹腔引流管有血性液引出。应将患者立即平卧,快速静脉输液输血,并做好紧急手术止血的准备。

(2)切口感染:是术后最常见的并发症,表现为术后 2～3 日体温升高,切口胀痛、红肿、压痛等。可给予抗生素、理疗等,如已化脓应拆线引流脓液。

(3)腹腔脓肿:多见于化脓性或坏疽性阑尾炎术后。表现为术后 5～7 日体温升高或下降后又升高,有腹痛、腹胀、腹部压痛、腹肌紧张或腹部包块,常发生于盆腔、膈下、肠间隙等处,可出现直肠膀胱刺激症状及全身中毒症状。

(4)粘连性肠梗阻:常为不完全性肠梗阻,以非手术治疗为主;完全性肠梗阻者应手术治疗。

(5)粪瘘:少见,一般经手术修补治疗后粪瘘可闭合。

七、特殊类型阑尾炎

(一)小儿急性阑尾炎

小儿大网膜发育不全,难以包裹发炎的阑尾。其临床特点:①病情发展快且重,早期出现高热、呕吐等胃肠道症状。②右下腹体征不明显。③小儿阑尾管壁薄,极易发生穿孔,并发症和死亡率较高。处理原则:及早手术。

(二)妊娠期急性阑尾炎

较常见,发病多在妊娠前 6 个月。临床特点:①妊娠期盲肠和阑尾被增大的子宫推压上移,压痛点也随之上移。②腹膜刺激征不明显。③大网膜不易包裹发炎的阑尾,炎症易扩散。④炎症刺激子宫收缩,易引起流产或早产,威胁母子安全。处理原则:及早手术。

(三)老年人急性阑尾炎

老年人对疼痛反应迟钝,防御功能减退。其临床特点为:①主诉不强烈,体征不典型,易延误诊断和治疗。②阑尾动脉多硬化,易致阑尾缺血坏死或穿孔。③常伴有心血管病、糖尿病等,使病情复杂严重。处理原则:及早手术。

第六节　消化性溃疡

消化性溃疡主要指发生于胃和十二指肠的慢性溃疡,即胃溃疡(GU)和十二指肠溃疡(DU),因溃疡的形成与胃酸/胃蛋白酶的消化作用有关而得名。临床以慢性病程、周期性发作和节律性上腹部疼痛为主要特点。消化性溃疡是消化系统的常见病,我国总发病率为10%~12%,秋冬和冬春之交好发。临床上十二指肠溃疡较胃溃疡多见,二者之比约为3∶1,男性患病较女性多见,男女之比为(3~4)∶1。十二指肠溃疡好发于青壮年,胃溃疡的发病年龄高峰比十二指肠溃疡约晚10年。

一、病因及诊断检查

(一)致病因素

1.幽门螺杆菌感染

大量研究表明幽门螺杆菌感染是消化性溃疡的主要病因,尤其是十二指肠溃疡。其机制尚未完全阐明,可能是幽门螺杆菌感染通过直接或间接作用于胃、十二指肠黏膜,胃酸分泌增加,使黏膜屏障作用削弱,引起局部炎症和免疫反应,导致胃、十二指肠黏膜损害和溃疡形成。

2.胃酸和胃蛋白酶

消化性溃疡的最终形成是由于胃酸/胃蛋白酶对黏膜的自身消化所致。胃酸分泌增多不仅破坏胃黏膜屏障,还能激活胃蛋白酶,从而降解蛋白质分子,损伤黏膜,故胃酸在溃疡的形成过程中起关键作用,是溃疡形成的直接原因。

3.非类固醇消炎药

如阿司匹林、吲哚美辛、糖皮质激素等可直接作用于胃、十二指肠黏膜,损害黏膜屏障主要通过抑制前列腺素合成,削弱其对黏膜的保护作用。

4.其他因素

(1)遗传:O型血人群的十二指肠溃疡发病率高于其他血型。

(2)吸烟:烟草中的尼古丁成分可引起胃酸分泌增加、幽门括约肌张力降低、胆汁及胰液反流增多,从而削弱胃肠黏膜屏障。

(3)胃十二指肠运动异常:胃排空增快,可使十二指肠壶腹部酸负荷增大;胃排空延缓,可引起十二指肠液反流入胃,而损伤胃黏膜。

总之,胃酸/胃蛋白酶的损害作用增强和(或)胃、十二指肠黏膜防御/修复机制减弱是本病发生的根本环节。但胃和十二指肠溃疡发病机制也有所不同,胃溃疡的发病主要是防御/修复机制减弱,十二指肠溃疡的发病主要是损害作用增强。

(二)身体状况

临床表现轻重不一,部分患者可无症状或症状较轻,或以出血、穿孔等并发症为首发表现。典型的消化性溃疡有如下临床特点。①慢性病程:病史可达数年至数十年。②周期性发作:发作与缓解交替出现,发作常有季节性,多在春秋季好发。③节律性上腹部疼痛:腹痛与进食之间有明显的相关性和节律性。

1.症状

(1)上腹部疼痛：为本病的主要症状，疼痛部位多位于中上腹，偏右或偏左。疼痛性质可为钝痛、胀痛、灼痛、剧痛或饥饿不适感。多数患者疼痛有典型的节律性，胃溃疡疼痛常在餐后1h内发生，至下次餐前消失，即进食－疼痛－缓解，故又称饱食痛；十二指肠溃疡疼痛常在两餐之间发生，至下次进餐后缓解，即疼痛－进食－缓解，故又称空腹痛或饥饿痛，部分患者也可出现午夜痛。

(2)其他：可有反酸、嗳气、恶心、呕吐、腹胀、食欲减退等消化不良的症状，或有失眠、多汗等自主神经功能失调的表现，病程长者可出现消瘦、体重下降和贫血。

2.体征

溃疡发作期上腹部可有局限性轻压痛，胃溃疡压痛点常位于剑突下或剑突下稍偏左，十二指肠溃疡压痛点多在中上腹或中上腹稍偏右。缓解期无明显体征。

3.并发症

(1)出血：是最常见的并发症。出血引起的临床表现取决于出血的量和速度，轻者仅表现为呕血与黑粪，重者可出现低血量持久休克征象。

(2)穿孔：急性穿孔是最严重的并发症，常见诱因有饮食过饱、饮酒、劳累、服用非类固醇消炎药等。表现为突发的剧烈腹痛，迅速蔓延至全腹，并出现腹肌紧张、弥散性腹部压痛、反跳痛，肝浊音界缩小或消失，肠鸣音减弱或消失等体征，部分患者出现休克。慢性穿孔的症状不如急性穿孔剧烈，往往表现为腹痛规律的改变，顽固而持久，常放射至背部。

(3)幽门梗阻：多由十二指肠溃疡或幽门管溃疡引起。溃疡急性发作时炎症水肿可引起暂时性梗阻，慢性溃疡愈合后形成瘢痕可致永久性梗阻。主要表现为上腹胀痛，餐后明显，频繁大量呕吐，呕吐物含酸腐味宿食。严重呕吐可致脱水和低氯低钾性碱中毒，常继发营养不良和体重减轻。上腹部空腹振水音、胃蠕动波及插胃管抽液量超过 200mL 是幽门梗阻的特征性表现。

(4)癌变：少数胃溃疡可发生癌变。对有长期胃溃疡病史、年龄在 45 岁以上、胃溃疡上腹痛的节律性消失、症状顽固且经严格内科治疗无效、粪便隐血试验持续阳性者，应考虑癌变，需进一步检查和定期随访。

(三)心理社会状况

由于本病病程长、周期性发作和节律性腹痛，会使患者产生紧张、焦虑或抑郁等情绪，当并发出血、穿孔或癌变时，易产生恐惧心理。

(四)实验室及其他检查

1.胃镜及胃黏膜活组织检查

胃镜及胃黏膜活组织检查是确诊消化性溃疡首选的检查方法。胃镜检查可直接观察溃疡部位、病变大小和性质，还可在直视下取活组织做病理学检查及幽门螺杆菌检测。

2.X 线钡剂检查

龛影是溃疡的 X 线检查直接征象，对溃疡有确诊价值；激惹和变形等间接征象，提示可能有溃疡的发生。

3.幽门螺杆菌检测

幽门螺杆菌检测是消化性溃疡诊断的常规检查项目,因为有无幽门螺杆菌感染决定治疗方案的选择。

4.粪便隐血试验

隐血试验阳性提示溃疡活动期,胃溃疡患者如隐血试验持续阳性,提示有癌变的可能。

二、护理诊断及医护合作性问题

(1)疼痛:腹痛与胃酸刺激溃疡面、引起化学性炎症或并发穿孔等有关。

(2)营养失调(低于机体需要量):与疼痛所致摄食减少或频繁呕吐有关。

(3)焦虑:与溃疡反复发作、迁延不愈或出现并发症使病情加重有关。

(4)潜在并发症:上消化道出血、穿孔、幽门梗阻、癌变。

(5)缺乏溃疡病防治知识。

三、治疗及护理措施

(一)治疗要点

本病的治疗目的是消除病因、控制症状、促进溃疡愈合、防止复发和防治并发症。

1.一般治疗

注意休息,劳逸结合,饮食规律,戒烟、酒,消除紧张、焦虑情绪,停用或慎用非类固醇消炎药等。

2.药物治疗

(1)抑制胃酸药物:有碱性抗酸药和抑制胃酸分泌药两大类。

碱性抗酸药:如氢氧化铝、铝碳酸镁及其复方制剂等,能中和胃酸,缓解疼痛,因其疗效差、不良反应较多,现很少应用。

抑制胃酸分泌的药物:①Hp受体拮抗药:是目前临床使用最为广泛的抑制胃酸分泌、治疗消化性溃疡的药物。常用药物有西咪替丁、雷尼替丁和法莫替丁等,4～6周为1个疗程。②质子泵抑制药:是目前最强的抑制胃酸分泌药物,其解除溃疡疼痛,促进溃疡愈合的效果优于 H_2 受体拮抗药,且能抑制幽门螺杆菌的生长。常用药物有奥美拉唑、兰索拉唑和泮托拉唑等,疗程一般为6～8周。

(2)保护胃黏膜药物:常用硫糖铝、枸橼酸铋钾和米索前列醇。

(3)根除幽门螺杆菌药物:对于有幽门螺杆菌感染的消化性溃疡,无论初发或复发、活动或静止、有无并发症,均应予以根除幽门螺杆菌治疗。

3.手术治疗

对于大量出血经内科治疗无效、急性穿孔、瘢痕性幽门梗阻、胃溃疡有癌变、正规内科治疗无效的顽固性溃疡者可选择手术治疗。

(二)护理措施

1.病情观察

密切观察患者腹痛的规律和特点,与进食、服药的关系,呕吐物及粪便的颜色和性状;监测生命体征及腹部体征的变化。观察患者有无出血、穿孔、幽门梗阻和癌变征象,一旦发现及时通知医师,并配合做好各项护理工作。

2.生活护理

(1)适当休息:溃疡活动期且症状较重或有并发症者,应适当休息。

(2)饮食护理:基本要求同慢性胃炎。指导患者进餐定时定量、少食多餐、细嚼慢咽。选择营养丰富、易消化,低脂、适量蛋白质的食物,如脱脂牛奶、鸡蛋和鱼等;主食以面食为主,因其柔软、含碱且易消化,不习惯于面食则以软米饭或米粥代替;避免辛辣、油炸、过酸、过咸食物及浓茶、咖啡等刺激食物和饮料,以减少胃酸分泌。

3.药物治疗的护理

严格遵医嘱用药,注意观察药物的疗效及不良反应,并告知患者用药的注意事项。

(1)碱性抗酸药:应在饭后 1h 和睡前服用,避免与奶制品、酸性食物及饮料同服。氢氧化铝凝胶能阻碍磷的吸收,引起磷缺乏症,长期大量服用还可引起严重便秘;服用镁制剂可引起腹泻。

(2)H_2受体拮抗药:应在餐中或餐后即刻服用,也可将一日的剂量在睡前顿服,若与抗酸药联用时,两药间隔 1h 以上。静脉给药时要注意控制速度,避免低血压和心律失常的发生。长期大量应用西咪替丁可出现男性乳房肿胀、性欲减退、腹泻、眩晕、头痛、肌肉痉挛或肌痛、皮疹、脱发,偶见粒细胞减少、精神错乱等。

(3)质子泵抑制药:奥美拉唑可引起头晕,告知患者服药期间避免从事注意力高度集中的工作;兰索拉唑的主要不良反应有荨麻疹、皮疹、瘙痒、头痛、口干、肝功能异常等,不良反应严重时应及时停药;泮托拉唑的不良反应较少,偶有头痛和腹泻。

(4)保护胃黏膜药物:硫糖铝片应在餐前 1h 服用,可有便秘、口干、皮疹、眩晕、嗜睡等不良反应;米索前列醇可引起子宫收缩,孕妇禁用。

(5)根除幽门螺杆菌药物:应在餐后服用抗生素,尽量减少对胃黏膜的刺激,服药要定时定量,以达到根除幽门螺杆菌的目的。

4.并发症的护理

(1)穿孔:急性消化道穿孔时,禁食并胃肠减压,做好术前准备工作;慢性穿孔时,密切观察疼痛的性质,指导患者遵医嘱用药。

(2)幽门梗阻:观察患者呕吐物的性状,准确记录出入液量,重者禁食禁水、胃肠减压,及时纠正水、电解质、酸碱平衡紊乱。

5.心理护理

正确评估患者及家属的心理反应,告知患者及家属,经过正规治疗和积极预防,溃疡是可以痊愈的,并说明不良情绪会诱发和加重病情,使患者树立信心,消除紧张、恐惧心理。指导患者心理放松,转移注意力,保持乐观的情绪。

6.健康指导

(1)疾病知识指导:向患者及家属介绍导致溃疡发生及加重的相关因素;指导患者生活规律,保持乐观的心态,保证充足的睡眠和休息,适当锻炼,提高机体抵抗力;建立合理的饮食习惯和结构,戒除烟酒,避免摄入刺激性食物。

(2)用药指导:指导患者严格遵医嘱正确服药,学会观察药物疗效和不良反应,不可擅自停药和减量,以避免溃疡复发;忌用或慎用对胃黏膜有损害的药物,如阿司匹林、咖啡因、糖皮质激素等;若用药后腹痛节律改变或出现并发症应及时就医。

第七节　肠梗阻

肠腔内容物不能正常运行或通过肠道发生障碍时,称为肠梗阻,是外科常见的急腹症之一。

一、疾病概要

(一)病因和分类

1.按梗阻发生的原因分类

(1)机械性肠梗阻:最常见,是由各种原因引起的肠腔变窄、肠内容物通过有障碍。主要原因:①肠腔堵塞:如寄生虫、粪块、异物等。②肠管受压:如粘连带压迫、肠扭转、嵌顿性疝等。③肠壁病变:如先天性肠道闭锁、狭窄、肿瘤等。

(2)动力性肠梗阻:较机械性肠梗阻少见。肠管本身无病变,梗阻原因是由于神经反射和毒素刺激引起肠壁功能紊乱,致肠内容物不能正常运行。可分为:①麻痹性肠梗阻:常见于急性弥散性腹膜炎、腹部大手术、腹膜后血肿或感染等。②痉挛性肠梗阻:由于肠壁肌肉异常收缩所致,常见于急性肠炎或慢性铅中毒。

(3)血运性肠梗阻:较少见。由于肠系膜血管栓塞或血栓形成,使肠管血运障碍,继而发生肠麻痹,肠内容物不能通过。

2.按肠管血运有无障碍分类

(1)单纯性肠梗阻:无肠管血运障碍。

(2)绞窄性肠梗阻:有肠管血运障碍。

3.按梗阻发生的部位分类

高位性肠梗阻(空肠上段)和低位性肠梗阻(回肠末段和结肠)。

4.按梗阻的程度分类

完全性肠梗阻(肠内容物完全不能通过)和不完全性肠梗阻(肠内容物部分可通过)。

5.按梗阻发生的缓急分类

急性肠梗阻和慢性肠梗阻。

(二)病理生理

1.肠管局部的病理生理变化

(1)肠蠕动增强:单纯性机械性肠梗阻,梗阻以上的肠蠕动增强,以克服肠内容物通过的障碍。

(2)肠管膨胀:肠腔内积气、积液所致。

(3)肠壁充血水肿、血运障碍,严重时可导致坏死和穿孔。

2.全身性病理生理变化

(1)体液丢失和电解质、酸碱平衡失调。

(2)全身性感染和毒血症,甚至发生感染中毒性休克。

(3)呼吸和循环功能障碍。

(三)临床表现

1.症状

(1)腹痛:单纯性机械性肠梗阻的特点是阵发性腹部绞痛;绞窄性肠梗阻表现为持续性剧烈腹痛伴阵发性加剧;麻痹性肠梗阻呈持续性胀痛。

(2)呕吐:早期常为反射性,呕吐胃内容物,随后因梗阻部位不同,呕吐的性质各异。高位肠梗阻呕吐出现早且频繁,呕吐物主要为胃液、十二指肠液、胆汁;低位肠梗阻呕吐出现晚,呕吐物常为粪样物。若呕吐物为血性或棕褐色,常提示肠管有血运障碍;麻痹性肠梗阻呕吐多为溢出性。

(3)腹胀:高位肠梗阻,腹胀不明显;低位肠梗阻及麻痹性肠梗阻则腹胀明显。

(4)停止肛门排气排便:完全性肠梗阻时,患者多停止排气、排便,但在梗阻早期,梗阻以下肠管内尚存的气体或粪便仍可排出。

2.体征

(1)腹部:视诊,单纯性机械性肠梗阻可见腹胀、肠型和异常蠕动波,肠扭转时腹胀多不对称;触诊:单纯性肠梗阻可有轻度压痛但无腹膜刺激征,绞窄性肠梗阻可有固定压痛和腹膜刺激征;叩诊:绞窄性肠梗阻时腹腔有渗液,可有移动性浊音;听诊:机械性肠梗阻肠鸣音亢进,可闻及气过水声或金属音,麻痹性肠梗阻肠鸣音减弱或消失。

(2)全身:单纯性肠梗阻早期多无明显全身性改变,梗阻晚期可有口唇干燥、眼窝凹陷、皮肤弹性差、尿少等脱水征。严重脱水或绞窄性肠梗阻时,可出现脉搏细速、血压下降、面色苍白、四肢发冷等中毒和休克征象。

3.辅助检查

(1)实验室检查:肠梗阻晚期,血红蛋白和血细胞比容升高,并伴随水、电解质及酸碱平衡失调。绞窄性肠梗阻时,白细胞计数和中性粒细胞比例明显升高。

(2)X线检查:一般在肠梗阻发生4~6h后,立位或侧卧位X线平片可见肠胀气及多个液气平面。

(四)治疗原则

1.一般治疗

(1)禁食。

(2)胃肠减压:是治疗肠梗阻的重要措施之一。通过胃肠减压,吸出胃肠道内的气体和液体,从而减轻腹胀、降低肠腔内压力,改善肠壁血运,减少肠腔内的细菌和毒素。

(3)纠正水、电解质及酸碱平衡失调。

(4)防治感染和中毒。

(5)其他:对症治疗。

2.解除梗阻

分为非手术治疗和手术治疗两大类。

(五)常见几种肠梗阻

1.粘连性肠梗阻

是肠粘连或肠管被粘连带压迫所致的肠梗阻,较为常见。主要由于腹部手术、炎症、创伤、出血、异物等所致,以小肠梗阻为多见,多为单纯性不完全性梗阻。粘连性肠梗阻多采取非手术治疗,若无效或发生绞窄性肠梗阻时应及时手术治疗。

2.肠扭转

指一段肠管沿其系膜长轴旋转而形成的闭襻性肠梗阻,常发生于小肠,其次是乙状结肠。①小肠扭转:多见于青壮年,常在饱餐后立即进行剧烈活动时发病。表现为突发腹部绞痛,呈持续性伴阵发性加剧,呕吐频繁,腹胀不明显。②乙状结肠扭转:多见于老年人,常有便秘习惯,表现为腹部绞痛,明显腹胀,呕吐不明显。肠扭转是较严重的机械性肠梗阻,可在短时间内发生肠绞窄,坏死,一经诊断,应手术治疗。

3.肠套叠

指一段肠管套入与其相连的肠管内,以回结肠型(回肠末端套入结肠)最多见。肠套叠多见于2岁以下婴幼儿。典型表现为阵发性腹痛、果酱样血便和腊肠样肿块(多位于右上腹),右下腹触诊有空虚感。用X线空气或钡剂灌肠显示空气或钡剂在结肠内受阻,梗阻端的钡剂影像呈"杯口状"或"弹簧状"阴影。早期肠套叠可试行空气灌肠复位,无效者或病期超过48h怀疑有肠坏死或肠穿孔者,应进行手术治疗。

4.蛔虫性肠梗阻

由于蛔虫聚集成团并刺激肠管痉挛导致肠腔堵塞,多见于2~10岁儿童,驱虫不当常为诱因。主要表现为阵发性脐部周围腹痛,伴呕吐,腹胀不明显。部分患者腹部可触及变形、变位的条索状团块。少数患者可并发肠扭转或肠壁坏死穿孔,蛔虫进入腹腔引起腹膜炎。单纯性蛔虫堵塞多采用非手术治疗,包括解痉挛止痛、禁食、酌情胃肠减压、输液、口服植物油驱虫等,若无效或并发肠扭转、腹膜炎时,应进行手术取虫。

二、肠梗阻患者的护理

(一)护理诊断/问题

1.疼痛

与肠内容物不能正常运行或通过障碍有关。

2.体液不足

与呕吐、禁食、胃肠减压、肠腔积液有关。

3.潜在并发症

肠坏死、腹腔感染、休克。

(二)护理措施

1.非手术治疗的护理

(1)饮食:禁食,梗阻缓解12h后可进少量流质饮食,忌甜食和牛奶;48h后可进半流食。

(2)胃肠减压,做好相关护理。

（3）体位：生命体征稳定者可取半卧位。

（4）解痉挛、止痛：若无肠绞窄或肠麻痹，可用阿托品解除痉挛、缓解疼痛，应禁用吗啡类止痛药，以免掩盖病情。

（5）输液：纠正水、电解质和酸碱失衡，记录 24h 出入液量。

（6）防治感染和中毒：遵照医嘱应用抗生素。

（7）严密观察病情变化：出现下列情况时应考虑有绞窄性肠梗阻的可能，应及早采取手术治疗：①腹痛发作急骤，为持续性剧烈疼痛，或在阵发性加重之间仍有持续性腹痛，肠鸣音不亢进。②容易导致休克。③呕吐早、剧烈而频繁。④腹胀不对称，腹部有局部隆起或触及有压痛的包块。⑤明显的腹膜刺激征，体温升高、脉快、白细胞计数和中性粒细胞比例增高。⑥呕吐物、胃肠减压抽出液、肛门排出物为血性或腹腔穿刺抽出血性液。⑦腹部 X 线检查可见孤立、固定的肠襻。⑧经非手术治疗后症状、体征无明显改善者。

2.手术前后的护理

（1）术前准备：除上述非手术护理措施外，按腹部外科常规进行术前准备。

（2）术后护理：①病情观察：观察患者生命体征、腹部症状和体征的变化、伤口敷料及引流情况，及早发现术后并发症。②卧位：麻醉清醒、血压平稳后取半卧位。③禁食、胃肠减压，待排气后，逐步恢复饮食。④防止感染：遵照医嘱应用抗生素。⑤鼓励患者早期活动。

第八节　胆道感染

胆道感染是临床上常见的疾病，按发生部位分为胆囊炎和胆管炎。按发病急缓和病程经过分为急性、亚急性和慢性炎症。胆道感染与胆石症互为因果关系。胆石症引起胆道梗阻胆汁淤积，细菌繁殖致胆道感染，胆道感染的发作又是胆石形成的重要的致病因素和促发因素。

急性胆囊炎是胆囊发生的急性化学性或细菌性炎症。约 95％ 的患者合并有胆囊结石，称结石性胆囊炎，发病原因为结石导致胆囊管梗阻以及继发细菌感染所致。致病菌可通过胆道逆行侵入胆囊，或经血循环或淋巴途径进入胆囊，致病菌主要为革兰阴性杆菌，以大肠埃希菌最常见，其次有肠球菌、铜绿假单胞菌、厌氧菌等。5％的患者未合并有胆囊结石，称非结石性胆囊炎，发病原因尚不十分清楚，易发生在严重创伤、烧伤、手术后及危重患者中，可能是这些患者都有不同程度的低血压和组织低血流灌注，胆囊也受到低血流灌注损害，导致黏膜糜烂，胆囊壁受损。急性胆囊炎病理过程分为急性单纯性胆囊炎、急性化脓性胆囊炎和急性坏疽性胆囊炎三个阶段。

慢性胆囊炎是急性胆囊炎反复发作的结果，70％～95％的患者合并胆囊结石。

急性梗阻性化脓性胆管炎（AOSC）又名急性重症胆管炎（ACST），是急性胆管炎和胆道梗阻未解除，感染未控制，病情进一步发展的结果。由于胆管内压力持续升高，管腔内充满脓性胆汁，高压脓性胆汁逆流入肝，大量细菌和毒素经肝窦入血，导致脓毒症和感染性休克。

一、护理评估

(一)健康史

注意询问患者饮食习惯和饮食种类,发病是否有与饱食和高脂饮食有关,既往有无胆囊结石、胆囊炎、胆管结石、胆管炎及黄疸病史。

(二)身体状况

1.急性胆囊炎

(1)腹痛:急性发作典型表现是突发右上腹阵发性绞痛,常在饱餐、进油腻食物后,或在夜间发作。疼痛常放散到右肩部、肩胛部和背部。病变发展可出现持续性疼痛并阵发性加重。

(2)发热:患者常有轻度发热,通常无寒战。如果胆囊积脓、穿孔合并急性胆管炎,可出现明显的寒战高热。

(3)消化道症状:疼痛时常伴有恶心、呕吐、厌食等消化道症状。

(4)体格检查:右上腹部可有不同程度和范围的压痛、反跳痛及肌紧张,墨菲征(Murphy)阳性,可扪及肿大的胆囊。

(5)并发症:胆囊积脓、胆囊穿孔、弥漫性腹膜炎、急性化脓性胆管炎、急性坏死性胰腺炎。

2.慢性胆囊炎

临床症状常不典型,多数患者有胆绞痛病史,尔后有厌油腻、腹胀、嗳气等消化道症状,右上腹部和肩背部隐痛,一般无畏寒、高热和黄疸。体格检查右上腹胆囊区轻压痛或不适感,Murphy征可呈阳性。

3.急性梗阻性化脓性胆管炎

发病急骤、病情发展迅速、并发症凶险。除一般胆道感染的夏柯三联征(腹痛、寒战高热、黄疸)外,患者迅速出现休克、中枢神经系统受抑制表现,即雷诺五联征,如果患者不及时治疗,可迅速死亡。查体可有不同程度的上腹部压痛和腹膜刺激征。

(三)心理-社会状况

患者因即将面临手术、担心预后、疾病反复发作等因素引起患者及其亲属的焦虑与恐惧。急性梗阻性化脓性胆管炎患者,因病情危重,患者及其亲属常难以应对。

(四)辅助检查

1.实验室检查

胆囊炎患者白细胞计数和中性粒细胞比例增高;急性梗阻性化脓性胆管炎患者,白细胞计数$>10\times10^9/L$,中性粒细胞比例增高,胞浆可出现中毒颗粒。血小板计数降低,凝血酶原时间延长。

2.B超检查

急性胆囊炎可见胆囊肿大、壁厚、囊内有结石。慢性胆囊炎囊壁厚或萎缩,其内有结石或胆固醇沉着。急性梗阻性化脓性胆管炎患者可在床旁检查,能及时了解胆道梗阻的部位和病变性质,以及肝内外胆管扩张情况。

(五)治疗要点

1.非手术治疗

包括禁食、输液、纠正水、电解质及酸碱失衡,全身支持疗法,选用有效地抗生素控制感染,解痉止痛等处理。大多数急性胆囊炎患者病情能控制,待以后行择期手术。而急性梗阻性化脓性胆管炎患者,如病情较轻,可在 6 小时内试行非手术治疗,若无明显好转,应紧急手术治疗。

2.手术治疗

(1)急性胆囊炎发病在 72 小时内、经非手术治疗无效且病情恶化或有胆囊穿孔、弥漫性腹膜炎、急性化脓性胆管炎、急性坏死性胰腺炎等并发症者,均应急诊手术。争取行胆囊切除术,但高危患者,或局部炎症水肿、粘连重,解剖关系不清者,应选用胆囊造口术,3 个月后再行胆囊切除术。

(2)其他胆囊炎患者均应在患者情况处于最佳状态时择期行胆囊切除术。

(3)急性梗阻性化脓性胆管炎手术的目的是抢救生命,应力求简单有效,常采用胆总管切开减压、T 形管引流。其他方法还有 PTCD、经内镜鼻胆管引流术(ENAD)等。

二、护理诊断及合作性问题

(一)焦虑与恐惧

与疼痛、病情反复发作、手术有关。

(二)急性疼痛

与疾病本身和手术伤口有关。

(三)体温升高

与术前感染、术后炎症反应有关。

(四)营养失调

低于机体需要量与胆道功能失调,胆汁排出受阻,或手术后胆汁引流至体外导致消化不良、食欲不佳、肝功能受损有关。

(五)体液不足

与 T 形管引流、呕吐、感染性休克有关。

(六)潜在并发症

胆囊穿孔、弥漫性腹膜炎、急性化脓性胆管炎、急性坏死性胰腺炎、感染性休克等。

三、护理目标

患者情绪平稳,积极配合治疗,疼痛缓解,体温正常,营养得到改善,能维持体液平衡,无胆囊穿孔、弥漫性腹膜炎、急性化脓性胆管炎、急性坏死性胰腺炎、感染性休克等并发症发生。

四、护理措施

(一)非手术疗法及术前护理

(1)心理护理:加强与患者沟通,介绍胆囊炎的有关知识,解释术前准备的目的和必要性,使之配合。急性梗阻性化脓性胆管炎患者应将其病情的严重性告知患者亲属,使其理解配合。

(2)病情观察:应密切观察体温、脉搏、血压、黄疸神志、腹痛程度及腹部体征,发现异常,及时通知医生。

(3)禁食、输液:急性胆囊炎需禁食,补充水、电解质和纠正酸碱紊乱。凝血酶原低者,补充维生素 K,若紧急手术者,可输全血供给凝血酶原。

(4)营养支持:向慢性胆囊炎患者解释进食低脂饮食的意义,提供低脂、高热量饮食。

（5）抗感染与对症处理：遵医嘱应用解痉、镇痛及抗感染药物，高热者用物理或药物降温。

（6）急性梗阻性化脓性胆管炎患者应及时完成手术前各项准备工作，如扩容、广谱、足量、联合使用抗生素，视病情使用激素、血管活性药物等抗休克措施，争取尽快手术。

（二）术后护理

同胆石症患者术后护理，急性梗阻性化脓性胆管炎患者仍需严密观察病情变化，继续积极抗休克治疗。

（三）健康指导

指导患者宜进低脂、高热量、高维生素易消化饮食，如出现发热腹痛、黄疸等情况，及时来医院就诊。

五、护理评价

患者是否情绪平稳，是否积极配合治疗，疼痛是否缓解，体温是否恢复正常；营养是否得到改善，能否维持体液平衡，有无胆囊穿孔弥漫性腹膜炎、急性化脓性胆管炎、急性坏死性胰腺炎、感染性休克等并发症发生。

第九节　胆囊结石

一、概述

胆囊结石是指原发于胆囊的结石，是胆石症中最多的一种疾病。近年来随着卫生条件的改善以及饮食结构的变化，胆囊结石的发病率呈升高趋势，已高于胆管结石。胆囊结石以女性多见，男女之比为 1∶3～1∶4；其以胆固醇结石或以胆固醇为主要成分的混合性结石为主。少数结石可经胆囊管排入胆总管，大多数存留于胆囊内，且结石越聚越大，可呈多颗小米粒状，在胆囊内可存在数百粒小结石，也可呈单个巨大结石；有些终身无症状而在尸检中发现（静止性胆囊结石），大多数反复发作腹痛症状，一般小结石容易嵌入胆囊管发生阻塞引起胆绞痛症状，发生急性胆囊炎。

二、诊断

（一）症状

1.胆绞痛

胆绞痛是胆囊结石并发急性胆囊炎时的典型表现，多在进油腻食物后胆囊收缩，结合移位并嵌顿于胆囊颈部，胆囊压力升高后强力收缩而发生绞痛。小结石通过胆囊管或胆总管时可发生典型的胆绞痛，疼痛位于右上腹，呈阵发性，可向右肩背部放射，伴恶心、呕吐，呕吐物为胃内容物，吐后症状并不减轻。存留在胆囊内的大结石堵塞胆囊腔时并不引起典型的胆绞痛，故胆绞痛常反映结石在胆管内的移动。急性发作、特别是坏疽性胆囊炎时还可出现高热、畏寒等显著的感染症状，严重病例由于炎性渗出或胆囊穿孔可引起局限性腹膜炎，从而出现腹膜刺激症状。胆囊结石一般无黄疸，但30％的患者因伴有胆管炎或肿大的胆囊压迫胆管，肝细胞损害时也可有一过性黄疸。

2.胃肠道症状

大多数慢性胆囊炎患者有不同程度的胃肠道功能紊乱,表现为右上腹隐痛不适、厌食油腻、进食后上腹饱胀感,常被误认为"胃病"。有近半数的患者早期无症状,称为静止性胆囊结石,此类患者在长期随访中仍有部分出现腹痛等症状。

(二)体征

1.一般情况

无症状期间患者大多一般情况良好,少数急性胆囊炎患者在发作期可有黄疸,症状重时可有感染中毒症状。

2.腹部情况

如无急性发作,患者腹部常无明显异常体征,部分患者右上腹可有深压痛;急性胆囊炎患者可有右上腹饱满、呼吸运动受限、右上腹触痛及肌紧张等局限性腹膜炎体征,Murphy 征阳性。有 1/3～1/2 的急性胆囊炎患者,在右上腹可扪及肿大的胆囊或由胆囊与大网膜粘连形成的炎性肿块。

(三)检查

1.化验检查

胆囊结石合并急性胆囊炎有白细胞升高,少数患者谷丙转氨酶也升高。

2.B 超

B 超检查简单易行,价格低廉,且不受胆囊大小、功能、胆管梗阻或结石含钙多少的影响,诊断正确率可达 96% 以上,是首选的检查手段。典型声像特征是胆囊腔内有强回声光团并伴声影,改变体位时光团可移动。

3.胆囊造影

能显示胆囊的大小及形态并了解胆囊收缩功能,但易受胃肠道功能、肝功能及胆囊管梗阻的影响,应用很少。

4.X 线

腹部 X 线平片对胆囊结石的显示率为 10%～15%。

5.十二指肠引流

有无胆汁可确定是否有胆囊管梗阻,胆汁中出现胆固醇结晶提示结石存在,但此项检查目前已很少用。

6.CT、MRI、ERCP、PTC

在 B 超不能确诊或者怀疑有肝内胆管、肝外胆管结石或胆囊结石术后多年复发又疑有胆管结石者,可选用其中某一项或几项诊断方法。

(四)诊断要点

1.症状

20%～40% 的胆囊结石可终生无症状,称"静止性胆囊结石"。有症状的胆囊结石的主要临床表现:进食后,特别是进油腻食物后,出现上腹部或右上腹部隐痛不适、饱胀,伴嗳气、呃逆等。

2.胆绞痛

胆囊结石的典型表现,疼痛位于上腹部或右上腹部,呈阵发性,可向肩胛部和背部放射,多伴恶心、呕吐。

3.Mirizzi 综合征

持续嵌顿和压迫胆囊壶腹部和颈部的较大结石,可引起肝总管狭窄或胆囊管瘘,以及反复发作的胆囊炎、胆管炎及梗阻性黄疸,称"Mirizzi 综合征"。

4.Murphy 征

右上腹部局限性压痛、肌紧张,Murphy 征阳性。

5.B 超

胆囊暗区有一个或多个强回声光团,并伴声影。

(五)鉴别诊断

1.肾绞痛

胆绞痛需与肾绞痛相鉴别,后者疼痛部位在腰部,疼痛向外生殖器放射,伴有血尿,或尿路刺激症状。

2.胆囊非结石性疾病

胆囊良、恶性肿瘤、胆囊息肉样病变等,B 超、CT 等影像学检查可提供鉴别线索。

3.胆总管结石

可表现为高热、黄疸、腹痛,超声等影像学检查可以鉴别,但有时胆囊结石可与胆总管结石并存。

4.消化性溃疡性穿孔

多有溃疡病史,腹痛发作突然并很快波及全腹,腹壁呈板状强直,腹部 X 线平片可见膈下游离气体。

较小的十二指肠穿孔,或穿孔后很快被网膜包裹,形成一个局限性炎性病灶时,易与急性胆囊炎混淆。

5.内科疾患

一些内科疾病如肾盂肾炎、右侧胸膜炎、肺炎等,亦可发生右上腹疼痛症状,根据实验室检查可鉴别。

三、治疗

(一)一般治疗

饮食宜清淡,防止急性发作,对无症状的胆囊结石应定期 B 超随诊;伴急性炎症者宜进食,注意维持水、电解质平衡。

(二)药物治疗

溶石疗法服用鹅去氧胆酸或熊去氧胆酸对胆固醇结石有一定溶解效果,主要用于胆固醇结石。但此种药物有肝毒性,服药时间长,反应大,价格贵,停药后结石易复发。其适应证为:胆囊结石直径在 2cm 以下;结石为含钙少的 X 线能够透过的结石;胆囊管通畅;患者的肝脏功能正常,无明显的慢性腹泻史。目前多主张采取熊去氧胆酸单用或与鹅去氧胆酸合用,不主张单用鹅去氧胆酸。鹅去氧胆酸总量为 15mg/(kg·d),分次口服。熊去氧胆酸为 8～10mg/

(kg·d),分餐后或晚餐后2次口服。疗程1～2年。

(三)手术治疗

对于无症状的静止胆囊结石,一般认为无须施行手术切除胆囊。但有下列情况时,应进行手术治疗:①胆囊造影胆囊不显影;②结石直径超过2～3cm;③并发糖尿病且在糖尿病已控制时;④老年人或有心肺功能障碍者。

腹腔镜胆囊切除术适于无上腹创伤及手术史者,无急性胆管炎、胰腺炎和腹膜炎及腹腔脓肿的患者。对并发胆总管结石的患者应同时行胆总管探查术。

1.术前准备

胆囊切除术手后引起死亡的最常见原因是心血管疾病。这强调了详细询问病史发现心绞痛和仔细进行心电图检查注意有无心肌缺血或以往心肌梗死证据的重要性。此外还应寻找脑血管疾病特别是一过性缺血发作的症状。若病史阳性或有问题时应做非侵入性颈动脉血流检查。此时胆囊切除术应当延期,按照指征在冠状动脉架桥或颈动脉重新恢复血管流通后施行。除心血管病外,引起胆囊切除术后第2位的死亡原因是肝胆疾病,主要是肝硬化。除了术中出血外,还可发生肝功能衰竭和败血症。自从在特别挑选的患者中应用预防性措施以来,胆囊切除术后感染中毒性并发症的发生率已有显著下降。慢性胆囊炎患者胆汁内的细菌滋生率占10%～15%;而在急性胆囊炎消退期患者中则高达50%。细菌菌种为肠道菌如大肠杆菌、产气克雷伯氏菌和粪链球菌,其次也可见到产气荚膜杆菌、类杆菌和变形杆菌等。胆管内细菌的发生率随年龄而增长,故主张年龄在60岁以上、曾有过急性胆囊炎发作刚恢复,术前应预防性使用抗生素。

2.手术治疗

已成定论对有症状胆石症的治疗是建议腹腔镜胆囊切除术。虽然此技术的常规应用时间尚短,但是其结果十分突出,以致仅在不能施行腹腔镜手术或手术不安全时,才选用开腹胆囊切除术,包括无法安全地进入腹腔完成气腹,或者由于腹内粘连,或者解剖异常不能安全地暴露胆囊等。外科医师在遇到胆囊和胆管解剖不清以及遇到止血或胆汁渗漏而不能满意地控制时,应当及时中转开腹。目前,中转开腹率在5%以下。

(四)其他治疗

体外震波碎石适用于胆囊内胆固醇结石,直径不超过3cm,且胆囊具收缩功能。治疗后部分患者可发生急性胆囊炎或结石碎片进入胆总管而引起胆绞痛和急性胆管炎,此外碎石后仍不能防止结石的复发。因并发症多,疗效差,现已基本不用。

四、护理措施

(一)术前护理

1.饮食

指导患者选用低脂肪、高蛋白质、高糖饮食。因为脂肪饮食可促进胆囊收缩排出胆汁,加剧疼痛。

2.术前用药

严重的胆石症发作性疼痛可使用镇痛剂和解痉剂,但应避免使用吗啡,因吗啡有收缩胆总管的作用,可加重病情。

3.病情观察

应注意观察胆石症急性发作患者的体温、脉搏、呼吸、血压、尿量及腹痛情况,及时发现有无感染性休克征兆。注意患者皮肤有无黄染及粪便颜色变化,以确定有无胆管梗阻。

(二)术后护理

1.症状观察及护理

定时监测患者生命体征的变化,注意有无血压下降、体温升高及尿量减少等全身中毒症状,及时补充液体,保持出入量平衡。

2.T形管护理

胆总管切开放置 T 形管的目的是为了引流胆汁,使胆管减压:①T 形管应妥善固定,防止扭曲、脱落;②保持 T 形管无菌,每日更换引流袋,下地活动时引流袋应低于胆囊水平,避免胆汁回流;③观察并记录每日胆汁引流量、颜色及性质,防止胆汁淤积引起感染;④拔管:如果 T 形管引流通畅,胆汁色淡黄、清澄、无沉渣且无腹痛无发热等症状,术后 10～14 日可夹闭管道。开始每日夹闭 2～3h,无不适可逐渐延长时间,直至全日夹管。在此过程中要观察患者有无体温增高、腹痛、恶心、呕吐及黄疸等。经 T 形管造影显示胆管通畅后,再引流 2～3 日,以及时排出造影剂。经观察无特殊反应,可拔除 T 形管。

3.健康指导

进少油腻、高维生素、低脂饮食。烹调方式以蒸煮为宜,少吃油炸类的食物。

第十节　肝硬化

一、疾病概述

(一)概念和特点

肝硬化是各种慢性肝病发展的晚期阶段。病理上以肝脏弥散性纤维化、再生结节和假小叶形成为特征。临床上,起病隐匿,病程发展缓慢,晚期以肝功能减退和门静脉高压为主要表现,常出现多种并发症。

肝硬化是临床常见病,世界范围内的年发病率约为 100(25～400)/10 万,发病高峰年龄在 35～50 岁,男性多见,出现并发症时死亡率高。

(二)相关病理生理

肝硬化的病理改变主要是正常肝小叶结构被假小叶所替代后,在大体形态上:肝脏早期肿大、晚期明显缩小,质地变硬。

肝硬化的病理生理改变主要是肝功能减退(失代偿)和门静脉高压,临床上表现为由此而引起的多系统、多器官受累所产生的症状和体征,进一步发展可产生一系列并发症。

(三)肝硬化的病因

引起肝硬化的病因很多,在我国以病毒性肝炎为主,欧美国家以慢性酒精中毒多见。

(1)病毒性肝炎:主要为乙型、丙型和丁型肝炎病毒的重叠感染,通常经过慢性肝炎阶段演变而来,急性或亚急性肝炎如有大量肝细胞坏死和肝纤维化可以直接演变为肝硬化,乙型和丙型或丁型肝炎病毒的重叠感染可加速发展至肝硬化。

(2)慢性酒精中毒:长期大量饮酒(一般为每日摄入酒精 80g 达 10 年以上),乙醇及其代谢产物(乙醛)的毒性作用,引起酒精性肝炎,继而可发展为肝硬化。

(3)非酒精性脂肪性肝炎:非酒精性脂肪性肝炎可发展成肝硬化。

(4)胆汁淤积:持续肝内胆汁淤积或肝外胆管阻塞时,高浓度胆酸和胆红素对肝细胞有损害作用,引起原发性胆汁性肝硬化或继发性胆汁性肝硬化。

(5)肝静脉回流受阻:慢性充血性心力衰竭、缩窄性心包炎、肝静脉阻塞综合征、肝小静脉闭塞等引起肝脏长期淤血缺氧,引起肝细胞坏死和纤维化。

(6)遗传代谢性疾病:先天性酶缺陷疾病,致使某些物质不能被正常代谢而沉积在肝脏,如肝豆状核变性(铜沉积)、血色病(铁沉积)、$\alpha_1{}^-$抗胰蛋白酶缺乏症等。

(7)工业毒物或药物:长期接触四氯化碳、磷、砷等或服用双醋酚汀、甲基多巴、异烟肼等可引起中毒性或药物性肝炎而演变为肝硬化;长期服用氨甲蝶呤可引起肝纤维化而发展为肝硬化。

(8)自身免疫性肝炎可演变为肝硬化。

(9)血吸虫病:虫卵沉积于汇管区,引起肝纤维化组织增生,导致窦前性门静脉高压,亦称为血吸虫病性肝硬化。

(10)隐源性肝硬化:部分原因不明的肝硬化。

(四)临床表现

1.代偿期肝硬化

症状轻且无特异性。可有乏力、食欲减退、腹胀不适等。患者营养状况一般,可触及肿大的肝脏、质偏硬,脾可肿大。肝功能检查正常或仅有轻度酶学异常。常在体检或手术中被偶然发现。

2.失代偿期肝硬化

临床表现明显,可发生多种并发症。

(1)症状:

1)全身症状:乏力为早期症状,其程度可自轻度疲倦至严重乏力。体重下降往往随病情进展而逐渐明显。少数患者有不规则低热,与肝细胞坏死有关,但注意与合并感染、肝癌鉴别。

2)消化道症状:食欲缺乏为常见症状,可有恶心、偶伴呕吐。腹胀亦常见,与胃肠积气、腹水和肝脾肿大等有关,腹水量大时,腹胀成为患者最难忍受的症状。腹泻往往表现为对脂肪和蛋白质耐受差,稍进油腻肉食即易发生腹泻。部分患者有腹痛,多为肝区隐痛,当出现明显腹痛时要注意合并肝癌、原发性腹膜炎、胆管感染、消化性溃疡等情况。

3)出血倾向:可有牙龈、鼻腔出血、皮肤紫癜,女性月经过多等。

4)与内分泌紊乱有关的症状:男性可有性功能减退、男性乳房发育,女性可发生闭经、不孕。部分患者有低血糖的表现。

5)门脉高压症状:如食管胃底静脉曲张破裂而致上消化道出血时,表现为呕血及黑粪;脾功能亢进可致血细胞减少,贫血而出现皮肤黏膜苍白。

（2）体征：

呈肝病容,面色黝黑而无光泽。晚期患者消瘦、肌肉萎缩。皮肤可见蜘蛛痣、肝掌、男性乳房发育。腹壁静脉以脐为中心显露至曲张,严重者脐周静脉突起呈水母状并可听见静脉杂音。黄疸提示肝功能储备已明显减退,黄疸呈持续性或进行性加深提示预后不良。腹水伴或不伴下肢水肿是失代偿期肝硬化最常见表现,部分患者可伴肝性胸腔积液,以右侧多见。

肝脏早期肿大可触及,质硬而边缘钝;后期缩小,肋下常触不到。半数患者可触及肿大的脾脏,常为中度,少数重度。

各型肝硬化起病方式与临床表现并不完全相同。如大结节性肝硬化起病较急进展较快,门静脉高压症相对较轻,但肝功能损害则较严重;血吸虫病性肝纤维化的临床表现则以门静脉高压症为主,巨脾多见,黄疸、蜘蛛痣、肝掌少见,肝功能损害较轻,肝功能试验多基本正常。

（五）辅助检查

1.实验室检查

血、尿、粪常规、血清免疫学、内镜、腹腔镜、腹水和门静脉压力生化检查(以了解其病因、诱因及潜在的护理问题)。

2.肝功能检查

代偿期大多正常或仅有轻度的酶学异常,失代偿期普遍异常,且异常程度往往与肝脏的储备功能减退程度相关。具体表现为转氨酶升高,血清清蛋白下降、球蛋白升高,A/G 倒置,凝血酶原时间延长,结合胆红素升高等。

3.影像学检查

（1）X 线检查:食管静脉曲张时行食管吞钡 X 线检查显示虫蚀样或蚯蚓状充盈缺损,纵行黏膜皱襞增宽,胃底静脉曲张时胃肠钡餐可见菊花瓣样充盈缺损。

（2）腹部超声检查:B 超检查显示肝脏表面不光滑、肝叶比例失调、肝实质回声不均匀等,以及脾大、门静脉扩张和腹水等超声图像。

（3）CT 和 MRI 对肝硬化的诊断价值与 B 超检查相似。

（六）治疗原则

本病目前无特效治疗,关键在于早期诊断,针对病因给予相应处理,阻止肝硬化进一步发展,后期积极防治并发症,终末期则只能有赖于肝移植。

二、护理评估

（一）一般评估

1.生命体征

伴感染时可有发热、有心脏功能不全时可有呼吸、脉搏和血压的改变,余无明显特殊变化。

2.患病及治疗经过

询问本病的有关病因,例如:有无肝炎或输血史、心力衰竭、胆管疾病;有无长期接触化学毒物、使用损肝药物或嗜酒,其用量和持续时间。有无慢性肠道感染、消化不良、消瘦、黄疸、出血史。有关的检查、用药和其他治疗情况。

3.患者主诉及一般情况

饮食及消化情况,例如食欲、进食量及食物种类、饮食习惯及爱好。有无食欲减退甚至畏食,有无恶心、呕吐、腹胀、腹痛,呕吐物和粪便的性质及颜色。日常休息及活动量,活动耐力、尿量及颜色等。

4.相关记录

体重、饮食、皮肤、肝脏大小、出入量、出血情况、意识等的记录结果。

(二)身体评估

1.头颈部

(1)面部颜色有无异常,有无肝病面容,脱发。

(2)患者的精神状态,对人物、时间、地点的定向力(表情淡漠、性格改变或行为异常多为肝脏病的前驱表现)。

2.胸部

呼吸的频率和节律,有无呼吸浅速、呼吸困难和发绀,有无因呼吸困难、心悸而不能平卧,有无胸腔积液形成。

3.腹部

(1)测量腹围有无腹壁紧张度增加、脐疝、腹式呼吸减弱等腹水征象。

(2)腹部有无移动性浊音,大量腹水可有液波震颤。

(3)有无腹壁静脉显露,腹壁静脉曲张时在剑突下,脐周腹壁静脉曲张处可听见静脉连续性潺潺声(结合病例综合考虑)。

(4)肝脾大小、质地、表面情况及有无压痛(结合 B 超结果综合考虑)。

4.其他

是否消瘦,皮下脂肪消失、肌肉萎缩;皮肤是否干枯、有无黄染、出血点、蜘蛛痣、肝掌等。

(三)心理－社会评估

评估时应注意患者的心理状态,有无个性、行为的改变,有无焦虑、抑郁、易怒、悲观等情绪。并发肝性脑病时,患者可出现嗜睡、兴奋、昼夜颠倒等神经精神症状,应注意鉴别。评估患者及家属对疾病的认识及态度、家庭经济情况和社会支持等。

(四)辅助检查结果评估

1.血常规检查

有无红细胞减少或全血细胞减少。

2.血生化检查

肝功能有无异常,有无电解质和酸碱平衡紊乱血氨是否增高,有无氮质血症。

3.腹水检查

腹水的性质是漏出液或渗出液,有无找到病原菌或恶性肿瘤细胞。

4.其他检查

钡餐造影检查有无食管胃底静脉曲张,B 超检查有无静脉高压征象等。

(五)常用药物治疗效果的评估

1.准确记录患者出入量(尤其是 24h 尿量)

大量利尿可引起血容量过度降低,心排血量下降,血尿素氮增高。患者皮肤弹性减低,出现直立性低血压和少尿。

2.血生化检查的结果

长期使用噻嗪类利尿剂有可能导致水、电解质紊乱,产生低钠、低氯和低钾血症。

三、主要护理诊断/问题

(一)营养失调

低于机体需要量与肝功能减退、门静脉高压引起食欲减退、消化和吸收障碍有关。

(二)体液过多

与肝功能减退、门静脉高压引起钠水潴留有关。

(三)潜在并发症

1.上消化道出血

与食管胃底静脉曲张破裂有关。

2.肝性脑病

与肝功能障碍、代谢紊乱致神经系统功能失调有关。

四、护理措施

(一)休息与活动

睡眠应充足,生活起居有规律。代偿期患者无明显的精神、体力减退,可适当参加工作,避免过度疲劳;失代偿期患者以卧床休息为主,并视病情适量活动,活动量以不加重疲劳感和其他症状为度。腹水患者宜平卧位,可抬高下肢,以减轻水肿。阴囊水肿者可用拖带托起阴囊,大量腹水者卧床时可取半卧位,以减轻呼吸困难和心悸。

(二)合理饮食

既保证饮食营养又遵守必要的饮食限制是改善肝功能、延缓病情进展的基本措施。与患者共同制订符合治疗需要而又为其接受的饮食计划。饮食治疗原则:高热量、高蛋白质、高维生素、限制水钠、易消化饮食,并根据病情变化及时调整。

(三)用药护理

应严格按医嘱用药,并注意观察常用药的毒不良反应,发现问题及时处理。如使用利尿药注意维持水电解质和酸碱平衡,利尿速度不宜过快,以每天体重减轻不超过 0.5kg 为宜。

(四)心理护理

多关心体贴患者,使患者保持愉快心情,帮助患者树立治病的信心。

(五)健康教育

1.饮食指导

切实遵循饮食治疗原则和计划,禁酒。

2.用药原则

遵医嘱按时、正确服用相关药物,加用药物需征得医师同意,以免加重肝脏负担和肝功能损害。让患者了解常用药物不良反应及自我观察要点。

3.预防感染的措施

注意保暖和个人卫生保健。

4.适当活动计划

睡眠应充足,生活起居有规律。制订个体化的活动计划,避免过度疲劳。

5.皮肤的保护

沐浴时应注意避免水温过高,或使用有刺激性的皂类和沐浴液,沐浴后使用性质柔和的润肤品;皮肤瘙痒者给予止痒处理,嘱患者勿用手抓搔,以免皮肤破损。

6.及时就诊的指标

(1)患者出现性格、行为改变等可能为肝性脑病的前驱症状时。

(2)出现消化道出血等其他并发症时。

五、护理效果评估

(1)患者自觉症状好转,食欲增加。

(2)患者尿量增加、体重减轻、水肿减轻及其他身体不适有所减轻。

(3)患者能正确记录出入量,测量腹围和体重。

第十一节 急性胰腺炎

急性胰腺炎是常见的急腹症之一,为胰酶对胰脏本身自身消化所引起的化学性炎症。胰病变轻重不等,轻者以水肿为主,临床经过属自限性,一次发作数日后即可完全恢复,少数呈复发性急性胰腺炎;重者胰腺出血坏死,易并发休克、胰假性囊肿和脓肿等,死亡率高达25%～40%。

关于急性胰腺炎的发生率,目前尚无精确统计。国内报告急性胰腺炎患者约占住院患者的 0.32%～2.04%。本病患者一般女多于男,患者的平均年龄 50～60 岁。职业以工人多见。

一、病因及发病机制

胰腺是一个其有内、外分泌功能的实质性器官,胰腺的腺泡分泌胰液(外分泌),对食物的消化起重要作用;而散在地分布在胰腺内的胰岛,其功能细胞主要分泌胰岛素和胰高糖素(内分泌)。正常情况下,当胰液中无活力的胰蛋白酶原等进入十二指肠时,在碱性环境中被胆汁和十二指肠液中的肠激酶激活,成为具有消化能力的胰蛋白酶。在胆总管、胰管、壶腹部炎症、梗阻等病理情况下,多种胰酶在胰腺内被激活,并大量溢出管壁及腺泡壁外,导致胰腺自身消化,引起水肿、出血、坏死等,而产生急性胰腺炎。引起急性胰腺炎的病因甚多。常见病因为胆管疾病、酗酒。

(一)梗阻因素

胆石症常是老年人急性胰腺炎首次发作的原因,老年女性特别常见。一般认为是在胆石一过性阻塞胰管开口处或紧邻此开口处的胆总管时发生。如在胆石性胰腺炎发作后立即仔细收集和检查粪便,常常可以找到胆结石。胆石症引起胰腺炎的机制尚不清楚,可能是乏特氏壶腹被胆石阻塞,引起胆汁反流入胰管,损伤胰腺实质。也有认为是胰管一过性梗阻而无胆汁反流。

有人认为副乳头的先天畸形和狭窄必然引起胰腺炎。奥狄氏括约肌压力增高是急性胰腺炎反复发作的原因之一,据此内镜下括约肌切开术治疗已获得良好效果。胰小管或壶腹周围的小肿瘤也能引起胰腺炎。

(二)毒素和药物因素

乙醇、甲醇、蝎毒和有机磷杀虫剂等均可引起急性胰腺炎。药物诱发的胰腺炎通常与对药物的超敏有关而与剂量无关。其特点是在接触药物的第一个月内发生,通常病情轻且有自限性。与成人胰腺炎发病有关的药物最常见的是硫唑嘌呤及其类似物 6－巯基嘌呤。应用这类药物的个体中有 3%～5% 发生胰腺炎,引起儿童胰腺炎最常见的药物是丙戊酸。

(三)代谢因素

甘油三酯水平超过 11.3mmol/L 时,易发中至重度的急性胰腺炎。如其水平降至 5.65mmol/L以下,反复发作次数可明显减少。各种原因引起的高钙血症亦易发生急性胰腺炎。

(四)外伤因素

胰腺的创伤或手术都可引起胰腺炎。内镜逆行胰胆管造影所致创伤也可引起胰腺炎,发生率为 1%～5%。

(五)先天性因素

胰腺炎的易感性呈常染色体显性遗传。临床特点是儿童或青年期起病,逐渐演变成慢性胰腺炎和胰功能不全。胰腺结石可显著。少数家族还合并有氨基酸尿症。

(六)感染因素

血管功能不全(低容量灌注,动脉粥样硬化)和血管炎可能因减少胰腺血流而引起或加重胰腺炎。

二、临床表现

急性胰腺炎的临床表现和病程,取决于其病因、病理类型和治疗是否及时。水肿型胰腺炎一般 3～5d 内症状即可消失,但常有反复发作。如症状持续 1 周以上,应警惕已演变为出血坏死型胰腺炎。出血坏死型胰腺炎亦可在一开始时即发生,呈暴发性经过。

(一)腹痛

为本病最主要表现,约见于 95% 急性胰腺炎病例,多数突然发作,常在饱餐和饮酒后发生。病情轻重不一,轻者上腹钝痛,常能忍受;重者呈腹绞痛、钻痛或刀割痛。疼痛常呈持续性伴阵发性加剧。疼痛的部位可因病变的部位不同而异,通常在上中腹部。如炎症以胰头部为主,疼痛常在右上腹及中上腹部;如炎症以胰体、尾部为主,常为中上腹及左上腹疼痛,并向腰背放射。疼痛在弯腰或起坐前倾时可减轻。病情轻者腹痛 3～5 天缓解;出血坏死型的病情发展较快,腹痛延续较长。由于渗出液扩散至腹腔,腹痛可弥漫至全腹。极少数患者尤其年老体弱者可无腹痛或极轻微痛。

腹肌常紧张,并可有反跳痛,但不像消化道穿孔时表现的肌强硬,如检查者将手紧贴于患者腹部,仍可能按压下去。有时按压腹部可使腹痛减轻。腹痛发生的原因是胰管扩张;胰腺炎症、水肿;渗出物、出血或胰酶消化产物进入后腹膜腔,刺激腹腔神经丛;化学性腹膜炎;胆管和十二指肠痉挛及梗阻。

(二)恶心、呕吐

84% 的患者有频繁恶心和呕吐,常在进食后发生。呕吐物多为胃内容物,重者含胆汁甚至血样物。呕吐是机体对腹痛或胰腺炎症刺激的一种防御性反射。呕吐后,进入十二指肠的胃酸减少,从而减少胰泌素及缩胆素的释放,减少了胰液胰酶的分泌。

(三)发热

大多数患者有中度以上发热,少数可超过 39.0℃,一般持续 3～5 天。发热系胰腺炎症或坏死产物进入血液循环,作用于中枢神经系统体温调节中枢所致。多数发热患者中找不到感染的证据,但如果高热不退强烈提示合并感染或并发胰腺脓肿。

(四)黄疸

黄疸可于发病后 1～2d 出现,常为暂时性阻塞性黄疸。黄疸的发生主要由于肿大的胰头部压迫了胆总管所致。合并存在的胆管病变如胆石症和胆管炎症亦是黄疸的常见原因。少数患者后期可因并发肝损害而引起肝细胞性黄疸。

(五)低血压及休克

出血坏死型胰腺炎常发生低血压和休克。患者烦躁不安,皮肤苍白、湿冷、呈花斑状,脉细弱,血压下降,少数可在发病后短期内猝死。发生休克的机制主要有以下几点。

(1)胰舒血管素原释放,被胰蛋白酶激活后致血浆中缓激肽生成增多。缓激肽可引起血管扩张,毛细血管通透性增加,使血压下降。

(2)血液和血浆渗出到腹腔或后腹膜腔,引起血容量不足,这种体液丧失量可达血容量的 30%。

(3)腹膜炎时大量体液流入腹腔或积聚于麻痹的肠腔内。

(4)呕吐丢失体液和电解质。

(5)坏死的胰腺释放心肌抑制因子使心肌收缩不良。

(6)少数患者并发肺栓塞、胃肠道出血。

(六)肠麻痹

肠麻痹是重型或出血坏死型胰腺炎的主要表现。初期,邻近胰腺的上腹部可见扩张的充气肠襻,后期则整个肠道均发生肠麻痹性梗阻。临床上以高度腹胀、肠鸣音消失为主要表现。肠麻痹可能是肠管对腹膜炎的一种反应。另外,炎症的直接作用、血管和循环的异常、低钠和低钾血症,肠壁神经丛的损害也是肠麻痹发生的重要促发因素。

(七)腹水

胰腺炎时常有少量腹水,由胰腺和腹膜在炎症过程中液体渗出或漏出所致。淋巴管受阻塞或不畅可能也起作用。偶尔出现大量的顽固性腹水,多由于假性囊肿中液体外漏引起。胰性腹水中淀粉酶含量甚高,以此可以与其他原因的腹水区别。

(八)胸膜炎

常见于严重病例,系腹腔内炎性渗出透过横膈微孔进入胸腔所引起的炎性反应。

(九)电解质紊乱

胰腺炎时,机体处于代谢紊乱状态,可以发生电解质平衡失调,血清钠、镁、钾常降低。特别是血钙降低,约见于 25% 的病例,常低于 2.25mmol/L(9mg/dL),如低于 1.75mmol/L(7mg/dL)提示预后不良。

血钙下降的原因是大量钙沉积于脂肪坏死区,同时胰高糖素分泌增加刺激,降钙素分泌,抑制了肾小管对钙的重吸收。

(十)皮下淤血斑

出血坏死型胰腺炎,因血性渗出物透过腹膜后渗入皮下,可在肋腹部形成蓝绿—棕色血斑,称为 Grey－Turner 征;如在脐周围出现蓝色斑,称为 Cullen 征。此两种征象无早期诊断价值,但有确诊意义。

三、并发症

急性水肿型胰腺炎很少有并发症发生,而急性出血坏死型则常出现多种并发症。

(一)局部并发症

1.胰脓肿形成

出血坏死型胰腺炎起病 2～3 周以后,如继发细菌感染,于胰腺内及其周围可有脓肿形成。检查局部有包块,全身感染中毒症状。

2.胰假性囊肿

系由胰液和坏死组织在胰腺本身或其周围被包裹而成。常发生于出血坏死型胰腺炎起病后 3～4 周,多位于胰体尾部。囊肿可累及邻近组织,引起相应的压迫症状,如黄疸、门脉高压、肠梗阻、肾盂积水等。囊肿穿破可造成胰源性腹水。

3.胰性腹膜炎

含有活性胰酶的渗出物进入腹腔,可引起化学性腹膜炎。腹腔内出现渗出性腹水。如继发感染,则可引起细菌性腹膜炎。

4.其他

胰局部炎症和纤维素性渗出可累及周围脏器,引起脾周围炎、脾梗阻、脾粘连、结肠粘连(常见为脾曲综合征)、小肠坏死出血及肾周围炎。

(二)全身并发症

1.败血症

常见于胰腺炎并发胰腺脓肿时,死亡率甚高。病原体大多数为革兰阴性杆菌,如大肠杆菌、产碱杆菌、产气杆菌、铜绿假单胞菌等。患者表现为持续高热,白细胞计算升高,以及明显的全身毒性症状。

2.呼吸功能不全

因腹胀、腹痛,患者的膈运动受限,加之磷脂酶 A 和在该酶作用下生成的溶血卵磷脂对肺泡的损害,可发生肺炎、肺淤血、肺水肿、肺不张和肺梗死,患者出现呼吸困难,血氧饱和度降低,严重者发生急性呼吸窘迫综合征。

3.心律失常和心功能不全

因有效血容量减少和心肌抑制因子的释放,导致心肌缺血和损害,临床上表现为心律失常和急性心衰。

4.急性肾衰竭

出血坏死型胰腺炎晚期,可因休克、严重感染、电解质紊乱和弥散性血管内凝血而发生急性肾衰。

5.胰性脑病

出血坏死型胰腺炎时,大量活性蛋白水解酶、磷脂酶 A 进入脑内,损伤脑组织和血管,引起中枢神经系统损害综合征,称为胰性脑病。偶可引起脱髓鞘病变,患者可出现谵妄、意识模糊、昏迷、烦躁不安、抑郁、恐惧、妄想、幻觉、语言障碍、共济失调、震颤、反射亢进或消失及偏瘫等。脑电图可见异常。某些患者的昏迷系并发糖尿病所致。

6.消化道出血

可为上消化道或下消化道出血。上消化道出血主要为胃黏膜炎性糜烂或应激性溃疡,或因脾静脉阻塞引起食道静脉破裂。下消化道出血则由于结肠本身或结肠血管受累所致。近年来发现胰腺炎时可发生胃肠型微动脉瘤,瘤破裂后可引起大出血。

7.糖尿病

约于 5%～35%的患者在病程中出现糖尿病,常见于暴发性坏死型胰腺炎患者,系由 B 细胞遭到破坏,胰岛素分泌下降;A 细胞受刺激,胰高糖素分泌增加所致。严重病例可发生糖尿病酮症酸中毒和糖尿病昏迷。

8.慢性胰腺炎

重症胰腺炎病例可因胰腺泡大量破坏而并发胰外分泌功能不全,演变成慢性胰腺炎。

9.猝死

见于极少数病例,由胰腺:心脏性反应所致。

四、检查

实验室检查对胰腺炎的诊断具有决定性意义,一般对水肿型胰腺炎,检测血清淀粉酶和尿淀粉酶已足够,对出血坏死型胰腺炎,则需检查更多项目。

(一)淀粉酶测定

血清淀粉酶常于起病后 2～6h 开始上升,12～24h 达高峰。一般大于 500U。轻者 24～72h 即可恢复正常,最迟不超过 3～5 天。如血清淀粉酶持续增高达 1 周以上,常提示有胰管阻塞或假性囊肿等并发症。病情严重度与淀粉酶升高程度之间并不一致,出血坏死型胰腺炎,因胰腺泡广泛破坏,血清淀粉酶值可正常甚至低于正常。若无肾功能不良,则尿淀粉酶常明显增高,一般在血清淀粉酶增高后 2h 开始增高,维持时间较长,在血清淀粉酶恢复正常后仍可增高。尿淀粉酶下降缓慢,为时可达 1～2 周,故适用于起病后较晚入院的患者。

胰淀粉酶分子量约 55 000D,易通过肾小球。急性胰腺炎时胰腺释放胰舒血管素,体内产生大量激肽类物质,引起肾小球通透性增加,肾脏对胰淀粉酶清除率增加,而对肌酐清除率无改变。故淀粉酶,肌酐清除率比率(cam/ccr)测定可提高急性胰腺炎的诊断特异性。正常人cam/ccr 为 1.5%～5.5%,平均为 3.1±1.1%;急性胰腺炎为 9.8±1.1%,胆总管结石时为 3.2±0.3%。cam/ccr＞5.5%即可诊断急性胰腺炎。

(二)血清胰蛋白酶测定

应用放射免疫法测定,正常人及非胰病患者平均为 400ng/mL。急性胰腺炎时增高 10～40 倍。因胰蛋白酶仅来自胰腺,故具特异性。

(三)血清脂肪酶测定

血清脂肪酶正常范围为 0.2～1.5U。急性胰腺炎时脂肪酶血中活性升高,常人于 1.7U。

该酶在病程中升高较晚,且持续时间较长,达 7～10d,在淀粉酶恢复正常时,脂肪酶仍升高,故对起病后就诊较晚的急性胰腺炎病例有诊断价值。特别有助于与腮腺炎加以鉴别,后者无脂肪酶升高。

(四)血清正铁清蛋白(MHA)测定

腹腔内出血后,红细胞破坏释放的血红蛋白经脂肪酸和弹性蛋白酶作用,转变为正铁血红蛋白。正铁血红蛋白与清蛋白结合形成 MHA。出血坏死型胰腺炎起病 12h 后血中 MHA 即出现,而水肿型胰腺炎呈阴性,故可做该两型胰腺炎的鉴别。

(五)血清电解质测定

急性胰腺炎时血钙通常不低于 2.12mmol/L。血钙<1.75mmol/L 仅见于重症胰腺炎患者。低钙血症可持续至临床恢复后 4 周。如胰腺炎由高钙血症引起,则出现血钙升高。对任何胰腺炎发作期血钙正常的患者,在恢复期均应检查有无高钙血症存在。

(六)其他

测定 α_2 巨球蛋白、α_1 抗胰蛋白酶、磷脂酶 A_2、C 反应蛋白、胰蛋白酶原激活肽及粒细胞弹性蛋白酶等均有助于鉴别轻、重型急性胰腺炎,并能帮助病情判断。

五、护理

(一)休息

发作期绝对卧床休息,或取屈膝侧卧位等舒适体位,避免衣服过紧,剧痛而辗转不安者要防止坠床,保证睡眠,保持安静。

(二)输液

急性出血坏死型胰腺炎的抗休克和纠正酸碱平衡紊乱自入院开始贯穿于整个病程中,护理上需经常、准确记录 24h 出入量,依据病情灵活调节补液速度,保证液体在规定的时间内输完,每日尿量应>500mL。必要时建立两条静脉通道。

(三)饮食

饮食治疗是综合治疗中的重要环节。近来临床中发现,少数胰腺炎患者往往在有效地治疗后,因饮食不当而加重病情,甚至危及生命。采用分期饮食新法则取得较满意效果。胰腺炎的分期饮食分为禁食、胰腺炎Ⅰ号、胰腺炎Ⅱ号、胰腺炎Ⅲ号、低脂饮食五期。

1.禁食

绝对禁食可使胰腺安静休息,胰腺分泌减少至最低限度。患者需限制饮水,口渴者可含漱或湿润口唇。此期患者需静脉补充足够液体及电解质。禁食适用于胰腺炎的急性期,一般患者 2～3d,重症患者 5～7d。

2.胰腺炎Ⅰ号饮食

该饮食内不含脂肪和蛋白质。主要食物有米汤、果子水、藕粉,每日 6 餐,每次约 100mL,每日热量约为 1.4kJ(334cal),用于病情好转初期的试餐阶段。此期仍需给患者补充足够液体及电解质。Ⅰ号饮食适用于急性胰腺炎患者的康复初期,一般在病后 5～7d。

3.胰腺炎Ⅱ号饮食

该饮食内含少量蛋白质,但不含脂肪。主要食物有小豆汤、果子水、藕粉、龙须面和少量鸡蛋清,每日 6 餐,每次约 200mL,每日热量约为 1.84kJ。此期可给患者补充少量液体及电解质。Ⅱ号饮食适用于急性胰腺炎患者的康复中期(病后8～10d)及慢性胰腺炎患者。

4.胰腺炎Ⅲ号饮食

该饮食内含有蛋白质和极少量脂类。主要食物有米粥、小豆汤、龙须面、菜末、鸡蛋清和豆油(5～10g/d),每日5餐,每次约400mL,总热量约为4.5kJ。Ⅲ号饮食适用于急、慢性胰腺炎患者康复后期,一般在病后15天左右。

5.低脂饮食

该饮食内含有蛋白质和少量脂肪(约30g),每日4～5餐,用于基本痊愈患者。

(四)营养

急性胰腺炎时,机体处于高分解代谢状态,代谢率可高于正常水平的20%～25%,同时由于感染使大量血浆渗出。因此如无合理的营养支持,必将使患者的营养状况进一步恶化,降低机体抵抗力、延缓康复。

1.全胃肠外营养(TPN)支持的护理

急性胰腺炎特别是急性出血坏死型胰腺炎患者的营养任务主要由TPN来承担。TPN具有使消化道休息、减少胰腺分泌、减轻疼痛、补充体内营养不良、刺激免疫机制、促进胰外漏自发愈合等优点。近来更有代谢调理学说认为通过营养支持供给机体所需的能源和氮源,同时使用药物或生物制剂调理体内代谢反应,可降低分解代谢,共同达到减少机体蛋白质的分解,保存器官结构和功能的目的。应用TPN时需严密监护,最初数日每6h检查血糖、尿糖,每1～2d检测血钾、钠、氯、钙、磷;定期检测肝、肾功能;准确记录24h出入量;经常巡视,保持输液速度恒定,不突然更换无糖溶液;每日或隔日检查导管、消毒插管处皮肤,更换无菌敷料,防止发生感染。一旦发生感染要立即拔管,尖端部分常规送细菌培养。TPN支持一般经过2周左右的时间,逐渐过渡到肠道营养(EN)支持。

2.EN支持的护理

EN即从空肠造口管中滴入要素饮食,包括混合奶、鱼汤、菜汤、果汁等多种营养。EN护理上要求:

(1)应用不能过早,一定待胃肠功能恢复、肛门排气后使用。

(2)EN开始前3d,每6h监测尿糖1次,每日监测血糖、电解质、酸碱度、血红蛋白、肝功能,病情稳定后改为每周2次。

(3)营养液浓度从5%开始渐增加到25%,多以20%以下的浓度为宜。现配现用,4℃下保存。

(4)营养液滴速由慢到快,从40mL/h(15～20滴/min)逐渐增加到100～120mL/h。由于小肠有规律性蠕动,当蠕动波近造瘘管时可使局部压力增高,甚至发生滴入液体逆流,因此在滴入过程中要随时调节滴速。

(5)滴入空肠的溶液温度要恒定在40℃左右,因肠管对温度非常敏感,故需将滴入管用温水槽或热水袋加温,如果应用不当很容易发生腹胀、恶心、呕吐、腹痛、腹泻等症状。

(6)灌注时取半卧位,滴注时床头升高45°角,注意电解质补充,不足的部分可用温盐水代替。

3.口服饮食的护理

经过 3～4 周的 EN 支持,此时患者进入恢复阶段,食欲增加,护理上要指导患者订好食谱,少吃多餐,食物要多样化,告诫患者切不可暴饮暴食增加胰腺负担,防止再次诱发急性胰腺炎。

(五)胃肠减压

抽吸胃内容物和胃内气体可减少胰腺分泌,防止呕吐。虽本疗法对轻－中度急性胰腺炎无明显疗效,但对并发麻痹性肠梗阻的严重病例,胃肠减压是不可缺少的治疗措施。减压同时可向胃管内间歇注入氢氧化铝凝胶等碱性药物中和胃酸,间接抑制胰腺分泌。腹痛基本缓解后即可停止胃肠减压。

(六)药物治疗的护理

1.镇痛解痉

予阿托品、东莨菪碱(654－2)、澳丙胺太林、可待因、水杨酸、异丙嗪、哌替啶等及时对症处理减轻患者痛苦。据报道静脉滴注硫酸镁有一定镇痛效果。禁单用吗啡止痛,因其可引起奥狄括约肌痉挛加重疼痛。抗胆碱能药亦不宜长期使用。

2.预防感染

轻症急性水肿型胰腺炎通常无须使用抗生素。出血坏死型易并发感染,应使用足量有效抗生素。处理时应按医嘱正确使用抗生素,合理安排输注顺序,保证体内有效浓度,保持患者体表清洁,尤其应注意口腔及会阴部清洁,出汗多时应尽快擦干并及时更换衣、裤等。

3.抑制胰腺分泌

抗胆碱能药物、制酸剂、H_2 受体拮抗剂、胰岛素与胰高糖素联合应用、生长抑素降钙素、缩胆囊素受体拮抗剂(丙谷胺)等均有抑制胰腺分泌作用。使用时注意抗胆碱能药不能用于有肠麻痹者及老年人,H_2 受体拮抗剂可有皮肤过敏。

4.抗胰酶药物

早期应用抗胰酶药物可防止向重型转化和缩短病程。常用药有 FOY、micaclid、胞磷胆碱、6－氨基己酸等。使用前二者时应控制速度,药液不可溢出血管外,注意测血压,观察有无皮疹发生。对有精神障碍者慎用胞磷胆碱。

5.胰酶替代治疗

慢性胰功能不全者需长期用胰浸膏,每餐前服用效果佳,注意观察少数患者可出现过敏和叶酸水平下降。

(七)心理护理

对急性发作患者应予以充分的安慰,帮助患者减轻或去除疼痛加重的因素。由于疼痛持续时间长,患者常有不安和郁闷而主诉增多,护理时应以耐心的态度对待患者的痛苦和不安情绪,耐心听取其诉说,尽量理解其心理状态。采用松弛疗法,皮肤刺激疗法等方法减轻疼痛。对禁食等各项治疗处理方法及重要意义向患者充分解释,关心、支持和照顾患者,使其情绪稳定、配合治疗,促进病情好转。

第十二节 病毒性肝炎

一、甲型病毒性肝炎

甲型病毒性肝炎旧称流行性黄疸或传染性肝炎,早在 8 世纪就有记载。目前全世界有 40 亿人口受到该病的威胁。近年对其病原学和诊断技术等方面的研究进展较大,并已成功研制出甲型肝炎病毒减毒活疫苗和灭活疫苗,可有效控制甲型肝炎的流行。

(一)病因

甲型肝炎传染源是患者和亚临床感染者。潜伏期后期及黄疸出现前数日传染性最强,黄疸出现后 2 周粪便仍可能排出病毒,但传染性已明显减弱。本病无慢性甲肝病毒(HAV)携带者。

(二)诊断要点

甲型病毒性肝炎主要依据流行病学资料、临床特点、常规实验室检查和特异性血清学诊断。流行病学资料应参考当地甲型肝炎流行疫情,病前有无肝炎患者密切接触史及个人、集体饮食卫生状况。急性黄疸型病例黄疸期诊断不难。在黄疸前期获得诊断称为早期诊断,此期表现似"感冒"或"急性胃肠炎",如尿色变为深黄色应疑及本病。急性无黄疸型及亚临床型病例不易早期发现,诊断主要依赖肝功能检查。根据特异性血清学检查可做出病因学诊断。凡慢性肝炎和重型肝炎,一般不考虑甲型肝炎的诊断。

1.分型

甲型肝炎潜伏期为 2~6 周,平均 4 周,临床分为急性黄疸型(AIH)、急性无黄疸型和亚临床型。

(1)急性黄疸型:①黄疸前期:急性起病,多有畏寒发热,体温 38℃左右,全身乏力,食欲缺乏,厌油、恶心、呕吐,上腹部饱胀不适或腹泻。少数病例以上呼吸道感染症状为主要表现,偶见荨麻疹,继之尿色加深。本期一般持续 5~7 日。②黄疸期:热退后出现黄疸,可见皮肤巩膜不同程度黄染。肝区隐痛,肝大,触之有充实感,伴有叩痛和压痛,尿色进一步加深。黄疸出现后全身及消化道症状减轻,否则可能发生重症化,但重症化者罕见。本期持续 2~6 周。③恢复期:黄疸逐渐消退,症状逐渐消失,肝脏逐渐回缩至正常,肝功能逐渐恢复。本期持续 2~4 周。

(2)急性无黄疸型:起病较缓慢,除无黄疸外,其他临床表现与黄疸型相似,症状一般较轻。多在 3 个月内恢复。

(3)亚临床型:部分患者无明显临床症状,但肝功能有轻度异常。

(4)急性淤胆型:本型实为黄疸型肝炎的一种特殊形式,特点是肝内胆汁淤积性黄疸持续较久,消化道症状轻,肝实质损害不明显。而黄疸很深,多有皮肤瘙痒及粪色变浅,预后良好。

2.实验室检查

(1)常规检查:外周血白细胞总数正常或偏低,淋巴细胞相对增多,偶见异型淋巴细胞,一般不超过 10%,这可能是淋巴细胞受病毒抗原刺激后发生的母细胞转化现象。黄疸前期末尿胆原及尿胆红素开始呈阳性反应,是早期诊断的重要依据。血清丙氨酸氨基转移酶(ALT)于黄疸前期早期开始升高,血清胆红素在黄疸前期末开始升高。血清 ALT 高峰在血清胆红素高峰之前,一般在黄疸消退后一至数周恢复正常。急性黄疸型血浆球蛋白常见轻度升高,但随病情恢复而逐渐恢复。急性无黄疸型和亚临床型病例肝功能改变以单项 ALT 轻中度升高为特点。急性淤胆型病例血清胆红素显著升高而 ALT 仅轻度升高,两者形成明显反差,同时伴有血清 ALP 及 GGT 明显升高。

(2)特异性血清学检查:特异性血清学检查是确诊甲型肝炎的主要指标。血清 IgM 型甲型肝炎病毒抗体(抗-HAV-IgM)于发病数日即可检出,黄疸期达到高峰,一般持续 2~4 个月,以后逐渐下降乃至消失。目前临床上主要用酶联免疫吸附法(ELISA)检查血清抗HAV-IgM,以作为早期诊断甲型肝炎的特异性指标。血清抗 HAV-IgM 出现于病程恢复期,较持久,甚至终身阳性,是获得免疫力的标志,一般用于流行病学调查。新近报道应用线性多抗原肽包被进行 ELISA 检测 HAV 感染,其敏感性和特异性分别高于 90% 和 95%。

(三)鉴别要点

本病需与药物性肝炎、传染性单核细胞增多症、钩端螺旋体病、急性结石性胆管炎、原发性胆汁性肝硬化、妊娠期肝内胆汁淤积症、胆总管梗阻、妊娠急性脂肪肝等鉴别。其他如血吸虫病、肝吸虫病、肝结核、脂肪肝、肝淤血及原发性肝癌等均可有肝大或 ALT 升高,鉴别诊断时应加以考虑。与乙型、丙型、丁型及戊型病毒型肝炎急性期鉴别除参考流行病学特点及输血史等资料外,主要依据血清抗-HAV-IgM 的检测。

(四)规范化治疗

急性期应强调卧床休息,给予清淡而营养丰富的饮食,外加充足的 B 族维生素及维生素C。进食过少及呕吐者,应每日静脉滴注 10% 的葡萄糖液 1000~1500mL,酌情加入能量合剂及 10%氯化钾。热重者可服用茵陈蒿汤、栀子柏皮汤加减;湿重者可服用茵陈胃苓汤加减;湿热并重者宜用茵陈蒿汤和胃苓汤合方加减;肝气郁结者可用逍遥散;脾虚湿困者可用平胃散。

二、乙型病毒性肝炎

慢性乙型病毒性肝炎是由乙型肝炎病毒感染致肝脏发生炎症及肝细胞坏死,持续 6 个月以上而病毒仍未被清除的疾病。我国是慢性乙型病毒性肝炎的高发区,人群中约有 9.09% 为乙型肝炎病毒携带者。

该疾病呈慢性进行性发展,间有反复急性发作,可演变为肝硬化、肝癌或肝功能衰竭等,严重危害人民健康,故对该疾病的早发现、早诊断、早治疗很重要。

(一)病因

1.传染源

传染源主要是有 HBV DNA 复制的急、慢性患者和无症状慢性 HBV 携带者。

2.传播途径

主要通过血清及日常密切接触而传播。血液传播途径除输血及血制品外,可通过注射,刺伤,共用牙刷、剃刀及外科器械等方式传播,经微量血液也可传播。由于患者唾液、精液、初乳、汗液、血性分泌物均可检出 HBsAg,故密切的生活接触可能是重要传播途径。所谓"密切生活接触"可能是由于微小创伤所致的一种特殊经血传播形式,而非消化道或呼吸道传播。另一种重要的传播方式是母婴传播（垂直传播）。生于 HBsAg/HBeAg 阳性母亲的婴儿，HBV 感染率高达 95％，大部分在分娩过程中感染，低于 10％～20％ 可能为宫内感染。因此，医源性或非医源性经血液传播，是本病的传播途径。

3.易感人群

感染后患者对同一 HBsAg 亚型 HBV 可获得持久免疫力。但对其他亚型免疫力不完全，偶可再感染其他亚型，故极少数患者血清抗 HBs（某一亚型感染后）和 HBsAg（另一亚型再感染）可同时阳性。

（二）诊断要点

急性肝炎病程超过半年，或原有乙型病毒性肝炎或 HBsAg 携带史，本次又因同一病原再次出现肝炎症状、体征及肝功能异常者可以诊断为慢性乙型病毒性肝炎。发病日期不明或虽无肝炎病史，但肝组织病理学检查符合慢性乙型病毒性肝炎，或根据症状、体征、化验及 B 超检查综合分析，亦可做出相应诊断。

1.分型

据 HBeAg 可分为 2 型。

（1）HBeAg 阳性慢性乙型病毒性肝炎：血清 HBsAg、HBV DNA 和 HBeAg 阳性，抗－HBe 阴性，血清 ALT 持续或反复升高，或肝组织学检查有肝炎病变。

（2）HBeAg 阴性慢性乙型病毒性肝炎：血清 HBsAg 和 HBVDNA 阳性，HBeAg 持续阴性，抗－HBe 阳性或阴性，血清 ALT 持续或反复异常，或肝组织学检查有肝炎病变。

2.分度

根据生化学试验及其他临床和辅助检查结果，可进一步分 3 度。

（1）轻度：临床症状、体征轻微或缺如，肝功能指标仅 1 或 2 项轻度异常。

（2）中度：症状、体征、实验室检查居于轻度和重度之间。

（3）重度：有明显或持续的肝炎症状，如乏力、食欲缺乏、尿黄、便溏等，伴有肝病面容、肝掌、蜘蛛痣、脾大，并排除其他原因，且无门静脉高压症者。实验室检查血清 ALT 和（或）AST 反复或持续升高，清蛋白降低或 A/G 比值异常，球蛋白明显升高。除前述条件外，凡清蛋白不超过 32g/L，胆红素大于 5 倍正常值上限，凝血酶原活动度为 40％～60％，胆碱酯酶低于 2500U/L，4 项检测中有 1 项达上述程度者即可诊断为重度慢性肝炎。

3.B 超检查结果可供慢性乙型病毒性肝炎诊断参考

（1）轻度：B 超检查肝脾无明显异常改变。

（2）中度：B 超检查可见肝内回声增粗，肝脏和（或）脾脏轻度肿大，肝内管道（主要指肝静脉）走行多清晰，门静脉和脾静脉内径无增宽。

（3）重度：B 超检查可见肝内回声明显增粗，分布不均匀；肝表面欠光滑，边缘变钝；肝内管道走行欠清晰或轻度狭窄、扭曲；门静脉和脾静脉内径增宽；脾大；胆囊有时可见"双层征"。

4.组织病理学诊断

包括病因（根据血清或肝组织的肝炎病毒学检测结果确定病因）、病变程度及分级分期结果。

（三）鉴别要点

本病应与慢性丙型病毒性肝炎、嗜肝病毒感染所致肝损害、酒精性及非酒精性肝炎、药物性肝炎、自身免疫性肝炎、肝硬化、肝癌等鉴别。

（四）规范化治疗

1.治疗的总体目标

最大限度地长期抑制或消除乙肝病毒，减轻肝细胞炎症坏死及肝纤维化，延缓和阻止疾病进展，减少和防止肝脏失代偿、肝硬化、肝癌及其并发症的发生，从而改善生活质量和延长存活时间。主要包括抗病毒、免疫调节、抗炎保肝、抗纤维化和对症治疗，其中抗病毒治疗是关键，只要有适应证，且条件允许，就应进行规范的抗病毒治疗。

2.抗病毒治疗的一般适应证

（1）HBV DNA$\geq 2\times 10^4$U/mL（HBeAg阴性者为不低于2×10^3U/mL）。

（2）ALT$\geq 2\times$正常上限（ULN）；如用干扰素治疗，ALT应不高于$10\times$ULN，血总胆红素水平应低于$2\times$ULN。

（3）如ALT$<2\times$ULN，但肝组织学显示Knodell HAI≥ 4，或$\geq$G2。

具有①并有②或③的患者应进行抗病毒治疗；对达不到，上述治疗标准者，应监测病情变化，如持续HBV DNA阳性，且ALT异常，也应考虑抗病毒治疗。ULN为正常参考值上限。

3.HBeAg阳性慢性乙型肝炎患者

对于HBV DNA定量不低于2×10^4U/mL，ALT水平不低于$2\times$ULN者，或ALT$<2\times$ULN，但肝组织学显示Knodell HAI≥ 4，或$\geq$G2炎症坏死者，应进行抗病毒治疗。可根据具体情况和患者的意愿，选用IFN—仪，ALT水平应低于$10\times$ULN，或核苷（酸）类似物治疗。对HBV DNA阳性但低于2×10^4U/mL者，经监测病情3个月，HBV DNA仍未转阴，且ALT异常，则应抗病毒治疗。

（1）普通IFN—α：5MU（可根据患者的耐受情况适当调整剂量），每周3次或隔日1次，皮下或肌内注射，一般疗程为6个月。如有应答，为提高疗效亦可延长疗程至1年或更长。应注意剂量及疗程的个体化。如治疗6个月无应答者，可改用其他抗病毒药物。

（2）聚乙二醇干扰素α—2a：180μg，每周1次，皮下注射，疗程1年。剂量应根据患者耐受性等因素决定。

（3）拉米夫定：100mg，每日1次，口服。治疗1年时，如HBV DNA检测不到（PCR法）或低于检测下限、ALT复常、HBeAg转阴但未出现抗HBe者，建议继续用药直至HBeAg血清学转归，经监测2次（每次至少间隔6个月）仍保持不变者可以停药，但停药后需密切监测肝脏生化学和病毒学指标。

（4）阿德福韦酯：10mg，每日1次，口服。疗程可参照拉米夫定。

（5）恩替卡韦：0.5mg（对拉米夫定耐药患者1mg），每日1次，口服。疗程可参照拉米夫定。

4.HBeAg阴性慢性乙型肝炎患者

HBV DNA定量不低于2×10^3U/mL，ALT水平不低于$2\times$ULN者，或ALT$<$2ULN，但肝组织学检查显示Knodell HAI≥ 4，或G2炎症坏死者，应进行抗病毒治疗。由于难以确定治

疗终点,因此,应治疗至检测不出 HBVDNA(PCR 法),ALT 复常。此类患者复发率高,疗程宜长,至少为 1 年。

因需要较长期治疗,最好选用 IFN—α(ALT 水平应低于 10×ULN)或阿德福韦酯或恩替卡韦等耐药发生率低的核苷(酸)类似物治疗。对达不到上述推荐治疗标准者,则应监测病情变化,如持续 HBVDNA 阳性,且 ALT 异常,也应考虑抗病毒治疗。

(1)普通 IFN—α:5MU,每周 3 次或隔日 1 次,皮下或肌内注射,疗程至少 1 年。

(2)聚乙二醇干扰素 α—2a:180μg,每周 1 次,皮下注射,疗程至少 1 年。

(3)阿德福韦酯:10mg,每日 1 次,口服,疗程至少 1 年。当监测 3 次(每次至少间隔 6 个月)HBV DNA 检测不到(PCR 法)或低于检测下限和 ALT 正常时可以停药。

(4)拉米夫定:100mg,每日 1 次,口服,疗程至少 1 年。治疗终点同阿德福韦酯。

(5)恩替卡韦:0.5mg(对拉米夫定耐药患者 1mg),每日 1 次,口服。疗程可参照阿德福韦酯。

5.应用化疗和免疫抑制剂治疗的患者

对于因其他疾病而接受化疗、免疫抑制剂(特别是肾上腺糖皮质激素)治疗的 HBsAg 阳性者,即使 HBV DNA 阴性和 ALT 正常,也应在治疗前 1 周开始服用拉米夫定,每日 100mg,化疗和免疫抑制剂治疗停止后,应根据患者病情决定拉米夫定停药时间。对拉米夫定耐药者,可改用其他已批准的能治疗耐药变异的核苷(酸)类似物。核苷(酸)类似物停用后可出现复发,甚至病情恶化,应十分注意。

6.其他特殊情况的处理

(1)经过规范的普通 IFN—α 治疗无应答者,再次应用普通 IFN—a 治疗的疗效很低。可试用聚乙二醇干扰素 α—2a 或核苷(酸)类似物治疗。

(2)强化治疗指在治疗初始阶段每日应用普通 IFN—α,连续 2～3 周后改为隔日 1 次或每周 3 次的治疗。目前对此疗法意见不一,因此不予推荐。

(3)应用核苷(酸)类似物发生耐药突变后的治疗,拉米夫定治疗期间可发生耐药突变,出现"反弹",建议加用其他已批准的能治疗耐药变异的核苷(酸)类似物,并重叠 1～3 个月或根据 HBV DNA 检测阴性后撤换拉米夫定,也可使用 IFN—α(建议重叠用药 1～3 个月)。

(4)停用核苷(酸)类似物后复发者的治疗,如停药前无拉米夫定耐药,可再用拉米夫定治疗,或其他核苷(酸)类似物治疗。如无禁忌证,亦可用 IFN—α 治疗。

7.儿童患者间隔

12 岁以上慢性乙型病毒性肝炎患儿,其普通 IFN—α 治疗的适应证、疗效及安全性与成人相似,剂量为 3～6μU/m²,最大剂量不超过 10μU/m²。在知情同意的基础上,也可按成人的剂量和疗程用拉米夫定治疗。

三、丙型病毒性肝炎

慢性丙型病毒性肝炎是一种主要经血液传播的疾病,是由丙型肝炎病毒(HCV)感染导致的慢性传染病。慢性 HCV 感染可导致肝脏慢性炎症坏死,部分患者可发展为肝硬化甚至肝细胞癌(HCC),严重危害人民健康,已成为严重的社会和公共卫生问题。

(一)病因

1.传染源

主要为急、慢性患者和慢性 HCV 携带者。

2.传播途径

与乙型肝炎相同,主要有以下 3 种。

(1)通过输血或血制品传播:由于 HCV 感染者病毒血症水平低,所以输血和血制品(输 HCV 数量较多)是最主要的传播途径。经初步调查,输血后非甲非乙型肝炎患者血清丙型肝炎抗体(抗 HCV)阳性率高达 80% 以上,已成为大多数(80%~90%)输血后肝炎的原因。但供血员血清抗 HCV 阳性率较低,欧美各国为 0.35%~1.4%,故目前公认,反复输入多个供血员血液或血制品者更易发生丙型肝炎,输血 3 次以上者感染 HCV 的危险性增高 2~6 倍。国内曾因单采血浆回输血细胞时污染,造成丙型肝炎暴发流行,经 2 年以上随访,血清抗 HCV 阳性率达到 100%。1989 年国外综合资料表明,抗 HCV 阳性率在输血后非甲非乙型肝炎患者为 85%,血源性凝血因子治疗的血友病患者为 60%~70%,静脉药瘾患者为 50%~70%。

(2)通过非输血途径传播:丙型肝炎亦多见于非输血人群,主要通过反复注射、针刺、含 HCV 血液反复污染皮肤黏膜隐性伤口及性接触等其他密切接触方式而传播。这是世界各国广泛存在的散发性丙型肝炎的传播途径。

(3)母婴传播:要准确评估 HCV 垂直传播很困难,因为在新生儿中所检测到的抗 HCV 实际可能来源于母体(被动传递)。检测 HCVRNA 提示,HGV 有可能由母体传播给新生儿。

3.易感人群

对 HCV 无免疫力者普遍易感。在西方国家,除反复输血者外,静脉药瘾者、同性恋等混乱性接触者及血液透析患者丙型肝炎发病率较高。本病可发生于任何年龄,一般儿童和青少年 HCV 感染率较低,中青年次之。男性 HCV 感染率大于女性。HCV 多见于 16 岁以上人群。HCV 感染恢复后血清抗体水平低,免疫保护能力弱,有再次感染 HCV 的可能性。

(二)诊断要点

1.诊断依据

HCV 感染超过 6 个月,或发病日期不明、无肝炎史,但肝脏组织病理学检查符合慢性肝炎,或根据症状、体征、实验室及影像学检查结果综合分析,做出诊断。

2.病变程度判定

慢性肝炎按炎症活动度(G)可分为轻、中、重 3 度,并应标明分期(S)。

(1)轻度慢性肝炎(包括原慢性迁延性肝炎及轻型慢性活动性肝炎):$G_{1\sim2}$,$S_{0\sim2}$。①肝细胞变性,点、灶状坏死或凋亡小体。②汇管区有(无)炎症细胞浸润、扩大,有或无局限性碎屑坏死(界面肝炎)。③小叶结构完整。

(2)中度慢性肝炎(相当于原中型慢性活动性肝炎):G_3,$S_{1\sim3}$。①汇管区炎症明显,伴中度碎屑坏死。②小叶内炎症严重,融合坏死或伴少数桥接坏死。③纤维间隔形成,小叶结构大部分保存。

(3)重度慢性肝炎(相当于原重型慢性活动性肝炎):G_4,$S_{2\sim4}$。①汇管区炎症严重或伴重度碎屑坏死。②桥接坏死累及多数小叶。③大量纤维间隔,小叶结构紊乱,或形成早期肝硬化。

3.组织病理学诊断

包括病因(根据血清或肝组织的肝炎病毒学检测结果确定病因)、病变程度及分级分期结果,如病毒性肝炎,丙型,慢性,中度,G_3/S_4。

(三)鉴别要点

本病应与慢性乙型病毒性肝炎、药物性肝炎、酒精性肝炎、非酒精性肝炎、自身免疫性肝炎、病毒感染所致肝损害、肝硬化、肝癌等鉴别。

(四)规范化治疗

1.抗病毒治疗的目的

清除或持续抑制体内的 HCV,以改善或减轻肝损害,阻止进展为肝硬化、肝衰竭或 HCC,并提高患者的生活质量。治疗前应进行 HCV RNA 基因分型(1 型和非 1 型)和血中 HCV RNA 定量,以决定抗病毒治疗的疗程和利巴韦林的剂量。

2.HCV RNA 基因为 1 型或(和)HCV RNA 定量不低于 $4×10^5$ U/mL 者

可选用下列方案之一。

(1)聚乙二醇干扰素 α 联合利巴韦林治疗方案:聚乙二醇干扰素 α−2a 180μg,每周 1 次,皮下注射,联合口服利巴韦林 1000mg/d,至 12 周时检测 HCV RNA。①如 HCV RNA 下降幅度少于 2 个对数级,则考虑停药。②如 HCV RNA 定性检测为阴转,或低于定量法的最低检测限。继续治疗至 48 周。③如 HCV RNA 未转阴,但下降超过 2 个对数级,则继续治疗到 24 周。如 24 周时 HCV RNA 转阴,可继续治疗到 48 周;如果 24 周时仍未转阴,则停药观察。

(2)普通 IFN−α 联合利巴韦林治疗方案:IFN−α3~5MU,隔日 1 次,肌内或皮下注射,联合口服利巴韦林 1000mg/d,建议治疗 48 周。

(3)不能耐受利巴韦林不良反应者的治疗方案:可单用普通 IFN−a 复合 IFN 或 PEG−IFN,方法同上。

3.HCV RNA 基因为非 1 型或(和)HCV RNA 定量小于 $4×10^5$ U/mL 者

可采用以下治疗方案之一。

(1)聚乙二醇干扰素 α 联合利巴韦林治疗方案:聚乙二醇干扰素 α−2a 180μg,每周 1 次,皮下注射,联合应用利巴韦林 800mg/d,治疗 24 周。

(2)普通 IFN−a 联合利巴韦林治疗方案:IFN−α3mU,每周 3 次,肌内或皮下注射,联合应用利巴韦林 800~1000mg/d,治疗 24~48 周。

(3)不能耐受利巴韦林不良反应者的治疗方案:可单用普通 IFN−α 或聚乙二醇干扰素 a。

四、丁型病毒性肝炎

丁型病毒型肝炎是由于丁型肝炎病毒(HDV)与 HBV 共同感染引起的以肝细胞损害为主的传染病,呈世界性分布,易使肝炎慢性化和重型化。

(一)病因

HDV 感染呈全球性分布。意大利是 HDV 感染的发现地。地中海沿岸、中东地区、非洲和南美洲亚马逊河流域是 HDV 感染的高流行区。HDV 感染在地方性高发区的持久流行,是由 HDV 在 HBsAg 携带者之间不断传播所致。除南欧为地方性高流行区之外,其他发达国家

HDV 感染率一般只占 HBsAg 携带者的 5％以下。发展中国家 HBsAg 携带者较高,有引起 HDV 感染传播的基础。我国各地 HBsAg 阳性者中 HDV 感染率为 0～32％,北方偏低,南方较高。活动性乙型慢性肝炎和重型肝炎患者 HDV 感染率明显高于无症状慢性 HBsAg 携带者。

1.传染源

主要是急慢性丁型肝炎患者和 HDV 携带者。

2.传播途径

输血或血制品是传播 HDV 的最重要途径之一。其他包括经注射和针刺传播,日常生活密切接触传播,以及围生期传播等。我国 HDV 传播方式以生活密切接触为主。

3.易感人群

HDV 感染分两种类型:①HDV/HBV 同时感染,感染对象是正常人群或未接受 HBV 感染的人群。②HDV/HBV 重叠感染,感染对象是已受 HBV 感染的人群,包括无症状慢性 HBsAg 携带者和乙型肝炎患者,他们体内含有 HBV 及 HBsAg,一旦感染 HDV,极有利于 HDV 的复制,所以这一类人群对 HDV 的易感性更强。

(二)诊断要点

我国是 HBV 感染高发区,应随时警惕 HDV 感染。HDV 与 HBV 同时感染所致急性丁型肝炎,仅凭临床资料不能确定病因。凡无症状慢性 HBsAg 携带者突然出现急性肝炎样症状、重型肝炎样表现或迅速向慢性肝炎发展者,以及慢性乙型肝炎病情突然恶化而陷入肝衰竭者,均应想到 HDV 重叠感染,及时进行特异性检查,以明确病因。

1.临床表现

HDV 感染一般只与 HBV 感染同时发生或继发于 HBV 感染者中,故其临床表现部分取决于 HBV 感染状态。

(1)HDV 与 HBV 同时感染(急性丁型肝炎):潜伏期为 6～12 周,其临床表现与急性自限性乙型肝炎类似,多数为急性黄疸型肝炎。在病程中可先后发生两次肝功能损害,即血清胆红素和转氨酶出现两个高峰。整个病程较短,HDV 感染常随 HBV 感染终止而终止,预后良好,很少向重型肝炎、慢性肝炎或无症状慢性 HDV 携带者发展。

(2)HDV 与 HBV 重叠感染:潜伏期为 3～4 周。其临床表现轻重悬殊,复杂多样。①急性肝炎样丁型肝炎:在无症状慢性 HBsAg 携带者基础上重叠感染 HDV 后,最常见的临床表现形式是急性肝炎样发作,有时病情较重,血清转氨酶持续升高达数月之久,或血清胆红素及转氨酶升高呈双峰曲线。在 HDV 感染期间,血清 HBsAg 水平常下降,甚至转阴,有时可使 HBsAg 携带状态结束。②慢性丁型肝炎:无症状慢性 HBsAg 携带者重叠感染 HDV 后,更容易发展成慢性肝炎。慢性化后发展为肝硬化的进程较快。

早期认为丁型肝炎不易转化为肝癌,近年来在病理诊断为原发性肝癌的患者中,HDV 标志阳性者可达 11％～22％,故丁型肝炎与原发性肝癌的关系不容忽视。

(3)重型丁型肝炎:在无症状慢性 HBsAg 携带者基础上重叠感染 HDV 时,颇易发展成急性或亚急性重型肝炎。在"暴发性肝炎"中,HDV 感染标志阳性率高达 21％～60％,认为 HDV 感染是促成大块肝坏死的一个重要因素。按国内诊断标准,这些"暴发性肝炎"应包括急性和亚急性重型肝炎。HDV 重叠感染易使原有慢性乙型肝炎病情加重。如有些慢性乙型肝炎患者,病情本来相对稳定或进展缓慢,血清 HDV 标志转阳,临床状况可突然恶化,继而发生肝衰竭,甚至死亡,颇似慢性重型肝炎,这种情况国内相当多见。

2.实验室检查

近年丁型肝炎的特异诊断方法日臻完善,从受检者血清中检测到 HDAg 或 HDV RNA,或从血清中检测抗－HDV,均为确诊依据。

(三)鉴别要点

应注意与慢性重型乙型病毒型肝炎相鉴别。

(四)规范化治疗

丁型病毒性肝炎以护肝对症治疗为主。近年研究表明,IFN－a 可能抑制 HDV RNA 复制,经治疗后,可使部分病例血清 DHV RNA 转阴,所用剂量宜大,疗程宜长。目前 IFN－α 是唯一可供选择的治疗慢性丁型肝炎的药物,但其疗效有限。IFN－α900 万 U。每周 3 次,或者每日 500 万 U,疗程 1 年,能使 40%～70% 的患者血清中 HDV RNA 消失,但是抑制 HDV 复制的作用很短暂,停止治疗后 60%～97% 的患者复发。

五、戊型病毒性肝炎

戊型病毒型肝炎原称肠道传播的非甲非乙型肝炎或流行性非甲非乙型肝炎,其流行病学特点及临床表现颇像甲型肝炎,但两者的病因完全不同。

(一)病因

戊型肝炎流行最早发现于印度,开始疑为甲型肝炎,但回顾性血清学分析,证明既非甲型肝炎,也非乙型肝炎。本病流行地域广泛,在发展中国家以流行为主,发达国家以散发为主。其流行特点与甲型肝炎相似,传染源是戊型肝炎患者和阴性感染患者,经粪－口传播。潜伏期末和急性期初传染性最强。流行规律大体分两种:一种为长期流行,常持续数月,可长达 20 个月,多由水源不断污染所致;另一种为短期流行,约 1 周即止,多为水源一次性污染引起。与甲型肝炎相比,本病发病年龄偏大,16～35 岁者占 75%,平均 27 岁。孕妇易感性较高。

(二)诊断要点

流行病学资料、临床特点和常规实验室检查仅作临床诊断参考,特异血清病原学检查是确诊依据,同时排除 HAV、HBV、HCV 感染。

1.临床表现

本病潜伏期 15～75 日,平均约 6 周。绝大多数为急性病例,包括急性黄疸型和急性无黄疸型肝炎,两者比例约为 1：13。临床表现与甲型肝炎相似,但其黄疸前期较长,症状较重。除淤胆型病例外,黄疸常于一周内消退。戊型肝炎胆汁淤积症状(如灰浅色大便、全身瘙痒等)较甲型肝炎为重,大约 20% 的急性戊型肝炎患者会发展成淤胆型肝炎。部分患者有关节疼痛。

2.实验室检查

用戊型肝炎患者急性期血清 IgM 型抗体建立 ELISA 法,可用于检测拟诊患者粪便内的 HEAg,此抗原在黄疸出现第 14～18 日的粪便中较易检出,但阳性率不高。用荧光素标记戊型肝炎恢复期血清 IgG,以实验动物 HEAg 阳性肝组织作抗原片,进行荧光抗体阻断实验,可用于检测血清戊型肝炎抗体(抗－HEV),阳性率 50%～100%。但本法不适用于临床常规检查。

用重组抗原或合成肽原建立 ELISA 法检测血清抗 HEV,已在国内普遍开展,敏感性和特异性均较满意。用本法检测血清抗 HEV－IgM,对诊断现症戊型肝炎更有价值。

(三)鉴别要点

应注意与 HAV、HBV、HCV 相鉴别。

(四)规范化治疗

急性期应强调卧床休息,给予清淡而营养丰富的饮食,外加充足的 B 族维生素及维生素C。HEV ORF2 结构蛋白可用于研制有效疫苗,并能对 HEV 株提供交叉保护。HEV ORF2蛋白具有较好的免疫原性,用其免疫猕猴能避免动物发生戊型肝炎和 HEV 感染。该疫苗正在研制,安全性和有效性正在评估。

六、护理措施

(1)甲、戊型肝炎进行消化道隔离;急性乙型肝炎进行血液(体液)隔离至 HBsAg 转阴;慢性乙型和丙型肝炎患者应分别按病毒携带者管理。

(2)向患者及家属说明休息是肝炎治疗的重要措施。重型肝炎、急性肝炎、慢性活动期应卧床休息;慢性肝炎病情好转后,体力活动以不感疲劳为度。

(3)急性期患者宜进食清淡、易消化的饮食,蛋白质以营养价值高的动物蛋白为主 1.0～1.5g/(kg·d);慢性肝炎患者宜进高蛋白、高热量、高维生素易消化饮食,蛋白质 1.5～2.0g/(kg·d);重症肝炎患者宜低脂、低盐、易消化饮食,有肝性脑病先兆者应限制蛋白质摄入,蛋白质摄入小于 0.5g/(kg·d);合并腹水、少尿者,钠摄入限制在 0.5g/d。

(4)各型肝炎患者均应戒烟和禁饮酒。

(5)皮肤瘙痒者及时修剪指甲,避免搔抓,防止皮肤破损。

(6)应向,患者解释注射干扰素后可出现发热、头痛、全身酸痛等"流感样综合征",体温常随药物剂量增大而增高,不良反应随治疗次数增加而逐渐减轻。发热时多饮水、休息,必要时按医嘱对症处理。

(7)密切观察有无皮肤瘀点、瘀斑、牙龈出血、便血等出血倾向;观察有无性格改变、计算力减退、嗜睡、烦躁等肝性脑病的早期表现。如有异常及时报告医师。

(8)让患者家属了解肝病患者易生气、易急躁的特点,对患者要多加宽容理解;护理人员多与患者热情、友好交谈沟通,缓解患者焦虑、悲观、抑郁等心理问题;向患者说明保持豁达乐观的心情对于肝脏疾病的重要性。

七、应急措施

(一)消化道出血

(1)立即取平卧位,头偏向一侧,保持呼吸道通畅,防止窒息。

(2)通知医师,建立静脉液路。

(3)合血、吸氧、备好急救药品及器械,准确记录出血量。

(4)监测生命体征的变化,观察有无四肢湿冷、面色苍白等休克体征的出现,如有异常,及时报告医师并配合抢救。

（二）肝性脑病

（1）如有烦躁，做好保护性措施，必要时给予约束，防止患者自伤或伤及他人。

（2）昏迷者，平卧位，头偏向一侧，保持呼吸道通畅。

（3）吸氧，密切观察神志和生命体征的变化，定时翻身。

（4）遵医嘱给予准确及时的治疗。

八、健康教育

（1）宣传各类型病毒性肝炎的发病及传播知识，重视预防接种的重要性。

（2）对于急性肝炎患者要强调彻底治疗的重要性及早期隔离的必要性。

（3）慢性患者，病毒携带者及家属采取适当的家庭隔离措施，对家中密切接触者鼓励尽早进行预防接种。

（4）应用抗病毒药物者必须在医师的指导、监督下进行，不得擅自加量或停药，并定期检查肝功能和血常规。

（5）慢性肝炎患者出院后避免过度劳累、酗酒，不合理用药等，避免反复发作，并定期监测肝功能。

（6）对于乙肝病毒携带者禁止献血和从事饮食、水管、托幼等工作。

第四章　内分泌科常见疾病的护理

第一节　内分泌代谢性疾病常见症状

一、身体外形改变

(一)定义

包括体形的变化,毛发的质地、分布改变,面容的变化以及皮肤黏膜色素沉着等。这些异常多与脑垂体、甲状腺、甲状旁腺、肾上腺或部分代谢性疾病有关。

(二)评估

1.病因评估

(1)身高异常:体格异常高大见于发生在青春期前腺垂体生长激素分泌过多的巨人症,发生在青春期后的肢端肥大症;体格异常矮小见于发生在儿童时期的腺垂体生长激素缺乏的垂体性侏儒症;体格矮小和智力低下见于发生在成熟前的甲状腺功能减退的呆小病。

(2)体重异常:肥胖见于下丘脑疾病、Cushing 综合征、2 型糖尿病(肥胖型)、性功能减退症、甲状腺功能减退症、代谢综合征等疾病;消瘦见于甲状腺功能亢进症、1 型与 2 型糖尿病(非肥胖型)、嗜铬细胞瘤、神经性厌食等疾病。

(3)毛发异常:全身性多毛见于先天性肾上腺皮质增生、Cushing 病等疾病;毛发脱落见于甲状腺功能减退症、睾丸功能减退、肾上腺皮质和卵巢功能减退等疾病。

(4)面容异常:眼球突出见于甲状腺功能亢进症,满月脸见于 Cushing 病,头皮脸皮增厚、口唇增厚、耳鼻长大见于肢端肥大症等。

(5)皮肤异常:皮肤色素沉着见于原发性肾上腺皮质功能减退症、先天性肾上腺皮质增生症、异位 ACTH 综合征等;紫纹见于 Cushing 综合征;病理性痤疮见于 Cushing 综合征、先天性肾上腺皮质增生症等。

2.症状评估

除了身高、体重的改变以外,还包括其他身体特征的改变,如生长发育及第二性征情况,全身营养状况,面容表情情况,皮肤的色泽、弹性情况,毛发颜色、分布和多少等情况。

3.相关因素评估

身体外形的改变是否引起心理障碍,有无其他伴随症状,治疗及用药情况等。

(三)护理措施

1.提供患者心理支持

(1)加强接触和沟通,鼓励患者表达自我感受。

(2)给予相关知识的讲解,提供资料和与其他病友交流,使其了解疾病的转归和治疗效果,使其有战胜疾病的信心。

(3)关注患者是否有自卑、焦虑、抑郁等心理问题,提供心理医生疏导。

2.协助家庭给予支持

(1)了解家庭成员关系、知识结构,给予相关知识讲解。

(2)鼓励家属与患者多沟通、多交流,相互表达自身感受。

(3)把患者治疗情况告知家属,使其督促患者配合。

(4)家属和患者共均有信心,消除患者心理疾患,防止自杀等行为发生。

3.促进患者社会交流

(1)鼓励患者参加社会团体或病友俱乐部等组织。

(2)帮助患者增加与他人沟通的技巧。

(3)教育周围人勿歧视患者,多给予患者心理安慰。

4.协助患者装扮自己

指导患者选择适当饰物修饰自己,如突眼的佩戴眼镜;毛发稀疏的戴帽子;肥胖、侏儒和巨人症患者可指导其选择合适的衣服等。

二、性功能异常

(一)定义

包括生殖器官发育迟缓或发育过早、性欲减退或丧失,女性月经紊乱、溢乳、闭经或不孕、男性勃起功能障碍(ED)、乳房发育迟缓等。

(二)评估

1.病因评估

(1)下丘脑-垂体疾病:如垂体细胞瘤-催乳素瘤、成年人原发性腺垂体功能减退症等可引起女性溢乳、闭经、不育,男性阳痿、性功能减退;儿童期起病的腺垂体生长激素缺乏或性激素分泌不足可导致患者青春期器官不发育,第二性征阙如等。

(2)甲状腺疾病:如成年型甲减可引起男性阳痿、女性不育症;幼年型甲减可引起性早熟等。

(3)肾上腺疾病:如 Cushing 综合征由于肾上腺激素产生过多以及雄激素和皮质醇对垂体促性腺激素的抑制作用,女性可引起月经减少或停经,轻度多毛、痤疮,明显男性化,男性可引起性欲减退,阴茎缩小,睾丸变软;肾上腺皮质功能减退症由于肾上腺皮质激素分泌不足可引起女性阴毛、腋毛减少或脱落、稀疏,月经失调或闭经,男性可引起性功能减退。

(4)糖尿病:也可引起男性性功能减退。

2.症状评估

患者有无皮肤干燥、粗糙,毛发脱落、稀疏或增多,女性闭经溢乳,男性乳房发育;外生殖器的发育是否正常,有无畸形。

3.相关因素评估

性功能异常是否引起心理障碍,有无其他伴随症状,治疗及用药情况等。

(三)护理措施

1.评估性功能障碍的型态

提供一个隐蔽舒适的环境和恰当的时间,鼓励患者描述目前的性功能、性活动与性生活型态,使患者以开放的态度讨论问题。

2.提供专业指导

(1)护士应接受患者讨论性问题时所呈现的焦虑,对患者表示尊重、支持。询问患者使其烦恼的有关性爱或性功能方面的问题,给患者讲解所患疾病及用药治疗对性功能的影响,使患者积极配合治疗。

(2)提供可能的信息咨询服务,如专业医师、心理咨询师、性咨询门诊等。

(3)鼓励患者与配偶交流彼此的感受,并一起参加性健康教育及阅读有关性教育的材料。

(4)女性患者若有性交疼痛,可建议使用润滑剂。

三、排泄功能异常

(一)定义

排泄是机体将新陈代谢所产生的废物排出体外的生理过程,是人体的基本生理需要之一,也是维持生命的必要条件之一。人体排泄废物的途径有皮肤、呼吸道、消化道及泌尿道。内分泌疾病常见排泄功能异常为多尿,腹泻及便秘。

(二)评估

1.病因评估

(1)多尿:

1)垂体性尿崩症:因下丘脑－垂体病变使抗利尿激素分泌减少或缺乏,肾远曲小管重吸收水分下降,排出低比重尿,量可达到 5000mL/d 以上。

2)糖尿病:尿内含糖多引起溶质性利尿,尿量增多。

3)原发性醛固酮增多症:引起血中高浓度钠,刺激渗透压感受器,摄入水分增多,排尿增多。

(2)腹泻与便秘:

1)甲状腺功能亢进症可引起多汗、排便次数增多、排稀软便;便秘则可见于甲状腺功能减退的患者。

2)糖尿病可引起患者胃肠功能紊乱,可腹泻、便秘交替出现。

2.症状评估

患者排便、排尿次数、性质、量;尿量、尿比重是否正常;尿量与饮食的关系等。

3.相关因素评估

多尿症状之外是否有其他的伴随症状,如有无多饮多尿,有无多食消瘦,有无血压等。胃肠功能紊乱是否与用药有关、是否还伴随其他症状等。

(三)护理措施

1.提供心理支持

安慰患者,消除焦虑和紧张的情绪。

2.提供适当的排泄环境

为患者提供单独隐蔽的环境及充裕的时间。

3.选取适宜的排泄姿势

床上使用便器时,采取患者舒适的体位及姿势。

4.皮肤护理

多尿患者注意皮肤清洁干燥,温水清洗会阴部皮肤,勤换衣裤等,腹泻患者注意每次大便后用软纸轻擦肛门、温水清洗,并在肛门周围涂油膏以保护皮肤。

5.给予药物

便秘患者给予缓泻剂、通便剂或灌肠;腹泻患者给予止泻药、口服补钾液,注意观察用药后的作用、效果。

6.合理安排膳食

便秘患者多摄取富含纤维素的食物,如蔬菜、水果、粗粮等,并多饮水;腹泻患者鼓励多饮水,酌情给予清淡的饮食,避免油腻、辛辣、高纤维的食物。

7.密切观察病情

准确记录排泄物的颜色、性质、量,正确留取标本送检。

四、骨痛

(一)定义

骨痛为代谢性骨病的常见症状,严重者常发生自发性骨折,或轻微外伤即引起骨折。

(二)评估

1.病因评估

(1)由于维生素 D 代谢障碍所导致的骨质软化性骨关节病,如阳光照射不足、消化不良、维生素 D 缺乏和磷摄入不足等引起的老年性、失用性骨质疏松。

(2)脂质代谢障碍引起的高脂血症性关节病,骨膜和关节腔组织脂蛋白转运代谢障碍性关节炎。

(3)嘌呤代谢障碍引起的痛风。

(4)糖尿病引起的糖尿病性骨病。

(5)皮质醇增多引起的皮质醇增多症性骨病。

(6)甲状腺或甲状旁腺疾病引起的骨关节病。

2.症状评估

骨痛出现的时间、诱因、部位、性质、缓急程度、加重缓解因素以及相关伴随症状等。

(三)护理措施

1.心理护理

患者由于疼痛影响进食和睡眠,可能导致关节畸形、骨折及其他功能脏器的损害,带给患者巨大的精神压力,可能出现情绪低落、焦虑、抑郁、悲观等情绪,应给予患者及家属讲解相关疾病知识,适时告知预后,介绍成功病例,增强患者战胜疾病的信心;给予患者理解、同情和正确指引,防止患者发生意外;鼓励家属给予患者心理支持。

2.休息与体位

急性期给予卧床休息,避免体力劳动,如痛风患者可抬高患肢,骨质疏松患者可卧硬板床等。

3.饮食护理

进食避免复发及加重的食物或进食富含钙质和维生素 D 的食物,饮食宜清淡、易消化,避免辛辣和刺激性食物,戒烟酒,避免咖啡因的过多摄入。

4.用药护理

指导患者正确用药,观察药物疗效、不良反应,及时处理不良反应。

第二节 甲状腺功能亢进症

甲状腺功能亢进症(简称甲亢)是指多种病因导致甲状腺激素分泌增多而引起的临床综合征。

一、病因和发病机制

(一)甲亢的病因分类

(1)甲状腺性甲亢:①Graves 病;②自主性高功能甲状腺结节或腺瘤(Plummer 病);③多结节性甲状腺肿伴甲亢;④滤泡性甲状腺癌;⑤碘甲亢;⑥新生儿甲亢。

(2)垂体性甲亢。

(3)异源性 TSH 综合征:①绒毛膜上皮癌伴甲亢;②葡萄胎伴甲亢;③肺癌和胃肠道癌伴甲亢。

(4)卵巢甲状腺肿伴甲亢

(5)仅有甲亢症状而甲状腺功能不增高:①甲状腺炎甲亢:亚急性甲状腺炎;慢性淋巴细胞性甲状腺炎;放射性甲状腺炎②药源性甲亢。

(二)Graves 病(简称 GD)病因

又称毒性弥散性甲状腺肿或 Basedow 病、Parry 病。是一种伴甲状腺激素分泌增多的器官特异性自身免疫病,占甲亢的 $80\%\sim85\%$。

1.遗传因素

GD 的易感基因主要包括人类白细胞抗原(如 HLA－B8、DR3 等)、CTLA－4 基因和其他一些与 GD 特征性相关的基因(如 GD－1,GD－2)。

2.环境因素(危险因素)

细菌感染(肠耶森杆菌)、精神刺激、雌激素、妊娠与分娩、某些 X 染色体基因等。

3.GD 的发生与自身免疫有关

遗传易感性、感染、精神创伤等诱因,导致免疫系统功能紊乱,Ts 功能缺陷,对 Th 细胞(T辅助细胞)抑制作用减弱,B 淋巴细胞产生自身抗体,TSH 受体抗体(TRAb)与 TSH 受体结合而产生类似于 TSH 的生物学效应,使 GD 有时表现出自身免疫性甲状腺功能减退症的特点。

二、临床表现

(一)一般临床表现

多见于女性,男:女为 1:(4～6),20～40 岁多见。

1.高代谢综合征

患者可表现为怕热多汗,皮肤、手掌、面、颈、腋下皮肤红润多汗。常有低热,严重时可出现高热。患者常有心动过速、心悸、胃纳明显亢进,但体重下降,疲乏无力。

2.甲状腺肿

不少患者以甲状腺肿大为主诉,呈弥散性、对称性肿大,质软,吞咽时上下移动。少数患者的甲状腺肿大不对称,或肿大不明显。

3.眼征

眼征有以下几种:

(1)睑裂增宽,上睑挛缩(少眨眼睛和凝视)。

(2)Mobius 征:双眼看近物时,眼球辐辏不良(眼球内侧聚合困难或欠佳)。

(3)vonGraefe 征:眼向下看时,上眼睑因后缩而不能跟随眼球下落,出现白巩膜。

(4)Joffroy 征:眼向上看时,前额皮肤不能皱起。

(5)Stellwag 征:瞬目减少,炯炯发亮。

4.神经系统

神经过敏,易于激动,烦躁多虑,失眠紧张,多言多动,有时思想不集中,但偶有神情淡漠、寡言抑郁者。

5.心血管系统

心率快,心排出量增多,脉压加大,多数患者述说心悸、胸闷、气促,活动后加重,可出现各种期前收缩及心房纤颤等。

6.消化系统

食欲亢进,但体重明显减轻为本病特征。腹泻,一般大便呈糊状。肝可稍大,肝功能可不正常,少数可有黄疸及 B 族维生素缺乏的症状。

7.肌肉骨骼

甲亢性肌病、肌无力、肌萎缩、周期性瘫痪。

8.生殖系统

女性月经减少或闭经,男性阳痿,偶有乳腺增生。

9.造血系统

白细胞总数减少,周围血淋巴细胞比例增高,单核细胞增加,血容量增大。

(二)特殊临床表现

(1)甲亢危象:甲状腺功能亢进症在某些应激因素作用下,导致病情突然恶化,出现高热(39℃以上)、烦躁不安、大汗淋漓、恶心、呕吐、心房颤动等,严重者出现虚脱、休克、谵妄、昏迷等全身代谢功能严重紊乱,并危及患者生命安全。对甲亢患者应提高警惕,从预防着手,一旦发生危象,应立即采取综合措施进行抢救。

(2)甲亢性心脏病:心脏增大、严重心律失常、心力衰竭。

(3)淡漠型甲亢:神志淡漠、乏力、嗜睡、反应迟钝、明显消瘦。

(4)T_3型甲亢、T_4型甲亢。

(5)亚临床型甲亢:T3、T 正常,TSH 降低。

（6）妊娠期甲亢：体重不随妊娠相应增加，四肢近端肌肉消瘦，休息时心率＞100 次/min。

（7）胫前黏液性水肿。

（8）甲状腺功能正常的 Graves 眼病。

（9）甲亢性周期性瘫痪。

（三）实验室检查

1.血清甲状腺激素测定

（1）血清总甲状腺素（TT_4）：是判断甲状腺功能最基本的筛选指标。TT_4 受甲状腺结合球蛋白（TBG）结合蛋白量和结合力变化的影响，又受妊娠、雌激素、急性病毒性肝炎等的影响而升高。受雄激素、低蛋白血症、糖皮质激素等的影响而下降。

（2）血清总三碘甲状腺原氨酸（TT_3）：亦受 TBG 影响。

（3）血清游离甲状腺素（FT_4）、游离三碘甲状腺原氨酸（FT_3）：是诊断甲亢的首选指标，其中 FT_4 敏感性和特异性较高。

2.促甲状腺激素测定（TSH）

是反映甲状腺功能的最敏感的指标。ICMA（免疫化学发光法）：第三代 TSH 测定法，灵敏度达到 0.001mU/L。取代 TRH 兴奋试验，是诊断亚临床型甲状腺功能亢进症和亚临床型甲状腺功能减退症的主要指标。

3.TRH 兴奋试验

正常人 TSH 水平较注射前升高 3～5 倍，高峰出现在 30min，并且持续 2～3h。静脉注射 TRH 后 TSH 无升高则支持甲亢。

4.甲状腺摄^{131}I 碘率

总摄取量增加，高峰前移。

5.T_3 抑制试验

鉴别甲状腺肿伴摄碘增高由甲亢或单纯性甲状腺肿所致。

6.其他

促甲状腺激素受体抗体（TRAb）、甲状腺刺激抗体（TSAb）测定。

三、诊断

（一）检测甲状腺功能

确定有无甲状腺毒症：有高代谢症状、甲状腺肿等临床表现者，常规进行 TSH、FT_4 和 FT_3 检查。如果血中 TSH 水平降低或者测不到，伴有 FT_4 和（或）FT_3 升高，可诊断为甲状腺毒症。当发现 FT_4，升高反而 TSH 正常或升高时，应注意有垂体 TSH 腺瘤或甲状腺激素不敏感综合征的可能。

（二）病因诊断

甲状腺毒症的诊断确立后，应结合甲状腺自身抗体、甲状腺摄^{131}I 率、甲状腺超声、甲状腺核素扫描等检查具体分析其是否由甲亢引起及甲亢的原因。

（三）GD 的诊断标准

如下所述。

（1）甲亢诊断成立。

（2）甲状腺呈弥散性肿大或者无肿大。

（3）TRAb 和 TSAb 阳性。

（4）其他甲状腺自身抗体如 TPPAb、TGAb 阳性。

（5）浸润性突眼。

（6）胫前黏液性水肿。

具备前 2 项者诊断即可成立，其他 4 项进一步支持诊断确立。

四、治疗

（一）一般治疗

情绪不稳定、精神紧张者可服用一些镇静药，如地西泮、氯氮䓬等；心悸及心动过速者可用普萘洛尔、阿替洛尔等药；保证足够的休息；增加营养，包括糖类、蛋白质、脂肪和维生素等摄入量较正常人增加。

（二）甲亢的特征性治疗

1.抗甲状腺药物

常用的抗甲状腺药物分为硫脲类和咪唑类两类。硫脲类包括甲硫氧嘧啶或丙硫氧嘧啶；咪唑类包括甲巯咪唑、卡比马唑。比较常用的是丙硫氧嘧啶和甲巯咪唑。

适应证：①病情轻、中度患者；甲状腺轻、中度肿大，较小的毒性弥散性甲状腺肿。②年龄在 20 岁以下。③手术前或放射碘治疗前的准备。④甲状腺手术后复发且不能做放射性核素 1 碘治疗。⑤作为放射性核素^{131}I 碘治疗的辅助治疗。

不良反应：①粒细胞减少：发生率约为 10%，治疗开始后 2～3 个月内，或 WBC$<3\times10^9$/L或中性粒细胞$<1.5\times10^9$/L 时应停药。②皮疹：发生率为 2%～3%。③胆汁淤积性黄疸、血管神经性水肿、中毒性肝炎、急性关节痛等较为罕见，如发生则须立即停药。

2.甲状腺手术治疗

如下所述。

（1）适应证：①中、重度甲亢，长期服药无效，停药后复发或不能坚持长期服药者。②甲状腺很大，有压迫症状。③胸骨后甲状腺肿。④结节性甲状腺肿伴甲亢。⑤毒性甲状腺腺瘤。

（2）禁忌证：①较重或发展较快的浸润性突眼。②合并较重心、肝、肾疾病，不能耐受手术者。③妊娠前 3 个月和第 6 个月以后。④轻症可用药物治疗者。

3.放射性核素^{131}I 碘治疗

如下所述。

（1）适应证：①毒性弥散性中度甲状腺肿，年龄在 25～30 岁以上。②抗甲状腺药物治疗无效或过敏。③不愿手术或不宜手术，或手术后复发。④毒性甲状腺腺瘤。

（2）禁忌证：①妊娠、哺乳期。②25 岁以下。③严重心、肝、肾衰竭或活动性肺结核。④WBC$<3\times10^9$/L 或中性粒$<1.5\times10^9$/L。⑤重症浸润性突眼。⑥甲亢危象。⑦甲状腺不能摄碘。

（3）剂量：根据甲状腺组织重量和甲状腺 1I 摄取率计算。

（4）并发症：①甲状腺功能减退症：国内报告治疗后 1 年内的发生率 4.6%～5.4%，以后每年递增 1%～2%。②放射性甲状腺炎：7～10d 发生，严重者可给予阿司匹林或糖皮质激素治疗。

4.其他药物治疗

如下所述。

(1)碘剂:应减少碘摄入,忌食含碘丰富的食物。复方碘化钠溶液仅用在术前、甲亢危象时。

(2)β－受体阻滞药:作用机制是阻断甲状腺激素对心脏的兴奋作用;阻断外周组织 T_4 向 T_3 转化,主要在抗甲状腺药物初治期使用,可较快控制甲亢的临床症状。

5.甲亢危象的治疗

如下所述。

(1)抑制甲状腺激素合成及外周组织中,T_4 转化为 T_3:首选丙硫氧嘧啶,首次剂量 600mg 口服,以后给予 250mg,每 6h 口服 1 次,待症状缓解后,或甲巯咪唑 60mg,继而同等剂量每日 3 次口服至病情好转,逐渐减为一般治疗剂量。

(2)抑制甲状腺激素释放:服丙硫氧嘧啶 1h 后再加用复方碘口服溶液 5 滴,每 8h 服 1 次,首次剂量为 30~60 滴,以后每 6~8h 服 5~10 滴,或碘化钠 1g 加入 10% 葡萄糖盐水溶液中静脉滴注 24h,以后视病情逐渐减量,一般使用 3~7d。每日 0.5~1.0g 静脉滴注,病情缓解后停用。

(3)降低周围组织对 TH 反应:选用 β 肾上腺素能受体阻断药,无心力衰竭者可给予普萘洛尔 30~50mg,6~8h 给药 1 次,或给予利舍平肌内注射。

(4)肾上腺皮质激素:氢化可的松 50~100mg 加入 5%~10% 葡萄糖溶液静脉滴注,每6~8h 滴注 1 次。

(5)对症处理:首先应去除诱因,其次高热者予物理或药物降温;缺氧者给予吸氧;监护心、肾功能;防治感染及各种并发症。

五、常见护理问题

(一)潜在并发症——甲亢危象

(1)保证病室环境安静。

(2)严格按规定的时间和剂量给子予抢救药物。

(3)密切观察生命体征和意识状态并记录。

(4)昏迷者加强皮肤、口腔护理,定时翻身、以预防压疮、肺炎的发生。

(5)病情许可时,教育患者及家属感染、严重精神刺激、创伤等是诱发甲亢的重要因素,应加以避免;指导患者进行自我心理调节,增强应对能力;提醒家属或病友要理解患者现状,应多关心、爱护患者。

(二)营养失调——与基础代谢率增高,蛋白质分解加速有关

1.饮食

高糖类、高蛋白、高维生素饮食,提供足够热量和营养以补充消耗,满足高代谢需要。成人每日总热量应在 12 000~14 000kJ,约比正常人高 50%。蛋白质每日 1~2g/kg 体重,膳食中可以各种形式增加奶类、蛋类、瘦肉类等优质蛋白以纠正体内的负氮平衡。餐次以一日 6 餐或一日 3 餐中间辅以点心为宜。主食应足量。每日饮水 2000~3000mL,补偿因腹泻、大量出汗及呼吸加快引起的水分失,心脏病者除外,以防水肿和心力衰竭。忌食生冷食物,减少食物中

粗纤维的摄入,调味清淡可改善排便次数增多等消化道症状。慎用卷心菜、花椰菜、甘蓝等致甲状腺肿的食物。

2.药物护理

有效治疗可使体重增加,应指导患者按时按量规则服药,不可自行减量或停服。

3.其他

定期监测体重、血 BUN 等。

(三)感知改变——与甲亢所致浸润性突眼有关

1.指导患者保护眼睛

戴深色眼镜,减少光线和灰尘的刺激。睡前涂抗生素眼膏,眼睑不能闭合者覆盖纱布或眼罩,将角膜、结膜损伤、感染和溃疡的可能性降至最低限度。眼睛勿向上凝视,以免加剧眼球突出和诱发斜视。

2.指导患者减轻眼部症状的方法

0.5%甲基纤维素或 0.5%氢化可的松溶液滴眼,可减轻眼睛局部刺激症状;高枕卧位和限制钠盐摄入可减轻球后水肿,改善眼部症状;每日做眼球运动以锻炼眼肌,改善眼肌功能。

3.定期眼科角膜检查

以防角膜溃疡造成失明。

(四)个人应对无效——与甲亢所致精神神经系统兴奋性增高、性格与情绪改变有关

1.解释情绪、行为改变的原因,提高对疾病认知水平

观察患者情绪变化,与患者及其亲属讨论行为改变的原因,使其理解敏感、急躁易怒等是甲亢临床表现的一部分,可因治疗而得到改善,以减轻患者因疾病而产生的压力,提高对疾病的认知水平。

2.减少不良刺激,合理安排生活

保持环境安静和轻松的气氛,限制访视,避免外来刺激,满足患者基本生理及安全需要。忌饮酒、咖啡、浓茶,以减少环境和食物对患者的不良刺激。帮助患者合理安排作息时间,白天适当活动,避免精神紧张和注意力过度集中,保证夜间充足睡眠。

3.帮助患者处理突发事件

以平和、耐心的态度对待患者,建立相互信任的关系。与患者共同探讨控制情绪和减轻压力的方法,指导和帮助患者处理突发事件。

六、健康教育

告诉患者有关甲亢的临床表现、诊断性试验、治疗、饮食原则及眼睛的防护方法。上衣宜宽松,严禁用手挤压甲状腺以免甲状腺受压后甲状腺激素分泌增多,加重病情。强调长期服用抗甲状腺药物的重要性,长期服用抗甲状腺药物者应每周查血常规 1 次。每日清晨卧床时自测脉搏,定期测量体重,脉搏减慢、体重增加是治疗有效的重要标志。每隔 1～2 个月门诊随访作甲状腺功能测定。出现高热、恶心、呕吐、大汗淋漓、腹痛、腹泻、体重锐减、突眼加重等症状提示可能发生甲亢危象应及时就诊。掌握上述自我监测和自我护理的方法,可有效地降低本病的复发率。

本病病程较长,多数经积极治疗后,预后良好,少数患者可自行缓解。心脏并发症可为永久性。放射性碘治疗、甲状腺手术治疗所致甲状腺功能减退症者需终身替代治疗。

第三节 甲状腺功能减退症

甲状腺功能减退症(简称甲减)是由各种原因导致的低甲状腺激素血症或甲状腺激素抵抗而引起的全身性低代谢综合征。按起病年龄分为三型,起病于胎儿或新生儿,称为呆小病;起病于儿童者,称为幼年性甲减;起病于成年,称为成年性甲减。前两者常伴有智力障碍。

一、病因

(一)原发性甲状腺功能减退

由于甲状腺腺体本身病变引起的甲减,占全部甲减的 95% 以上,且 90% 以上原发性甲减是由自身免疫、甲状腺手术和甲亢^{131}I 治疗所致。

(二)继发性甲状腺功能减退症

由下丘脑和垂体病变引起的促甲状腺激素释放激素(TRH)或者促甲状腺激素(TSH)产生和分泌减少所致的甲减,垂体外照射、垂体大腺瘤、颅咽管瘤及产后大出血是其较常见的原因;其中由于下丘脑病变引起的甲减称为三发性甲减。

(三)甲状腺激素抵抗综合征

由于甲状腺激素在外周组织实现生物效应障碍引起的综合征。

二、临床表现

(一)一般表现

易疲劳、怕冷、体重增加、记忆力减退、反应迟钝、嗜睡、精神抑郁、便秘、月经不调、肌肉痉挛等。体检可见表情淡漠,面色苍白,皮肤干燥发凉、粗糙脱屑,颜面、眼睑和手皮肤水肿,声音嘶哑,毛发稀疏、眉毛外 1/3 脱落。由于高胡萝卜素血症,手脚皮肤呈姜黄色。

(二)肌肉与关节

肌肉乏力,暂时性肌强直、痉挛、疼痛,嚼肌、胸锁乳突肌、股四头肌和手部肌肉可有进行性肌萎缩。腱反射的弛缓期特征性延长,超过 350ms(正常为 240~320ms),跟腱反射的半弛缓时间明显延长。

(三)心血管系统

心肌黏液性水肿导致心肌收缩力损伤、心动过缓、心排出量下降。ECG 显示低电压。由于心肌间质水肿、非特异性心肌纤维肿胀。左心室扩张和心包积液导致心脏增大,有学者称之为甲减性心脏病。冠心病在本病中高发。10% 患者伴发高血压。

(四)血液系统

由于下述四种原因发生贫血:①甲状腺激素缺乏引起血红蛋白合成障碍;②肠道吸收铁障碍引起铁缺乏;③肠道吸收叶酸障碍引起叶酸缺乏;④恶性贫血是与自身免疫性甲状腺炎伴发的器官特异性自身免疫病。

(五)消化系统

厌食、腹胀、便秘,严重者出现麻痹性肠梗阻或黏液水肿性巨结肠。

(六)内分泌系统

女性常有月经过多或闭经。长期严重的病例可导致垂体增生、蝶鞍增大。部分患者血清催乳素(PRI)水平增高,发生溢乳。原发性甲减伴特发性肾上腺皮质功能减退和 1 型糖尿病者,属自身免疫性多内分泌腺体综合征的一种。

(七)黏液性水肿昏迷

本病的严重并发症,多在冬季寒冷时发病。诱因为严重的全身性疾病、甲状腺激素替代治疗中断、寒冷、手术、麻醉和使用镇静药等。临床表现为嗜睡、低体温($T<35℃$)、呼吸徐缓、心动过缓、血压下降、四肢肌肉松弛、反射减弱或消失,甚至昏迷、休克、肾功能不全危及生命。

三、实验室检查

(一)血常规

多为轻、中度正细胞正色素性贫血。

(二)生化检查

血清三酰甘油、总胆固醇、LDL－C 增高,HDL－C 降低,同型半胱氨酸增高,血清 CK、LDH 增高。

(三)甲状腺功能检查

血清 TSH 增高、T_4、FT_4降低是诊断本病的必备指标。在严重病例血清 T_3 和 FT_3 减低。亚临床甲减仅有血清 TSH 增高,但是血清 T_4 或 FT_4 正常。

(四)TRH 刺激试验

主要用于原发性甲减与中枢性甲减的鉴别。静脉注射 TRH 后,血清 TSH 不增高者提示为垂体性甲减;延迟增高者为下丘脑性甲减;血清 TSH 在增高的基值上进一步增高,提示原发性甲减。

(五)X 线检查

可见心脏向两侧增大,可伴心包积液和胸腔积液,部分患者有蝶鞍增大。

四、治疗要点

(一)替代治疗

左甲状腺素(L－T_4)治疗,治疗的目标是将血清 TSH 和甲状腺激素水平恢复到正常范围内,需要终身服药。治疗的剂量取决于患者的病情、年龄、体重和个体差异。补充甲状腺激素,重新建立下丘脑－垂体－甲状腺轴的平衡一般需要 4～6 周,所以治疗初期,每 4～6 周测定激素指标。然后根据检查结果调整 L－T_4 剂量,直到达到治疗的目标。治疗达标后,需要每 6～12 个月复查 1 次激素指标。

(二)对症治疗

有贫血者补充铁剂、维生素 B_{12}、叶酸等胃酸低者补充稀盐酸,并与 TH 合用疗效好。

(三)黏液水肿性昏迷的治疗

(1)补充甲状腺激素:首选 TH 静脉注射,直至患者症状改善,至患者清醒后改为口服。

(2)保温、供氧、保持呼吸道通畅,必要时行气管切开、机械通气等。

（3）氢化可的松 200～300mg/d 持续静脉滴注,患者清醒后逐渐减量。

（4）根据需要补液,但是入水量不宜过多。

（5）控制感染,治疗原发病。

五、护理措施

（一）基础护理

1.加强保暖

调节室温在 22～239℃,避免病床靠近门窗,以免患者受凉。适当地使体温升高,冬天外出时,戴手套,穿棉鞋,以免四肢暴露在冷空气中。

2.活动与休息

鼓励患者进行适当的运动,如散步、慢跑等。

3.饮食护理

饮食以高维生素、高蛋白、高热量为主。多进食水果、新鲜蔬菜和含碘丰富的食物如海带等。桥本甲状腺炎所致甲状腺功能减退者应避免摄取含碘食物,以免诱发严重黏液性水肿。不宜食生凉冰食物,注意食物与药物之间的关系,如服中药忌饮茶。

4.心理护理

加强与患者沟通,语速适中,并观察患者反应,告诉患者本病可以用替代疗法达到较好的效果,树立患者配合治疗的信心。

5.其他

建立正常的排便形态,养成规律、排便的习惯。

（二）专科护理

1.观察病情

监测生命体征变化,观察精神、神志、语言状态、体重、乏力、动作、皮肤情况,注意胃肠道症状,如大便的次数、性状、量的改变,腹胀、腹痛等麻痹性肠梗阻的表现有无缓解等。

2.用药护理

甲状腺制剂从小剂量开始,逐渐增加,注意用药的准确性。用药前后分别测脉搏、体重及水肿情况,以便观察药物疗效;用药后若有心悸、心律失常、胸痛、出汗、情绪不安等药物过量的症状时,要立即通知医师处理。

3.对症护理

对于便秘患者,遵医嘱给予轻泻剂,指导患者每天定时排便,适当增加运动量,以促进排便。注意皮肤防护,及时清洗并用保护霜,防止皮肤干裂。适量运动,注意保护,防止外伤的发生。

4.黏液性水肿昏迷的护理

（1）保持呼吸道通畅,吸氧,备好气管插管或气管切开设备。

（2）建立静脉通道,遵医嘱给予急救药物,如 L－T3,氢化可的松静脉滴注。

（3）监测生命体征和动脉血气分析的变化,观察神志,记录出入量。

（4）注意保暖,主要采用升高室温的方法,尽量不给予局部热敷,以防烫伤。

(三)健康教育

1.用药指导

告诉患者终身坚持服药的重要性和必要性以及随意停药或变更药物剂量的危害;告知患者服用甲状腺激素过量的表现,提醒患者发现异常及时就诊;长期用甲状腺激素替代者每 6～12 个月到医院检测 1 次。

2.日常生活指导

指导患者注意个人卫生,注意保暖,注意行动安全。防止便秘、感染和创伤。慎用催眠、镇静、止痛、麻醉等药物。

3.自我观察

指导患者学会自我观察,一旦有黏液性水肿的表现,如低血压、体温低于 35℃、心动过缓,应及时就诊。

第四节　亚急性甲状腺炎

亚急性甲状腺炎在临床上较为常见。多见于 20～50 岁成人,但也见于青年与老年,女性多见,3～4 倍于男性。

慢性淋巴细胞性甲状腺炎又称桥本病或桥本状腺炎。目前认为本病与自身免疫有关,也称自身免疫性甲状腺炎。本病多见于中年妇女,有发展为甲状腺功能减退的趋势。

一、护理评估

(一)健康评估

1.亚急性甲状腺炎

本病可能与病毒感染有关,起病前常有上呼吸道感染。发病时,患者血清中对某些病毒的抗体滴定度增高,包括流感病毒、柯萨奇病毒、腺病毒、腮腺炎病毒等。

2.慢性淋巴细胞性甲状腺炎

目前认为本病病因与自身免疫有关。这方面的证据较多。本病患者血清中抗甲状腺抗体、包括甲状腺球蛋白抗体与甲状腺微粒体抗体常明显升高。甲状腺组织中有大量淋巴细胞与浆细胞浸润。本病可与其他自身免疫性疾病同时并存,如恶性贫血、舍格伦综合征、慢性活动性肝炎、系统性红斑狼疮等。本病患者的淋巴细胞在体外与甲状腺组织抗原接触后,可产生白细胞移动抑制因子。上述情况也可在 Graves 病与特发性黏液性水肿患者中见到,提示三者有共同的发病因素。

因此,Graves 病、特发性黏液性水肿与本病统称为自身免疫性甲状腺病。自身免疫性甲状腺病也可发生于同一家族中。

(二)临床症状与评估

1.亚急性甲状腺炎

(1)局部表现:早期出现的最具有特征性的表现是甲状腺部位的疼痛,可先从一叶开始,以后扩大或转移到另一叶,或者始终局限于一叶。疼痛常向颌下、耳后或颈部等处放射,咀嚼或吞咽时疼痛加重。根据病变侵犯的范围大小,检查时可发现甲状腺弥散性肿大,可超过正常体积的 2～3 倍;或在一侧腺体内触及大小不等的结节,表面不规则,质地较硬,呈紧韧感,但区别于甲状腺癌的坚硬感;病变部位触痛明显,周围界限尚清楚;颈部淋巴结一般无肿大。到疾病恢复期,局部疼痛已消失,急性期出现的甲状腺结节如体积较小可自行消失,如结节较大,仍可触及,结节不规则、坚韧、表面不平,周围界限清楚,无触痛。有些患者病变轻微,甲状腺不肿大或仅有轻微肿大,也可无疼痛。

(2)全身表现:早期,起病急骤,可有咽痛、畏寒、发热、寒战、全身乏力、食欲缺乏等。如病变较广泛,甲状腺滤泡大量受损,甲状腺素释放入血,患者可出现甲状腺功能亢进的表现,如烦躁、心慌、心悸、多汗、怕热、易怒、手颤等。有些患者病变较轻,仅有轻度甲亢症状或无甲亢症状。随着病情的发展,甲状腺滤泡内甲状腺素释放、耗竭,甲状腺滤泡细胞又尚未完全修复,患者可出现甲状腺功能减退症状,如乏力、畏寒、精神差、易疲劳等。随着甲状腺滤泡细胞的修复及功能恢复,临床表现亦逐渐恢复正常。

2.慢性淋巴细胞性甲状腺炎

(1)局部症状:本病起病缓慢,甲状腺肿为其突出的临床表现,一般呈中度弥散性肿大,仍保持甲状腺外形,但两侧可不对称,质韧如橡皮,表面光滑,随吞咽移动。但有时也可呈结节状,质较硬。甲状腺局部一般无疼痛,但部分患者甲状腺肿大较快,偶可出现压迫症状,如呼吸或咽下困难等。

(2)全身症状:早期病例的甲状腺功能尚能维持在正常范围内,但血清 TSH 可增高,说明该时甲状腺储备功能已下降。随着疾病的发展,临床上可出现甲状腺功能减退或黏液性水肿的表现。本病但也有部分患者甲状腺不肿大、反而缩小,而其主要表现为甲状腺功能减退。慢性淋巴细胞性甲状腺炎也可出现一过性甲状腺毒症,少数患者可有突眼,但程度一般较轻。本病可与 Graves 病同时存在。

(三)辅助检查及评估

1.亚急性甲状腺炎

早期血清 T_3、T_4 等可有一过性增高,红细胞沉降率明显增快,甲状腺摄碘率明显降低,血清甲状腺球蛋白也可增高;以后血清 T_3、T_4 降低,TSH 增高;随着疾病的好转,甲状腺摄碘率与血清 T_3、T_4 等均可恢复正常。

2.慢性粒巴细胞性甲状腺炎

(1)血清甲状腺微粒体(过氧化物酶)抗体、血清甲状腺球蛋白抗体:明显增加,对本病有诊断意义。

(2)血清 TSH:可升高。

(3)甲状腺摄碘率:正常或增高。

(4)甲状腺扫描:呈均匀分布,也可分布不均或表现为"冷结节"。

(5)其他实验室检查:红细胞沉降率(ESR)可加速,血清蛋白电泳丙种球蛋白可增高。

(四)心理－社会评估

甲状腺炎患者由于甲状腺激素分泌增多、神经兴奋性增高,常表现为悲观、抑郁、恐惧,担心自己的疾病转化为甲亢；且本病易反复，有较长的服药史，容易失去战胜疾病的信心。

三、护理诊断

(一)疼痛

与甲状腺炎症有关。

(二)体温过高

与炎症性疾病引起有关。

(三)营养失调:低于机体需要量

与疾病有关。

(四)知识缺乏

与患者未接受或不充分接受相关疾病健康教育有关。

(五)焦虑

与疾病所致甲状腺肿大有关。

四、护理目标

(1)患者住院期间疼痛发生时能够及时采取有效的方法缓解。

(2)患者住院期间体温维持正常。

(3)患者住院期间体重不下降并维持在正常水平。

(4)患者住院期间能够复述对其进行健康教育的大多部分内容，能够说出、理解并能够执行，配合医疗护理有效。

(5)患者住院期间主诉焦虑有所缓解，对治疗有信心。

五、护理措施

(一)生活护理

嘱患者尽量卧床休息，减少活动，评估患者疼痛的程度、性质，可为患者提供舒适的环境，使其放松，教会患者自我缓解疼痛的方法如分散注意力等，必要时可遵医嘱给予止痛药缓解疼痛，注意观察用药后有无不良反应发生。

(二)病情观察

观察患者生命体征，主要是体温变化和心率变化。体温过高时采取物理降温，并按照高热患者护理措施进行护理，并注意监测降温后体温变化，嘱患者多饮水或其喜爱的饮料。

(三)饮食护理

嘱患者进食高热量、高蛋白质、高维生素并易于消化的食物，指导患者多摄入含钙丰富的食物，防止治疗期间药物不良反应引起的骨质疏松，同时对于消瘦的患者应每天监测体重。

(四)心理护理

多与患者接触、沟通，了解患者心理状况，鼓励患者说出不良情绪，给予开导，缓解患者焦虑情绪。

(五)用药护理

(1)亚急性甲状腺炎:轻症病例用阿司匹林、吲哚美辛等非甾体抗炎药以控制症状。阿司匹林0.5～1.0g，每日2～3次，口服，疗程一般在2周左右。症状较重者，可给予泼尼松20～40mg/d，分次口服，症状可迅速缓解，体温下降，疼痛消失，甲状腺结节也很快缩小或消失。用药1～2周后可逐渐减量,疗程一般为1～2个月,但停药后可复发,再次治疗仍有效。有甲状腺毒症者可给予普萘洛尔以控制症状。如甲状腺摄碘率已恢复正常,停药后一般不再复发。少数患者可出现一过性甲状腺功能减退;如症状明显,可适当补充甲状腺制剂。有明显感染者,应做有关治疗。

(2)慢性淋巴细胞性甲状腺炎:早期患者如甲状腺肿大不显著或症状不明显者,不一定予以治疗,可随访观察。但若已有甲状腺功能减退,即使仅有血清 TSH 增高(提示甲状腺功能已有一定不足)而症状不明显者,均应予以甲状腺制剂治疗。一般采用干甲状腺片或左旋甲状腺素(L－T$_4$),剂量视病情反应而定。宜从小剂量开始,干甲状腺片 20mg/d,或 L－T$_4$ 25～50μg/d,以后逐渐增加。维持剂量为干甲状腺片 60～180mg/d,或 L－T$_4$ 100～150μg/d,分次口服。部分患者用药后甲状腺可明显缩小。疗程视病情而定,有时需终身服用。

(3)伴有甲状腺功能亢进的患者,应予以抗甲状腺药物治疗,但剂量宜小,否则易出现甲状腺功能减退。一般不采用放射性碘或手术治疗,否则可出现严重黏液性水肿。

(4)糖皮质激素虽可使甲状腺缩小与抗甲状腺抗体滴定度降低,但具有一定不良反应,且停药后可复发,故一般不用。但如甲状腺迅速肿大或伴有疼痛、压迫症状者,可短期应用以较快缓解症状。每日泼尼松 30mg,分次口服。以后逐渐递减,可用1～2个月。病情稳定后停药。

(5)如有明显压迫症状,经甲状腺制剂等药物治疗后甲状腺不缩小,或疑有甲状腺癌者,可考虑手术治疗,术后仍应继续补充甲状腺制剂。

用药期间注意观察患者使用激素治疗后有无不良反应的发生,注意患者的安全护理。

(六)健康教育

评估患者对疾病的知识掌握程度以及学习能力,根据患者具体情况制订合理的健康教育计划并有效实施,帮助患者获得战胜疾病的信心。

第五节　原发性醛固酮增多症

一、疾病概述

原发性醛固酮增多症(简称原醛)为继发性高血压,主要由于肾上腺皮质腺瘤或增生使醛固酮分泌过多,导致钠、水潴留,体液容量扩张而抑制肾素－血管紧张素系统。

一、临床表现

有三组特征:高血压,神经肌肉功能异常,血钾过低。

原发性醛固酮增多症可分为醛固酮瘤、特发性醛固酮增多症及糖皮质激素可抑制性醛固酮增多症等。

二、护理评估

(一)健康史评估

护士在评估患者时应注意评估患者有无家族史,高血压、低血钾病史,如血压增高、乏力、肌肉麻痹、夜尿增多,严重时患者会出现周期性麻痹等病史。

1.醛固酮瘤

占原醛的 $80\%\sim90\%$,少数患者可为多发腺瘤或双侧腺瘤。腺瘤成因不明,血浆醛固酮与血浆 ACTH 的昼夜节律呈平行关系。

2.特发性醛固酮增多症

临床表现和生化改变与醛固酮瘤相似,可能与肾上腺球状带细胞对血管紧张素Ⅱ的敏感性增强,醛固酮刺激因子兴奋醛固酮分泌,血清素或组胺介导的醛固酮过度兴奋有关。

3.糖皮质激素可抑制性醛固酮增多症

与遗传有关,有家族史者以常染色体显性遗传方式遗传。

(二)临床症状和评估

1.高血压

为最早出现的症状。原因主要是大量醛固酮分泌引起钠潴留,使血浆容量增加,血管壁内钠离子浓度升高及增强血管对去甲肾上腺素的反应,从而引起高血压。可有不同程度的头痛、耳鸣、头晕。

2.高尿钾、低血钾

原醛症患者因肾小管排钾过多,约 $80\%\sim90\%$ 的患者有自发性低血钾($2.0\sim3.5mmol/L$),也有部分患者血钾正常,但进高钠饮食或服用含利尿剂的降压药物后诱发低血钾。由于低钾血症,临床上可出现肌无力、软瘫、周期性麻痹、心律失常、心电图出现 U 波或 ST 改变等;长期低血钾可致肾小管空泡变性,尿浓缩功能差,患者可有多尿伴口渴,尿比重偏低,且夜尿量大于日尿量,常继发泌尿系统感染,病情严重者可出现肾功能损害。

3.其他

由于醛固酮增多,使肾小管对 Na^+ 离子的重吸收增强,而对 K^+ 及 H^+ 离子的排泌增加,还可产生细胞外液碱中毒;醛固酮增多使肾脏排 Ca^{2+}、Mg^{2+} 离子也增加,同时因碱中毒使游离钙减少,而使患者出现手足抽搐、肢端麻木等。

低血钾抑制胰岛素分泌,约半数患者可发生葡萄糖耐量低减,甚至可出现糖尿病。此外,原醛症患者虽有钠潴留,血容量增多,但由于有"钠逸脱"作用,而无水肿。

儿童期发病则影响其生长发育。

(三)辅助检查及其评估

1.实验室检查

(1)血钾与尿钾:大多数患者血钾低于正常,一般在 $2.0\sim3.0mmol/L$,严重者更低,腺瘤者低血钾往往成持续性,增生者称波动性。尿钾增高,若血钾小于 $3.5mmol/L$、24 小时尿钾大于 $25mmol/L$,或同日血钾小于 $3.0mmol/L$ 而 24 小时尿钾大于 $20mmol/L$,则有诊断意义。

(2)血钠与尿钠:血钠一般为正常高限或轻度增高。尿钠每日排出量较摄入量为少或接近平衡。

(3)碱血症:血 pH 高达 7.6,提示代谢性碱中毒。

(4)血镁:轻度降低。

(5)尿常规:尿 pH 呈中性或碱性。

2.醛固酮及其他类固醇测定

(1)醛固酮:①血浆醛固酮,明显增高;②尿醛固酮排出量高于正常。

(2)血浆 β-内啡肽测定:特发性醛固酮增多症患者血浆 β-内啡肽比腺瘤者及原发性高血压者均高。

(3)24 小时尿 17-羟皮质类固醇及 17-酮类固醇测定:一般均为正常,除非有癌肿引起的混合性皮质功能亢进可增高。

3.肾素-血管紧张素Ⅱ测定

患者血管紧张素Ⅱ基础值可降至正常水平以下,且在注射利尿剂或直立体位后也不增高,为本病特征之一。这是由于醛固酮分泌增高、血容量扩张使肾素,血管紧张素系统活性降低所致,是与继发性醛固酮增多症的区别之处。

4.特殊试验

(1)普食下钠、钾平衡试验:在普通饮食条件下(每日钠 160mmol、钾 60mmol)观察 1 周,可显示患者钾代谢呈负平衡,钠代谢正平衡,或近于平衡。在平衡试验期间,需记录血压,监测血钾、钠、二氧化碳结合力,尿钾、钠及血尿 pH 等,平衡期的检查结果作为对照,与以后的试验期(如低钠、高钠、螺内酯等)等进行比较。

(2)低钠试验:用以鉴别肾源性高血压伴低血钾。每日摄入钠 10～20mmol、钾 60mmol 共 1 周。本病患者在低钠条件下,到达肾远曲小管的钠明显减少,患者尿钾明显减少,血钾随之上升,如本试验历时 2 周以上则血钾上升和血压下降可更明显。肾脏病患者因不能有效地潴钠可出现失钠、脱水,即使在限制钠摄入的条件下,尿钠排泄仍不减少,尿钾排泄减少也不显著,血钾过低亦不易纠正。

(3)高钠试验:对病情轻、血钾降低不明显的疑似患者可做本试验。每日给钠 240mmol,钾 60mmol 一周,本症患者由于大量钠进入远曲小管进行钠、钾交换,使尿钾增多,血钾降低更明显,对血钾较低的患者不宜做此试验。

(4)螺内酯(安体舒通)试验:螺内酯可拮抗醛固酮对肾小管上皮的作用,每日 320～400mg,分 3～4 次口服,连续至少 1～2 周(可达 4～5 周),对比服药前后基础血压、血钾、钠、二氧化碳结合率,尿钾、钠,血、尿 pH,尿量等。如系本病患者,血钾可上升甚至接近正常、血压可下降、血二氧化碳结合力下降、尿钾减少、尿变为酸性,肌无力及麻木症状改善。肾病所致低血钾、高血压则螺内酯往往不起作用。

(5)氨苯蝶啶试验:此药有利钠保钾作用,每日 200mg,分 2～3 次口服,1 周以上,如能使血钾上升、血压下降者提示本病。对肾动脉狭窄及急进性高血压无效。

(四)心理-社会评估

患者由于疾病可致低血钾软瘫发作,因此应注意患者存在对疾病的恐惧发作、易紧张、无助感。

三、护理诊断

(一)潜在并发症:低血钾

与醛固酮增多所致的低血钾及失钾性肾病有关。

(二)有受伤的危险

与神经肌肉功能障碍有关。

(三)活动无耐力

与低血钾症引起的肌力下降、四肢麻痹抽搐及高血压有关。

(四)知识缺乏

与缺少对本病及相关检查的知识有关。

四、护理目标

(1)保持患者心情舒畅,嘱其避免紧张、激动的情绪变化。

(2)防止患者住院期间突发高血压引起的脑血管意外的发生。

(3)对于肌无力、软瘫的患者应加强巡视,加强生活护理和防护措施,以保证患者安全。

(4)使患者对本疾病有所了解,能更好地配合各项检查及治疗。

(5)使患者了解含钾高的水果及食物,了解监测出入量、体重、血钾、血压的重要性。

五、护理措施

(一)一般护理

为患者创造良好、安静、舒适、安全的病室环境,使患者能卧床安静休息,避免劳累。

(二)病情观察

监测血压及血钾变化,做好记录。保证随电解质平衡和酸碱平衡如果患者出现肌无力、呼吸困难、心律失常或神志变化,应立即通知医生迅速抢救。

(三)饮食护理

给予患者低盐饮食,减少水、钠潴留,鼓励患者多吃含钾高的水果及食物。

(四)心理护理

如为分泌醛固酮的肾上腺皮质腺瘤,手术切除后大多数患者临床及化验恢复正常,病情缓解达到治愈;少数病程长、有严重并发症的患者,高血压、低血钾的症状也可达到部分缓解。通过护理活动与患者建立良好的护患关系,使患者保持心情舒畅,避免紧张、激动的情绪变化。

(五)用药护理

对于双侧肾上腺皮质增生的,手术往往不够理想,因此近年来已主张药物治疗,可服用硝苯地平或螺内酯,或两者合用,但长期大量服用螺内酯可出现男性乳腺增生等不良反应。如为糖皮质激素可抑制性醛固酮增多症,则口服小剂量地塞米松治疗,但需长期终生服药。护士在对患者进行用药护理时,应帮助患者做好需要长期服药的思想准备,指导患者遵医嘱合理用药,并且观察患者用药后有无药物不良反应发生。

钙离子拮抗剂的使用为醛固酮的术前准备及双侧肾上腺皮质增生患者的长期治疗提供了新手段。口服硝苯地平对降低血压,改善症状有较好疗效,但必要时需遵医嘱给予适量补钾治疗。

(六)试验护理

醛固酮瘤的分泌受体位变化和肾素-血管紧张素Ⅱ变化影响较小,而和ACTH昼夜变化有关,正常人隔夜卧床,上午8时血浆醛固酮值约为0.11~0.33nmol/L,如保持卧位到中午12时,血浆醛固酮低于上午时;8~12时取立位则血浆醛固酮高于上午,说明体位对醛固酮的分泌可产生影响。因此,护士在遵医嘱执行试验前,应向患者充分解释试验的目的、方法,指导患者如何进行配合。准时留取定时、定体位血标本。准确留取尿标本。对于进行卧立位醛固酮试验的患者,应在注射呋塞米后观察患者有无低血压,保证患者安全,如患者出现头晕、乏力、大汗等症状,及时发现,通知医生,立即停止试验,同时协助患者进食或进水。

(七)健康指导

(1)对手术患者进行术前和术后健康指导,向患者讲解手术治疗的必要性,术前应做的准备如服用药物控制血压,保证水、电解质平衡,补钾治疗,用药后的不良反应等。

(2)对长期服用药物治疗的患者,指导患者合理遵医嘱用药,定时随诊,监测肝、肾功能和电解质,对于长期服用激素治疗的患者注意讲解激素治疗的不良反应等。

(3)指导患者进行适当的功能锻炼,与患者一起制订活动计划。

第六节　皮质醇增多症

皮质醇增多症又称库欣综合征,是由多种原因引起肾上腺皮质分泌过量糖皮质激素所致疾病的总称,其中垂体促肾上腺皮质激素(ACTH)分泌亢进所引起者称为库欣病。库欣综合征可发生于任何年龄,但以 20~40 岁最多见,女性多于男性。主要临床表现为满月脸、多血质、向心性肥胖、皮肤紫纹、痤疮、血压升高、糖尿病倾向、骨质疏松、抵抗力下降等。

一、病因与发病机制

(一)垂体分泌 ACTH 过多

ACTH 过多可导致双侧肾上腺增生,分泌大量的皮质醇,Cushing 病最常见,约占 70%,如垂体瘤或下丘脑-垂体功能紊乱等。

(二)异位 ACTH 综合征

是由于垂体以外的癌瘤产生 ACTH 刺激肾腺皮质增生,分泌过量的皮质类固醇,最常见的是肺癌(约占 50%),其次为胸腺癌、胰腺癌等。

(三)不依赖 ACTH 的 Cushing 综合征

不依赖 ACTH 的双侧小结节性增生或小结节性发育不良,此类患者多为儿童或青年。

(四)肾上腺皮质病变

如原发性肾腺皮质肿瘤等。

(五)医源性皮质醇增多

长期或大量使用 ACTH 或糖皮质激素所致。

二、临床表现

本病的临床表现主要由于皮质醇分泌过多,引起代谢障碍、多器官功能障碍和对感染抵抗力降低。

(一)脂肪代谢障碍

皮质醇增多能促进脂肪的动员和合成,引起脂肪代谢紊乱和脂肪重新分布而形成本病特征性向心性肥胖,表现为面如满月,胸、腹、颈、背部脂肪甚厚,四肢相对瘦小,与面部、躯干形成明显对比。

(二)蛋白质代谢障碍

大量皮质醇促进蛋白分解,抑制蛋白合成,表现为皮肤菲薄、毛细血管脆性增加、皮肤紫纹,甚至肌萎缩。

(三)糖代谢障碍

大量皮质醇抑制葡萄糖进入组织细胞,影响外周组织对葡萄糖的利用,同时促进肝糖原异生,使血糖升高,有部分患者继发类固醇性糖尿病。

(四)电解质紊乱

大量皮质醇有潴钠排钾作用,低血钾可加重乏力,并引起肾脏浓缩功能障碍,部分患者因潴钠而有水肿。

(五)心血管病变

高血压常见,长期高血压可并发心脏损害、肾脏损害和脑血管意外。

(六)性功能异常

女性患者大多出现月经减少、不规则或停经,轻度多毛、痤疮,明显男性化者少见,但如出现要警惕为肾上腺癌;男性患者性欲减退,阴茎缩小,睾丸变软,与大量皮质醇抑制垂体促腺激素有关。

(七)造血系统

皮质醇刺激骨髓,使红细胞计数和血红蛋白含量增高,加以患者皮质变薄,故面容呈多血质、面红等表现。

(八)感染

长期大量皮质醇,可以抑制免疫功能,使机体抵抗力下降,易发生感染。多见于肺部感染、化脓性细菌感染,且不易局限化,可发展为蜂窝组织炎、菌血症、败血症。

(九)其他

如骨质疏松、皮肤色素沉着等。

(十)心理表现

常有不同程度的精神、情绪变化,表现为失眠、易怒、焦虑、注意力不集中等。因体形、外貌的改变,往往产生悲观情绪。

三、实验室及其他检查

(一)血液检查

红细胞计数和血红蛋白含量偏高,白细胞总数及中性粒细胞增多,淋巴细胞和嗜酸粒细胞绝对值可减少。血糖高、血钠高、血钾低。

(二)皮质醇测定

血浆皮质醇浓度升高且昼夜规律消失。24h尿17-羟皮质类固醇、尿游离皮质醇含量升高。

(三)地塞米松抑制试验

1.小剂量地塞米松抑制试验

17－羟皮质类固醇不能被抑制到对照值的50%以下。

2.大剂量地塞米松试验

能被抑制到对照值的50%以下者,病变大多为垂体性,不能被抑制者,可能为原发性肾上腺皮质肿瘤或异位ACTH综合征。

4.ACTH试验

垂体性Cushing病和异位ACTH综合征者有反应,高于正常;原发性肾上腺皮质肿瘤则大多数无反应。

5.影像学检查

包括肾上腺超声检查、蝶鞍区断层摄片、CT、MRI等,可显示病变部位属于定位检查。

四、诊断要点

典型病例可根据临床表现及实验室检查等做出诊断,但应注意与单纯性肥胖症、Ⅱ型糖尿病肥胖者进行鉴别。

五、治疗要点

以病因治疗为主,病情严重者应先对症治疗以避免并发症。

(一)对症治疗

如低钾时给予补钾,糖代谢紊乱时用降糖药治疗。

(二)肾上腺皮质病变

以手术治疗为主。

(三)库欣病治疗

主要有手术切除、垂体放射、药物治疗3种方法。经蝶窦切除垂体微腺瘤为近年治疗本病的首选方法。临床上几乎没有特效药物能有效治疗本病。

(四)异位ACTH综合征

以治疗原发性癌肿为主,根据具体病情做手术、放疗及化疗。

六、护理诊断/问题

(一)自我形象紊乱

与库欣综合征引起身体外形改变有关。

(二)体液过多

与糖皮质激素过多引起水钠潴留有关。

(三)有感染的危险

与皮质醇增多导致机体免疫力下降有关。

(四)有受伤的危险

与代谢异常引起钙吸收障碍导致骨质疏松有关。

(五)无效性性生活型态

与体内激素水平变化有关。

（六）有皮肤完整性受损的危险

与皮肤干燥、菲薄、水肿有关。

（七）潜在并发症

心力衰竭、脑卒中、类固醇性糖尿病。

七、护理措施

（一）一般护理

1.环境与休息

给予安静、舒适的环境，促进患者休息。取平卧位，抬高双下肢，以利于静脉回流，避免水肿加重。

2.饮食护理

给予高蛋白、高钾、高钙、低钠、低热量、低糖类饮食，以纠正因代谢障碍所致机体负氮平衡和补充钾、钙，鼓励患者食用柑桔、香蕉等含钾高的水果。有糖尿病症状时应限制进食量，按糖尿病饮食给予。避免刺激性食物，戒烟、戒酒。

（二）病情观察

注意患者水肿情况，记录 24h 液体出入量，观察有无低钾血症的表现，如出现恶心、呕吐、腹胀、乏力、心律失常等表现，应及时测血钾和心电图，并与医师联系和配合处理。观察体温变化，定期检查血常规，注意有无感染征象。注意观察患者有无糖尿病表现，必要时及早做糖耐量试验或测空腹血糖，以明确诊断。观察患者有无关节痛或腰背痛等情况。

（三）感染的预防和护理

对患者的日常生活进行保健指导，保持皮肤、口腔、会阴等清洁卫生；注意保暖，预防上呼吸道感染；保持病室通风，温湿度适宜，并定期进行紫外线照射消毒，保持被褥清洁、干燥。

（四）用药护理

注意观察药物的疗效和不良反应。在治疗过程中若发现有 Addison 病症状等不良反应发生应及时通知医生进行处理。

（五）心理护理

患者因身体外形的改变，产生焦虑和悲观情绪，应予耐心解释和疏导，对出现精神症状者，应多予关心照顾，尽量减少情绪波动。

八、健康指导

（1）向患者及家属介绍本病有关知识，以利自我适应，教会患者自我护理，避免感染，防止摔伤、骨折、保持心情愉快。

（2）指导患者和家属有计划地安排力所能及的生活活动，让患者独立完成，增强自信心和自尊感。

（3）指导患者遵医嘱用药，并详细介绍用法和注意事项，用药过程中要观察药物疗效及不良反应，应定期复查有关化验指标。

第七节 肾上腺皮质功能减退症

一、疾病概述

肾上腺皮质功能减退症是由于体内 ACTH 分泌不足、下丘脑—垂体功能紊乱或肾上腺完全或部分受损引起的肾上腺分泌激素减少。按病因可分为原发性和继发性,按病程可分为慢性和急性。急性肾上腺皮质功能减退又称肾上腺危象,多表现为循环衰竭、高热、胃肠功能紊乱、惊厥、昏迷等症状,病势凶险,须及时抢救。

本病临床上呈衰弱无力、体重减轻、色素沉着、血压下降等综合征。患者以中年及青年为多,年龄大多在 20~50 岁,男、女性患病率几乎相等,原因不明者以女性为多。

二、护理评估

(一)健康评估

急性肾上腺功能减退症常由于肾上腺急性感染、出血、双侧肾上腺静脉血栓形成所致,也可见于原有慢性肾上腺皮质功能减退症加重,长期应用大剂量肾上腺皮质激素治疗后或双侧肾上腺手术切除后发生。原发性慢性肾上腺皮质功能减退症又称 Addision 病,是由于双侧肾上腺自身免疫、结核或真菌等严重感染、肿瘤浸润等严重破坏,或由于双侧大部分切除或全部切除导致肾上腺皮质激素分泌不足。

继发性肾上腺皮质功能减退症有许多症状和体征与 Addison 病患者相同。但色素沉着不典型,因为 ACTH 和相关肽的水平较低。当出现严重脱水、低钠血症和高钾血症时,诊断为肾上腺皮质功能减退症,这是由盐皮质激素严重不足所导致的。

护士在评估患者时应了解患者疾病诱发因素,如既往有无结核感染史、有无长期服用激素治疗、外伤史及手术史等。

(二)临床症状观察及评估

1.循环系统

患者可出现直立性昏厥、头晕、眼花、低血氧、体温过低、休克、低血钠。

2.消化系统

由于各种消化酶和消化液减少,因而患者可出现食欲减退、消化不良、喜食咸食、体重下降、恶心、呕吐、低血钠、低血钾,有的伴有腹泻或便秘。

3.乏力消瘦

本病的早期症状之一,其程度与病情轻重平行,表现为注意力不集中、精力不充沛、体力不足、脂肪减少、肌肉消瘦、体重减轻,多为进行性加重。这与糖皮质激素、盐皮质激素、氮类激素缺乏所导致的蛋白质和糖代谢紊乱,慢性失钠、失水,食欲缺乏,营养障碍有关。

4.低血糖

患者空腹血糖常低于正常,往往在餐前或剧烈活动后,易发生饥饿、心悸、冷汗、乏力等低血糖症状,严重时视力模糊、复视、精神失常,甚至昏迷。此由于糖异生作用减弱,肝糖原不足,对胰岛素敏感所致。也有在餐后 2~3 小时诱发反应性低血糖症。

5.神经精神症状

下丘脑－垂体－肾上腺皮质轴有维持神经精神正常状态的作用。皮质醇对中枢神经系统有兴奋作用。因而患者可出现精神萎靡、记忆力下降、头晕、淡漠嗜睡，或有烦躁、失眠，甚至谵妄或精神失常等。

6.肾功能减退

患者夜尿增多，对水负荷的排泄能力减弱，在大量饮水后可出现稀释性低钠血症。这些是由于皮质醇分泌不足，肾小球血流量及滤过率均减少，血管升压素（抗利尿激素）释放增多所致。

7.抵抗力下降

当遇到某种应激时，如感染、疼痛、劳累、手术等，易发生神志模糊、血压降低，严重时可诱发急性肾上腺功能减退性危象。对各种镇静剂、麻醉药甚为敏感，应慎用。

8.肾上腺危象

本病常因感染、创伤、手术、分娩、吐泻、大量出汗、失水、高热、劳累，骤停激素治疗或结核恶化等而诱发危象。危象临床表现为本病原有症状的急骤加重，可由高热、呕吐、腹痛、腹泻、失水、血压降低、心率增快、脉搏细弱，呈周围循环衰竭状况。神志模糊，甚至昏迷。可有低血糖、低血钠，血钾偏高、正常或偏低，对此应予尽早识别，及时配合抢救。

9.皮肤、黏膜色素沉着

色素沉着的原因系皮质激素水平下降，对垂体分泌 ACTH、黑素细胞、雌激素、促脂素的反馈抑制作用减弱，此组激素分泌增多，导致皮肤、黏膜黑素沉着。见于绝大多数患者，为本病早期症状之一。色素沉着有四个特点。

（1）分布不均匀：在全身皮肤普遍性色素加深的基础上有点状或斑块状色素加深，有些部位加深更显著。①暴露部位：面部和四肢；②摩擦部位：关节伸屈面、乳头、乳晕、腋下、掌纹指纹、腰带部、会阴部、肛周等；③黏膜：唇、舌、龈、颊、上颚等；④瘢痕部位。

（2）色泽差异性：有淡褐、棕黄、棕黑、蓝黑、煤黑色等，色泽深浅自身比较有先后差异和个体间差异。

（3）多样化：本病患者除黑素沉着外，少数患者尚可有白斑、白化病或黄褐斑等多种多样变化。

（4）色素深浅与病情轻重不成正比。

（三）辅助检查及其评估

1.基础血、尿皮质醇和醛固酮、尿17－羟皮质类固醇测定

血浆皮质醇（F）基础值≤3μg/dl可确诊为肾上腺皮质减退症。

2.血常规

常有轻度红细胞、血红蛋白、血小板、中性粒细胞减少，淋巴细胞相对增多，嗜酸粒细胞明显增多。

3.血清电解质

可由低血钠、高血钾，后者一般不重。血磷、镁轻度增加，由于肾、肠排钙减少，可致血钙增高。

4.X 线检查

结核所致患者于肾上腺区半数有钙化阴影。胸部 X 线片示心影缩小,或后肺结核。疑有肾上腺皮质占位性病变所致者可做 CT 检查。

5.血浆基础 ACTH 测定

本病患者可明显增高。继发性肾上腺皮质功能减退者,在血浆皮质醇降低的情况下,ACTH 浓度也甚低。

6.ACTH 兴奋试验

用以检测肾上腺皮质储备功能,并可鉴别原发性及继发性肾上腺皮质功能减退。ACTH 兴奋试验对确诊肾上腺功能不全非常必要。通过静脉或肌肉给予促皮质激素 0.25~1mg。分别测基线值、给药后 30 分钟、1 小时血浆皮质醇水平。原发性肾上腺皮质功能减退时,皮质醇反应缺失或明显下降;继发性肾上腺皮质功能减退时,皮质醇反应下降。长时间 ACTH 兴奋试验是将 25U 的 ACTH 溶于盐水中每天输 8 小时,连续 3 天,同时收集 24 小时尿标本。测尿 17－羟皮质类固醇和尿游离皮质醇的水平。原发性肾上腺皮质功能减退的患者,皮质醇反应下降或缺失;继发性肾上腺皮质功能减退的患者,24 小时尿的 17－羟皮质类固醇水平不能升高至 20mg 以上。

(四)心理－社会评估

本病由于肾上腺皮质激素缺乏,因此患者可产生中枢神经处于抑郁状态,因此易产生情绪低落、抑郁淡漠,或有违拗症、注意力不集中,多失眠。有时因血糖过低而发生神经精神症状,严重者有昏厥,甚至昏迷。

三、护理诊断

(一)体液不足

由于醛固酮分泌减少,保钠排钾功能减低,致低血钠、高血钾及代谢性酸中毒。

(二)心排出量减少

与疾病所致肾上腺皮质激素分泌减少有关。

(三)营养不良:低于机体需要量

与胃肠道症状严重,常出现恶心、呕吐、食欲缺乏、消瘦、腹泻、腹痛有关。

(四)活动无耐力

主要与代谢改变、电解质失衡、营养不良有关。

(五)焦虑

与皮质醇减对神经系统的作用及皮肤外观改变对心理的作用有关。

(六)有感染的危险

与机体对应激的抵抗力降低有关。

(七)自我形象紊乱

与脱发和色素沉着有关。

(八)知识缺乏

与患者未接受过有关疾病知识有关。

（九）潜在并发症

肾上腺危象。

四、护理目标

（1）患者住院期间补充水分适当，体液平衡。

（2）患者能够在正确指导和帮助下完成日常活动。

（3）患者住院期间食欲良好，合理饮食，获得需要的营养。

（4）患者住院期间情绪稳定，能够正确处理问题。

（5）患者住院期间无感染发生。

（6）患者住院期间能够说出脱发与色素沉着产生的原因并表示理解和接受。

（7）通过健康教育使患者能够复述出肾上腺皮质功能减退症的有关知识，并表示理解。

（8）护士及时发现肾上腺危象的发生，及时准备好抢救物品，通知医生配合抢救治疗。

五、护理措施

（一）一般护理

鼓励患者进食高糖、高蛋白、高钠饮食，每日摄钠应为 $5\sim10g$，含钠量高的食物有咸肉、酱油、泡菜、午餐肉罐头、含钠味精等罐头食品。含钠中等量的食物包括蛋类、牛乳、番茄汁、饼干等。如食物中氯化钠量不足，可酌情补充药片或胶囊，或补充盐水溶液，以维持水盐代谢。嘱患者充分休息，避免远距离活动，防止低血压、昏厥等意外发生。限制陪伴探视，避免患者过度劳累及增加感染机会。

（二）心理护理

因病程长、服药较久、精神抑郁，加之疲乏无力，生活上需要关心照顾，精神上需给予支持。应鼓励患者接受外观改变，积极配合药物治疗，树立战胜疾病的信心。

（三）病情观察

肾上腺皮质功能减退症患者由于血容量减少，可发生组织灌注不足。应激可诱发肾上腺危象，如果不及时采取措施，外周组织灌注受损，导致血管塌陷和休克。通过补充体液和使用激素可纠正血容量不足。

护理人员通过严密监测生命体征及时发现体液不足的征象，如低血压、心动过速和呼吸急促。护理人员应监测并报告每小时尿量，患者每小时的尿量不应少于 $30mL$。护理人员应评估和报告患者的精神状况和定向力方面的变化。通过护理人员的观察为医生治疗提供依据。

观察患者的精神状态，注意是否有淡漠、嗜睡、神志不清等症状出现。注意观察患者是否有口渴的感觉，皮肤弹性、体重及血压的变化，观察是否有肾上腺危象发生，包括有无恶心、呕吐、腹泻、腹痛，有无发热或体温过低，有无嗜睡，有无血压下降或休克。一旦发现肾上腺危象的征兆，应立即与医生联系并积极配合医生尽早治疗，防止发生生命危险。

（四）预防并发症

主要预防肾上腺危象的发生。应嘱患者按时服药，不能自行中断。应避免一切应激因素的发生。一旦出现压力增加、感染、外伤等情况，应增加服药剂量。身体不适时应尽早就医。

（五）用药护理

由于本病需要终身服用激素替代治疗，因此护理重点应为激素治疗的观察。应向患者详细说明类固醇激素用量、用法，解释定时定量服药的必要性，以及需要做好终身服药的思想准备。使患者了解药物疗效及可能发生的不良反应。长期坚持替代治疗；尽量减少激素用量，以达到缓解症状目的，避免过度增重和骨质疏松等激素不良反应。对原发性肾上腺皮质减退症患者必要时补充盐皮质激素；应当给患者佩带急救卡；应及时应增加激素剂量，有恶心、呕吐、12 小时不能进食时应静脉给药。通常选用的激素有糖皮质激素（氢化可的松、泼尼松龙和泼尼松）、盐皮质激素，能潴钠排钾，维持血容量。应用盐皮质激素时，如有水肿、高血压、高血钠、低血钾则需减量；如有低血压、低血钠、高血钾则适当加量；对有肾炎、高血压、肝硬化和心功能不全慎用。氮皮质激素，常用以改善乏力、食欲缺乏和体重减轻等症状，并能加强蛋白质的同化作用。对孕妇及心力衰竭患者应慎用。

（六）肾上腺危象的护理

肾上腺皮质功能减退危象为内科急症，应积极抢救。

（1）遵医嘱补液：第 1～2 日内应迅速静脉滴注葡萄糖生理盐水 2000～3000mL。

（2）立即静脉滴注磷酸氢化可的松或琥珀酸氢化可的松 100mg，以后每 6 小时加入补液中静脉滴注 100mg，最初 24 小时总量可给 400mg，第 2～3 日可减至 300mg 分次滴注。如病情好转，逐渐减至每日 100～200mg。经以上治疗，在 7～10 日后可恢复到平时的替代剂量。

（3）积极治疗感染及其他诱因对发生肾上腺危象的患者，嘱其绝对卧床，遵医嘱迅速及时准确进行静脉穿刺并保证静脉通路通畅，正确加入各种药物，如补充激素、补液治疗，对有消化系统症状的患者遵医嘱予药物控制症状。

（4）并准备好抢救药品。积极与医生配合，主动及时观察患者生命体征变化。

（5）做好出入量记录，警惕肾功能不全。

（6）按时正确留取各种标本；鼓励患者饮水并补充盐分，进高钠、低钾饮食。

（7）昏迷患者及脱水严重的患者可通过胃管进行胃肠道补液，并按昏迷常规护理。

（8）在使用激素治疗过程中，应注意观察患者有无面部及全身皮肤发红，以及有无激素所致的精神症状等出现。

（七）活动与安全

指导患者活动时注意安全，可活动过程中进行能够间断休息，保证体力，制订循序渐进的活动计划。

（八）健康教育

（1）避免感染、外伤等一切应激因素的刺激。

（2）保持情绪稳定，避免压力过大。

（3）正确服药，避免中断及剂量错误，教会患者根据病情调整用药。

（4）教会患者自我观察，如有不适应尽早就医。

（5）避免直接暴露与阳光下，以防色素加深。

（6）外出时随身携带病情识别卡，以便遇意外事故时能得到及时处理。

（7）定期门诊随诊。

（8）在遇分娩、手术、特殊治疗时应向医生说明患者有本病的事实，以利于医生治疗时正确用药，防止危象发生。

第八节　糖尿病

糖尿病是由于多种原因引起的胰岛素分泌不足和(或)其作用缺陷而导致的一组以慢性血糖水平增高为特征的代谢性疾病。临床表现为代谢紊乱症候群,久病可引起多系统损害,导致眼、肾、神经、心脏、血管等组织器官的慢性进行性病变,引起功能缺陷及衰竭。重症或应激时可发生酮症酸中毒、高渗性昏迷等急性代谢紊乱。世界卫生组织将糖尿病分为 1 型糖尿病、2型糖尿病、其他特殊类型和妊娠期糖尿病四种。

一、护理措施

(一)一般护理

1.适当运动

循序渐进并长期坚持,运动方式以有氧运动为宜,结合患者的爱好,老年人以散步为宜,不应超过心肺及关节的耐受能力。运动时间的计算:从吃第一口饭开始计时,以餐后 0.5~1h 开始为宜。肥胖患者可适当增加活动次数。

2.明确饮食控制的重要性

计算标准体重,控制总热量,糖类占 50%~60%,蛋白质占 15%~20%,脂肪占 20%~25%。注意定时定量进餐,饮食搭配合理,热量分配一般为早、中晚餐各占 1/5,2/5,2/5 或 1/3,1/3,1/3。在血糖稳定的情况下,尽量供给营养全面的膳食。禁食甜食。多食含纤维素高的食物,保持大便通畅。

3.注射胰岛素的护理

如下所述。

(1)贮存:备用胰岛素需置于 2~8℃冰箱存放。使用中的胰岛素笔芯放于 30 以下的室温中即可,有效期为 4 周,避免阳光直射。

(2)抽吸:抽吸胰岛素剂量必须准确,两种胰岛素合用时,先抽短效胰岛素,后抽中效或长效胰岛素,注射前充分混匀。注射预混胰岛素以前,要摇匀并避免剧烈振荡。

(3)注射部位:腹部以肚脐为中心直径 6cm 以外、上臂中外侧、大腿前外侧、臀大肌,其中腹部吸收最快。注意更换注射部位,两次注射之间应间隔 2cm 以上。

(4)消毒液:用体积分数 75%酒精消毒,不宜用含碘的消毒剂。

(5)观察胰岛素不良反应:如低血糖反应、胰岛素过敏及注射部位皮下脂肪萎缩。

(6)注射胰岛素时应严格无菌操作,使用一次性注射器,防止感染。

4.按时测体重

必要时记录出入量。如体重改变>2kg,应报告医师。

5.生活有规律

戒烟,限制饮酒。

6.用药护理

使用口服降糖药物的患者,应向其说明服药的时间、方法等注意事项及药物的不良反应。

(二)症状护理

(1)皮肤护理:注意个人卫生,保持全身和局部清洁,加强口腔、皮肤和会阴部清洁,勤换内衣。诊疗操作应严格无菌技术,发生皮肤感染时不可随意用药。

(2)足部护理:注意保护足部,鞋子、袜口不宜过紧,保持趾间清洁、干燥,穿浅色袜子,每天检查足部有无外伤、鸡眼、水泡、趾甲异常,有无感觉及足背动脉搏动异常。剪趾甲时注意不要修剪过短。冬天注意足部保暖,避免长时间暴露于冷空气中。

(3)眼部病变的护理:出现视物模糊,应减少活动,加强日常生活的协助和安全护理。

(4)保持口腔清洁,预防上呼吸道感染,避免与肺炎、肺结核、感冒者接触。

(5)保持会阴部清洁、干燥,防止瘙痒和湿疹发生。需导尿时应严格无菌技术。

二、健康教育

(1)糖尿病为慢性终身性疾病,目前尚不能根治。患者要在饮食控制和运动治疗的基础上进行综合治疗,以减少或延迟并发症的发生和发展,提高生活质量。

(2)食物品种多样化,主食粗细粮搭配,副食荤素食搭配。避免进食浓缩的糖类。避免食用动物内脏等高胆固醇食物。少喝或不喝稀饭,可用牛奶、豆浆等代替。

(3)运动能降低血糖,并可增强胰岛素的敏感性。运动时随身携带糖果,当出现低血糖症状时及时食用。身体不适时应暂停运动。

(4)遵医嘱使用降糖药物,指导所使用胰岛素的注射方法、作用时间及注意事项。

(5)每天检查足部皮肤,以早期发现病变。避免穿拖鞋、凉鞋、赤脚走路,禁用热水袋,以免因感觉迟钝而造成烫伤。

(6)指导患者正确掌握血糖监测的方法,了解糖尿病控制良好的标准。

(7)定期复查,一般每3个月复查糖化血红蛋白,以了解疾病控制情况,及时调整用药剂量。每年进行全身检查,以便尽早防治慢性并发症。

第九节　糖尿病酮症酸中毒

一、疾病介绍

糖尿病酮症酸中毒(DKA)是糖尿病患者最常见的急性并发症,具有发病急、病情重、变化快的特点。占糖尿病住院患者的8%～29%,每千名糖尿病患者年发生DKA者占4%～8%,多由各种应激状态诱发,也可无明显诱因,延误诊断或者治疗可致死亡。

(一)定义

由于糖尿病代谢紊乱加重,脂肪分解加速,产生的以血糖及血酮体明显增高及水、电解质平衡失调和代谢性酸中毒为主要表现的临床综合征。严重者常致昏迷及死亡。

(二)诱因

DKA诱因很多,1型糖尿病有自发DKA倾向,2型糖尿病患者在一定诱因作用下也可发生DKA,常见诱因:感染、胰岛素剂量不足或治疗中断、饮食不当、妊娠和分娩、创伤、手术、麻醉、急性心肌梗死、心力衰竭、精神紧张或严重刺激引起应激状态等,有时亦可无明显诱因。

(三)病理生理

糖尿病酮症酸中毒是糖尿病患者在各种诱因作用下,由于胰岛素及升糖激素分泌双重障碍,造成糖、蛋白质、脂肪以至于水、电解质、酸碱平衡失调而导致高血糖、高血酮、酮尿失水电解质紊乱、代谢性酸中毒等一个症候群。

1.高血糖

DKA 患者的血糖多呈中等程度的升高常为 $16.7\sim27.5$mmol/L($300\sim500$mg/dl),除非发生肾功能不全否则多不超过 27.5mmol/L(500mg/dl)。高血糖对机体的影响包括:①细胞外液高渗使得细胞脱水将导致相应器官的功能障碍;②引起渗透性利尿,同时带走水分和电解质进一步导致水盐代谢紊乱。

2.酮症和(或)酸中毒

酮体是脂肪 β 氧化不完全的产物包括乙酰乙酸、β—羟丁酸和丙酮 3 种组分,其中 β—羟丁酸和乙酰乙酸都是强酸。DKA 患者由于脂肪分解增加,产生大量的酮体,超过正常周围组织氧化的能力而引起高酮血症和酮症酸中毒,并消耗大量的储备碱。当血 pH 降至 7.2 时可出现典型的酸中毒呼吸(Kussmaul 呼吸),pH<7.0 时可致中枢麻痹或严重的肌无力甚至死亡,另外,酸血症影响氧与血红蛋白解离,导致组织缺氧加重全身状态的恶化。DKA 时知觉程度的变化范围很大,当血浆 HCO₃≤9.0mmol/L 时,不论其意识状态为半清醒或昏迷,均可视之为糖尿病酮症酸中毒昏迷(DKAC),当血 HCO₃⁻ 降至 5.0mmol/L 以下时,预后极为严重。

3.脱水

DKA 时渗透性利尿、呼吸深快失水和可能伴有的呕吐、腹泻引起的消化道失水等因素均可导致脱水的发生。严重的脱水可引起血容量不足、血压下降,甚至循环衰竭等严重后果。

4.电解质紊乱

DKA 时由于渗透性利尿、摄入减少及呕吐、细胞内外水分转移入血、血液浓缩等均可导致电解质紊乱。同时,由于电解质的丢失和血液浓缩等方面因素的影响,临床上所测血中电解质水平可高可低也可正常。DKA 时血钠无固定改变一般正常或减低,血钾多降低,另外,由于细胞分解代谢量增加,磷的丢失亦增加,临床上可出现低磷血症,低磷也可影响氧与血红蛋白解离引起组织缺氧。

(四)临床表现及诊断

糖尿病酮症酸中毒按其程度可分为轻度、中度及重度。轻度实际上是指单纯酮症并无酸中毒,有轻中度酸中毒者可列为中度;重度则是指酮症酸中毒伴有昏迷,或虽无昏迷但二氧化碳结合低于 10mmol/L 时,患者极易进入昏迷状态。较重的酮症酸中毒临床表现包括以下几个方面。

1.糖尿病症状加重

多饮多尿、体力及体重下降的症状加重。

2.胃肠道症状

包括食欲下降、恶心呕吐。有的患者,尤其是 1 型糖尿病患者可出现腹痛症状,有时甚至被误为急腹症。造成腹痛的原因尚不明了,有人认为可能与脱水及低血钾所致胃肠道扩张和麻痹性肠梗阻有关。

3.呼吸改变

酸中毒所致,当血 pH<7.2 时呼吸深快,以利排酸;当 pH<7.0 时则发生呼吸中枢受抑制,部分患者呼吸中可有类似烂苹果气味的酮臭味。

4.脱水与休克症状

中、重度酮症酸中毒患者常有脱水症状,脱水达 5% 者可有脱水表现,如尿量减少、皮肤干燥、眼球下陷等。脱水超过体重 15% 时则可有循环衰竭,症状包括心率加快、脉搏细弱、血压及体温下降等,严重者可危及生命。

5.神志改变

临床表现个体差异较大,早期有头痛、头晕、萎靡继而烦躁、嗜睡、昏迷,造成昏迷的原因包括乙酰乙酸过多、脑缺氧、脱水、血浆渗透压升高、循环衰竭等。

6.诱发疾病表现

各种诱发疾病均有特殊表现应予以注意以免与酮症酸中毒互相掩盖,贻误病情。

(五)治疗要点

糖尿病酮症酸中毒发病急、进展快,处理时应注意针对内分泌代谢紊乱,去除诱因,阻止各种并发症的发生,减少或尽量避免治疗过程中发生意外,降低病死率等。其中包括:补液、胰岛素的应用、补充钾及碱性药物,其他对症处理和消除诱因。

1.补液

抢救 DKA 极为关键的措施。

(1)在开始 2h 内可补充生理盐水 1000~2000mL,以后根据脱水程度和尿量每 4~6h 给予 500~1000mL,一般 24h 内补液 4000~5000mL,严重脱水但有排尿者可酌情增加。

(2)当血糖下降至 13.9mmol/L 时,改用 5% 葡萄糖生理盐水。对有心功能不全及高龄患者,有条件的应在中心静脉压监护下调整滴速和补液量,补液应持续至病情稳定,可以进食为止。

2.胰岛素治疗

(1)最常采用短效胰岛素持续静脉滴注。开始时以 0.1U/(kg·h)(成人 5~7U/h),控制血糖快速、稳定下降。

(2)当血糖降至 13.9mmol/L(250mg/dl)时可将输液的生理盐水改为 5% 葡萄糖或糖盐水,按每 3~4g 葡萄糖加 1U 胰岛素计算。

(3)至尿酮转阴后,可过渡到平时的治疗。

3.纠正电解质紊乱

(1)通过输注生理盐水,低钠低氯血症一般可获纠正。

(2)除非经测定血钾高于 5.5mmol/L、心电图有高钾表现或明显少尿、严重肾功能不全者暂不补钾外,一般应在开始胰岛素及补液后,只要患者已有排尿均应补钾。一般在血钾测定监测下,每小时补充氯化钾 1.0~1.5g(13~20mmol/L),24h 总量 3~6g。待患者能进食时,改为口服钾盐。

4.纠正酸中毒

(1)轻、中度患者,一般经上述综合措施后,酸中毒可随代谢紊乱的纠正而恢复。仅严重酸中毒(pH≤7.0)时,应酌情给予小剂量碳酸氢钠,但补碱忌过快过多,以免诱发脑水肿。

(2)当 pH>7.1 时,即应停止补碱药物。

5.其他治疗

(1)休克:如休克严重,经快速补液后仍未纠正,考虑可能并发感染性休克或急性心肌梗死,应仔细鉴别,及时给予相应的处理。

(2)感染:常为本症的诱因,又可为其并发症,以呼吸道及泌尿系感染最为常见,应积极选用合适的抗生素治疗。

(3)心力衰竭、心律失常:老年或合并冠状动脉性心脏病者,尤其合并有急性心肌梗死或因输液过多、过快等,可导致急性心力衰竭和肺水肿,应注意预防,一旦发生应及时治疗。血钾过低、过高均可引起严重的心律失常,应在全程中加强心电图监护,一旦出现及时治疗。

(4)肾衰竭:因失水、休克或原已有肾脏病变或治疗延误等,均可引起急性肾衰竭,强调重在预防,一旦发生及时处理。

(5)脑水肿:为本症最严重的并发症,病死率高。可能与脑缺氧、补碱不当、血糖下降过快、补液过多等因素有关。若患者经综合治疗后,血糖已下降,酸中毒改善,但昏迷反而加重,应警惕脑水肿的可能。可用脱水剂、呋塞米和地塞米松等积极治疗。

(6)急性胃扩张:因酸中毒引起呕吐可伴急性胃扩张,用 5% 碳酸氢钠液洗胃,用胃管吸附清除胃内残留物,预防吸入性肺炎。

二、护理评估与观察要点

(一)护理评估

1.病史

询问患者或者其家属有无糖尿病病史或者家族史、起病时间、主要症状及特点,如极度口渴、厌食、恶心、呕吐、昏睡及意识改变者等。注意询问有无感染、胰岛素治疗不当、饮食不当,以及有无应激状态等诱发因素。

2.心理—社会状况

评估患者对疾病知识的了解程度,有无焦虑、恐惧等心理变化,家庭成员对疾病的认识和态度等。

3.身体状况

评估患者的生命体征、精神和神志状态,已有昏迷的患者,注意监测患者的瞳孔大小和对光反射情况;患者的营养状况;皮肤湿度和温度的改变和有无感染灶或不易愈合的伤口等。

(二)观察要点

注意观察病情,当患者出现显著软弱无力、呼吸加速、呼气时有烂苹果样味道、极度口渴、厌食、恶心、呕吐及意识改变者应警惕酮症酸中毒的发生。已经诊断为 DKA 的患者应密切监测生命体征和意识状态,详细记录 24h 出入量,每 2h 测血糖一次,及时抽查尿糖、酮体,注意血常规、电解质和血气变化。

第五章　血液科常见疾病的护理

第一节　淋巴瘤

淋巴瘤是一种淋巴细胞和(或)组织细胞恶性增殖性疾病,分为霍奇金病和非霍奇金淋巴瘤两大类。治愈机会根据肿瘤的分类和分期,非霍奇金淋巴瘤的治愈机会一般较霍奇金病为差。霍奇金病 5 年生存率达 80% 以上,部分患者已治愈。

一、常见病因

病因不清,可能与病毒感染有关,如 TB/EB/HIV 病毒。病变部淋巴结肿大,包膜早期尚完整,以后由于肿瘤浸润,正常结构消失。瘤细胞突破淋巴结的包膜,浸润到周围的脂肪及结缔组织。淋巴结内纤维增生,有时可见出血与坏死。

二、临床表现

(一)霍奇金病症状

(1)无痛性淋巴结肿大,原发于颈部、腋下或腹部。

(2)由于纵隔腔淋巴结肿大,压迫支气管,引致咳嗽和气喘。

(3)发热、疲倦、皮肤瘙痒、夜间出汗和体重减轻。

(二)非霍奇金淋巴瘤症状

(1)无痛性淋巴结肿大,原发于颈部、腋下及腹部。

(2)由于纵隔腔淋巴结肿大,压迫支气管,引致咳嗽和气喘。

(3)由于腹腔淋巴结肿大,引致腹痛及腹胀。

(4)发热、皮肤瘙痒、体重减轻、贫血。

三、辅助检查

(1)血液检查。

(2)X 线、CT,PET 检查。

(3)超声波。

(4)淋巴结、肝或脾等组织病理检查。

(5)骨髓穿刺检查。

四、治疗原则

(一)霍奇金病治疗

以症状进展而施行适当的治疗方案:①化学疗法:是主要的治疗方法,通常使用多种药物联合治疗。②放疗:肿瘤局限在颈部,放疗患处是最佳的治疗方案。

(二)非霍奇金病治疗

早期可行放疗,主要采用联合化疗,也可行自体或异基因造血干细胞移植。

五、护理

(一)评估

①自理能力;②心理状况。

(二)护理要点及措施

(1)早期患者可适当活动,有发热,明显浸润症状时卧床休息,减少消耗,保护机体。

(2)给予高热量、高蛋白质、丰富维生素、易消化食物,多饮水,以增强机体对化疗、放疗承受力,促进毒素排泄。

(3)保持皮肤清洁,每日用温水擦洗,尤其要保护放疗照射区域皮肤,避免一切刺激因素如冷热、日晒、各种消毒剂、肥皂、胶布等对皮肤的刺激。内衣选用吸水性强柔软棉制品,宜宽大。

(4)放疗、化疗时应注意治疗效果及不良反应。

(三)健康教育

(1)注意个人清洁卫生,做好保暖,预防各种感染。

(2)加强营养,提高抵抗力。

(3)避免到人员聚集场所。

(4)保持室内空气清新,每日通风 2 次。

(5)适时添减衣服,预防感冒。

(6)按时服药,定时复查血常规。

(7)携带 PICC 置管患者每 7 天维护 1 次。

第二节　造血干细胞移植

造血干细胞移植(HSCT)是经大剂量放化疗或其他免疫抑制预处理,清除受体体内的肿瘤细胞、异常克隆细胞,阻断发病机制,然后把自体或异体造血干细胞移植给受体,使受体重建正常造血和免疫功能,这一技术称为 HSCT。造血干细胞移植广泛应用于各种原因的造血系统疾病,包括恶性血液病、造血功能衰竭性疾病等。根据细胞来源不同可分为同种异体干细胞移植(异基因移植和同基因移植)和自体干细胞移植。

一、评估要点

(一)一般情况

了解患者目前所患疾病及曾患疾病;是否输血及次数;曾使用过什么药物;所用的化疗方案及目前是第几次化疗,患者反应如何;有无过敏史等。了解患者、家属对所患疾病及干细胞移植重要性的认识,对干细胞移植方法、过程的了解程度,是否有充分的思想准备;患者的经济状况如何。因干细胞移植患者须居住于无菌层流室近 1 个月,与外界隔离。加之严重的治疗反应,患者常出现紧张、恐惧、孤独和失望等心理反应。

(二)专科情况

(1)患者的营养状况及体重,有无消瘦、水肿。

（2）全身皮肤黏膜有无出血、破损及感染灶，如有无咽部发痒、疼痛、咳嗽、咳痰、肺部啰音等。

（3）患者的体温是否正常，肝、脾及淋巴结有无肿大等。

（三）实验室及其他检查

移植前须全面进行检查，如复查血象、骨髓象、血型，检查心、肺、肝和肾功能，做咽部、体表和肛周细菌培养等。

二、护理诊断及问题

（一）知识缺乏

对干细胞移植的程序、治疗方案、并发症及出院后的护理不了解。

（二）有感染的危险

与大剂量放疗、化疗及免疫缺陷、骨髓抑制有关。

（三）有损伤的危险

与血小板减少有关。

（四）营养失调，低于机体需要量

与放疗、化疗的不良反应及移植物抗宿主病有关。

三、护理措施

（一）移植前的护理

1.供者准备

异基因干细胞移植应选择供者，供、受者抽血作组织配型，混合淋巴细胞培养，选择组织相容的亲属为供者来源。移植前2周对供者进行循环采血，其目的是保证干细胞移植手术时有足够的新鲜血液提供给供者，以避免发生失血性休克，另外可以刺激骨髓造血干细胞生长。

2.无菌层流室的准备

室内一切用品需经清洁、消毒、灭菌处理。室内不同空间采样行空气细菌学检测合格后方可进患者。

3.患者准备

（1）给患者介绍干细胞移植的有关知识、无菌层流室的基本环境及规章制度，以消除患者疑虑、恐惧感，使其处于接受治疗的最佳心理状态。

（2）移植前对患者进行全面身体检查。

（3）入室前3d开始食用肠道不易吸收的抗生素，进食消毒饮食，五官给药。

（4）入室前1d剪指（趾）甲、剃毛发（头发、腋毛、阴毛）。入室当天清洁灌肠，淋浴后用1∶2000氯己定液药浴毕做患者皮肤皱褶处的细菌培养，再更换无菌衣裤，包裹大单送入无菌室。

（5）移植前1d行颈外静脉或锁骨下静脉置管术备用。

（6）预处理：其目的是清除患者的骨髓细胞（正常及异常细胞）和去除患者的免疫功能。常用环磷酰胺，移植前1～2d或4～5d静脉滴注，每日1.8g/m²。移植前1d行全身照射，总量8～10Gy(800～1200yad)，一次或分次照射。接受大剂量化疗和照射，患者常有恶心、呕吐、发热、腹泻、面潮红、腮腺肿胀等反应，鼓励患者多饮水，预防尿酸性肾病的发生。

(二)术中的护理

1.采集方法

1)骨髓液采集:在无菌室操作,给供者行硬膜外麻醉。自髂前、髂后多部位采集骨髓,采集量 $2×10^6/kg$(单个细胞数)。采集的骨髓需立即置入含有肝素的保养液中,并充分混合,过滤后装入血袋。

2)外周血干细胞采集:首先给供者肌肉注射粒细胞集落刺激因子或其他动员剂进一步体内扩增造血干细胞后进行采集。采集量外周血单核细胞数: $>3×10^8/kg$;白细胞分化抗原 (CD_{34}): $>2×10^6/kg$;单一巨噬细胞系祖细胞 $(Cfu-GM)$: $>2×10^5/kg$。

2.骨髓液回输

在无菌层流室进行,经静脉插管处输入,6h 输完,每袋骨髓液输至最后 5mL 时应留在袋中弃去,以防脂肪颗粒引起肺栓塞。

(三)移植后的护理

1.感染的预防

感染是最常见的并发症之一,也是移植成败的关键。移植早期是感染危险期,尤以革兰氏阴性杆菌感染常见,常可致败血症,真菌感染可为真菌肺炎。移植中期,病毒感染为全身并发症,常见单纯疱疹、口腔炎、巨细胞病毒性肺炎。移植后期,感染与 GVHD 有关,肺炎病毒感染多见。

(1)无菌环境的保持:①控制入室人员,医护人员入室前应淋浴,更换清洁衣服。先用肥皂洗手,清水冲净后,再用 0.2%氯己定液泡手 5min,按无菌操作要求穿戴无菌洗手衣、裤、帽子、口罩,更换无菌拖鞋进入风淋室,经风淋 3min 后进入无菌层流室。②地板、墙壁、门窗、室内物品每日用 1%过氧乙酸擦拭。各室用臭氧消毒,每日 3 次,每次 30min。③拖鞋、痰盂、便器用后分别浸泡入 0.2%氯己定液中 30min 后方可使用。④定期细菌监测:物体表面、空气采样培养,每周 1 次。

(2)患者的无菌护理:①注意皮肤护理。用煮沸后开水配置 1:2000 氯己定液每日擦澡。静脉置管处隔日换药 1 次。②庆大霉素或卡那霉素眼药水滴眼,0.2%氯己定液清洗外耳道、鼻前庭,每日 2 次。③口腔护理。根据口腔 pH 值测定酌情选定漱口液,口泰、呋喃西林液、3%碳酸氢钠液、3%硼酸水等,可选其中一种或两种与餐前、餐后漱口或交替漱口。④用 1:5000高锰酸钾液便后、睡前坐浴,保证肛周及外阴部清洁,女患者月经期间增加外阴部清洗次数。⑤患者饮食需经微波炉消毒。进食削皮后的水果,食前用 0.2%氯己定液浸泡 30min。

(3)病情观察及护理:①每天要询问患者主诉,监测生命体征变化及精神状态。干细胞移植后患者白细胞总数一般在 1 周内降到 $(0\sim0.1)×10^9/L$,到第 3 周左右白细胞总数可上升达 $1×10^9/L$;②注意观察有无局部感染灶的存在,如咽部、痰液、大小便、肛周、皮肤、穿刺处有无异常等,必要时做血、尿、粪以及分泌物的细菌学培养和药敏试验,以利于有效抗生素的选择。

2.心理护理

护士要满足患者的生理需要,运用于细胞移植的知识、护理技能,对患者进行认真的护理,同时多与患者密切接触、交谈,倾听患者诉说,调节患者情绪,传递家属信息,以调动患者积极性。

3.预防出血的护理

每天监测血小板计数,观察有无出血倾向,如出血点、瘀斑、口腔黏膜及牙龈有无出血,胃肠道以及颅内出血等,此时除一般止血外,输注浓缩血小板是非常必要的。

4.预防排异反应和移植物抗宿主病的护理

(1)排异反应:异体干细胞输注后,患者免疫系统产生排除异体细胞的反应称为排异反应。

主要表现为移植后患者的血细胞逐渐上升后而又降低,骨髓造血细胞增生好转又返回移植前水平,故移植后每天或隔天需做血常规检查,通常第2周开始血象上升,第4~6周内血象恢复迅速,骨髓象转为正常。

(2)移植物抗宿主病的预防及观察:植入的供者造血干细胞含有免疫活性,从而使患者的白细胞或组织细胞发生免疫反应,产生GVHD,临床表现有急、慢性两种。急性GVHD在骨髓移植后3个月内发生,在10d内发生又称超急性GVHD,主要表现为广泛性斑丘疹、皮疹、腹泻、肝功能异常等。3个月以后发生称为慢性GVHD,表现为局限性或全身性硬皮病、眼或口腔干燥、关节挛缩、吸收不良等。发生GVHD后病死率较高,应密切观察,及时做相应处理。为预防GVHD的发生,血液制品需用X线10~30Gy照射后才能输注,以免带入免疫活性细胞,同时可用环孢素和氨甲蝶呤。用环孢素应经常做肝,肾功能及尿常规检查。

5.饮食护理

鼓励患者进食,增加营养。以高蛋白、高维生素、易消化、无渣、清淡饮食为宜。

6.防止损伤

注意患者安全,必要时加床档。

四、应急措施

(1)高剂量环磷酰胺可致出血性膀胱炎,采用大剂量补液、碱化尿液、美司钠和膀胱冲洗。

(2)急性出血性肺损伤,需用高剂量糖皮质激素治疗。

(3)移植后单纯疱疹病毒感染给予阿昔洛韦静脉滴注。

(4)移植后真菌感染给予两性霉素B、伊曲康唑等静脉用。

(5)移植后CMV间质性肺炎应迅速高流量面罩或正压给氧,静脉用更昔洛韦和免疫球蛋白。

(6)移植后肝静脉闭塞病,给予低剂量肝素100U/(kg·d)持续静点连用30d和熊去氧胆酸有效。

(7)急性移植物抗宿主病应用免疫抑制剂和T细胞去除。

五、健康教育

(一)休息与活动指导

出院后仍应保证充足的休息和睡眠,适宜的活动与锻炼;如散步、听音乐、打太极拳等活动,每日睡眠保证在8h以上。

(二)饮食指导

维持饮食平衡,食富含营养的食物,保证足够的液体。

(三)预防感染的指导

(1)避免接触患病的人和家畜及其分泌物。

（2）避免在公共游泳池游泳及去人多云集的地方。

（3）注意保暖，预防感冒。注意饮食卫生，不食隔夜食物。

（四）定期门诊复查血象和骨髓象

出现头晕、乏力、咽喉疼痛、咳嗽、腹泻、皮疹、发热及皮肤、黏膜出血等症状或体征应及时就医。

第三节　急性白血病

急性白血病是一类造血干细胞异常的克隆性恶性疾病。其克隆中的白血病细胞失去进一步分化成熟的能力而停滞在细胞发育的不同阶段。在骨髓和其他造血组织中白血病细胞大量增生积聚并浸润其他器官和组织，同时使正常造血受抑制，临床表现为贫血出血、感染及各器官浸润症状。

一、病因

随着分子生物学技术的发展，白血病的病因学已从群体医学、细胞生物学进入分子生物学的研究。尽管许多因素被认为和白血病发生有关，但人类白血病的确切病因至今未明。目前在白血病的发病原因方面，仍然认为与感染、放射因素、化学因素、遗传因素有关。

二、临床表现

因为白血病进展比较缓慢，所以很多患者没有症状，尤其是在早期患者，随着疾病的进展，白血病破坏骨髓正常造血功能，浸润器官，引起了明显但非特异的白血病的临床症状。白血病的临床表现如下。

（1）贫血。表现为乏力、头晕、面色苍白或活动后气促等。

（2）反复感染且不易治好。主要由于缺少正常的白细胞，尤其是中性粒细胞。

（3）出血倾向。容易出血、出血不止、牙龈出血、大便出血及月经不规则出血等，由于血小板减少引起。

（4）脾大、不明原因的消瘦及盗汗等。

三、诊断

（一）症状和体征

1.发热

发热大多数是由感染所致。

2.出血

早期可有皮肤黏膜出血，继而内脏出血或并发弥散性血管内凝血。

3.贫血

进行性加重。

4.白血病细胞的浸润表现

淋巴结、肝、脾肿大，胸骨压痛。亦可表现其他部位浸润，如出现胸腔积液、腹腔积液或心包积液以及中枢神经系统浸润等。

(二)辅助检查

(1)血细胞计数及分类:大部分患者均有贫血,多为中、重度。

(2)白细胞计数可高可低,血涂片可见不同数量的白血病细胞,血小板计数大多数小于正常。

(3)骨髓检查:形态学,活检(必要时)。

(4)免疫分型。

(5)细胞遗传学:核型分析、FISH(必要时)。

(6)有条件时行分子生物学检测。

四、治疗

(一)支持治疗

急性白血病的诊断一旦确立,接下来的24~48h 通常为患者接受诱导化疗做准备,患者的一般情况越好对诱导化疗的耐受性越强,下述情况在几乎所有的要接受诱导化疗的患者均会遇到。

(1)利尿和保持电解质平衡:维持适当的尿量是预防由于细胞崩解而导致肾功衰竭的重要手段。

(2)预防尿酸性肾病。

(3)血制品的正确使用:许多急性白血病的患者均伴有骨髓功能障碍,因此必须纠正症状性贫血及血小板减少。

(4)发热及感染的防治。

(二)化学治疗

1.治疗的目的

化学治疗的目的是清除白血病细胞克隆并重建骨髓正常造血功能。两个重要的原则更需明确:①长期缓解的病例几乎只见于有完全缓解(CR)的病例;②除了骨髓移植可作为挽救性治疗的手段外,根据开始治疗的反应可以预测白血病患者的预后。尽管白血病治疗的毒性较大且感染是化疗期间引起死亡的主要原因,但未经治疗或治疗无效的白血病患者的中位生存期只有2~3个月,绝大部分未经治疗的病例均死于骨髓功能障碍。化疗的剂量并不应因细胞减少而降低,因为较低剂量仍会产生明显的骨髓抑制而改善骨髓功能方面帮助不大,但对于最大限度地清除白血病细胞克隆极为不利。

2.化学治疗的种类

(1)诱导化疗:是开始阶段的高强度化疗,其目的是清除白血病细胞克隆而取得完全缓解(CR)。

(2)巩固治疗:重复使用与诱导治疗时相同或相似的剂量的化疗方案,并在缓解后不久即给予。

(3)强化治疗:增加药物的剂量(如 HD-Arc-C)或选用非交叉性耐药的方案,一般在取得缓解后马上给予。

(4)缓解后化疗:是针对经诱导化疗已取得完全缓解后的患者,为进一步消灭那些残留的白血病细胞。目前诱导缓解的成功率较高,而治疗的关键在于改进缓解后的巩固治疗。

(三)骨髓移植(BMT)

骨髓移植在急性髓细胞白血病(AML)治疗中作用的临床试验缺乏质量控制研究。BMT在 AML 中的治疗效果受多种因素的影响,移植相关死亡率、年龄和其他预后因素等均应加以考虑。诊断时有预后良好因素(如伴有 t(8;21),t(15;17),inv(16))的患者,可不必考虑年龄因素使用标准的诱导缓解后治疗。无预后良好因素者,尤其是骨髓细胞核型差的病例,应在第1 次缓解后选择自体或异基因 BMT。第 1 次缓解后便采用无关供者的 BMT 的治疗,这种骨髓移植是否值得进行应慎重考虑,即便是对于治疗相关性 AML 或是继发于骨髓异常增生的AML 均属临床研究性质。

1.异基因骨髓移植

近年来有关异基因骨髓移植的报道很多,但据估计最多有 10% 左右的 AML 患者真正适合进行配型相合的异基因骨髓移植。异基因骨髓移植一般在 40 或 45 岁以下的患者进行,但许多中心年龄放宽到 60 岁。第 2 次缓解的 AML 往往选择异基因 BMT,因为该类患者的长期生存率只有 20%~30%。最近的随机对照研究表明,第一次缓解后即行 BMT 与先行缓解后治疗当复发后第 2 次缓解后再行 BMT 两组之间生存率上无差异。因此 BMT 应当用于 2次缓解后的挽救治疗、诱导失败、早期复发或某些高危患者。但适合的病例仍应进入前瞻性临床研究以确定异基因 BMT 的效果。

2.自体骨髓移植

采用骨髓或末梢血中的造血干细胞,其优点是无 GVHD、不需要供者以及年长者耐受性好。但其明显的缺点是白血病细胞的再输入。随着多种体外净化方法的改进,自体 BMT 可能会成为早期强化治疗的最佳方案。

(四)靶向治疗

1.针对发病机制的分子靶向治疗

最成功的是全反式维甲酸(ATRA)亚砷酸(ATO)治疗急性早幼粒细胞白血病(APL),目前研究最多的是酪氨酸激酶抑制剂。甲磺酸伊马替尼(Imatinib,STI571,格列卫)作为酪氨酸激酶抑制剂,针对 bcr/abl 融合基因的产物 P210 融合蛋白在慢性粒细胞白血病治疗中已取得成功,对 Ph11 的急性淋巴细胞白血病患者也有效果。它还有另一重要靶点就是Ⅲ型受体酪氨酸激酶(RTK)家族成员 C—kit(CD117)。

2.针对表面分子的靶向治疗

AML、正常粒系和单核系均高表达 CD33,25% AML 细胞表面也有表达,正常造血干细胞和非造血组织不表达。单抗 HUM195 是重组人源化未结合抗 CD33IgG,经静脉注射进入体内后可以迅速与靶细胞结合,通过抗体依赖的细胞毒作用杀死靶细胞;药物结合型单抗 Mylotarg 为 CD33 单抗与抗癌抗生素—卡奇霉素免疫连接物,2000 年 5 月获 FDA 批准用于治疗60 岁以上的复发和难治性 AML;抗 CD33 抗体还可以与放射性同位素偶联用于治疗复发和难治性 AML 及联合白消安和环磷酰胺作为 AML 骨髓移植前预处理方案,获得较好成果。阿仑单抗是人源化抗 CD52 单抗(产品有 Campath),用于治疗 CD20 阳性的复发或难治性急性白血病也取得一定效果。

五、护理

(一)饮食护理

食物的摄取是患者热量供应、蛋白质、微量元素、电解质摄入的来源,对患者的生命活动及耐受化疗有重要意义。但由于化疗引起的胃肠道反应、口腔溃疡疼痛,导致患者不能进食,因此我们应根据患者的具体情况进行护理。遵医嘱应用止吐药,减轻肠胃反应;应用促进溃疡愈合的药物及止痛药;给患者提供高蛋白、高维生素、高热量易消化的饮食;鼓励患者多饮水,减轻药物对消化道黏膜的刺激,同时有利于毒素排泄。

(二)临床护理

化疗药物大都通过静脉注射治疗急性白血病,但许多化疗药物对通路静脉有损伤作用,常致静脉痉挛、疼痛甚至静脉阻塞,因此应注意保护静脉。有些化疗药物的毒性表现在黏膜上,尤其是大量应用时常引起严重的口腔炎症、口腔溃疡。另外化疗可致白细胞下降,易引起全身感染乃至败血症。因此为减轻患者痛苦,加速黏膜上皮细胞再生,防止感染,口腔护理是化疗护理中不可缺少的一环。具体包括:保持口腔清洁,用4%碳酸氢钠漱口;让患者多饮水,减轻药物对黏膜的损伤;化疗期间不要使用牙刷,用棉签轻轻擦洗口腔牙齿;发生口腔炎时要做好口腔护理,根据病情选用有效药物;给予无刺激性流食。

(三)心理护理

通过对患者的心理分析,年龄、性别、职业、文化程度、病情及化疗反应的不同,心理反应也不同,开朗型占3%,多数患者表现为忧郁、焦虑、烦躁、悲观、消极、恐惧的心理。40%的患者对治疗持怀疑态度,医务人员应关心患者,耐心向患者介绍化疗的目的、意义,可能引起的不良反应,并说明这些反应是暂时的,待停药后可恢复正常,鼓励患者树立战胜疾病的信心。

第四节　慢性白血病

慢性白血病,分为慢性髓细胞性白血病和慢性淋巴细胞白血病。慢性髓细胞性白血病,简称慢粒(CML),是临床上一种起病及发展相对缓慢的白血病。它是一种起源于骨髓多能造血干细胞的恶性增殖性疾病,表现为髓系祖细胞池扩展,髓细胞系及其祖细胞过度生长。90%以上的病例均具有CML的标记染色体—ph1染色体的分子生物学基础则是ber/abl基因重排。

一、病因

(一)病毒

RNA肿瘤病毒在鼠、猫、鸡和牛等动物引发白血病已经确定,这种病毒所带来的白血病多归于T细胞型。近年从成人T细胞白血病和淋巴瘤患者分离出人类T细胞白血病病毒(HTLV),它属于一种C型逆转录病毒。在T细胞白血病患者的血清中也发现抗HTLV布局蛋白的抗体,但当前不能确定此类病毒和小儿白血病的联系。

(二)电离辐射条件

有确切的依据能够确认各种电离辐射能够引起白血病的发生,这也是诱发白血病的病因。

白血病的发作取决于人体吸收辐射的剂量,整个身体或有些躯体遭到中等剂量或大剂量辐射后都可引起白血病。不过,小剂量的辐射能否导致白血病不能确定。日本广岛、长崎爆破原子弹后,受到辐射区域的人们得白血病的几率是没有受到辐射区域的 17～30 倍。爆破后 3 年白血病的发病率越来越高,5～7 年到达顶峰。到 2012 年后其患病率才好转到接近于整个日本的水平。放射线工作者、放射线物质常常触摸者白血病发病率突出增加。承受放射线诊断和医治可导致白血病发病率的增长。

(三)化学物质

一些化学物质如触摸苯及其衍生物的人群白血病发作率高于平常人群。亚硝胺类物质、保泰松及其衍生物等都会诱发白血病的出现,但还缺少统计资料。某些抗肿瘤的细胞毒药物都是公认能致白血病的因素。

二、临床表现

(一)症状

早期可有倦怠乏力,逐渐出现头晕、心悸气短、消瘦、低热、盗汗、皮肤紫癜、皮肤瘙痒、骨骼痛、常易感染,约 10% 的患者可并发自身免疫性溶血性贫血。

(二)体征

临床主要表现是以淋巴结肿大为主,常伴有肝脾肿大,贫血及出血等症状,少数患者还伴有皮肤损害。本病中老年人居多,偶见青年,男性多于女性。

1.淋巴结肿大

以颈部淋巴结肿大最常见,其次是腋窝、腹股沟淋巴结肿大,一般呈中等硬度,表面光滑,无压痛,表皮无红肿,无粘连。如纵隔淋巴结肿大,压迫支气管引起咳嗽、声音嘶哑或呼吸困难。CT 扫描可发现腹膜后、肠系膜淋巴结肿大。

2.肝脾肿大

肝脏轻度肿大,脾肿大约占 72%,一般在肋下 3～4cm,个别患者可平脐,肿大程度不及慢性粒细胞白血病明显。

3.皮肤损害

可出现皮肤增厚、结节,以至于全身性红皮病等。

三、诊断

(一)临床表现

(1)可有疲乏、体力下降、消瘦、低热、贫血或出血表现。

(2)可有淋巴结(包括头颈部、腋窝、腹股沟)、肝、脾肿大。

(二)实验室检查

1.外周血

WBC$>10\times10^9$/L,淋巴细胞比例$\geq50\%$,绝对值$\geq5\times10^9$/L,形态以成熟淋巴细胞为主,可见幼稚淋巴细胞或不典型淋巴细胞。

2.骨髓象

骨髓增生活跃或明显活跃,淋巴细胞$\geq40\%$,以成熟淋巴细胞为主。

(三)免疫分型

1.B—CLL

小鼠玫瑰花结试验阳性:Sig 弱阳性,呈 K 或 λ 单克隆轻链型;CD5、CD19、CD20 阳性;CD10、CD22 阴性。

2.T—CLL

绵羊玫瑰花结试验阳性:CD2、CD3、CD8(或 CD4)阳性,CD5 阴性。

(四)形态学分型

B—CLL 分为 3 种亚型。

1.典型 CLL

90%以上为类似成熟的小淋巴细胞。

2.CLL 伴有幼淋巴细胞增多(CLL/PL)

幼稚淋巴细胞 10%。

3.混合细胞型

有不同比例的不典型淋巴细胞,细胞体积大,核/浆比例减低,胞浆呈不同程度嗜碱性染色,有或无嗜天青颗粒。

(五)临床分期标准

1.Ⅰ期

淋巴细胞增多,可伴有淋巴结肿大。

2.Ⅱ期

Ⅰ期加肝或脾大、血小板减少,$<100\times10^9/L$。

3.Ⅲ期:

Ⅰ期或Ⅱ期加贫血(Hb$<100g/L$)。

除外淋巴瘤合并白血病和幼淋巴细胞白血病,外周血淋巴细胞持续增高≥3 个月,并可排除病毒感染、结核、伤寒等引起淋巴细胞增多的疾病,应高度怀疑本病。在较长期连续观察下,淋巴细胞仍无下降,结合临床、血象、骨髓象和免疫表型,可诊断为本病。

四、治疗

(一)化学治疗

有效的药物有 BUS(白消安)、HU(羟基脲)、CTX、CLB、6—MP(6—巯基嘌呤)、MMC(丝裂霉素)。其中以 BUS 为首选药物,其次为 HU。BUS 是目前最有效的药物,缓解率在 95%以上,服用方便为此药之优点。用法为 2mg 每日 3 次,一直用至白细胞降至 $14\times10^9/L$ 以下停用或间歇给药。一般规律是用药 1～2 周自觉症状好转,4～6 周明显好转。当白细胞减至 $10\times10^9/L$ 时,减量至 1～2mg/d,一直维持 2～3 个月。停药后,如白细胞波动在$(10～50)\times10^9/L$ 间,可考虑小剂量维持 1 年以上。白细胞减少到$(5～10)\times10^9/L$,血小板在 $100\times10^9/L$以下,或者有慢粒急变倾向才应停药。白消安的毒副作用主要是骨髓抑制,特别是血小板减少。个别患者虽用药量不大也会出现全血细胞减少,恢复较慢。长期服用此药可引起肺纤维化,皮肤色素沉着。类似慢性肾上腺皮质功能减退的症状,精液缺乏或停经。HU 开始剂量为每日 3g,口服。用后白细胞数下降很快,当降至 $20\times10^9/L$ 左右时,将剂量减至一半;降

至 $10 \times 10^9/L$ 时,将剂量再减少。维持剂量约每日 $0.5\sim1g$。一般不完全停药,因停药后白细胞计数很快上升。此药优点是作用快,如果白细胞下降过多,停药后能很快上升;副作用少。缺点是需经常验血以指导治疗。另外,亦可联合 α-IFN(α-干扰素)治疗慢粒。方法:口服 HU2~6g/d,同时皮下注射。α-2FN300 万 U,静脉注射,每周 3 次,应用 8~32 周。当白细胞降至 $10 \times 10^9/L$,HU 减少继续用 1~2 周,根据情况停用或用小剂量。HU 维持量为 $0.5\sim$ 1g/d,有条件者可继续用。α-IFN300 万 U,静脉注射,每周一次。用药期间每周查血常规 2 次,骨髓象每 4 周检查一次。

(二)放射治疗

深部 X 线:用深部 X 线对全身和局部的肝脾区以及浸润部位照射。脾区照射开始剂量为 50cGy,以后每日或隔日 100~200cGy。白细胞降至 $20 \times 10^9/L$ 时停止。对化疗效果不佳或复发的可以用放疗,据报道,其疗效不低于 BUS。核素 32P 治疗,仅用于对 BUS 及脾区放疗效果不佳者。32P 剂量是根据白细胞增多程度而定,若白细胞总数 $50 \times 10^9/L$,32P 的开始剂量为 1~2.5mCi,静脉注射。2 周后再用 1~1.5mCi,以后每隔 2 周给同样剂量 1 次,待白细胞降至 $20 \times 10^9/L$ 时停用。在缓解期间,每 1~3 个月观察 1 次,当白细胞达 $25 \times 10^9/L$ 时,可再给 1~1.5mCi。

(三)脾切除术

脾脏可能是慢粒急变的首发部位,切除脾脏可能延缓急变和延长患者存活期。切除脾脏的手术指证:

(1)确诊为慢粒者。

(2)对化疗反应良好。

(3)65 岁以下且无大手术禁忌证者。慢粒急变是手术的禁忌证。

(四)骨髓移植

年龄 45~50 岁在慢性期的患者,以亲兄弟姐妹 HLA 相同的异基因骨髓作移植。移植成功者,一般能获得长期的生存或治愈。

(五)其他治疗

化疗前如果白细胞数在 $500 \times 10^9/L$ 以上,可先用血细胞分离机作白细胞除去术以迅速降低白细胞数,避免白细胞过多可能阻塞微血管而引起的脑血管意外的危险。化疗开始时,特别是用 HU 治疗时,宜同时加用别嘌呤醇 0.1g 每日 3 次,以防止细胞破坏过多过速而引起尿酸肾症。

(六)慢粒急变的治疗

慢粒急变的治疗比急性白血病的治疗困难,完全缓解仅 10.7%。目前慢粒急变的治疗方案如下:Ara-c(环阿糖胞苷)100mg/(m²·d),第 1~14d;ADM(阿霉素)30mg/(m²·d),第 1~3d;VCR 2mg,第 1d。上述药物相继静脉输注。PDN 40mg/(m²·d),分次口服,第 1~7d。

五、护理

(一)病情观察

(1)活动后的心率和呼吸情况。

(2)有无局部或全身感染的症状和体征。

（二）症状护理

（1）感染的护理。

（2）出血的护理。

（3）巨脾的护理：饭后取左侧卧位，减少巨脾对消化道的压迫症状。

（三）一般护理

（1）合理安排休息和活动，适当锻炼身体，避免劳累。

（2）给予心理支持，执行保护性医疗制度。

（3）观察药物疗效及有无恶心、呕吐、口腔溃疡等不良反应。

（4）多与患者交流，倾听他们的烦恼及顾虑，尽力解决患者的问题，护士应经常巡视病房，及时观察患者的情绪反应，给予相应的护理。

第五节 贫血

贫血是各种原因导致的外周血红细胞容量低于正常的临床综合征。在一定容积的循环血液内红细胞计数、血红蛋白量以及血细胞比容均低于正常标准者。其中以血红蛋白最为重要。中国血液病学家认为，在中国海平面地区，成年男性 $Hb<120g/L(12.0g/dL)$，成年女性 $Hb<110g/L(11.0g/dL)$，孕妇 $Hb<120g/L$，就有贫血。

贫血是临床最常见的表现之一，然而它不是一种独立疾病，可能是一种基础的或有时是较复杂疾病的重要临床表现，一旦发现贫血必须查明其发生原因。

一、病因

按发病原因可分为造血不良性、失血性和溶血性三大类。

（一）造血不良贫血性贫血

1.红细胞生成减少或血红蛋白合成障碍

（1）缺铁性贫血：铁摄入不足，铁需要量相对增加（妊娠、儿童生长发育期），铁吸收障碍（慢性胃肠道疾病、胃大部切除术后）。

（2）铁粒幼细胞性贫血。

（3）维生素 B_6 反应性贫血。

（4）载铁蛋白缺乏性贫血。

2.核成熟障碍

（1）恶性贫血。

（2）其他原因致叶酸或维生素 B_{12} 缺乏。

3.骨髓造血功能减低

（1）干细胞缺陷。

1）再生障碍性贫血。

2）先天性再生障碍性贫血。

3)纯红细胞再生障碍性贫血。

4)骨髓增殖异常综合征。

(2)骨髓造血组织被其他细胞挤占。如白血病、恶性淋巴瘤、多发性骨髓瘤、骨髓转移癌、骨髓纤维化、系统性肥大细胞增多症、大理石骨病等。

(3)红细胞生成调节因子缺陷。肾性贫血,内分泌腺(如垂体、甲状腺)功能低下,感染性贫血等。

(二)失血性贫血

急性失血后贫血是快速大量出血引起的贫血;慢性失血后贫血是由于长期中度出血所致的小细胞性贫血。如见于慢性胃肠道疾病(例如消化性溃疡或痔疮),泌尿系或妇科的慢性出血。

1.急性失血性贫血

如创伤致大量外出血或内脏破裂大出血、宫外孕、胃肠大出血等。

2.慢性失血性贫血

如月经过多、痔出血、钩虫病、胃癌、消化性溃疡等。

(三)溶血性贫血

1.红细胞破坏过多。

2.红细胞内在缺陷。

(1)先天遗传性。

(2)后天获得性。阵发性睡眠性血红蛋白尿(PNH)。

3.红细胞外在因素性贫血

(1)免疫性。

1)自身免疫性:温抗体型(急性特发性获得性溶血性贫血、慢性特发性温暖型抗体免疫性溶血性贫血、症状性温暖型抗体免疫性溶血性贫血),冷抗体型(特发性慢性冷凝集素病、阵发性寒冷性血红蛋白尿、症状性冷凝集素病)。

2)同种免疫性:新生儿溶血病、ABO血型不合溶血性输血反应、Rh血型不合溶血性输血反应。

3)药物免疫性溶血性贫血:可见于对氨水杨酸、异烟肼、利福平、奎尼丁、非那西丁、氨基比林、磺胺类药、氯丙嗪、氯磺丙脲、胰岛素、青霉素、头孢菌素等。

(2)非免疫性。

1)机械因素(红细胞碎片综合征):微血管病性溶血性贫血及人工心脏瓣膜置换术后溶血性贫血。

2)感染性溶血性贫血:疟疾、败血症等。

3)生物因素所致溶血性贫血:蛇毒、毒草等。

4)药物及化学品所致溶血性贫血。

5)脾功能亢进。

6)弥散性血管内凝血(DIC)

7)电离辐射。

二、临床表现

红细胞的主要作用就是将氧带到全身各组织器官,一旦发生贫血,红细胞数及血红蛋白浓度减低,这种带氧的作用必然会受到影响,就会出现组织器官缺氧的一系列表现。贫血症状的轻重与贫血发生的程度及进展速度有关。由于皮肤、黏膜下毛细血管较表浅,皮肤黏膜苍白最容易为人们所注意。脑细胞缺氧,轻者感头昏,注意力不集中,记忆力差;重者可出现嗜睡或昏迷。为代偿贫血时机体组织器官供氧量的不足,心脏增加跳动次数及搏出量,可引起心慌、胸闷、气短。有冠状动脉粥样硬化性心脏病者,心肌缺氧可引起心绞痛发作。长期严重贫血,心脏肥厚扩大,心脏代偿不足,可致淤血及心力衰竭。胃肠道细胞缺氧可引起食欲减低、腹胀及腹泻。贫血时由于基础代谢增加,还可出现低热。除了这些共有表现外,在各类贫血还有其特有的临床表现。

三、诊断

贫血不是一种独立的疾病,而是指单位容积循环血液中的红细胞比积、红细胞数和(或)血红蛋白量低于正常值,以及全血容量减少,并由此而引发的综合症状的总称。各种动物均常发生。

贫血的病因诊断最重要,诊断贫血的主要手段有:详细询问病史,仔细体格检查,必要的实验室检查。

(一)病史询问

贫血发生时间、病程、症状

(二)体检

皮肤、巩膜有无黄染;淋巴结、肝、脾是否肿大;肛诊等。

(三)实验室检查

是诊断贫血的主要依据。

(1)血常规检查,血红蛋白及细胞计数是确定贫血的可靠指标。

(2)血涂片检查:观察红细胞、白细胞、血小板数量变化及形态改变。

(3)网织红细胞计数:了解红细胞增生情况以及作为贫血疗效的早期指标。

(四)骨髓检查

任何不明原因的贫血都应作骨髓穿刺,必要时作骨髓活检。

(五)病因检查

根据患者的不同情况选择病因检查项目。

四、治疗

主要是对症治疗。

(1)补充叶酸和维生素 B_{12},叶酸、维生素 B_{12} 摄入不足或吸收不良会导致巨幼细胞性贫血。叶酸缺乏者可口服叶酸 10mg,每日 3 次,或 30mg,每日 1 次肌内注射,直至贫血及症状完全消失。

(2)幼儿、青少年和妊娠妇女营养不足引起的缺铁性贫血,应改善饮食。月经多引起的缺铁性贫血应看妇科调理月经。寄生虫感染应驱虫治疗。恶性肿瘤应手术或放、化疗;上消化道溃疡应抑酸治疗等。

五、预防

饮食营养要合理,食物必须多样化,食谱要广,不应偏食,否则会因某种营养素的缺乏而引起贫血。要富有营养及易于消化。饮食应有规律、有节制,严禁暴饮暴食。多食含铁丰富的食物,如猪肝、猪血、瘦肉、奶制品、豆类、大米、苹果、绿叶蔬菜等。多饮茶能补充叶酸、维生素B_{12},有利于巨细胞性贫血的治疗。但缺铁性贫血则不宜饮茶,因为饮茶不利于人体对铁剂的吸收。适当补充酸性食物则有利于铁剂的吸收。忌食辛辣、生冷不易消化的食物。平时可配合滋补食疗以补养身体。

第六节　弥散性血管内凝血

弥散性血管内凝血(DIC)是指在某些致病因子作用下凝血因子和血小板被激活,大量可溶性促凝物质入血,从而引起以凝血功能失常为主要特征的病理过程或病理综合征。在微循环中形成大量微血栓,同时大量消耗凝血因子和血小板,继发性纤维蛋白溶解(纤溶)过程加强,导致出血、休克、器官功能障碍和贫血等临床表现的出现。

一、病因

(一)妊娠并发症

羊水栓塞、胎盘早剥、死胎滞留、流产感染、宫内引产、先兆子宫破裂。

(二)感染

流行性出血热,出疹性病毒感染(天花、水痘、麻疹),传染性单核细胞增多症,巨细胞病毒感染,斑疹伤寒,固紫色阴性杆菌感染(胆道感染、伤寒、暴发性细胞性痢疾,败血症等),固紫色阳性球菌感染(溶血性链球菌引起的暴发性紫癜、金黄色葡萄球菌败血症等),流行性脑脊髓膜炎的华佛氏综合征,恶性疟疾。

(三)大量组织损伤与手术

大面积烧伤、严重的复合性外伤、体外循环、胸部、盆腔及前列腺手术等。

(四)肿瘤及血液病

前列腺癌、肺癌、消化道各种黏液腺癌(尤其是广泛移转的晚期肿瘤)、各种急性白血病(尤其是早幼粒细胞白血病)、血栓性血小板减少性紫癜、溶血性贫血。

(五)心、肺、肾、肝等内脏疾患

肺源性心脏病、发绀型先天性心脏病、严重的心力衰竭、肝硬化、急性或亚急性重型肝炎、急进性肾小球肾炎、溶血尿毒综合征、出血坏死性小肠炎、出血坏死性胰腺炎、糖尿病酸中毒、系统性红斑狼疮、结节性动脉周围炎等结缔组织病。

(六)其他

各种原因引起的休克、输血及输液反应、中暑、肾移植后排斥反应、毒蛇咬伤、巨大血管瘤、药物反应及中毒等。

二、临床表现

DIC 的临床表现复杂多样,与基础疾病有关。但主要表现是出血、休克、器官功能障碍和贫血。

(一)微血栓形成及缺血性组织坏死

小动脉、毛细血管或小静脉内血栓可引起各种器官微血栓阻塞,导致器官灌注不足而发生功能障碍,严重者甚至发生衰竭,引起缺血坏死。皮肤末端小动脉阻塞时出血性死斑,暴发型则表现为手指或足趾坏疽。肾脏受累肾皮质坏死引起血尿、少尿甚至无尿,继发肾小管坏死,肾功能进一步受损。肺间质出血对呼吸功能影响,伴有不同程度的低氧血症。胃及十二指肠黏膜下坏死可产生浅表性溃疡,导致消化道出血。患者可出现肝细胞性黄疸,长期存在感染和低血压常使肝损害进一步加重。肾上腺皮质出血及坏死造成急性肾上腺皮质功能衰竭,称为华-佛综合征;垂体微血栓引起的垂体出血、坏死,导致垂体功能衰竭,即席汉综合征。

(二)出血症状

出血是 DIC 最初及最常见的临床表现,患者可有多部位出血倾向,最常见出血部位是皮肤,其次为肾、黏膜、胃肠道,表现为皮肤瘀斑、紫癜、咯血、消化道出血等。轻者仅表现为局部(如注射针头处)渗血,重者可发生多部位出血。

(三)微血管病性溶血性贫血

由于出血和红细胞破坏,DIC 患者可伴有微血管病性溶血性贫血。不稳定的、疏松的纤维蛋白丝在小血管沉积,循环中的红细胞流过由纤维蛋白丝构成的网孔时,常会粘着或挂在纤维蛋白丝上,加上血流的不断冲击,引起红细胞破裂。外周血涂片中可见红细胞碎片。临床表现为贫血、血红蛋白血症及血红蛋白尿。

(四)休克

广泛的微血栓形成使回心血量明显减少,加上广泛出血造成的血容量减少等因素,使心排血量减少,加重微循环障碍而引起休克。DIC 形成过程中产生多种血管活性物质(激肽、补体 $C3a$ 和 $C5a$),造成微血管平滑肌舒张,血管扩张,通透性增高,回心血量减少。

三、诊断

DIC 的诊断基本上根据 DIC 的病因学、发病学和临床表现特点,通过确定引起 DIC 的原发病,结合临床症状和实验室检查结果作综合分析和判断。总的来说,DIC 的诊断有以下三条原则。

(1)应有引起 DIC 的原发病。

(2)存在 DIC 的特征性临床症状和体征,如出血、循环功能障碍、某个或某些器官功能不全的症状或检查阳性结果。

(3)实验室检查出凝血指标的阳性结果,最基本的是血小板明显减少,Fbg 明显减少(过度代偿型除外),凝血酶原时间(PT)明显延长,凝血时间延长,3P 试验阳性和血凝块溶解时间缩短等。若检查结果出现矛盾,需要增加更具特异性的指标。例如,可定量测定血浆 β 血小板球蛋白和血小板第 4 因子的浓度以了解体内血小板的活化程度;测定血浆凝血酶-AT Ⅲ复合物;以了解血液中凝血酶生成的动态变化;测定血浆 D-聚体或纤溶酶-α_2 抗纤溶酶复合物含量以了解是否存在继发性纤溶及估计继发性纤溶的程度等。在诊断 DIC 时,实验室诊断十分重要,由于 DIC 病因复杂,影响因素众多,发病不同阶段凝血、抗凝和纤溶系统各种指标的变化多样化,故对 DIC 的实验室诊断标准,不同国家和地区有一定差别,但大多是以 Colman 早期所订标准为基础的,Colman 的诊断标准是:血小板计数低于正常,PT 延长,Fbg 低于 2g/L。如果这三项中只有两项符合,必须补做一项纤溶指标,例如 3P 试验是否阳性,凝血酶时间(TT)是否延长达 3s 以上,或血浆优球蛋白溶解时间(ELT)是否缩短(<70min)。

四、治疗

(一)防治原发病

预防和去除引起 DIC 的病因是防治 DIC 的根本措施。例如控制感染,去除死胎或滞留胎盘等。某些轻度 DIC,只要及时去除病因,病情即可迅速恢复。

(二)替代治疗

患者若有明显出血或消耗性低凝期和继发纤溶期,血小板数、纤维蛋白原及凝血因子水平均降低,应适当补充凝血因子,输注新鲜冰冻血浆、冷沉淀、浓缩血小板悬液或新鲜全血或凝血酶原复合物。推荐剂量 8U 血小板浓缩物、8U 冷沉淀、2U 新鲜冰冻血浆,每 8h 根据血小板数、纤维蛋白原、APTT、PT、输入的容量而调整替代治疗剂量。

(三)肝素治疗

尽管在 DIC 治疗上使用肝素已有较长历史,但对肝素的使用仍有较大争议。目前一般认为肝素使用指证为:①持续出血、经替代治疗血小板和凝血因子不上升。②证实有纤维蛋白的沉积,如皮肤坏死、暴发性紫癜、肢端缺血或静脉血栓栓塞。③对下列疾病一般认为肝素治疗有效:死胎滞留伴低纤维蛋白原血症诱导分娩前,流产,血型不合输血诱发 DIC 等。目前推荐的普通肝素计量为 5~10U/(kg·h)。出血倾向明显者可采用低分子量肝素 30~50 抗 Xau/kg,每 12h 皮下注射一次。

(四)纤溶抑制物

纤溶抑制物阻断 DIC 的代偿机制、妨碍组织灌注,阻止血块溶解的同时,常带来肾损害,近年来不主张应用。在纤溶亢进及危及生命出血时,推荐剂量氨甲环酸每次 100~200mg,每日 2~3 次静脉输注。因氨甲环酸尿路中浓度高,易因血块形成梗阻尿路,故 DIC 伴有血尿或尿道手术后慎用。24h 临床不改善,不建议继续应用。

五、护理

(一)病情观察

(1)观察出血症状。可有广泛自发性出血,皮肤黏膜瘀斑,伤口、注射部位渗血,内脏出血如呕血、便血、泌尿道出血、颅内出血意识障碍等症状。应观察出血部位、出血量。

(2)观察有无微循环障碍。皮肤黏膜发绀缺氧、尿少尿闭、血压下降、呼吸循环衰竭等。

(3)观察有无高凝和栓塞症状。如静脉采血血液迅速凝固时应警惕高凝状态,内脏栓塞可引起相关症状,如肾栓塞引起腰痛、血尿、少尿,肺栓塞引起呼吸困难、发绀,脑栓塞引起头痛、昏迷等。

(4)观察有无黄疸溶血症状。

(5)观察实验室检查结果,如血小板计数、凝血酶原时间、血浆纤维蛋白含量、3P 试验等。

(6)观察原发性疾病的病情。

(二)对症护理

1.出血的护理

(1)按本系统疾病护理的出血护理常规。

(2)按医嘱给予抗凝剂、补充凝血因子、成分输血或抗纤溶药物治疗。正确、按时给药,严格掌握剂量如肝素,严密观察治疗效果,监测凝血时间等实验室各项指标,随时按医嘱调整剂量,预防不良反应。

2.微循环衰竭的护理

(1)意识障碍者要执行安全保护措施。

(2)保持呼吸道通畅,氧气吸入,改善缺氧症状。

(3)定时测量体温、脉搏、呼吸、血压,观察尿量、尿色变化。

(4)建立静脉通道,按医嘱给药,纠正酸中毒,维持水、电解质平衡,维持血压。

(5)做好各项基础护理,预防并发症。

(6)严密观察病情变化,若有重要脏器功能衰竭时应做相关护理,详细记录。

(三)一般护理

(1)按原发性疾病护理常规。

(2)卧床休息,保持病室环境安静清洁。

(3)给予高营养、易消化食物,应根据原发疾病调整食品的营养成分和品种。

(4)正确采集血标本,协助实验室检查以判断病情变化和治疗效果。

第六章　产科常见疾病的护理

第一节　重度妊娠高血压综合征

妊娠高血压(简称妊高征)是妊娠期妇女所特有而又常见的疾病,以高血压、水肿、蛋白尿、抽搐、昏迷、心肾功能衰竭,甚至发生母子死亡为临床特点,其发生率为9.4%。妊娠高血压综合征按严重程度分为轻度、中度和重度,重度妊娠高血压综合征又称先兆子痫和子痫。

一、病因

(一)滋养细胞侵袭异常

患者滋养细胞侵入螺旋小动脉不全,子宫肌层螺旋小动脉未发生重铸,异常狭窄的螺旋动脉使得胎盘灌注减少和缺氧,最终导致子痫前期的发生。

(二)免疫调节功能异常

母体对于父亲来源的胎盘和胎儿抗原的免疫耐受缺失或者失调,是子痫前期病因的重要组成部分。

(三)血管内皮损伤

氧化应激、抗血管生成和代谢性因素,及其他炎症介质可致血管内皮损伤引发子痫前期。

(四)遗传因素

子痫前期是一种多因素多基因疾病,有家族遗传倾向。

(五)营养因素

缺乏维生素C可增加子痫前期——子痫发病的危险性。

二、症状

妊娠20周以后出现头晕、头痛及水肿,测量血压比妊娠前血压高。下肢水肿逐渐向上蔓延甚至超过大腿的水平。尿液检查蛋白质含量增多。血液黏度大,血液中尿素氮和尿酸的含量升高。

三、临床表现

(一)血压升高

收缩压≥17.3kPa(130mmHg),或舒张压≥12.0kPa(90mmHg)或较孕前增加4/2kPa(30/15mmHg)即可诊断。

(二)水肿

临床上表现为体重增加过多,每周增加>0.5kg,下肢和腹壁水肿,重者出现腹腔积液,经休息水肿不消退。

(三)蛋白尿

应选用清洁中段尿作标本,尿蛋白在(+)或(+)以上,或24h尿蛋白多于5g即是。

(四)抽搐昏迷

这是病情最严重的表现,可发生在产前,产时或产后。抽搐时患者表现面肌紧张,牙关紧闭,眼球固定而直视前方,继而全面肌肉强直,剧烈抽动,呼吸停止,意识丧失,大小便失禁,发作频繁或持续昏迷者,常可死亡。

四、诊断

(一)高血压

血压升高达≥140/90mmHg,或血压较孕前或孕早期升高≥25/15mmHg,至少2次,间隔6h。

(二)蛋白尿

单次尿蛋白检查≥30mg,至少二次或24h尿蛋白定量≥0.3g。

(三)水肿

体重增加>0.5kg/周为隐性水肿。按水肿的严重程度可分为:局限踝部及小腿(+);水肿延及大腿(++);水肿延及会阴部及腹部(+++)。

(四)妊娠高血

仅有高血压,伴或不伴有水肿,不伴有蛋白尿。

(五)眼底检查

因为眼底微小血管的变化是妊高征严重程度的标志。

五、治疗

(一)预防性治疗

1.实行产前检查,做好孕期保健工作。妊娠36周以后,应每周观察血压及体重的变化、有无蛋白尿及头晕等自觉症状。

2.加强孕期营养及休息。加强妊娠中、晚期营养,尤其是蛋白质、多种维生素、叶酸、铁剂的补充。

3.重视诱发因素,治疗原发病。

(二)一般性治疗

1.休息

除特殊允许外,患者应卧床休息(以左侧卧位为好)。提供清洁与安静的环境,室内光线宜暗淡,以保证患者休息和足够的睡眠。

2.饮食

提供高蛋白、多维生素、低脂肪、低盐食物。病情一旦好转,可逐渐恢复正常食盐。

3.密切观察病情变化

记出、入量,定时听胎心、测血压,重视患者的自觉症状。如果突出现头痛、胸闷、视力模糊等,立即与医师联系配合抢救措施。

(三)药物的治疗

1.解痉药物的应用

硫酸镁具有解痉降压、利尿的作用,故静脉滴注或肌内注射硫酸镁有预防和控制子痫发作的作用,适用于中、重度妊娠高血压综合征患者的治疗。硫酸镁又是一种中枢抑制剂,过量会引起呼吸和心率抑制甚至死亡。治疗剂量的硫酸镁,对宫缩和胎儿都无明显影响。正常孕妇血清中镁离子浓度为 0.75～1mmol/L;治疗浓度为 2～3mmol/L;超过 3～3.5mmol/L 将出现中毒现象,首先为膝反射消失,随着浓度增加进一步相继出现全身肌张力减退及呼吸抑制,超过 7.5mmol/L 时出现心跳停搏。为此,使用硫酸镁治疗时强调以下方面。

(1)每次用药前及持续静脉滴注期间检查膝反射必须存在;呼吸每分钟不少于 16 次;尿量每小时不少于 25mL。

(2)床边应备有解毒作用的钙剂,如 10%葡萄糖酸钙 10mL 针剂,发现镁中毒时,立即静脉推注。

(3)硫酸镁肌肉注射对局部有刺激性,故加用 2%普鲁卡因 2mL,采用 8.33cm 的长肌肉针头行深部臀肌内注射,局部出现红、肿、痛时用热水袋热敷。

(4)静脉给药期间,监测胎心、胎动变化,加强巡视,避免药液漏血管外。严格掌握进药的速度(每小时输入 1g 为宜),维持血镁浓度,以保治疗效果。

(5)硫酸镁的具体用法:首次负荷剂量用 25%硫酸镁 10mL 溶于 25%葡萄糖液 10mL 中,缓慢(不少于 5min)静脉注入;继以 25%硫酸镁 60mL 溶于 5%葡萄糖液 1000mL 中作静脉滴注(速度为每小时 1g,最快不超过 2g)。晚间睡前停用静脉滴注,换用 25%硫酸镁 10mL 加 2%普鲁卡因作深部臀肌内注射。次日起不用负荷剂量,仅用静脉滴注及晚间肌内注射,连用数日。也可仅用肌内注射方法,即 25%硫酸镁 20mL 加 2%普鲁卡因 2mL,每 6h 一次。肌肉注射的缺点有局部疼痛,不易被患者接受。临床依病情选择用药途径,并随病情变化调节用药剂量。

2.抗胆碱药的应用

抗胆碱药具有抑制乙酰胆碱的释放,并且可兴奋呼吸循环中枢,对于频发抽搐,呼吸功能衰竭者,效果好。可用东莨菪碱 0.3mg 每日 3 次加 5%葡萄糖 100mL 静脉滴注,10 分钟滴完,必要时 6h 可重复一次。

3.镇静药物

(1)安定:5～10mg,口服,一日三次。重症 10～20mg,肌内注射或静推。

(2)苯巴比妥:鲁米那钠 100～200mg 肌内注射或异戊巴比妥钠 0.25g 肌内注射。

(3)冬眠合剂:氯丙嗪 50mg,异丙嗪 50mg,盐酸哌替啶 100mg 加于 10%葡萄糖液中静脉滴注。

4.降压药物

降压药物虽可使血压下降,但同时减少重要脏器血流量,特别是子宫胎盘的血流量,对胎儿有一定危害,故轻度高血压较少采用。

(1)肼屈嗪:首选降压药,具有扩张周围小血管,降低外周阻力,从而降低血压,同时有增加心排出量、肾血流量及子宫胎盘血流量的作用。用法:20～40mg 加于 5%葡萄糖 250～500mL 中静脉滴注,注意调节速度,舒张压不能低于 12kPa(90mmHg)。

(2)酚妥拉明:为 α—受体阻滞剂,具有扩张末梢血管、扩张肾血管、降低外周阻力,尤其适用于伴有心衰、肺水肿患者。用法:10～20mg 加于 5%葡萄糖液 250mL 中静脉滴注。

(3)利血平:0.25mg,口服,3 次/日或 1～2mg,肌内注射,6h 一次。有使胎心减慢,新生儿鼻塞等副作用,胎儿分娩前 4～6h 内忌用。

(四)扩容治疗

原则是解痉基础上扩容,扩容基础上利尿。对血容量减少,血液浓缩,黏稠度高,或有慢性 DIC 改变者,扩容治疗可以改善微循环灌注,防治 DIC,降低围产儿死亡。扩容剂一般用低分子右旋糖酐 500mL。扩容量应严密观察,防止心脏负荷过重而发生心衰、肺水肿。

(五)子痫的治疗

(1)昏迷患者应取头低侧卧位,垫高一侧肩部;及时吸除口腔分泌物,保持呼吸道通畅。

(2)暂禁食,氧气吸入;上下齿间放置卷有纱布的压舌板,床沿置床栏防坠地受伤。

(3)室内置深色帘幔遮光,保持安静、空气流通。一切操作集中,避免过多扰动及一切外来刺激以防诱发抽搐。

(4)选用硫酸镁及其他药物控制抽搐。

(5)严密观察病情,监测病兆,每 1h 测血压、脉搏、呼吸及体温。记出入量,及时送血、尿化验,复查眼底及床边心电图等。及早发现并处理并发症。

(6)适时终止妊娠,子痫发作时往往自然临产,如无产兆,应在控制抽搐 24～48h 内根据胎龄、骨盆、宫颈条件及胎儿成熟度选择分娩方式。因为妊娠终止后病情可自行好转,故适时终止妊娠也是一种有效的治疗方法。

六、护理

(1)卧床休息,谢绝探视,避光,保持病室安静。

(2)备好急救物品及药品,护床档,防止子痫抽搐时坠床摔伤,必要时专人守护。

(3)严密观察胎心、胎动以及血压、尿量,观察头晕、眼花等症状。

(4)加强心理护理,多与患者沟通,消除紧张恐惧心理,配合治疗和护理。

(5)使用硫酸镁时,注意观察中毒症状,定时检查膝反射,呼吸每分钟不少于 16 次,尿量每 24h 不少于 600mL,每小时不少于 25mL。备好钙剂,一旦出现中毒时,立即静脉注射 10% 葡萄糖酸钙 10mL,以防中毒反应进一步加重。

(6)子痫的护理。

1)产前的护理。①立即面罩吸氧。②上下齿间放置卷有纱布的压舌板,防止舌后坠堵塞呼吸道,置床栏防坠地受伤。③严密观察生命体征,遵医嘱给予解痉镇静药,并观察用药后的反应。④留置导尿管,并记出入量,抽血测肝肾功能。⑤严密监护胎儿及产妇情况。⑥经治疗及护理抽搐停止 6～12h 终止妊娠。

2)产时的护理。①如剖宫产做好术前准备及抢救新生儿准备。②如阴道分娩,第一产程观察孕妇的病情,注意休息、营养、监护好胎心、产程进展情况,并防止产时子痫。第二产程避免产妇用力,缩短第二产程,行阴道助产。第三产程应严防产后出血,当胎儿前肩娩出后立即给缩宫素 10～20U 肌内注射或静脉滴注,按摩子宫促进收缩。

3)产后护理。①产后在产房观察 2h,严密观察血压和阴道出血情况。②腹部置沙袋 24h,为预防感染应用抗生素。③给予会阴护理,防止细菌上行感染,观察恶露的色、量、颜色、气味。④保持环境安静,使产妇情绪稳定。⑤产后及术后血压正常,自觉症状消失,体力恢复,方可下地和哺乳。

第二节　妊娠合并糖尿病

妊娠合并糖尿病是指在原有糖尿病的基础上出现合并妊娠症或妊娠前为隐性糖尿病、妊娠后发展为糖尿病的情况。属高危妊娠，对母儿均有较大危害。自胰岛素应用于临床，糖尿病孕产妇及其新生儿死亡率均显著下降。

一、病因

(1)妊娠期血容量增加、血液稀释，胰岛素相对不足；胎盘分泌的激素（胎盘生乳素、雌激素、孕激素等）在周围组织中具有抗胰岛素作用，使母体对胰岛素的需要量较非孕时增加近一倍。妊娠期间，随妊娠进展，空腹血糖开始下降，胎盘生乳素还具有脂解作用，使身体周围的脂肪分解成碳水化合物及脂肪酸，故妊娠期糖尿病比较容易发生酮症酸中毒。

(2)分娩期宫缩大量消耗糖原，产妇进食减少，容易发展为酮症酸中毒。

(3)产褥期由于胎盘排出以及全身内分泌激素逐渐恢复到非妊娠期水平，胰岛素的需要量相应减少，若不及时调整用量，极易发生低血糖症。

二、病史

(1)糖尿病的家族史：有血统关系的家族成员中患糖尿病的人数越多，孕妇患此病的可能性也越大。

(2)经产妇过去有反复流产、不明原因的死胎或死产史、新生儿死亡、巨大儿、羊水过多或胎儿畸形等病史，与糖尿病的存在有一定关系。对这些患者进行尿糖、血糖及糖耐量测定，以便及时确定诊断。

三、临床表现

妊娠期有三多症状（多饮、多食、多尿），或外阴阴道假丝酵母菌感染反复发作，孕妇体重＞90kg，妊娠合并了糖尿病，最明显的症状是"三多一少"：吃得多、喝得多、尿得多，但体重减轻；还伴有呕吐、疲乏无力、体质差。妊娠早期合并糖尿病易发生真菌感染。妊娠中期糖尿病症状可减轻。妊娠晚期分娩、引产、剖宫产也容易导致细菌感染，而使糖尿病症状进一步加重。

四、妊娠合并糖尿病的特点

(一)妊娠期糖代谢的特点

1.妊娠期血葡萄糖水平下降

胎儿本身无法直接利用脂肪和蛋白质作为能源，而孕妇血中葡萄糖是胎儿生长发育的主要能源。因此，葡萄糖需要量增加。另外，妊娠期肾血流量及肾小球滤过率均增加，而肾小球对葡萄糖的再吸收率不能相应增加，导致孕妇尿中葡萄糖排出量增加，引起孕妇血糖下降。

2.妊娠期糖负荷后反应

妊娠后为了维持正常糖代谢状态，胰岛素分泌量就需逐渐增加。对于胰岛素分泌受限的孕妇而言，妊娠晚期不能维持这一生理性代偿变化而导致糖代谢紊乱，引起血糖升高，呈现出妊娠糖尿病（GDM）。

(二)妊娠合并糖尿病对母、儿的影响

GDM 孕妇血糖升高主要发生在妊娠中、晚期,此时,胎儿组织、器官已分化形成,所以GDM 孕妇胎儿畸形及自然流产发生率并不增加。

1.孕妇的影响

(1)自然流产和早产:自然流产多发生在早孕期,早产明显高于非糖尿病孕妇。

(2)巨大胎儿:发生率明显升高,达 25%～40%,常见于 GDM、无微血管病变的糖尿病合并妊娠者。糖尿病合并肥胖者巨大儿发生率明显增多。

(3)妊娠期高血压疾病:主要见于糖尿病病程长伴微血管病变者。

(4)感染:有文献报道发病率高达 7%～18.2%,糖尿病孕妇肾盂肾炎发生率为非糖尿病者5 倍。

(5)羊水过多:发生率 13%～36%,与胎儿高血糖、高渗性利尿致胎尿排出增多有关。

(6)酮症酸中毒:主要产生原因在于高血糖及胰岛素相对或绝对缺乏,导致体内血糖不能被利用,体内脂肪分解增加,酮体产生增多。

2.对胎儿的影响

(1)围生儿死亡率:研究表明,孕期血糖与围生儿死亡率密切相关。资料报道:血糖＞8.3mmol/L,死亡率为 24%;血糖 5.6～8.3mmol/L,死亡率为 12%;血糖＜5.6mmol/L,死亡率为 3.8%。

(2)胎儿畸形:高达 4%～12.9%。

(3)新生儿并发症:新生儿呼吸窘迫综合征(NRDS);新生儿低血糖;新生儿红细胞增多症;新生儿肥厚性心肌病;新生儿低钙、低镁血症;肾静脉栓塞等。

五、诊断

(一)实验室检查

1.尿糖测定

对所有初诊孕妇均应作尿糖测定,尿糖阳性者需要进一步作空腹血糖和糖耐量测定以明确诊断。

2.血糖测定

正常孕妇的血糖数值一般低于正常值,很少超过 5.6mmol/L(100mg/dL),空腹血糖常为3.3～4.4mmol/L(60～80mg/dL)。

(二)葡萄糖耐量试验

空腹血糖＜7.8mmol/L(140mg/dL),OGTT2 小时血糖＞7.8mmol/L(140mg/dL),但＜11.1mmol/L(200mg/dL),为糖耐量减低。糖耐量减低者,10 年后约 50%可发展为糖尿病,而且较正常人发生冠心病的机会高,应定期随访。妊娠妇女可采取上述诊断标准,但对孕妇葡萄糖耐量低者应按糖尿病治疗。

六、治疗

(一)孕期检查

早孕时,如伴有高血压、冠状动脉硬化、肾功能减退或有增生性视网膜病变者,则应考虑终止妊娠。

(二)饮食治疗

饮食治疗是糖尿病的一项基础治疗,不论糖尿病属何类型和病情轻重或有无并发症,是否在用胰岛素治疗,都应严格执行和长期坚持饮食控制。

1.总热量与食物成分

首先按患者身高计算标准体重。公式:[身高(cm)-100]×0.9=标准体重(kg)。根据标准体重及工作性质估计每日所需总热量。孕妇、乳母、营养不良者应酌情增加,肥胖者酌减。饮食中糖类约占饮食总热量的 60%,蛋白质占 12%~15%,脂肪约占 30%,然后将上述热量及营养成分转化为食谱,三餐热量分布大概为 1/5、2/5.2/5。早孕时进一般饮食已足够,妊娠晚期需要增加糖类的摄入,每日为 150~250g 之间。

2.植物粗纤维

糖尿病食谱中宜加入适量植物粗纤维,如麦麸、玉米麸、南瓜粉、海藻多糖等。对轻型患者长期食用可控制病情,使葡萄糖耐量试验(OGTT)有所改善。

(三)药物治疗

糖尿病患者约有 90%在妊娠期需用胰岛素,其余患者单用饮食控制已足够。早孕后胰岛素的用量进行性增加,达足月时往往需增加 50%~100%。糖尿病孕妇控制血糖水平很重要,因为糖尿病酮症酸中毒很危险,常致胎儿死亡,故应使孕妇血糖水平保持接近正常又不引起低血糖。

(四)产科处理

1.产前检查

加强妊娠期对胎儿和母体的监护。胎儿产前监护包括腹部扪诊及常规超声测胎儿双顶径以了解胎儿生长。在孕 16 周胎体用超声检查以除外先天性畸形。孕 36 周起定期做胎儿电子监护(NST),以及进行 B 超生物物理评分、多普勒测定胎儿脐血流等。计划分娩前 48 小时测定 L/S 比值。

2.终止妊娠

(1)母体方面:如糖尿病经治疗后不能有效地被控制时,或伴有先兆子痫、羊水过多、肾功能减退时,应考虑终止妊娠。

(2)胎儿方面:妊娠合并糖尿病胎儿往往在孕 36~38 周时死亡,因此需要在 37 周左右终止妊娠。

3.分娩方式

糖尿病程度较轻,用药后获得控制,情况稳定,胎盘功能良好,胎儿不过大,则可妊娠至足月,经阴道分娩。糖尿病患者决定引产或经阴道分娩者,当产程达 12h 应结束分娩,除非确定在其后 4h 内能经阴道分娩。因为产程超过 16h,孕妇的糖尿病就难于控制,有发生酮症酸中毒的可能。分娩过程中要密切观察胎儿情况,必要时宜采用剖宫产结束分娩。

(五)新生儿处理

糖尿病孕妇新生儿娩出时应有新生儿专科医生在场,婴儿应尽量少暴露,注意保暖,以预防体温过低。产时有缺氧,出生时 Apgar 评分低的婴儿应送重点监护室。婴儿出现肌张力减低、四肢躁动、青紫、窒息或惊厥时,应测定血钙、血镁、血糖和血细胞比容。有严重产伤的婴儿,每日分 3 次给苯巴比妥 2.5～5mg/kg,以防严重黄疸。胆红素水平超过 $170\mu mol/L$ 时需要进行光疗。出生后 1h 喂葡萄糖水 10～30mL,以后每 4h 一次,连续 24h,必要时给 10％葡萄糖溶液每日 60mL/kg,静脉滴注。产后 24h 开始哺乳。

第三节　羊水栓塞

羊水栓塞是指在分娩过程中羊水突然进入母体血液循环引起急性肺栓塞,过敏性休克,弥散性血管内凝血,肾功能衰竭或猝死的严重的分娩期并发症。发病率为 4/10 万～6/10 万,是造成产妇死亡的主要原因。

一、病因

(1)子宫收缩过强或强直性子宫收缩。

(2)胎膜破裂(其中 2/3 为胎膜早破,1/3 为胎膜自破)。

(3)宫颈或宫体损伤处有开放的静脉或血窦。

(4)多有胎膜早破或人工破膜史。

二、临床表现

羊水栓塞临床表现病程可分为 3 阶段。

(一)呼吸循环衰竭

根据病情分为暴发型和缓慢型两种。暴发型为前驱症状之后,很快出现呼吸困难、发绀。急性肺水肿时有咳嗽、吐粉红色泡沫痰、心率快、血压下降甚至消失。少数病例仅尖叫一声后心跳呼吸骤停而死亡。缓慢型的呼吸循环系统症状较轻,甚至无明显症状,待至产后出现流血不止、血液不凝时才被诊断。

(二)全身出血倾向

部分羊水栓塞患者经抢救度过了呼吸循环衰竭时期,继而出现 DIC,表现为大量阴道流血为主的全身出血倾向,如黏膜、皮肤、针眼出血及血尿等,且血液不凝。但是部分羊水栓塞病例在临床上缺少呼吸循环系统的症状,起病即以产后不易控制的阴道流血为主要表现,容易被误认为子宫收缩乏力引起产后出血。

(三)多系统脏器损伤

本病全身脏器均受损害,除心脏外肾脏是最常受损害的器官。由于肾脏缺氧,出现尿少、尿闭、血尿、氮质血症,可因肾功能衰竭而死亡;脑缺氧时患者可发生烦躁、抽搐、昏迷。

三、诊断

(1)床边心、肺摄片,见肺部有弥漫性点、片状浸润影,沿肺门周围分布,伴右心扩大及轻度肺不张。

(2)出血期血液检查符合 DIC 表现。

(3)死后心脏穿刺抽取血液或尸体解剖在肺动脉中找到羊水成分中的有形物质,如胎儿脱落的鳞状上皮细胞、胎脂、黏液等。

四、治疗

(一)抗过敏

应用大剂量皮质激素,常选用地塞米松,20～40mg 静脉滴注。

(二)纠正缺氧

应争取行正压持续给氧,至少用面罩给氧或使用人工呼吸机,供氧可减轻肺水肿,改善脑缺氧及其他组织缺氧。

(三)解除肺动脉高压

1.氨茶碱

具有解除肺血管痉挛,扩张冠状动脉及利尿作用,还有解除支气管平滑肌痉挛作用。剂量为 0.25～0.5g 加入 10％～25％葡萄糖液 20mL,静脉注射。

2.罂粟碱

对冠状血管和肺、脑血管均有扩张作用,是解除肺动脉高压的理想药物。剂量为 30～60mg 加入 25％葡萄糖液 20mL,静脉注射。

3.阿托品

解除肺血管痉挛,还能抑制支气管的分泌功能,改善微循环。剂量为 0.5.～1mg,静脉注射,每 10～15min1 次,至症状好转。

4.酚妥拉明

解除肺血管痉挛,剂量为 20mg 加入 10％葡萄糖液 250mL,静脉滴注。

(四)抗休克

1.扩充血容量

休克时都存在有效血容量不足,应尽早、尽快扩充血容量。扩容液的选择,开始多用右旋糖酐－40 500～1000mL,静脉滴注,伴失血者应补充新鲜血及平衡液。

2.纠正酸中毒

首次可给 5％碳酸氢钠 100～200mL。最好做动脉血血气及酸碱测定,按失衡情况给药。

3.调整血管紧张度

休克症状急骤而严重或血容量虽已补足但血压仍不稳定者,可选用血管活性药物,常用多巴胺 20～40mg 加入葡萄糖液 500mL 内,静脉滴注,可保证重要脏器血供。

4.羊水栓塞诊断

一旦确立,就应开始抗凝治疗,尽早使用肝素,以抑制血管内凝血,保护肾脏功能。首次应用肝素量 1mg/kg(约 50mg),加入生理盐水 100mL 内,静脉滴注,1h 滴完。

(五)预防心力衰竭

可用快速洋地黄制剂,去乙酰毛花苷(毛花苷 C)0.2～0.4mg 稀释于 25％葡萄糖液 20mL,静脉注射,必要时 4～6h 重复 1 次,总量每日<1.2mg。另辅以呋塞米 40～80mg,静脉注射,防治心力衰竭,对提高抢救成功率具有重要意义。

(六)产科处理

如子宫颈口未开或未开全者,应行剖宫产术,以解除病因,防止病情恶化;子宫颈口开全,胎先露位于坐骨棘下者,可行产钳助产。术时及产后密切注意子宫出血等情况。如无出血,继续保守治疗;如有难以控制的产后大出血且血液不凝者,应当机立断行子宫切除术,以控制胎盘剥离面血窦出血,并阻断羊水沉渣继续进入血循环,使病情加重。对宫缩剂的使用意见尚不一致,不同意使用者认为加强宫缩,可促使贮留在子宫壁内的羊水进入母血循环,导致病情恶化。

五、护理

(一)严密观察,加强护理

专人护理,保持呼吸道的通畅,留置导尿管,保持导尿管的通畅,观察尿的排出量和性质,防止肾功能衰竭。定时测量血压、脉搏、呼吸,准确地测定出血量,并观察血凝情况,特别护理应详细记录情况和 24h 的出入量。防感染,在各项操作中严格执行无菌操作,正确使用大剂量抗生素,防止肺部和生殖道感染。做好血小板、凝血酶原时间、纤维蛋白原定量、鱼精蛋白副凝试验、凝血时间测定血样标本。

(二)产科护理

(1)羊水栓塞在胎儿娩出前或刚临产发生时,在改善母体呼吸循环功能,并纠正凝血功能障碍后,尽快结束分娩。

(2)胎儿不能及时娩出,应立即做好剖宫产手术的准备,行剖宫产结束分娩。

(3)宫口已开全或接近开全时发病应及时做好阴道分娩及手术助产,准备娩出胎儿。

(4)产后对无法控制的阴道流血患者,予以子宫切除术,做好腹部全子宫切除手术的前后准备和护理。切除子宫可减少胎盘剥离面大血窦的出血,控制病情不再继续恶化。

第四节　产后大出血

胎儿娩出后 24h 内出血量超过 500mL 者称为产后出血,80％发生在产后 2h 内。晚期产后出血是指分娩 24h 以后,在产褥期内发生的子宫大量出血,多见于产后 1~2 周。产后出血是分娩期严重的并发症,是导致孕产妇死亡的四大原因之一。

一、病因

(一)宫缩乏力

宫缩乏力是产后出血最常见的原因,占 70％。常见的因素有:①全身因素:产妇因对分娩过度恐惧而极度紧张,尤其对阴道分娩缺乏足够信心则可以引起宫缩不协调或宫缩乏力。此种情况在临产后可能需要使用镇静剂及麻醉剂等将引增加产后宫缩乏力而引起产后出血。②产科因素:产程过长造成产妇极度疲劳及全身衰竭或产程过快,均可引起子宫收缩乏力;羊水过多、巨大儿及多胎妊娠使子宫肌纤维过度伸展,产后肌纤维缩复能力差,多次分娩而致子宫肌纤维受损,均可引起子宫收缩乏力。子痫前期(重度)、严重贫血、宫腔感染等产科并发症及并发症使子宫肌纤维水肿而引起子宫收缩乏力。③子宫因素:子宫肌纤维发育不良,如子宫畸形或子宫肌瘤等。

(二)胎盘因素

胎盘小叶或副胎盘残留、胎盘剥离不全、剥离后滞留、胎盘嵌顿等原因。

(三)软产道裂伤

软产道裂伤包括会阴、阴道及宫颈与子宫下段裂伤。常见因素：①外阴组织弹性差，外阴、阴道炎症改变。②急产、产力过强，巨大儿。③阴道手术助产。④软产道检查不仔细，遗漏出血点。缝合、止血不彻底等。

(四)凝血功能障碍

常见原因有胎盘早剥、羊水栓塞、死胎及妊娠期急性脂肪肝等引起的凝血功能障碍，少数由原发性血液疾病如血小板减少症、白血病、再生障碍性贫血或重症病毒性肝炎等引起。

(五)子宫内翻

少见，多因第三产程处理不当造成，如用力压迫宫底或猛力牵引脐带等。

二、诊断

(一)子宫收缩乏力

胎盘娩出后，子宫体肌纤维收缩无力，表现为阴道阵发暗红色血液流出，检查发现宫体软，轮廓不清，有的因宫腔积血而增大，宫底升高，按摩和挤压宫底时，可有大量血液和血块流出。子宫下段收缩力差导致产后出血，常见于前置胎盘或胎盘低置状态的患者。即使胎盘完整剥离并顺利娩出，由于胎盘附着部位(子宫下段)肌纤维含量少，压迫止血效果差。表现为胎盘娩出后大量鲜血自阴道流出，查体时子宫体收缩好，软产道无裂伤，除外胎盘和凝血因素，检查胎盘胎膜时发现胎膜破口距胎盘边缘很近。

(二)胎盘因素出血

胎盘在胎儿娩出后 10～15min 内未娩出，并有大量阴道流血，应考虑胎盘因素。胎盘娩出前有较多的出血，徒手取出胎盘后，出血停止者为胎盘滞留出血。如检查取出的胎盘胎膜有缺损或有副胎盘存在的可能，且阴道仍流血者为胎盘残留出血。如胎盘需徒手剥离或刮宫后才能取出者为胎盘粘连。如徒手无法剥离取出者应考虑为植入性胎盘。

(三)软产道损伤性出血

宫腔排空后，宫缩良好，阴道仍有鲜红血液持续流出，检查产道可发现损伤。

(四)凝血功能障碍性出血

宫缩良好，产道无损伤或修补，但流血持续不断，且血液经久不凝，无血块。

三、治疗

(一)子宫收缩乏力引起的产后出血

对子宫收缩乏力性出血，加强宫缩是最迅速有效的止血方法。去除引起宫缩乏力的原因：改善全身状况，导尿缓解膀胱过度充盈。

1.按摩子宫

腹部按摩子宫是最简单有效地促使子宫收缩以减少出血的方法。出血停止后，还须间歇性均匀节律的按摩，以防子宫再度松弛出血。

2.宫缩剂——缩宫素

为预防和治疗产后出血的一线药物。治疗产后出血方法为：缩宫素 10U 肌内注射、子宫肌层或宫颈注射,随后 10~20U 加入 500mL,晶体液静脉滴注,给药速度应根据患者子宫收缩和出血情况调整。静脉滴注能立即起效,但半衰期短,故需持续静脉滴注。

3.宫腔填塞

以上治疗无效时,为保留子宫或为减少术前失血,可行宫腔填塞纱布压迫止血。注意自宫底及两侧角向宫腔填塞,要塞紧填满,不留空隙,以达到压迫止血的目的。如出血停止,纱条可于 24~48h 后取出。填塞后需用抗生素预防感染,取出前应注射宫缩剂。

4.结扎双侧子宫动脉上、下行支及髂内动脉

妊娠时 90% 的子宫血流经过子宫动脉,结扎双侧上、下行支及髂内动脉,出血多被控制。

5.子宫切除

是控制产科出血最有效的手段。各种止血措施无明显效果,出血未能控制,为挽救生命在输血、抗休克的同时,即行子宫次全或全子宫切除术。

(二)软产道损伤所致出血

在充分暴露软产道的情况下,查明裂伤部位,注意有无多处裂伤。缝合时尽量恢复原解剖关系,并应超过撕裂顶端 0.5cm 缝合。裂伤超过 1cm,即使无活动出血,也应当进行缝合。血肿应切开,清除积血,缝扎止血或碘仿纱条填塞压迫止血,24~48h 后取出。小血肿可密切观察,采用冷敷、压迫等保守治疗。

(三)胎盘因素所致出血

胎盘剥离不全滞留及粘连者,均可徒手剥离取出或用大号刮匙刮取残留物。植入胎盘应行子宫次全切除术。

(四)凝血功能障碍所致出血

应在积极救治原发病基础上确诊,应迅速补充相应的凝血因子。

四、护理

(一)子宫收缩乏力

立即以一手在耻骨联合上压制子宫下段,另一手按摩子宫底,压出宫腔内的积血和凝血块,给予缩宫素,肌内或静脉注射、宫底注射。经腹壁按摩子宫底,可刺激子宫,从而使子宫壁血窦闭合。在按摩子宫的同时,立即给予肌内注射缩宫素 10U 或缩宫素 20U 加于 25% 葡萄糖 40mL 内静脉推注。也可经腹壁直接注入子宫体部肌层(宫底注射)或经阴道注于子宫颈,以加强宫缩。必要时加用麦角新碱肌内注射。

(二)胎盘滞留

(1)胎盘嵌顿,立即导尿排空膀胱,给予麻醉镇静剂,帮助胎盘娩出,做好阴道手术准备。

方法:一手按摩子宫使其收缩,同时轻压子宫底,另一手轻轻牵拉脐带,协助胎盘娩出。

(2)胎盘部分粘连,在无菌操作下,徒手剥离胎盘,取出胎盘和残留的胎盘组织。做好术前准备。

(3)植入性胎盘不能分离,应立即做好腹部手术的准备,进行子宫次全切除术。

(三)软产道撕裂

产道撕裂持续出血时必须注意是否有出血的血管,立即钳合血管结扎后,缝合裂伤处,防血肿产生。不钳合血管单缝合伤口,必致继续出血产生血肿。缝合时应按解剖关系对整齐,逐层缝合,尽量做到恢复会阴、阴道原来的形态。

(四)凝血功能障碍

若发现出血不凝、伤口出血不止等,立即通知医生,同时抽血作凝血酶原、纤维蛋白原、3P试验等。配新鲜血备用,并确保输液途径通畅。

(五)防止失血性休克

患者取平卧位,保持安静,吸氧保暖,静脉开放补充血容量,纠正酸中毒等一系列休克的抢救措施。严密观察并详细记录患者的意识状态,皮肤颜色,血压、脉搏、呼吸及尿量。大量失血后产妇抵抗力低,体质虚弱,易感染,需严密观察子宫收缩以及恶露的量、颜色,做好会阴的护理,并按医嘱给予抗生素预防感染,加强营养及时纠正贫血。

(六)提供产妇与家属的心理支持

医护,人员应保持镇静的态度,工作要紧张有序,并给予同情和安慰,以增加安全感,适当地向患者及家属解释有关病情和实施处理的目的,针对产妇的具体情况,指导加强营养,增加活力,逐渐地促进康复,调整产后指导计划。

第五节　妊娠合并急性阑尾炎

妊娠合并阑尾炎的发病率为 $0.02\%\sim0.1\%$,妊娠各期均可发生急性阑尾炎,但在妊娠前6个月常见,分娩期及产褥期少见。通常认为妊娠与急性阑尾炎的发生无内在联系。妊娠期阑尾炎临床表现不典型,增加诊断难度,使孕妇和胎儿的并发症和死亡率大大提高。

一、病因

(一)阑尾腔梗阻

阑尾腔梗阻或堵塞,致内容物滞留,引起炎症发生。常见的原因如粪石阻塞。妊娠周数增加,盲肠和阑尾的位置向上、向外、向后移位发生扭曲等。

(二)细菌感染

细菌可经受损的阑尾腔黏膜直接侵入,可有其他感染部位经血运传入,也可继发于临近脏器的感染。

(三)胃肠功能失调

由于神经反射的作用,胃肠功能失调可致阑尾痉挛或损害,引起急性炎症。

二、症状

(1)妊娠早期患阑尾炎,症状和体征与非孕期相同,可有典型的转移性右下腹痛及右下腹压痛、反跳痛。

(2)当阑尾穿孔后全腹痛、伴腹肌紧张、全腹均有压痛和反跳痛,腹腔积液征可阳性。可有发冷、发热、寒战和中毒性休克表现。

(3)中、晚期妊娠者,右下腹疼痛区域及压痛点随子宫的增大逐渐上移,子宫常掩盖阑尾使症状和体征不典型。

三、临床表现

(一)阑尾压痛点上移

由于妊娠子宫的逐渐增大,阑尾的位置上移,阑尾炎时压痛点亦随妊娠月份的增加而上升,故阑尾压痛点不固定、不典型。

(二)腹部触痛不明显

妊娠中晚期合并急性阑尾炎时,阑尾被增大的子宫覆盖,阑尾的位置被推向腹腔深处,因此腰部可有明显触痛。

(三)腹壁无肌紧张和反跳痛

妊娠期妇女(尤其妊娠晚期和经产妇)腹壁变薄,腹肌松弛。故前腹壁无肌紧张和反跳痛,而腹部两侧可有压痛。

(四)感染扩散迅速

妊娠期合并阑尾穿孔后不易局限化,除引起弥散性腹膜炎外,还可能引起膈下脓肿,感染侵入子宫、胎盘而引起流产、早产、死胎,危及产妇生命。

四、诊断

(1)妊娠早期急性阑尾炎出现发热、恶心、呕吐、下腹痛,检查右下腹部有压痛、反跳痛和肌紧张等表现,白细胞总数增高。

(2)妊娠中、晚期急性阑尾炎,检查时压痛点升高,压痛最剧的部位甚至可达右肋下肝区,局限性腹膜炎体征不典型。

五、治疗

(1)妊娠期急性阑尾炎不主张保守治疗。一旦确诊,应在积极抗感染治疗的同时,立即手术治疗。

(2)症状及体征不典型但高度可疑急性阑尾炎者,亦是剖腹探查的指征。

(3)阑尾切除时尽量不同时行剖宫产,以免扩大感染。术时动作轻柔,术后镇静剂及安胎治疗。妊娠足月合并阑尾炎时,最好行腹膜外剖宫产,再行阑尾切除。术中作细菌培养加药物敏感试验。

六、护理

(一)密切观察病情

注意患者的体温、脉搏、神志、腹部特征的变化及实验室检查结果。

(二)注意胎心胎动的变化常规

对患者进行胎心监护,每小时1次,必要时增加次数,注意胎心音的节律和强度,并且注意阴道出血及腹痛的情况,常规吸氧,以保证胎儿的氧供。

(三)切口护理

术后取半卧位,加强切口护理,发现切口敷料或切口疼痛的情况时,应及时更换敷料或做引流以促进切口早日愈合。

(四)活动指导

胎心正常,没有早产先兆时,应鼓励其早期下床活动,以避免肠粘连等并发症的发生。如果有产科异常先兆,需卧床休息并推迟下床活动。有引流管的患者,下床时要注意妥善固定引流管,保持引流管通畅,防止脱落或逆流。

第七章　耳鼻喉科常见疾病的护理

第一节　先天性耳病

一、先天性耳前瘘管

(一)病因

先天性耳前瘘管为第一、二鳃弓的耳郭原基在发育过程中融合不全的遗迹,是一种临床上很常见的先天性外耳疾病。可因各种原因引起继发感染。

(二)护理评估

1.健康史

评估患者发现耳前瘘管的年龄,有无继发感染,反复感染史。

2.身体状况

一般无症状,偶尔局部发痒,挤压时有少许白色分泌物,有微臭。继发感染时,局部红肿、疼痛、溢脓液,重者,周围组织肿胀,皮肤可以破溃成多个漏孔。

3.心理社会状况

应注意评估患者的文化层次、职业、生活习惯、对本病的病因和相关保健知识的了解程度等,以便给予针对性的护理措施。

4.治疗原则

无症状无感染者,可不予处理。局部瘙痒、有分泌物溢出,宜行手术切除。有感染者先行抗感染治疗。脓肿形成应切开引流,炎症消退后行瘘管切除。

(三)主要护理诊断及医护合作性问题

1.有感染的危险

与机体抵抗力下降和细菌入侵有关。

2.知识缺乏

缺乏有关手术的配合知识和自我保健知识。

(四)护理目标

通过治疗和护理措施的落实,患者能够:①掌握预防局部感染的知识,预防感染。②顺利通过手术,手术伤口愈合无感染。

(五)主要护理措施

1.教会患者预防耳前瘘管感染的知识

注意瘘管周围的清洁干燥,不用手抓挠。不过度疲劳,注意营养均衡,预防机体抵抗力降低等。

2.术前护理

(1)心理护理:了解患者的心理状态,有针对性地向患者介绍手术的目的和意义,说明术中可能出现的情况,如何配合,术后的注意事项,使患者有充分的思想准备。

(2)耳部准备:①对于慢性化脓性中耳炎耳内有脓的患者,入院后根据医嘱给予3%过氧化氢溶液清洗外耳道脓液,并滴入抗生素滴耳液,每日3～4次,初步清洁耳道。②术前一天剃除患侧耳郭周围头发,一般为距发际5～6cm(颞骨切除术患者需剃除10cm,男患者建议剃光头),清洁耳郭及周围皮肤,术晨将女患者头发梳理整齐,术侧头发结成贴发三股辫,如为短发,可用凡士林将其粘于旁边,或用皮筋扎起,以免污染术野。需植皮取脂肪者,应备皮,备皮部位多为腹部或大腿。

(3)术前按医嘱予以全身使用抗生素,预防术后感染。

(4)一般准备:①术前检查各项检验报告是否正常,包括血尿常规、出凝血试验、肝肾功能、胸片、心电图等,了解患者是否有糖尿病、高血压心脏病或其他全身疾病,有无手术禁忌证,以保证手术安全。术前禁烟酒及刺激性食物。②局部各项检查要齐全,包括电测听、前庭功能、耳部CT、面神经功能等。③根据需要完成药物皮肤敏感试验。④预计术中可能输血者,应做好定血型和交叉配血试验。⑤术前一日沐浴、剪指(趾)甲,做好个人卫生工作。⑥术前晚可服镇静剂,以便安静休息。⑦术晨更衣,局部麻醉者不穿高领内衣,全身麻醉者病服贴身穿。取下所有贵重物品和首饰交于家属保管。活动性义齿要取下。不涂口红和指甲油。不戴角膜接触镜。⑧按医嘱予术前用药,并做好宣教工作。⑨局麻患者术晨可进少量干食。全麻者术前6小时开始禁食、禁水。⑩术前有上呼吸道感染者、女患者月经来潮者,暂缓手术。

3.术后护理

(1)嘱患者平卧或健侧卧位,避免压迫伤口。

(2)观察敷料的渗透情况及是否松脱。

(3)局麻术后即可进软食。

(4)术后一周拆线,拆线前不洗头,洗脸时注意保持伤口清洁干燥。

4.健康指导

注意保持伤口清洁干燥,洗头沐浴后及时擦干头发。养成良好的卫生习惯,经常修剪指甲,避免指甲触及伤口。

(六)护理评价

通过治疗和护理计划的实施,评价患者是否能够达到:①掌握预防局部感染的知识。②配合手术顺利完成,手术伤口愈合无感染。

二、先天性外耳及中耳畸形

先天性外耳畸形包括耳郭先天性畸形、先天性外耳道闭锁伴中耳畸形先天性中耳畸形可以与外耳畸形及内耳畸形相伴,也可以单独出现。

(一)病因

因母体妊娠时,在胚胎三个月内受遗传因素、药物损害或病毒感染引起第一、二鳃弓发育畸形或第一鳃沟发育障碍所致。

(二)护理评估

1.健康史

评估患者在家庭中有无类似病例及母亲在妊娠时有无感染或服药史。

2.身体状况

主要表现不同程度外耳畸形、听力障碍。外耳畸形表现有耳郭缺如、小耳、耳郭形状不正常、耳郭移位、赘耳、巨耳等;听力障碍的程度与外耳畸形和中耳不同位置畸形有关。

3.辅助检查

(1)听功能检查。

(2)影像学检查。

4.心理社会状况

评估患者的年龄、性别、文化层次,对疾病的态度,自我概念,有无自卑心理等。

5.治疗原则

单纯中耳畸形者,可行鼓室探查术。有外耳道闭锁者,需行外耳道及鼓室成形术,伴有外耳畸形者可同时或择期行耳郭整形术或耳郭再造术。

(三)主要护理诊断及医护合作性问题

1.身体意象紊乱

因外耳畸形、听力障碍所致。

2.知识缺乏

缺乏有关手术的配合知识和自我保健知识。

(四)主要护理措施

1.病情观察

(1)观察患者手术伤口有无渗血和出血。

(2)观察患者皮瓣血运情况:温度、颜色、肿胀程度。有异常及时与医生联系。

(3)有埋植扩张器者应观察扩张器位置及周围皮肤的血运,并保持清洁干燥。

2.健康指导

(1)注意保暖,防止感冒,并掌握正确的擤鼻方法。

(2)注意保持外耳道清洁干燥,洗头沐浴时应用棉球堵塞外耳道口,防止污水进入耳内。

(3)养成良好的卫生习惯,经常修剪指甲,避免用手搔抓术耳和牵拉耳郭。

三、先天性内耳畸形

先天性内耳畸形亦称先天性迷路畸形,种类繁多,临床上常见的有大前庭导水管综合征、先天性耳蜗畸形、可单独发生,亦可伴随外耳、中耳畸形,部分病例伴有颜面器官、眼、口、齿畸形及或伴有肢体与内脏畸形,构成许多综合征。

(一)病因

(1)先天性遗传性内耳畸形,此类有家族史。

(2)先天性感染性畸形是由胚胎早期母体感染疾病所致,如风疹、麻疹、腮腺炎等。

(3)理化因素损伤性畸形,如母亲在妊娠期服用药物、X 射线、电磁波等。

(二)护理评估

1.健康史

评估母体在妊娠时有无病毒感染或服用致畸药物,频繁接触放射线及电磁波等物理因素史。发现患者失聪的时间及其他疾病史。

2.身体状况

主要表现为听力严重障碍,不能很好地沟通,也有部分患者表现为发作性眩晕。严重者伴有肢体与内脏畸形。

3.辅助检查

(1)听功能检查。

(2)影像学检查。

4.心理社会状况

评估患者的年龄、性别、性格特点、交流能力、智力发育情况及家庭经济状况、父母的知识层次和对疾病的了解。

5.治疗原则

根据耳聋的性质和程度可采用:①传导性聋,局麻下行人工镫骨安装术;②中、重度感音神经性聋,可选配合适的助听器;③重度及极重度感音神经性聋,建议尽早(≥1岁)行人工耳蜗植入术。

(三)主要护理诊断及医护合作性问题

1.社交障碍

与听力严重障碍不能有效地沟通有关。

2.潜在并发症

颅内感染。

3.知识缺乏

缺乏有关手术的配合知识和自我保健知识。

(四)主要护理措施

(1)利用各种方式(手语、口型,书面文字)与患者沟通,或向其家属简单说明手术的目的、基本过程、术中可能出现的不适及如何与医生配合。

(2)卧位:①行人工镫骨安装术者应平卧2～3天。②行人工耳蜗植入术者6小时后头部略抬高15°～30°,小孩应避免哭闹,并嘱咐家属避免其抓耳部敷料。

(3)病情观察:①严密观察生命体征、意识和瞳孔,有无面瘫、恶心、呕吐、眩晕、寒战、高热、头痛、嗜睡等颅内外并发症出现,有异常及时通知医生进行抢救处理;②观察患者手术伤口有无渗血和出血。

(4)健康指导如下:

1)注意保暖,防止感冒,并掌握正确的擤鼻方法,勿用力擤鼻。

2)注意保持外耳道清洁干燥,洗头沐浴时应用棉球堵塞外耳道口,防止污水进入耳内。

3)叮嘱患者或患儿家属尽可能不让患儿进行剧烈运动,以防电极脱落。

4)人工耳蜗植入术出院后 1 个月到医院开机调试。

5)尽可能 2～3 岁时进行语言培训,训练说话能力。

第二节　耳外伤

一、耳郭外伤

(一)病因

多因机械性挫伤、锐器或钝器所致撕裂伤。

(二)护理评估

1.健康史

评估患者耳郭外伤发生的原因、时间、程度,出血情况、初步处理措施,有无神志不清等。

2.身体状况

主要表现为耳郭血肿、出血、耳郭断裂,破损处易继发感染。可单独发生,也可伴邻近组织的外伤。

3.心理社会状况

评估患者的年龄、性别、情绪状况、文化层次等。

4.治疗原则

及时清创、止血;预防和控制感染;尽可能修复耳郭畸形。

(三)主要护理诊断及医护合作性问题

1.感染的危险

与耳郭外伤和断裂暴露环境中被污染有关。

2.知识缺乏

缺乏有关手术的配合知识和自我保健知识。

3.潜在并发症

耳郭畸形、脑脊液耳漏、颅内感染等。

(四)主要护理措施

(1)协助医生及时处理伤口,清除血块和血肿,加压包扎 48 小时。

(2)观察局部伤口渗血情况,生命体征,耳道内有无透明无色液体流出,观察耳郭修复后血运情况。

(3)健侧卧位或平卧位,如有脑脊液耳漏则取头高位或半卧位。

(4)按医嘱应用敏感抗生素治疗。

(5)健康指导:①注意保护术耳,使耳郭清洁干燥。避免用手触及和牵拉修复后耳郭。②日常生活工作中要注意自身安全。户外工作必须配戴安全帽等防护措施。

二、耳郭冻伤

(一)病因

由于患者长期受冻于寒冷冬季,缺乏防冻保暖措施,使耳郭血管收缩,缺血缺氧,造成局部组织受损或坏死。

(二)护理评估

1.健康史

评估患者耳郭冻伤的时间,有无治疗及治疗的经过。有无长期暴露在寒冷地区工作,有无防护措施。

2.身体状况

受冻轻者,局部感觉不敏,仅有发痒和烧灼感。受冻重者局部完全失去感觉,冻伤区呈深红色或暗褐色,乃至形成水疱,局部疼痛明显。

3.心理社会状况

评估患者的年龄、文化层次、职业、生活环境等。

4.治疗原则

保护耳郭,重建局部循环,预防感染。

(三)主要护理诊断及医护合作性问题

1.感染的危险

与局部抵抗力降低有关。

2.知识缺乏

缺乏有关治疗和预防保健知识。

(四)主要护理措施

(1)注意观察受冻部位皮肤的颜色、感觉、皮肤表面有无破裂溢血和水疱,及疼痛的程度。

(2)受冻较轻患者每日用 38～40℃ 或 42～44℃ 的温水作局部冲洗或热敷约 20min,每日 2 次。

(3)如表皮破裂、渗出可遵医嘱外敷抗生素软膏。

(4)若患者耳郭局部失去感觉,呈死灰色,应及时与医生取得联系。

(5)健康指导:①指导患者注意保护双耳,每日用温水作局部热敷。②在寒冷季节,长期户外工作时必须戴棉质耳罩保暖。③若发现冻伤继续加重,应及时就诊。

三、耳郭化脓性软骨膜炎

(一)病因

主要因外伤后细菌感染引发,常见细菌依次为铜绿假单胞菌、金黄色葡萄球菌、链球菌、大肠杆菌等。

常见的外伤有创伤、烧伤、冻伤、抓伤、手术切口、针刺、打耳环孔等。

(二)护理评估

1.健康史

评估患者耳郭感染的时间,有无外伤史,有无采取治疗等。

2.身体状况

早期表现为局部烧灼感、红肿、疼痛,继而整个耳郭弥漫性肿大、疼痛加剧、体温升高。后期脓肿形成,触之有波动感,炎症期后软骨坏死。

3.心理社会状况

评估患者的性别、年龄、文化层次、职业、生活习惯、卫生习惯等。

4.治疗原则

早期脓肿尚未形成时,应全身使用足量敏感抗生素,理疗改善局部循环。脓肿形成后,行脓肿切开引流,清除坏死组织。

(三)主要护理诊断及医护合作性问题

1.急性疼痛

与耳郭感染性炎症有关。

2.潜在并发症

反复感染致耳郭软骨坏死。

3.知识缺乏

缺乏治疗有关的配合知识和自我保健知识。

(四)主要护理措施

(1)及时按医嘱用药,观察用药效果。对于门诊治疗的患者,如果48小时之内症状好转,要叮嘱其至少继续使用抗生素1周。

(2)脓肿切开引流后,松散加压包扎,嘱患者健侧卧位或平卧位,每日或隔日换药。术后按医嘱使用抗生素至少2周。

(3)观察局部脓液引流、伤口渗血和耳郭颜色、血运情况。如渗出较多,耳郭颜色变深应及时处理。

(4)健康指导:①嘱患者注意保护术耳,使耳郭清洁干燥。②养成良好的卫生习惯,经常修剪指甲,避免用手搔抓和牵拉修复后的耳郭。③嘱患者如发生耳郭外伤,应及时处理,预防感染。

四、鼓膜外伤

(一)病因

因直接外力或间接外力作用所致,如挖耳棒、毛线针、火星溅入、小虫飞入、掌击耳部、放鞭炮、跳水气压伤等。

(二)护理评估

1.健康史

评估患者耳内不适感发生的时间,有无受到直接或间接外力的伤害。

2.身体状况

主要表现有耳痛、耳出血、听力减退、耳鸣、耳闷塞感等。

3.辅助检查

(1)耳镜检查鼓膜破裂情况。

(2)听功能检查呈传导性聋。

4.心理社会状况

评估患者的文化层次、年龄、职业、情绪状况等。

5.治疗原则

清除外耳道异物、积血等,消毒外耳道及耳郭,预防感染。小的外伤性穿孔一般3～4周可自愈,大的穿孔不能自愈可行鼓膜修补术。

(三)主要护理诊断及医护合作性问题

1.焦虑

与担心预后有关。

2.有感染的危险

与鼓膜外伤,细菌易侵入有关。

3.知识缺乏

缺乏有关治疗的知识和预防保健知识。

(四)主要护理措施

(1)心理护理:向患者简单说明发病的原因和治疗的情况,并告知患者不要紧张担心,密切配合医生治疗,使伤口尽早愈合。

(2)遵医嘱给予抗生素治疗,外耳道口可用酒精棉球擦拭后,放置无菌棉球防止感染。

(3)告知患者1个月内禁止耳内滴入任何药液,洗澡洗头时防止水进入耳道,禁止任何水上运动。

(4)嘱患者避免上呼吸道感染,掌握正确的擤鼻方法,切勿用力擤鼻涕。

(5)健康指导:勿自己用利器挖耳。耵聍分泌较多影响听力时,应到专科医院就诊。如有异物进入耳内不能取出时,应及时到专科医院就诊。遇到放鞭炮巨大声响时,应用棉花或手指塞耳。在强气压环境工作时要戴防护耳塞。

五、听骨链损伤

(一)病因

因头部外伤、爆炸伤、手术不当等引起砧镫关节脱位或镫骨弓骨折。

(二)护理评估

1.健康史

评估患者受伤发生的时间,何种外伤引起。有无昏迷、休克等其他全身症状。

2.身体状况

(1)主要表现有外伤后突然出现听力减退、耳鸣、耳痛伴有内耳损伤,可出现眼球震颤、眩晕和恶心。鼓膜可完整或穿孔,表面可见血性分泌物或血痂。

(2)外伤严重者可伴有昏迷、休克等。

3.辅助检查

(1)听功能检查。

(2)影像学检查。

4.心理社会状况

评估患者的年龄、性别、职业、文化层次、对疾病的认识、情绪状况、经济状况等。

5.治疗原则

首先积极治疗全身症状,预防和控制感染。症状控制后根据听骨链中损伤位置的不同行听骨链重建术,鼓膜穿孔者同时行鼓膜修补术,伴有耳鸣眩晕者,予改善内耳微循环及促进神经细胞生长的药物。

(三)主要护理诊断及医护合作性问题

1.焦虑

与担心预后有关。

2.知识缺乏

缺乏有关手术的配合知识和自我保健知识。

(四)主要护理措施

(1)向患者简单说明手术的目的、基本过程、术中可能出现的不适及如何与医生配合。

(2)健康指导:①注意保暖,防止感冒,并掌握正确的擤鼻方法,勿用力擤鼻。②注意保持外耳道清洁干燥,洗头沐浴时应用棉球堵塞外耳道口,防止污水进入耳内。③叮嘱患者避免进行激烈运动,以防人工听骨脱落。④日常生活工作中要注意安全防护,必要时戴耳塞。

第三节　外耳疾病

一、耳郭假性囊肿

耳郭假性囊肿为耳郭外侧面出现的一个半球形的无痛囊性隆起,曾被称为耳郭非化脓性软骨膜炎、耳郭浆液性软骨膜炎、耳郭软骨间积液等。

(一)病因

目前认为与机械性刺激、挤压有关,造成局部微循环障碍,引起组织间的无菌性炎性渗出而发病。

(二)护理评估

1.健康史

评估患者耳郭不适和局部隆起的时间。有无明显诱因如耳郭长期受到挤压等。

2.身体状况

(1)耳郭外侧面出现半球形囊性隆起,表面肤色正常,刺激后可迅速增大。

(2)无痛,有胀感、灼热感和痒感。

(3)囊肿增大时隆起明显,有波动感,无压痛感。

(4)穿刺可抽出淡黄色液体。

3.辅助检查

(1)对抽出液作生化检查,含有丰富蛋白质。

(2)对抽出液进行细菌培养,无细菌生长。

因本病容易确诊,故临床上较少使用辅助检查。

4.心理社会状况

评估患者的年龄、性别、文化层次、职业、生活习惯等。

5.治疗原则

囊肿早期或小囊肿可用冷敷、微波照射;较大囊肿一般采用穿刺抽液,穿刺后可加压包扎或注入硬化剂或高渗剂;可口服抗生素预防感染。

(三)主要护理诊断及医护合作性问题

1.知识缺乏

缺乏有关本病治疗的配合知识和自我保健知识。

2.感染的危险

与无菌技术操作不当和患者缺乏预防感染的知识有关。

(四)主要护理措施

(1)对需要冷敷或微波照射的患者,应教会患者或家属冷敷的方法,微波照射的频率、时间和注意事项。

(2)对需进行穿刺抽液和石膏加压固定的患者,应严格按照"耳郭假性囊肿石膏固定法"的相关内容操作:①患者取坐位,解释操作目的和方法。②用安尔碘消毒囊肿皮肤,在囊肿最低处穿刺抽出囊肿内液体。进针点用棉球压迫止血后,用胶布封住。③患者头部侧卧,患耳朝上。用棉球塞住外耳道。④将石膏粉调匀,涂于囊肿及耳郭周围固定耳郭。⑤待石膏干燥后可坐起。严格执行无菌技术,预防感染。

(3)健康指导:①注意保护患耳,使耳郭清洁干燥,加压包扎或固定物如石膏不能弄湿,防止污染。加压包扎或固定期间,如有耳郭剧烈疼痛等不适,应及时就诊。②养成良好的卫生习惯,经常修剪指甲,避免用手搔抓耳郭。③避免长期挤压耳郭。

二、外耳道炎

外耳道炎是外耳道皮肤或皮下组织广泛的急、慢性炎症。由于在潮湿的热带地区发病率高,因而又被称为"热耳病"。根据病程可将外耳道炎分为急性弥漫性外耳道炎和慢性外耳道炎。较为常见的是急性弥漫性外耳道炎。

(一)病因

(1)温度升高,空气湿度大,影响腺体分泌,降低局部防御能力。

(2)外耳道局部环境的改变游泳、洗头或沐浴时水进入外耳道,浸泡皮肤,角质层被破坏,微生物侵入。同时改变了外耳道酸性环境使外耳道抵抗力下降。

(3)挖耳时损伤外耳道皮肤,引起感染。

(4)中耳炎分泌物的持续刺激使皮肤损伤感染。

(5)全身性疾病使身体抵抗力下降,引起外耳道感染,如糖尿病、慢性肾炎、内分泌紊乱、贫血等。

(二)护理评估

1.健康史

(1)评估患者耳部不适及疼痛、分泌物流出发生和持续的时间。

(2)有无明显诱因如挖耳损伤皮肤,游泳、洗头时污水进入外耳道等。

(3)有无全身性疾病史,如糖尿病、慢性肾炎、内分泌紊乱、贫血等。

2.身体状况

(1)急性外耳道炎:①发病初期耳内有灼热感,随后疼痛剧烈,甚至坐卧不宁,咀嚼说话、牵拉耳郭、按压耳屏时加重,伴有外耳道分泌物。②外耳道皮肤弥漫性肿胀、充血。③可伴发热,耳周淋巴结肿大。

(2)慢性外耳道炎:①自觉耳痒不适,可有少量分泌物流出。游泳、洗头或耳道损伤可使之转为急性。②检查可见外耳道皮肤增厚,有痂皮附着,去除后皮肤呈渗血状。耳道内可有少量稠厚或豆腐渣样分泌物。

3.辅助检查

(1)耳窥镜检查,了解外耳道皮肤肿胀及鼓膜情况。

(2)分泌物细菌培养和药敏试验。

4.心理社会状况

评估患者的文化层次、职业、卫生习惯、居住环境等。

5.治疗原则

清洁外耳道,使局部干燥和引流通畅,并使外耳道处于酸性环境。合理使用敏感抗生素。外耳道红肿严重时,可用消炎消肿纱条置于外耳道。耳痛剧烈时可适当予以止痛剂。

(三)主要护理诊断和医护合作性问题

1.急性疼痛

与外耳道急性炎症反应有关。

2.舒适改变

与耳道痒、分泌物流出引起的不适有关。

3.焦虑

与炎症引起多种不适和担心预后有关。

4.知识缺乏

缺乏有关治疗配合和自我预防保健知识。

(四)主要护理措施

1.心理护理

向患者简单说明发病的原因和治疗的情况,并告知患者不要担心,密切配合医生治疗,使病情得到控制。

2.根据医嘱使用敏感抗生素

全身或局部使用,控制炎症。外耳道红肿可根据医嘱局部覆用鱼石脂甘油,消炎消肿。耳痛剧烈影响睡眠时,按医嘱给予止痛药和镇静剂。进食流质或半流质食物,减少咀嚼引起的疼痛。

3.仔细清除耳道内分泌物

可用无菌棉签蘸生理盐水擦拭,并教会患者或家属正确擦拭的方法,以保持局部清洁干燥,减少刺激,又不会损伤外耳道。

4.健康指导

(1)教会患者或家属正确滴耳药的方法。

(2)用药后如有耳部症状加重,应及时就医,确定是否局部药物过敏。

(3)无论慢性或急性外耳道炎,均应坚持治疗至完全治愈,防止复发或迁延不愈。

(4)加强个人卫生,经常修剪指甲,避免挖耳损伤皮肤。

(5)炎症期间不要从事水上运动。

(6)游泳、洗头、沐浴时不要让水进入外耳道,如有水进入外耳道内,可用无菌棉签或柔软纸巾放在外耳道口将水吸出。或患耳向下,蹦跳几下,让水流出后擦干。保持外耳道清洁干燥。

(7)如有中耳疾病,应积极治疗。

(8)积极治疗全身性疾病。

三、外耳道疖

外耳道疖是外耳道皮肤的局限性化脓性炎症。好发于外耳道软骨部。多发生在热带、亚热带地区或炎热潮湿的夏季。

(一)病因

致病菌大多为金黄色葡萄球菌也有白色葡萄球菌。诱发因素包括:挖耳引起外耳道皮肤损伤;游泳、洗头、洗澡时不洁水进入外耳道;化脓性中耳炎脓液刺激;全身性疾病如糖尿病、慢性肾炎、营养不良等使全身或局部抵抗力下降。

(二)护理评估

1.健康史

(1)评估患者耳部疼痛、脓液流出发生和持续的时间。

(2)了解有无上述诱因。

2.身体状况

(1)耳痛剧烈,咀嚼或说话、压耳屏或牵拉耳郭时疼痛加重。

(2)疖破溃时有脓液流出,严重者体温升高伴有全身不适。

(3)耳镜检查可见外耳道软骨部局限性红肿隆起,中央有白色脓栓。

(4)可引起耳前或耳后淋巴结肿大疼痛。

3.辅助检查

(1)实验室检查可有白细胞升高。

(2)脓液作细菌培养和药敏试验。

4.心理社会状况

评估患者的年龄、性别、文化层次、职业、卫生习惯、工作环境和居住环境等。

5.治疗原则

(1)局部治疗:根据疖的不同阶段采取不同治疗方法。①早期可覆用鱼石脂甘油纱条,局部配合物理治疗、微波治疗,可起到消炎消肿作用。②脓肿形成后可行切开排脓,脓腔置引流条,每日换药。未成熟疖禁忌切开。

(2)全身治疗:合理使用敏感抗生素。

（三）主要护理诊断和医护合作性问题

1.焦虑

与炎症引起的剧烈疼痛和担心预后有关。

2.急性疼痛

与外耳道疖引起的炎症反应有关。

3.知识缺乏

缺乏有关治疗配合的知识和自我预防保健知识。

四、外耳湿疹

外耳湿疹是发生在外耳道、耳郭、耳周皮肤的变态反应性皮炎。

（一）病因

病因不清，可能与变态反应因素、神经功能障碍、内分泌功能失调、代谢障碍、消化不良等因素有关。引起变态反应的因素可为食物（如牛奶、海鲜等）、吸入物（如花粉、动物的皮毛、油漆等）、接触物（如药物、化妆品、化纤织物、助听器的塑料外壳、眼镜架、肥皂、化学物质等）等，也可从头面部和颈部皮炎蔓延而来，潮湿和高温常是诱因。外耳道湿疹还可由化脓性中耳炎的脓性分泌物持续刺激引起。

（二）护理评估

1.健康史

（1）评估患者外耳不适和出现红斑、丘疹、水疱等症状的时间，发作的频次。

（2）了解患者有无上述诱因或过敏体质等。

2.身体状况

急性期主要表现为外耳奇痒、灼热感、有渗液。外耳皮肤红肿、红斑，粟粒状丘疹、小水疱等，慢性期患处皮肤增厚、粗糙、皲裂、有脱屑和色素沉着。易反复发作。

3.心理社会状况

评估患者的年龄、性别、文化层次、职业、生活习惯、饮食习惯、生活和工作环境等。

4.治疗原则

去除过敏原，口服抗过敏药，局部对症治疗。有继发感染加用抗生素。

（三）主要护理诊断和医护合作性问题

1.舒适改变

与局部痒、渗液、灼热不适有关。

2.皮肤完整性受损

与脓液、过敏原刺激皮肤引起各种损害有关。

3.知识缺乏

缺乏有关治疗配合和自我预防保健知识。

4.焦虑

与疾病易转为慢性和反复发作有关。

(四)主要护理措施

1.指导患者服用抗过敏药和抗生素

根据医嘱指导患者服用抗过敏药和抗生素,减轻不适反应。

2.根据医嘱指导患者局部用药的方法

(1)急性期渗液较多时,用炉甘石剂清洗渗液和痂皮后,用3%硼酸溶液湿敷1～2天。干燥后可用10%氧化锌软膏涂擦。

(2)亚急性湿疹渗液不多时局部涂擦2%甲紫溶液。

(3)慢性湿疹局部干燥时,局部涂擦10%氧化锌软膏、抗生素激素软膏或艾洛松软膏等。干痂较多时先用过氧化氢清洗局部后再用上述膏剂。皮肤增厚者可用3%水杨酸软膏。

3.饮食护理

进清淡饮食,禁忌食用辛辣、刺激或有较强变应原食物,如牛奶、海鲜类等。

4.心理护理

向患者讲解发病的原因和治疗的方法、效果等预防再次发作的措施,使患者情绪稳定,密切配合医生治疗。

5.清除外耳道脓液

对慢性化脓性中耳炎患者尤应注意清除外耳道脓液,减少刺激。保持耳郭清洁干燥。

6.健康指导

(1)嘱患者不要搔抓挖耳,不用热水肥皂擦洗患处。

(2)根据医嘱坚持用药和复诊,积极治疗慢性化脓性中耳炎、头颈面部湿疹。

(3)加强个人卫生,经常修剪指甲,避免挖耳损伤皮肤。

(4)不进行水上运动,洗头洗澡时注意保护耳郭。

(5)避免食用鱼、虾、海鲜类、牛奶等易过敏食物,不吃辛辣、刺激性食物。

(6)避免接触变应原物质,如化妆品、耳环、油漆和化纤织物等。

(7)锻炼身体,均衡营养,充足睡眠,提高机体抵抗力。

第四节　中耳疾病

一、大疱性鼓膜炎

大疱性鼓膜炎又称出血性大疱性鼓膜炎,是鼓膜及其临近外耳道皮肤的急性炎症。

(一)病因

一般认为此病由流感病毒所致,常发生于流感之后。少数病例与药物或物理刺激及过敏等因素有关。

(二)护理评估

1.健康史

评估近期有无流感、脊髓灰质炎等病毒感染史;询问耳痛程度,耳道内有无液体流出等。

2.身体状况

常于流感热退后 2～3 天时突发剧烈耳痛,多伴有轻度听力障碍、耳鸣及同侧偏头痛,部分病例有眩晕感。大疱破裂后有稀薄血性分泌物自外耳道流出,耳痛随之减轻。

3.辅助检查

耳镜检查可见鼓膜红肿,以松弛部为甚,在鼓膜后上方出现大小不同的水疱,表面可有明显血管。

4.心理社会状况

因本病好发于儿童及青年人,应注意评估患者的年龄、性别、文化层次、职业、生活习惯等。

5.治疗原则

全身抗病毒治疗;给予镇痛剂缓解耳痛;局部及全身应用抗生素预防继发感染。大疱可待其自破或吸收自愈,较大血疱可行穿刺抽液。

(三)主要护理诊断及医护合作性问题

1.急性疼痛

与鼓膜和外耳道的急性炎症反应有关。

2.知识缺乏

缺乏大疱性鼓膜炎的防治和护理知识。

3.有感染的危险

与鼓膜大疱破裂或穿刺后用药或护理不当有关。

(四)主要护理措施

(1)卧床休息,多饮水,进营养丰富的软食。

(2)患者诉说疼痛时耐心倾听,指导患者放松和分散注意力的方法,遵医嘱给予止痛药物,并观察药物疗效。

(3)大疱破裂前按医嘱局部用消炎镇痛类滴耳液。大疱破裂后,拭净外耳道,停用酚甘油,改用抗生素滴耳液,同时全身应用抗生素预防继发感染。

(4)行大疱穿刺者,注意严格消毒,避免刺破鼓膜全层,以免引起中耳腔感染。

(5)耳部可应用热敷或透热疗法促进吸收,加速血疱消退。

(6)健康教育:①指导患者或家属掌握正确的滴耳药方法。②耳痛加剧时应及时就诊。③锻炼身体,增强体质,积极防治上呼吸道感染等。

二、急性乳突炎

急性乳突炎是乳突气房黏膜及其骨壁的急性化脓性炎症。好发于儿童,2～3 岁以下婴幼儿乳突尚未发育,仅发生鼓窦炎。

(一)病因

本病多为急性化脓性中耳炎的并发症。与患者抵抗力差,致病菌毒力强、耐药、对常用抗生素不敏感,中耳脓液引流不畅等因素有关。

(二)护理评估

1.健康史

评估患者急性化脓性中耳炎的病程;耳痛、耳流脓,耳聋等症状是否加重,耳流脓后疼痛是否减轻;有无体温再度升高等。

2.身体状况

在急性化脓性中耳炎第 3 周左右,各种症状不轻反重,鼓膜穿孔后耳痛不减轻,或一度减轻后又逐渐加重;听力进一步下降;耳流脓不见减少反渐增加,引流受阻时流脓突然减少并伴同侧颞区头痛。同时全身症状加重,体温再度升高,重者可达 40℃ 以上。乳突部皮肤轻度肿胀,鼓窦区及乳突尖区有明显压痛。

3.辅助检查

(1)耳镜检查:可见鼓膜充血,松弛部膨出。一般穿孔小,穿孔处有脓液搏动。

(2)乳突 X 线片或 CT 摄片:可见乳突腔密度改变。

(3)血常规检查:显示白细胞升高。

(4)细菌培养及药物敏感试验:以确定致病菌和敏感抗生素。

4.心理社会状况

注意评估患者的心理状况及家庭支持系统状况。

5.治疗原则

早期需按照细菌培养及药物敏感试验的结果及早静脉给予大剂量敏感的抗菌药物;注意改善局部引流;如炎症得不到控制或出现可疑并发症时,应立即行乳突凿开术。

(三)主要护理诊断及医护合作性问题

1.体温升高

与急性乳突炎引起全身反应有关。

2.急性疼痛

与乳突急性化脓性炎症有关。

3.潜在并发症

硬脑膜外和硬脑膜下脓肿、乙状窦血栓性静脉炎、脑脓肿、耳后骨膜下脓肿等颅内、外感染。

4.知识缺乏

缺乏急性乳突炎的治疗和护理知识。

(四)主要护理措施

(1)按医嘱全身给予抗生素治疗,直至症状完全消失后继续治疗数日。注意观察药物疗效及不良反应。

(2)遵医嘱给予 1‰ 的麻黄碱滴鼻,以保持咽鼓管引流通畅。必要时配合医生行鼓膜切开术,以利排脓。

(3)观察体温的变化,高热患者给予物理降温或遵医嘱给予退热药物。

(4)对于耳痛明显的患者,应分散患者注意力以降低机体对疼痛的感受性,必要时给予止痛药。

(5)密切观察病情变化,有剧烈头痛、恶心,呕吐、烦躁不安等症状时应警惕颅内并发症的产生。发现耳郭后上方红肿压痛加剧并有波动感应注意颅外并发症的可能。

(6)注意休息,多饮水,鼓励进食高蛋白、高热量、高维生素易消化的流质或半流质饮食,疏通大便。重症者应注意支持疗法。小儿患者必要时请儿科医生协同观察处理。

(7)需要手术者,认真做好手术前后护理。

(8)健康教育:①向患者和家属讲解急性乳突炎的危害,特别是引起颅内、外并发症的严重性。②告知有鼓膜穿孔或手术后的患者,短期内不宜游泳,淋浴或洗头时可用干棉球塞于外耳道口,防止污水流入耳内。③乳突凿开术患者告知其三个月内耳内会有少量渗出,注意保持外耳道清洁,防止感染。④教会正确的滴耳药方法,滴耳药前先用生理盐水清洗外耳道的脓液并用棉签拭干。⑤定期复诊,病情有变化时及时就诊。⑥增加营养,提高机体抵抗力,积极预防和治疗上呼吸道感染。⑦按时进行各种传染病的预防接种。⑧宣传正确的哺乳姿势:哺乳时应将婴儿抱起,使头部竖直;乳汁过多时应适当控制其流出速度。

三、分泌性中耳炎

分泌性中耳炎是以中耳积液(包括浆液、黏液、或浆黏液)及听力下降为主要特征的中耳非化脓性炎性疾病。可分为急性和慢性两种。急性中耳炎症未愈、病程大于 8 周者称为慢性分泌性中耳炎。

(一)病因

尚不完全明了,可能与咽鼓管功能障碍、感染、免疫反应等有关。

(二)护理评估

1.健康史

了解病程,询问患者发病前有无感冒、腺样体肥大、鼻炎、鼻窦炎、中耳感染等,近期有无乘坐飞机。

2.身体状况

(1)听力下降:急性发病者大多于感冒后有听力减退,听力可因头位不同而改变。慢性者起病隐匿。

(2)耳痛:急性者可有隐隐耳痛,慢性者耳痛不明显。

(3)耳鸣:有"噼啪"声,"嗡嗡"声及流水声等。当头部震动时耳内可有气过水声。

(4)耳内闭塞感:本病尚有耳内闭塞或闷胀感,按压耳屏后可暂时减轻。

3.辅助检查

(1)耳镜检查:急性期可见鼓膜充血、内陷;鼓室积液时可见液平面或鼓膜呈淡黄、橙红或琥珀色。慢性者鼓膜可呈灰蓝或乳白色。

(2)听力测试:示传导性聋。

(3)声阻抗测定:鼓室压曲线常呈平坦型或高负压型。

(4)乳突 X 线检查:多发现乳突气房模糊,密度增加。

(5)鼓膜穿刺:可抽出积液。

4.心理社会状况

评估患者年龄、性别,文化层次,对疾病的认知、家庭功能状况、情绪反应等。

5.治疗原则

清除中耳积液(鼓膜穿刺抽液、鼓膜切开、鼓室置管术等);控制感染,改善咽鼓管通气引流,病因治疗。

(三)主要护理诊断和医护合作性问题

1.感知改变:听力下降

与中耳积液及负压有关。

2.舒适改变:耳鸣、耳痛、耳闷塞感

与咽鼓管阻塞、鼓室积液有关。

3.知识缺乏

缺乏分泌性中耳炎的相关的治疗配合和自我护理知识。

(四)主要护理措施

(1)向患者及其家人介绍本病的致病原因和各种治疗方法,增强患者信心,使其积极配合治疗。

(2)遵医嘱给予抗生素类、类固醇激素类药物以控制感染,减轻炎性渗出和机化。注意观察用药效果和不良反应。

(3)教会患者正确的滴鼻药方法,遵医嘱给予1%的麻黄碱滴鼻,保持鼻腔及咽鼓管通畅。

(4)行咽鼓管吹张时,应先清除鼻腔分泌物。行鼓膜穿刺抽液时,严格按操作规程执行。行鼓膜切开或鼓室置管术者,向其解释目的及注意事项,以利其配合。

(5)健康指导:①加强体育锻炼,增强体质,防止感冒。乘飞机起飞或降落时,做吞咽或张口说话动作,使咽鼓管两侧压力平衡。②嘱患者积极治疗鼻咽部疾病,如腺样体肥大、鼻窦炎、扁桃体炎等。③对10岁以下儿童告知家长定期行筛选性声阻抗检测。④掌握正确的擤鼻方法,压一侧鼻翼擤出或吸至咽部吐出。⑤行鼓室置管术后,勿自行用棉棒擦拭外耳道,以防小管脱出。通气管取出前或鼓膜切开者,禁止游泳及淋浴,以防耳内进水,导致中耳感染。⑥本病急性期,应尽早、彻底治愈,以免迁延成慢性。

四、急性化脓性中耳炎

急性化脓性中耳炎是中耳黏膜的急性化脓性炎症。

(一)病因

主要致病菌为肺炎链球菌流感嗜血杆菌、乙型溶血性链球菌、葡萄球菌及铜绿假单胞菌等。感染途径以咽鼓管途径为最常见,也可经外耳道鼓膜途径感染,血行感染者极少见。

(二)护理评估

1.健康史

评估患者是否有上呼吸道感染和传染病史。近期是否接受过鼓膜穿刺或置管、咽鼓管吹张等治疗。了解擤鼻习惯、婴幼儿吮乳姿势及是否有污水入耳等情况。

2.身体状况

(1)耳痛:早期患者感耳深部锐痛或搏动性跳痛,疼痛可向同侧头部或牙齿放射。鼓膜穿孔流脓后疼痛减轻。

(2)耳鸣及听力减退:患耳可有搏动性耳鸣,听力逐渐下降。耳痛剧烈者,轻度的耳聋可不被察觉。鼓膜穿孔后听力反而提高。

(3)耳漏:鼓膜穿孔后耳内有液体流出,初为血水脓样,以后变为脓性分泌物。

(4)全身症状:轻重不一。可有畏寒、发热、怠倦、食欲减退。小儿症状较成人严重,可有高热、惊厥,常伴有呕吐,腹泻等消化道症状。鼓膜穿孔后,体温逐渐下降,全身症状亦明显减轻。

3.辅助检查

(1)耳镜检查:可见鼓膜充血、肿胀,鼓膜穿孔后可见穿孔处有搏动亮点,为脓液从该处涌出。

(2)耳部触诊:乳突部可有轻压痛,鼓窦区较明显。

(3)听力检查:多为传导性聋。

(4)血常规检查:显示白细胞总数和多形核白细胞增加,鼓膜穿孔后血象恢复正常。

(5)乳突 X 线检查:乳突部呈云雾状模糊,但无骨质破坏。

4.心理社会状况

注意评估患者的年龄、文化层次、生活习惯、心理状态及对疾病的认知程度。

5.治疗原则

控制感染、通畅引流、去除病因。

(三)主要护理诊断及医护合作性问题

1.急性疼痛

与中耳急性化脓性炎症有关。

2.体温过高

与急性化脓性中耳炎引起全身反应有关。

3.潜在并发症

急性乳突炎、耳源性脑脓肿等。

4.知识缺乏

缺乏本病的治疗和护理知识。

(四)主要护理措施

(1)遵医嘱给予足量广谱抗生素控制感染,同时观察药物的疗效及不良反应。

(2)正确使用滴耳药。禁止使用粉剂滴耳,以免其与脓液结块而影响引流。并发上呼吸道感染或有鼻炎鼻窦炎者给予血管收缩药滴鼻,以利咽鼓管引流通畅。

(3)耳痛剧烈者,遵医嘱酌情应用镇静、止痛药物。

(4)观察体温变化,高热者给予物理降温或遵医嘱使用退热药。

(5)注意观察耳道分泌物性质、量和伴随症状,注意耳后是否有红肿、压痛,如出现恶心、呕吐、剧烈头痛、烦躁不安等症状时,应警惕并发症的发生。

(6)必要时配合医生做鼓膜切开术,以利排脓。

(7)注意休息,多饮水,进食易消化营养丰富的软食,保持大便通畅。

(8)健康教育:①告知正确的擤鼻方法,指导母亲采取正确的哺乳姿势。②及时清理外耳道脓液,指导正确的滴耳药方法。嘱患者坚持治疗,按期随访。③有鼓膜穿孔或鼓室置管者避免游泳等可能导致鼓室进水的活动。禁滴酚甘油。④加强体育锻炼,增强抗病能力,做好各种传染病的预防接种工作。患上呼吸道感染等疾病时积极治疗。

五、急性坏死性中耳炎

急性坏死性中耳炎是中耳黏膜、鼓膜和听小骨急性的严重破坏,炎症深达骨质。

(一)病因

常为小儿流感、麻疹,尤其是猩红热的并发症。

(二)护理评估

1.健康史

评估近期有无患流感或猩红热、麻疹等传染病等。

2.身体状况

与急性化脓性中耳炎类似,但程度更严重。听力下降明显,鼓膜穿孔较大,鼓室内常伴有肉芽形成,脓液稀,有臭味。

3.辅助检查

(1)耳镜检查:可见鼓膜穿孔较大,多呈肾形。

(2)听力检查:常为较严重的传导性耳聋。

(3)乳突 X 线或颞骨 CT 检查:显示听骨链、乳突气房、鼓室和乳突天盖及乙状窦骨质破坏。

4.心理社会状况

评估患者的年龄、文化层次、生活习惯和心理状况及家属的支持情况等。

5.治疗原则

全身应用大剂量抗生素控制感染,手术引流、清除病灶。

(三)主要护理诊断和医护合作性问题

1.焦虑

与急性坏死性中耳炎导致听力明显下降有关。

2.感知改变:听力下降

与鼓膜穿孔、鼓室肉芽、急性坏死性炎症破坏听骨链有关。

3.急性疼痛

与中耳急性坏死性炎症反应有关。

4.潜在并发症

慢性化脓性中耳炎,耳源性脑脓肿、耳后骨膜下脓肿等颅内外感染等。

5.知识缺乏

缺乏急性坏死性中耳炎的治疗和护理知识。

(四)主要护理措施

(1)耐心倾听患者主诉,向患者和家属讲解疾病发生的原因和治疗方法,消除其紧张焦虑情绪,鼓励患者积极配合治疗。

(2)遵医嘱给予大剂量广谱抗生素控制感染,注意药物的疗效及不良反应。

(3)评估患者疼痛程度,给予精神安慰,分散注意力,必要时按医嘱给予镇痛剂。

(4)正确使用滴鼻药和滴耳药。鼓膜穿孔,持续流脓者可局部滴用无耳毒性抗生素,如泰利必妥滴耳液,滴前先用 3% 过氧化氢溶液清洗外耳道脓液。

(5)行乳突切开引流术或鼓室成形术的患者,围术期的护理如下:

1)耳科患者术前护理常规:耳科手术主要包括耳前瘘管摘除术、乳突手术、鼓膜修补术、鼓室成形术、人工镫骨植入术、电子耳蜗植入术、颞骨切除术等,护理常规如下。心理护理,了解患者的心理状态,有针对性地向患者介绍手术的目的和意义,说明术中可能出现的情况,如何配合,术后的注意事项,使患者有充分的思想准备。耳部准备,对于慢性化脓性中耳炎耳内有脓的患者,入院后根据医嘱给予 3%过氧化氢溶液清洗外耳道脓液,并滴入抗生素滴耳液,每日 3～4 次,初步清洁耳道。术前一天剃除患侧耳郭周围头发,一般为距发际 5～6cm(颞骨切除术患者需剃除 10cm,男患者建议剃光头),清洁耳郭及周围皮肤,术晨将女患者头发梳理整齐,术侧头发结成贴发三股辫,如为短发,可用凡士林将其粘于旁边,或用皮筋扎起,以免污染术野。需植皮取脂肪者,应备皮,备皮部位多为腹部或大腿。术前按医嘱予以全身使用抗生素,预防术后感染。术前检查各项检验报告是否正常,包括血尿常规、出凝血试验、肝肾功能胸片、心电图等,了解患者是否有糖尿病、高血压、心脏病或其他全身疾病,有无手术禁忌证,以保证手术安全。局部各项检查要齐全,包括电测听、前庭功能、耳部 CT、面神经功能等。根据需要完成药物皮肤敏感试验。预计术中可能输血者,应做好定血型和交叉配血试验。术前一日沐浴、剪指(趾)甲,做好个人卫生工作。术前晚可服镇静剂,以便安静休息。术晨更衣,局部麻醉者不穿高领内衣,全身麻醉者病服贴身穿。取下所有贵重物品和首饰交于家属保管。活动性义齿要取下。不涂口红和指甲油。不戴角膜接触镜。按医嘱予术前用药,并做好宣教工作。局麻患者术晨可进少量干食。全麻者术前 6 小时开始禁食、禁水。术前有上呼吸道感染者、女患者月经来潮者,暂缓手术。术前禁烟酒及刺激性食物。

2)耳科患者术后护理常规:全麻患者按全麻术后护理常规护理至患者清醒。全麻清醒后,可选择平卧或健侧卧位或半卧位,如无发热、头痛、眩晕等症状,次日可起床轻微活动。人工镫骨手术需绝对卧床 48 小时。观察敷料的渗透情况及是否松脱,如渗血较多,及时通知医生,可更换外面敷料重新加压包扎。饮食护理如术后无恶心、呕吐,全麻清醒 3 小时后可进流质或半流质饮食,3～5 天后视病情逐步改为普食,以高蛋白、高热量、高维生素的清淡饮食为宜。注意观察有无面瘫、恶心、呕吐、眩晕、平衡失调等并发症,进颅手术注意患者有无高热、嗜睡、神志不清、瞳孔异常变化等颅内并发症发生。嘱患者防止感冒,教会其正确擤鼻方法,即单侧轻轻擤,勿用力擤,以免影响移植片,并利于中耳乳突腔愈合,按需要应用呋麻滴鼻液,保持咽鼓管通畅。根据医嘱使用抗生素,预防感染,促进伤口愈合。耳部手术患者因听力都有不同程度的损害,所以护士要注意与患者沟通的方式,如面对患者、大声说话、语速减慢,必要时用图片、写字或用简单的手语。避免患者烦躁不安,情绪不稳。术后 6～7 天拆线,2 周内逐渐抽出耳内纱条,拆线后外耳道内应放置挤干的酒精棉球,保持耳内清洁并吸收耳内渗出液。嘱患者洗头洗澡时污水勿进入外耳道。

(6)注意观察病情变化,注意有无恶心、呕吐、头痛、表情淡漠或耳后红肿、明显压痛等症状,防止发生颅内外并发症。

(7)健康教育:①向患者及家属讲解疾病的危害,嘱患者积极治疗,按期随访,病情变化时及时就医。②告知鼓膜穿孔或鼓室成形术后不宜游泳,洗头和沐浴时可用干棉球塞于外耳道口,谨防污水流入耳内。③忌用氨基糖苷类抗生素滴耳液(如新霉素、庆大霉素等)滴耳,以防耳中毒。④行鼓室成形术患者术后 2～3 个月内不要乘坐飞机,以防气压突然变化影响手术效果。并告知其术后 3 个月耳内会有少量渗出,此为正常现象,注意保持外耳道清洁,防止感染。⑤加强锻炼,增强机体抵抗力,认真做好各种传染病的预防接种工作。

第五节　内耳疾病

一、耳硬化症

耳硬化症是内耳骨迷路发生反复的局灶性吸收并被富含血管和细胞的海绵状新骨所代替,继而血管减少,骨质沉着,形成骨质硬化病灶而产生的疾病。好发于前庭窗前区和圆窗边缘。好发年龄为 20～40 岁,女性多于男性。

(一)病因

尚无定论,可能与遗传、种族、代谢紊乱及内分泌障碍等因素有关。

(二)护理评估

1.健康史

仔细询问患者是否有代谢紊乱、内分泌障碍等疾病,家族中是否有类似病例,女性患者是否怀孕。

2.身体状况

(1)缓慢进行性听力下降:可因妊娠、分娩、外伤、过劳及烟酒过度等而致听力减退加剧。

(2)耳鸣:一般以"轰轰"或"嗡嗡"低音调为主,可为持续性或间歇性。

(3)韦氏错听(亦称闹境返聪):在嘈杂环境中,患者的听觉反较在安静环境中为佳,此现象称为韦氏错听。

(4)眩晕:少数患者在头部活动时出现轻度短暂眩晕。

3.辅助检查

(1)耳镜检查:可见外耳道宽大,皮肤菲薄,鼓膜完整,标志清楚,可见 Schwartze 征。

(2)听力检查:可表现为单纯传导性聋或伴有不同程度耳蜗功能损失之混合性聋。

(3)声导抗测试:显示 A 型鼓室导抗图。

(4)颞骨 CT 扫描:明确病变部位。

4.心理社会状况

注意评估患者的性别,年龄、文化层次、对疾病的认知程度及压力应对方式等。

5.治疗原则

各期镫骨硬化患者以手术治疗为主,可采用镫骨部分或全部切除、人工镫骨术等。另可选配助听器和采用药物治疗。据报道氟化钠肠衣片、硫酸软骨素片等药物对本病有一定的防治作用。

(三)主要护理诊断和医护合作性问题

1.焦虑

与双耳听力下降及担心手术效果有关。

2.感知改变:双耳听力下降

与耳骨迷路病变有关。

3.有受伤的危险

与双耳聋有关。

4.知识缺乏

缺乏耳硬化症的治疗和护理知识。

(四)主要护理措施

(1)多与患者接触,了解患者焦虑的原因、程度,让家人经常探望和陪伴患者。告知其治疗方法和目的,鼓励患者勇敢面对疾病,积极配合治疗。

(2)人工镫骨术后应嘱患者保持头部制动 48 小时,以防镫骨移位。

(3)注意患者安全,避免车辆等物体的撞击。外出检查和活动要有人陪伴。在可能出现危险的地方安置警示牌。

(4)不宜手术或不愿意接受手术的患者,可佩戴助听器。应告知患者助听器的类型、适配对象和佩戴效果,协助患者选配合适的助听器。

(5)健康教育:①佩戴助听器的患者应每天清洗耳模和套管,耳部感染时不可佩戴。不用时关闭助听器,准备备用电池,夜间将电池盖打开,以免漏电。②口服氟化钠肠衣片等药物者应注意饭后服用。③手术后注意休息,避免剧烈活动,尤其是头部过度晃动和撞击。④伤口未愈不可洗头,以防污水流入耳内。⑤注意保暖,防止感冒,防止致病菌进入鼓室。

二、梅尼埃病

梅尼埃病是一种原因不明的以膜迷路积水为主要病理特征,以发作性眩晕、波动性耳聋、耳鸣、耳内胀满感为临床特征的内耳疾病。多见于 50 岁以下的中青年。

(一)病因

病因未明,主要学说有:耳蜗微循环障碍,内淋巴液生成、吸收平衡障碍,变态反应与自身免疫异常,另外可能与遗传、病毒感染等有关。

(二)护理评估

1.健康史

评估患者是否患过各种耳病,有无其他自身免疫性疾病,有无家族遗传史,有无反复发作的眩晕、耳鸣和听力障碍等情况。

2.身体状况

(1)眩晕:多为无先兆突发旋转性眩晕,伴有恶心、呕吐、面色苍白、出冷汗、脉迟缓、血压下降等症状。

(2)耳鸣:多出现在眩晕发作之前,眩晕发作时加剧,间歇期自然缓解,但常不消失。

(3)耳聋:一般为单侧,多次发作后明显。发作期加重,间歇期减轻,呈明显波动性听力下降,耳聋随发作次数增加而加重。

(4)耳胀满感:发作期患侧头部或耳内有胀满、沉重或压迫感,有时感耳内灼热或钝痛。

3.辅助检查

(1)耳镜检查:鼓膜多正常,咽鼓管功能良好。

(2)听力检查:呈感音性聋,多年长期发作者可能呈感音神经性聋。

(3)前庭功能试验:早期患者前庭功能正常或轻度减退。发作期可见自发性水平型或水平旋转型眼震,发作过后,眼震逐渐消失。多次发作后,可出现向健侧的优势偏向。晚期出现半规管轻瘫或功能丧失。

(4)甘油试验:阳性反应提示耳聋系膜迷路积水引起。

(5)颞骨 CT 扫描:偶显前庭导水管周围气化差,导水管短而直。

4.心理社会状况

注意评估患者的年龄、文化层次、心理状况及对本病的认知程度。

5.治疗原则

采用以调节自主神经功能、改善内耳微循环及解除迷路积水为主的药物综合治疗或手术治疗。手术有保存听力的颈交感神经节普鲁卡因封闭术、内淋巴分流术、前庭神经切除术及非听力保存的迷路切除术等。

(三)主要护理诊断和医护合作性问题

1.焦虑

与眩晕反复发作影响生活和工作有关。

2.舒适的改变:眩晕、恶心、呕吐

与膜迷路积水有关。

3.有外伤的危险

与眩晕有关。

4.知识缺乏

缺乏本病的预防保健知识。

(四)主要护理措施

(1)向患者讲解本病的有关知识,使其主动配合治疗和护理,消除其紧张、恐惧心理,使之心情愉快、精神放松。对久病、频繁发作、伴神经衰弱者要多作耐心解释,消除其思想负担。心理精神治疗的作用不容忽视。

(2)观察眩晕发作的次数、持续时间、患者的自我感觉及神志、面色等情况。眩晕发作前,可有耳鸣为先发症状。

(3)按医嘱给予镇静药、改善微循环药及减轻膜迷路积水等药物,同时观察药物疗效和不良反应,如长期使用利尿剂者,应注意补钾。

(4)急性发作时应卧床休息,避免意外损伤。给予高蛋白、高维生素、低脂肪、低盐饮食,适当减少饮水量。休养环境宜暗并保持安静舒适。

(5)对症状重或服用镇静药者,起床时动作要慢,下床活动时有人搀扶,防止跌倒。

(6)对发作频繁、症状重、保守治疗无效而选择手术治疗者,应告知其手术目的和注意事项,做好各项术前准备,围术期护理按耳科手术患者护理常规。

(7)健康教育:①指导患者在治疗的同时配合适当的体育运动,如做呼吸操、散步、做静功等助气血运行的运动,增强体质。②指导患者保持健康的心理状态和良好的生活习惯,起居规律、睡眠充足。戒除烟酒,禁用耳毒性药物。③对眩晕发作频繁者,告知其不要骑车、登高等,以免发生危险。④积极治疗因病毒引起的呼吸道感染及全身性疾病。

三、良性阵发性位置性眩晕

良性阵发性位置性眩晕是由体位变化而诱发症状的前庭半规管疾病,是由多种病因引起的一种综合征。

(一)病因

尚不明确,可能与下列疾病有关,或继发于下列疾病:头部外伤、病毒性神经炎椎－基底动脉短暂缺血性眩晕、内耳血循环障碍、耳部疾病如中耳及乳突感染、药物性耳中毒等。

(二)护理评估

1.健康史

评估患者有无头部外伤史,是否患有其他耳病,是否使用过耳毒性药物;询问眩晕发作的时间特征、次数与频率、伴发症状等情况。

2.身体状况,

发病突然,患者在头位变化时出现强烈旋转性眩晕,常持续于 60 秒之内,伴眼震、恶心和呕吐。症状常发生于坐位至躺下或从躺卧位至坐位时。严重者于头部轻微活动时即出现。眩晕发作后可有较长时间的头重脚轻、漂浮感和不稳定感。

3.辅助检查

(1)变位性眼震试验:显示眼震为旋转性、有潜伏期、持续时间短,为典型性位置性眼震。

(2)正旋转试验:呈阳性反应。

(3)听力学检查:一般为正常。

(4)其他:姿势图检查可呈现异常,但无特征性。前庭功能检查、神经系统检查及 CT 或 MRI 检查主要用于鉴别诊断或病因诊断。

4.心理社会状况

注意评估患者的文化层次、职业、心理状况等。

5.治疗原则

抗眩晕药、头位变位管石复位疗法等,上述疗法无效,且影响生活工作质量者,可行后壶腹神经切断术或半规管阻塞术。

(三)主要护理诊断和医护合作性问题

1.焦虑

与眩晕影响正常生活与工作有关。

2.知识缺乏

缺乏疾病的治疗和护理知识。

3.意外受伤的危险

与突发眩晕有关。

(四)主要护理措施

(1)针对患者的心理特点,及时给予心理疏导,使其情绪稳定,安心休息,积极配合治疗。

(2)发作时嘱患者卧床休息,保持环境安静、整洁,空气清新,光线宜暗,避免对患者的刺激。

（3）给予低盐、低脂、高蛋白、高维生素、清淡的饮食。少饮水，多食新鲜的水果、蔬菜，戒烟、酒、咖啡等辛辣刺激性食物及饮料。

（4）指导患者做体位疗法：患者闭眼，从坐位到侧卧位，当眩晕消失后或无眩晕时保持体位30秒后再向另一侧侧卧，两侧交替进行直至症状消失为止，或3～5次结束。第一次疗法应在清晨进行，每日进行3次，可进行2～3星期，通常7～10天症状可消失。

（5）遵医嘱给予抗眩晕药物治疗，观察治疗的效果及用药后的反应。

（6）需手术的患者，按耳部手术护理常规进行护理。

（7）健康指导：①保持情绪稳定，心情舒畅，避免急躁、暴怒情绪。②生活规律，劳逸结合，加强锻炼，避免劳累、紧张，提高自身的代偿适应能力。③从事驾驶、舞蹈、体操等工作者，不要急于恢复训练，休息2～4周后再恢复原工作。④避免使用耳毒性药物，身边常备地西泮、抗眩晕等药物，以防止眩晕突然发作。⑤发作时立即扶住身边物体，闭眼，停止移动或蹲下，防止跌倒受伤。

第六节　耳源性并发症

一、颅内并发症

耳内感染侵入颅内后引起的颅内组织病变，称耳源性颅内并发症。主要包括硬脑膜外脓肿、硬脑膜下脓肿、化脓性脑膜炎、脑脓肿、乙状窦血栓性静脉炎等。

（一）病因

主要由化脓性中耳乳突炎、胆脂瘤型中耳炎引起。炎症扩散途径有：破坏骨壁途径、血行途径和循前庭窗、蜗窗和小儿尚未闭合的骨缝直接传播。另外，与致病菌毒力强、患者抵抗力降低、滥用抗生素、耳道引流不畅等有关。

（二）护理评估

1.健康史

评估患者有无长期慢性化脓性中耳炎病史并询问治疗情况等。

2.身体状况

患者多表现为发热、剧烈头痛、乏力、呕吐及脑膜刺激征等。

3.辅助检查

（1）耳部检查：观察鼓膜穿孔部位，有无小穿孔引流不畅，有无肉芽及胆脂瘤，有无慢性中耳炎急性发作。

（2）眼底检查：有助于了解有无颅内高压存在。

（3）颞骨和颅脑影像学检查：可用CT、MRI等检查中耳、内耳、脑等部位有无骨质破坏，脑组织吸收的阴影。

（4）脑脊液与血象检查：对诊断脑膜炎、脑脓肿等有重要参考价值。

（5）细菌培养：做脓液和脑脊液的细菌培养及药敏试验。

4.心理社会状况

评估患者的心理状态、性格特征和对疾病的认知程度等。

5.治疗原则

手术清除中耳乳突的病灶和相关的病变部位,通畅引流,应用足量广谱抗生素,颅内高压者首先以降颅压、抢救生命为主。

(三)主要护理诊断及医护合作性问题

1.焦虑

与担心疾病预后有关。

2.急性疼痛

与手术创伤或颅内感染、颅内高压等有关。

3.潜在并发症

颅内高压、脑疝等。

4.知识缺乏

缺乏疾病的治疗和护理知识。

(四)主要护理措施

(1)与患者沟通,了解患者焦虑的原因、程度,给予针对性的疏导。讲解疾病的有关知识,鼓励患者积极配合治疗。

(2)按医嘱全身给予大剂量抗生素治疗,观察用药效果和不良反应,必要时按药敏试验结果选用敏感抗生素。

(3)密切观察有无剧烈头痛、喷射性呕吐等颅内压增高症状,观察瞳孔变化,警惕脑疝形成。高颅压时遵医嘱给予高渗糖和甘露醇交替使用,同时注意水电解质平衡,能量消耗大者可适当补血浆、氨基酸等。

(4)脑脓肿引流术后注意观察生命体征、神志及瞳孔变化,注意保持引流通畅。

(5)健康教育:①保持耳道清洁,积极治疗慢性化脓性中耳炎。②加强营养,适当锻炼,增强机体抵抗力。③预防感冒,防止咳嗽、打喷嚏,保持大便通畅,必要时使用缓泻剂。④禁用散瞳药,如阿托品等,以免影响对瞳孔的观察。

二、颅外并发症

颅外并发症包括迷路炎、岩锥炎、耳后骨膜下脓肿和瘘管、颈部脓肿、耳源性周围性面瘫等。

(一)病因

同"颅内并发症"。

(二)护理评估

1.健康史

同"颅内并发症"。

2.身体状况

(1)迷路炎:可有眩晕、恶心、呕吐、自发性眼震、听力减退等症状。

(2)岩锥炎:可表现为头痛、耳漏、体温升高、岩尖综合征(眼外直肌瘫痪、三叉神经分布区疼痛及局限性脑膜炎症状等)及迷路刺激症状。

(3)耳后骨膜下脓肿和瘘管:可出现耳内及耳后疼痛,耳后红肿及压痛明显等。

(4)颈部脓肿:则表现为高热、寒战、患侧颈深部疼痛、颈部运动受限及有明显压痛等症状。

(5)面瘫:表现为患侧皱额、闭目和口角运动部分或全部消失,同侧鼻唇沟变浅等。

3.辅助检查

除眼部和脑脊液检查外,其余同"颅内并发症"。

4.心理社会状况

注意评估患者的年龄、文化层次、心理状态及对疾病的认知程度等。

5.治疗原则

抗生素控制感染,手术清除病灶。

(三)主要护理诊断及医护合作性问题

1.急性疼痛

与耳部、颈部等炎症病变有关。

2.体温升高

与炎症反应有关。

3.自我形象紊乱

与面瘫有关。

4.知识缺乏

缺乏颅外并发症的预防和自我保健知识。

(四)主要护理措施

(1)做好心理护理,消除患者不良心理反应,解释疾病发展的原因、治疗方法及预后,使患者树立战胜疾病的信心,积极配合治疗。

(2)遵医嘱全身使用足量有效地抗生素,评估患者疼痛原因、程度,给予适量止痛药物。

(3)观察患者体温变化,体温较高者给予物理降温或遵医嘱给予退热药物,并观察用药后的体温变化。

(4)积极处理原发灶,作乳突手术,清除病灶,彻底引流。

(5)迷路炎发作时应卧床休息,按医嘱给予镇静剂,呕吐较频繁者应适当输液,注意水电解质平衡,待症状平稳再行乳突手术。

(6)颈部脓肿成熟后应行脓肿切开引流术,注意保持引流通畅。

(7)面瘫患者在积极控制感染的同时给予激素治疗,对于胆脂瘤型中耳炎骨质破坏导致面瘫者,应尽早行乳突手术,彻底清除病灶,探查面神经,根据神经病变情况进行处理。

(8)严密观察病情变化,发现有颅内并发症表现,及时给予相应的处理。

(9)健康教育:①积极治疗慢性化脓性中耳炎。②急性期注意休息,预防感冒,防止咳嗽、打喷嚏,保持大便通畅。③加强营养,多进高蛋白,高热量、富含维生素、易消化饮食,禁酒,忌生冷和辛辣刺激性食物,多食新鲜蔬菜和水果,多饮水。④适当锻炼身体,增强机体抵抗力。

第七节 鼻的先天性疾病

一、鼻部脑膜脑膨出

鼻部脑膜脑膨出是脑膜、脑组织及脑脊液通过前颅底裂隙膨出于颅外形成的先天性畸形。

(一)病因

(1)胚胎时期颅面骨连接薄弱,脑组织生长过度,突入尚未融合的骨缝之外。

(2)胚胎时期神经管闭合不全发生颅裂,脑膜脑组织膨出颅外。

(3)分娩过程中胎儿颅内压增高所致。

(二)护理评估

1.健康史

评估患者母亲孕期有无发生感染性疾病、特殊用药等异常情况。

2.身体状况

(1)鼻外型:主要表现为外鼻正中或者略偏一侧有圆形柔软肿物,皮肤菲薄,表面光滑,哭闹或者压迫双侧颈内静脉时肿物增大,透光试验阳性,肿物随年龄增长而变大,可出现眼距增宽等。

(2)鼻内型患儿主要表现为鼻阻塞、哺乳困难,检查鼻腔或者鼻咽部可见表面光滑的肿物。

3.辅助检查

X线检查可见前颅底骨质缺如、筛骨鸡冠消失;CT显示前颅底骨质缺损的轮廓;MRI检查更能清晰的显示出脑室畸形和膨出物的各种内容。

4.心理社会评估

评估患者的年龄、性别、文化层次,对疾病的认知程度,评估患者的心理活动特点或情绪反应,评估家庭成员对疾病的认知和对患者的支持程度。

5.治疗原则

手术治疗,切除膨出物,修补颅底缺损。手术年龄在2～3岁为宜。

(三)主要护理诊断及医护合作性问题

1.营养失调:低于机体需要量

与鼻阻塞、哺乳困难有关(鼻内型)。

2.知识缺乏

缺乏有关手术配合和术后康复知识。

3.潜在并发症

脑脊液漏、出血、颅内感染等。

(四)护理目标

通过治疗和护理,希望患者能够达到:①患者营养状况改善。②顺利通过手术,掌握术后康复的知识。③无并发症发生,或及时发现,及时处理。

(五)主要护理措施

1.术前护理

(1)全麻和鼻部术前护理常规。

(2)增加患儿的营养,正确喂哺,改善全身营养状况。

(3)向患者和家属讲解手术的目的、基本过程,术前注意事项、术后可能出现的不适及如何缓解等。

(4)术前按医嘱使用抗生素。

2.术后护理

(1)全麻术后和鼻部手术后护理常规。

(2)严密观察生命体征及神志、意识、瞳孔变化,有无剧烈头痛,颈抵抗,喷射性呕吐等。

(3)鼻内镜入路手术,要观察鼻腔渗血情况,如鼻腔出现无色透明渗液,考虑是否有脑脊液鼻漏的可能,应及时通知医生处理。

(4)饮食护理:给半流质饮食 1 日后改为普食,饮食不可过热。

(5)遵医嘱给予抗生素 7~10 天,预防颅内感染。

(6)口腔护理:口泰漱口水含漱每日四次,用湿纱布覆盖于患者口鼻处,保持呼吸道湿润。

3.健康指导

(1)保持良好的心态,避免紧张激动的情绪。

(2)避免增加颅内压的动作:低头、便秘、重体力劳动等。

(3)增加营养,选择含丰富维生素、蛋白质及富含粗纤维的饮食。

(4)尽量避免上呼吸道感染及头部外伤,改变不良的生活习惯:如大力擤鼻、挖鼻、打喷嚏等。

(5)遵医嘱按时用药,出院后门诊定期复查,以观察术后恢复情况和判断治疗效果。

(六)护理评价

通过治疗和护理方案的实施,评价患者是否达到:①全身营养状况良好。②顺利通过手术,伤口愈合好,无并发症发生。③掌握疾病和康复的有关知识。

二、先天性后鼻孔闭锁

先天性后鼻孔闭锁是胚胎发育过程中鼻颊膜或颊咽膜遗留引起的先天畸形。双侧闭锁多见。

(一)病因

尚不完全明确,多数学者支持"颊-鼻膜未自行破裂学说"。

(二)护理评估

1.健康史

(1)评估患者有无呼吸困难及程度,营养状况,睡眠情况。

(2)有无合并其他畸形,如:硬腭高拱、面骨不对称、扁平鼻、外耳道闭锁等。

2.身体状况

(1)出现周期性呼吸困难,即每当吮奶或闭口时呼吸困难加重,张口啼哭后症状改善或消失。

(2)因吮奶困难,可出现营养不良和吸入性肺炎。

(3)可出现鼻塞和嗅觉障碍、睡眠时有鼾声和呼吸暂停综合征、鼻塞性鼻音、咽部干燥和胸廓发育不良等。

3.辅助检查

(1)用导尿管或卷棉子试探、碘油造影。

(2)前鼻镜及后鼻镜检查、鼻内镜检查。

(3)CT扫描确定闭锁位置和闭锁板性质等。

4.心理社会评估

评估家属的文化程度、职业、孕期的情况等。

5.治疗原则

对双侧先天性后鼻孔闭锁的重症新生儿应立即建立经口呼吸通道,加强营养供给,防止继发感染,为手术创造条件。患儿2岁后可行手术切除闭锁部分。

(三)主要护理诊断及医护合作性问题

1.有窒息的危险

与呼吸困难、睡眠时呼吸暂停及可能发生误吸有关。

2.有感染的危险

与吮奶时误吸有关。

3.营养失调:低于机体需要量

与后鼻孔闭锁、哺乳困难有关。

4.家庭妥协性应对

与家长缺乏护理患儿的知识和技能及有关手术的配合知识有关。

(四)主要护理措施

1.保守治疗期间的护理

(1)协助患儿学会及早用口呼吸,如将奶嘴剪去头端,放在患儿口内,用系带固定于头部。

(2)指导家属正确喂养患儿的方法,如吸吮和呼吸交替进行,每次吸吮时间不宜过长,预防发生缺氧和误吸。

2.术前护理

(1)全麻术前护理常规。

(2)向家属说明手术的必要性、手术的简单过程及术前的一些注意事项。

3.术后护理

(1)全麻术后护理常规。

(2)严密观察生命体征。观察鼻腔渗血情况,尽量让分泌物流出,不可堵塞鼻孔,尽量避免打喷嚏、用力擤鼻;要观察患儿有无频繁的吞咽动作。

(3)饮食护理:当日可进少量流质或半流质饮食,第二天可进软食,注意不可用过热的饮食。

(4)术后2～4小时可半坐卧位,以减轻头痛,促进鼻腔分泌物引流。

(5)口腔护理:口泰漱口水含漱每日4次,用湿纱布覆盖于患者口鼻处,保持呼吸道湿润。

(6)遵医嘱抗炎、抗水肿治疗,并观察用药后的效果。

(7)有气管切开的患者,按照气管切开护理常规进行护理。

4.健康指导

(1)保持良好的心态,避免紧张激动的情绪。

(2)饮食增加营养,选择含丰富维生素、蛋白质及富含粗纤维的饮食。

(3)尽量避免上呼吸道感染。

(4)教会患者或家属正确滴鼻和擤鼻的方法。

(5)遵医嘱按时用药,出院后门诊定期复查,以观察术后恢复情况和判断治疗效果。

第八节　鼻外伤

一、鼻骨骨折

鼻骨骨折是人体最为常见的骨折。

(一)病因

常见原因有鼻部遭受拳击、运动外伤、个人意外和交通事故。交通事故常伴有其他颅面或者颅底骨折。

(二)护理评估

1.健康史

评估患者鼻部受伤的时间、部位、严重程度,当时有无鼻出血和其他伴随症状。

2.身体状况

鼻梁歪斜、鼻背塌陷、鼻腔出血或血肿。鼻中隔偏曲或血肿形成,可造成一侧或双侧鼻塞。擤鼻时气体经撕裂的鼻腔黏膜进入眼及颊部皮下组织,出现皮下气肿。

3.辅助检查

X线鼻骨侧位片可显示骨折线,CT检查可显示骨折部位。

4.心理社会评估

评估患者的年龄、性别、文化程度、心理状况等。

5.治疗原则

矫正鼻部畸形和恢复鼻腔的通气功能。

(1)非手术治疗:单纯鼻骨骨折无移位,鼻外形无明显改变者,无须手术复位。

(2)鼻骨骨折复位术:对于刚刚发生的闭合性骨折,伴有明显鼻畸形,在充分检查和评估后,即刻行鼻骨复位术。若鼻部明显肿胀,应在肿胀消退后手术,不宜超过2周。若有脑脊液鼻漏时,一般不宜填压纱条,仅在前鼻孔放一无菌棉球,同时全身给予大量抗生素,以防发生颅内感染。

(三)主要护理诊断及医护合作性问题

1.急性疼痛

与骨折创伤有关。

2.焦虑

与担心外观改变和手术预后有关。

3.知识缺乏

缺乏术前准备、术后饮食活动等相关知识。

(四)主要护理措施

(1)向患者解释疼痛的原因、处理的方法和可能持续的时间。对保守治疗的患者要叮嘱其注意不要压迫或推揉鼻部,如在洗脸时、穿脱衣服时,尽量不穿套头衫;平常戴较重眼镜者,最好暂停戴 2~3 周。

(2)行鼻骨复位术者,按照鼻骨复位术操作进行。

二、鼻窦骨折

前组鼻窦骨折多与颌面部创伤同时发生。后组鼻窦骨折多与颅底外伤同时存在。

(一)病因

由于外伤引起。依外力作用的部位、方向和大小,可发生单一鼻窦骨折或者同时发生两个或两个以上鼻窦的骨折,可同时伴有眼眶、颅底或脑的损伤。手术不当也可造成筛窦损伤。

(二)护理评估

1.健康史

评估患者受伤的原因、发生的时间、部位、程度;患者鼻部有无出血;眼眶、眼球、结膜、视力有无改变;有无脑脊液耳漏或鼻漏的发生;发生外伤时有无神志不清。

2.身体状况

(1)额窦骨折表现为鼻出血,额部肿胀或凹陷,眶上缘后移,眼球向下移位,结膜下出血,泪液外溢,视力障碍。

(2)筛窦骨折表现为眼部或鼻根部肿胀,鼻出血,内眦距增宽或塌陷畸形,视力障碍,患侧瞳孔散大,对光反射消失,但间接反射存在。

(3)上颌窦骨折表现为局部肿胀、塌陷畸形,左右两侧颌面部不对称等。

(4)蝶窦骨折可出现视力减退、脑脊液耳漏或鼻漏等。

3.辅助检查

鼻额部 X 线、视神经管位摄片等,鼻窦 CT 可明确诊断。

4.心理社会评估

评估患者的年龄、性别、文化程度、情绪状况、家庭成员、家庭功能、经济状况等。

5.治疗原则

整复骨折、恢复外形和功能,避免并发症。

(三)主要护理诊断及医护合作性问题

1.急性疼痛

与机械性创伤有关。

2.潜在并发症

出血性休克、颅内感染等。

3.自我形象紊乱

与骨折引起鼻部和面部畸形有关。

4.焦虑

与担心外观改变和手术预后有关。

5.有感染的危险

与损伤面积大、易被污染、机体抵抗力下降有关。

6.知识缺乏

缺乏手术和自我保健的相关知识。

(四)主要护理措施

(1)患者如有大量鼻出血,应立即配合医生进行抢救和止血。密切观察患者的病情变化,及时与医生共同处理。

(2)观察鼻腔分泌物的颜色、性质、量,判断有无脑脊液鼻漏。保持呼吸道通畅,留置鼻导管的患者要定时吸引分泌物。

(3)嘱患者尽量让分泌物流出,不可堵塞鼻孔,避免打喷嚏、用力擤鼻。

(4)有脑脊液鼻漏者按脑脊液鼻漏术后护理措施进行护理。

(5)开放性外伤者,应及时配合医生清创伤口,遵医嘱予足量抗生素。

(6)饮食以清淡、温凉、柔软、易消化、营养丰富为原则。

(7)向患者解释面部的改变经治疗后可能恢复的程度,使患者有正常的期望值,对于面部畸形经治疗后仍较明显者,可建议其到权威整形医院进一步接受整形治疗。

三、脑脊液鼻漏

脑脊液自破裂或缺损的蛛网膜、硬脑膜和颅骨流入鼻腔或鼻窦,再自前、后鼻孔或鼻咽部流出,称为脑脊液鼻漏。

(一)病因

可分为创伤性和非创伤性两类原因。创伤性脑脊液鼻漏可以是外伤,亦可以是颅底和鼻窦手术创伤。非创伤性原因中由于颅内肿瘤或脑水肿所致颅内压高占多数,少数为先天性缺损所致。

(二)护理评估

1.健康史

评估患者有无受伤史,有无近期颅底和鼻腔手术史,有无颅内肿瘤史。

2.身体状况

从一侧鼻孔流出清亮水样液体或伤后血性液体变为清亮液体。当颅内压增高时流出液增多,如低头、压迫双侧颈内静脉。可伴有嗅觉丧失、听力减退、感觉障碍等,长期不愈可引起细菌性脑膜炎。

3.辅助检查

(1)鼻流出液葡萄糖定量检查,其含量超过 1.65mmol/L(30mg/dl)为阳性。

(2)鼻窦内镜检查、椎管内注入荧光染料或有色染料及同位素法和 CT 脑池造影等方法均可用于漏孔的定位。

4.心理社会评估

评估患者(家属)对疾病的认知程度,患者的个性特征和情绪反应。评估患者的教育背景、经济收入等。

5.治疗原则

(1)保守治疗:降低颅压,预防感染,多可自愈,4～6 周未见好转,应行手术治疗。

(2)手术治疗:分为颅内法和颅外法。颅内法多用鼻内镜技术找到漏孔后,将其修补。

(三)主要护理诊断及医护合作性问题

1.焦虑

与担心疾病预后有关。

2.知识缺乏

缺乏保守治疗相关的配合知识及手术治疗的相关配合知识。

3.潜在并发症

细菌性脑膜炎、颅内压增高等。

(四)主要护理措施

(1)向患者和家属详细解释本病可能的原因、治疗方法和预后,帮助患者建立信心。

(2)对需采取保守治疗的患者向其和家属详细解释预防感染和避免颅内压增高的知识,包括半坐位卧床,限制水、盐摄入量,预防咳嗽、打喷嚏、便秘,教会其正确擤鼻方法,按医嘱使用脱水剂降颅压等。

(3)严密监测患者体温变化,观察神志,瞳孔大小及对光反射是否存在,有无脑膜刺激征。

(4)对行手术治疗的患者按照鼻部手术护理常规。对于皮肤准备除剪鼻毛,剃胡须外,根据手术方式准备耳后颞部皮肤或去剃头发。

(5)术后应严密观察患者的意识状态,注意有无剧烈头痛、颈抵抗,喷射性呕吐、瞳孔大小、对光反射及视力等情况,如发现异常及时向医生汇报,进行处理。

(6)严密观察患者鼻腔渗出物的情况,包括鼻腔渗出物的量、颜色及性质与时间体位的关系等,若发现有淡黄色液体从鼻腔流出或咽部有带咸味的液体咽下应及时向医生汇报,进行处理。

(7)术后床头抬高 30°,半卧位卧床 1～2 周,进低盐饮食,并限制饮水量,避免用力咳嗽,打喷嚏,擤鼻,过度低头等增加颅压的动作,预防便秘。

(8)遵医嘱给予能通过血脑屏障的广谱抗生素,使用时间要适当延长。

(9)健康指导:①保持良好的心态,避免紧张激动的情绪。②增加营养,选择含丰富维生素、蛋白质及富含粗纤维的饮食,防止便秘。③出院半年内应尽量避免重体力劳动和过度弯腰低头动作,避免增加颅压的动作。④注意平卧时有无咸性液体流经口咽或鼻部清水样液体流出,如有立刻到医院复诊。

四、鼻腔及鼻窦异物

鼻腔及鼻窦异物可分为内源性和外源性两大类。前者有死骨、凝血块、鼻石、痂皮等;后者又可分为生物性和非生物性。非生物类如包糖纸、塑料玩具纽扣、项链珠、玻璃珠、石块、泥土等。生物性异物包括：

植物类如豆类、花生、果核等；动物类如昆虫、蛔虫、蛆虫、水蛭等。

(一)病因

外源性异物通过前后鼻孔或外伤进入鼻腔，内源性异物可为先天性异常或鼻腔疾病、外伤所致。

(二)护理评估

1.健康史

评估患者有无异物进入鼻腔史，异物性质、形状、进入的时间等。

2.身体状况

根据异物大小，形状、性质、所在部位及停留时间等表现不一，异物在鼻腔长期存留引起鼻黏膜炎症性肿胀、局部溃烂，有时形成鼻石。表现有头痛、鼻出血、一侧流血性或黏脓性鼻涕且有恶臭等。

3.辅助检查

(1)借助探针检查以确定。

(2)不透 X 线异物可行 X 线检查，较大、较深的异物必要时可行 CT 检查。

4.心理社会评估

评估患者的年龄、性别，患者和家属对疾病的认知程度，对疾病恢复的期望。

5.治疗原则

根据异物大小。形状、性质、所在部位及停留时间等，采取相应的方法直视下尽快取出。一般除不规则扁平片状异物，如纸片、棉片可用镊子夹出外，对坚硬、圆滑异物切忌用镊子随意夹取，以免将异物推向深处，或掉入鼻咽部，误吸入气管内。异物取出后，若鼻腔有炎症应予以适当处理。

(三)主要护理诊断及医护合作性问题

1.舒适改变

与异物引起鼻腔阻塞、脓涕、头痛等有关。

2.有窒息的危险

与圆形异物易滑落到后鼻孔被误吸有关。

3.有感染的危险

与异物刺激性强或滞留时间过长有关。

4.知识缺乏

缺乏预防和应对异物进入鼻腔、鼻窦的知识。

5.焦虑

与担心异物造成身体损伤和担心预后有关。

(四)主要护理措施

(1)安慰患者，告知患者异物取出术的简单过程及术中配合的方法。

(2)嘱患者不要挖鼻、揉鼻，防止植物和生物性异物造成的损伤进一步加重，动物性异物进入鼻腔或鼻窦深入。

(3)协助医生及时为患者取出异物。取异物的过程要根据患者异物的形状、性质准备合适的器械,并指导患者正确配合医生,防止异物吸入气管。

(4)局麻术后嘱患者休息 30～60min,观察患者无异常后方可离去。

(5)健康指导:①嘱患者术后 2 小时可进温凉普食,避免辛辣、刺激和过热的食物。②嘱患者不要用力擤鼻、挖鼻,让鼻腔分泌物自然流出;预防上呼吸道感染。③鼻部有感染的患者,遵医嘱服用抗生素。④教会患者(小儿家属)预防鼻腔、鼻窦异物的方法。嘱小儿家属勿将小件物品单独让小孩玩,做好对小孩的监护,纠正小孩往鼻腔、耳朵、口腔内塞物体的不良习惯。

第九节　外鼻炎性疾病

一、鼻前庭炎
鼻前庭炎是鼻前庭皮肤的弥漫性炎症,分急性和慢性两种。

(一)病因
经常挖鼻,急、慢性鼻炎和鼻窦炎、变态反应或鼻腔异物(多见于小儿)的分泌物刺激,长期在粉尘(如水泥、石棉、皮毛、烟草等)环境中工作,易诱发或加重本病。

(二)护理评估
1.健康史

评估患者的鼻前庭皮肤的情况和疼痛的程度,有无明显的诱因。

2.身体状况

急性者鼻前庭皮肤红肿、疼痛,尤以擤鼻时明显,严重者可扩及上唇交界处,有压痛,表皮糜烂并盖有痂皮。慢性者鼻前庭部发痒,灼热和结痂,鼻毛脱落,皮肤增厚,皲裂或盖有鳞屑样痂皮,常影响呼吸。

3.辅助检查

前鼻镜检查即可见鼻前庭皮肤病变。

4.心理社会评估

评估患者对疾病的认知程度,患者的职业、生活习惯、居住地区等。

5.治疗原则

消炎、消肿,洁净痂皮,去除病因,改正挖鼻习惯。局部用抗生素软膏。对急性病例可局部热敷或红外线理疗,重症可全身加用抗炎药物。

(三)主要护理诊断及医护合作性问题
1.急性疼痛

与鼻前庭炎症刺激有关。

2.知识缺乏

缺乏对疾病的认识和疾病预防的知识。

(四)主要护理措施

(1)教会患者局部和全身用药的方法,并嘱其坚持治疗至痊愈。需热敷的患者教会其正确热敷的方法。

(2)嘱患者远离致病因素烟草、皮毛、石棉等粉尘,纠正挖鼻的不良习惯,积极治疗鼻部疾病。

二、鼻疖

鼻疖是指鼻前庭毛囊、皮脂腺或汗腺的局限性化脓性炎症。多为单侧性。有时也可发生于鼻尖和鼻翼处。

(一)病因

多数因挖鼻、拔鼻毛使鼻前庭皮肤损伤引起。致病菌以金黄色葡萄球菌和白色葡萄球菌最常见。慢性鼻前庭炎易继发鼻疖;糖尿病患者及抵抗力低下者也易患此病。

(二)护理评估

1.健康史

评估患者有无挖鼻、拔鼻毛史;有无慢性鼻前庭炎病史;有无糖尿病等。

2.身体状况

(1)局部有胀痛、灼痛、红肿等炎症性表现,可伴有低热和全身不适。

(2)检查可见鼻前庭内有丘状隆起,周围浸润发硬,发红,成熟后,顶部出现黄色脓点,溃破则流出脓液,有时排出黄绿色脓栓。病变多在一周内自行破溃而愈。

(3)严重病例可引起上唇及颊部蜂窝织炎,可有畏寒、发热、头痛、全身不适等。

(4)鼻疖如经挤压,感染扩散,可引起严重的颅内并发症－海绵窦血栓性静脉炎,严重者可危及生命。

3.辅助检查

(1)分泌物检查和药物敏感试验。

(2)血糖检查。

4.心理社会评估

评估患者的年龄、性别、对疾病的认知程度、教育背景生活习惯,患者对疾病的心理反应特点等。

5.治疗原则

(1)局部治疗:①疖未成熟者:局部热敷、超短波、红外线照射,患处涂以 10% 鱼石脂软膏或中药六合丹,促其成熟穿破。②疖已成熟者:可待自然穿破或在无菌条件下用小探针蘸少许 15% 硝酸银或纯石炭酸腐蚀脓头,促其破溃排脓,亦可用碘酊消毒后以锋利尖刀将脓头表面轻轻挑破,以小镊子钳出脓栓,也可用小吸引器吸出脓液。切开时不可切及周围浸润部分,严禁挤压。③疖破溃者:局部消毒清洁,促进引流,使用抗生素软膏保护伤口不使其结痂。如并发海绵窦血栓性静脉炎,必须住院,应用大剂量抗生素积极治疗。切不可疏忽大意。

(2)全身治疗:早用足量的抗生素类药物,预防感染扩散。慢性和屡次发作者,应除外糖尿病。

（三）主要护理诊断及医护合作性问题

（1）急性疼痛：与炎症刺激和疖肿刺激局部皮肤神经末梢有关。

（2）潜在并发症：面部蜂窝织炎、海绵窦血栓性静脉炎等。

（3）知识缺乏：缺乏对疾病的认识和疾病预防的知识。

（4）焦虑：与出现并发症的患者担心预后有关。

（四）主要护理措施

（1）指导患者遵医嘱正确用药和采用治疗，消炎止痛，促进脓肿成熟，控制感染。

（2）叮嘱患者患病后千万不可挤压鼻疖，以防止感染扩散引起颅内海绵窦血栓性静脉炎。

（3）健康指导：嘱患者注意营养、休息和睡眠，多饮水，保持大便通畅。嘱患者平时注意鼻部清洁卫生，少挖鼻，不拔鼻毛。糖尿病患者应注意控制血糖。

第十节　鼻出血

鼻出血又称鼻衄，是临床常见症状之一，冬季好发。儿童及青壮年的出血部位大多在鼻中隔前下部的易出血区（Little 区）；中老年人，尤其是伴有高血压和动脉硬化的男性，出血部位多见于鼻腔后部，位于下鼻甲后端附近的鼻咽静脉丛。

一、病因

分为两大类：局部原因和全身原因。

（一）局部原因

局部原因包括外伤、解剖异常、鼻部炎性疾病、鼻腔异物、肿瘤、动脉瘤等。

（二）全身原因

全身原因包括：①心血管疾病：如高血压、动脉硬化等。②血液病：如血小板减少性紫癜、白血病。再生障碍性贫血、血友病、大量应用抗凝血药物等。③遗传性出血性毛细血管扩张症。④其他：如滥用酒精、发热性传染病（流感、鼻白喉、麻疹、疟疾、猩红热、伤寒及传染性肝炎）、毒性药物（磷、汞、砷、苯）、内分泌失调等。

二、护理评估

（一）健康史

（1）评估患者的既往史，有无出血的全身或局部诱因。

（2）了解患者出血的频率、量等情况。

（二）身体状况

（1）轻者可仅为涕中带血或仅少量从前鼻孔滴出；重者一侧或双侧鼻腔血流如注，同时经口涌出。

（2）可伴有病因本身的临床表现。如头鼻部创伤、医源性损伤、鼻－鼻窦肿瘤或鼻咽和鼻颅底肿瘤及其他全身性疾病等。

（3）反复多次或大量出血表现为贫血、休克等。

(三)辅助检查

(1)鼻镜,间接鼻咽镜、纤维鼻咽镜的检查。

(2)鼻窦 X 线摄片或 CT 扫描可明确出血部位。

(3)实验室检查了解患者全身情况。

(四)心理社会评估

评估患者的年龄、性别、文化层次、对疾病的认知程度、情绪反应等,还应评估家属的心理状态和认知程度。

(五)治疗原则

(1)首先止血,再对病因检查和治疗。临床上常用的止血方法包括烧灼法、电灼法、鼻腔填塞法、血管结扎法、血管栓塞法等。

(2)全身治疗较严重的鼻出血可予以镇静剂、止血剂、维生素、抗生素全身用药。有贫血或休克者应纠正贫血或抗休克治疗。

三、主要护理诊断及医护合作性问题

(一)恐惧

与害怕出血和担心疾病预后有关。

(二)体液不足的危险

与鼻腔大量出血有关。

(三)急性疼痛

与患者鼻腔填塞纱条有关。

(四)感染的危险

与机体抵抗力下降、局部鼻腔填塞有关。

(五)潜在并发症

低氧血症、失血性休克等。

(六)知识缺乏

缺乏有关疾病预防、保健、治疗等方面的知识。

四、主要护理措施

(一)一般护理措施

(1)医护人员应耐心安慰患者,消除恐惧,安定情绪,使其沉着镇静地配合治疗,防止因情绪波动加重出血,同时做好家属的解释工作,及时更换污染的衣服、被褥,避免对患者产生不良刺激。

(2)严密观察血压、脉搏、呼吸、神志及出血情况,评估出血量。

(3)及时配合医生为患者采取合适的方法止血。

(4)建立静脉通道,遵医嘱输液或输血,补充血容量。

(5)准备好抢救物品及药品,如吸引器、鼻内镜及光源、止血油纱条、止血药、升压药、备血等。

(6)外伤所致鼻出血要注意呼吸道通畅,及时解除呼吸道梗阻,必要时吸氧。

(7)高血压所致鼻出血,遵医嘱应用降压药、注意全身护理、预防并发症。

(8)填塞止血后应取半坐位,如患者虚弱,为防止休克发生可给予平卧位,活动性出血时,应绝对卧床休息。

(9)鼻出血患者给予冷流食或温半流食,止血后给高蛋白、高维生素饮食,补充含铁食物,必要时给予铁剂。

(10)预防便秘,以免用力大便诱发鼻出血。

(11)创造清洁、安静、舒适的环境,避免噪声刺激,病室应避光通风,温度适宜。

(12)按医嘱使用抗生素,做好口腔护理,防止感染。

(13)鼻腔填塞后应避免打喷嚏,防止填塞物脱出而引起出血。

(14)鼻腔纱条应在 24～48 小时抽出,一般不超过 72 小时,严重者可用碘仿纱条填塞 5～7 天。

(15)鼻内镜下电灼止血者术后注意观察患者有无再次出血,按医嘱使用滴鼻药,注意卧床休息,进温凉半流质,教会患者避免打喷嚏的方法。

(16)行血管结扎术或血管栓塞术者,按照相应的手术前后护理措施,注意观察手术效果和术后有无并发症出现,及时通知医生处理。

(二)健康指导

(1)嘱患者保持良好的心理状态,避免紧张激动的情绪,预防鼻出血再次发生。

(2)注意合理的饮食搭配,选择富含铁、蛋白质、维生素、纤维素的食物,保持大便通畅。避免辛辣刺激性食物。

(3)避免挤压碰撞鼻部,改掉挖鼻、用力擤鼻等不良习惯。指导正确滴鼻的方法。

(4)积极治疗原发病,定时监测血压。

(5)教会患者少量鼻出血的紧急处理方法手指捏紧两侧鼻翼 10～15min,同时用冷水袋或湿毛巾敷前额和后颈,身体放松,口腔里有血液应吐出勿咽下;如果出血量多,不能止住,应及时来院急诊。

第十一节　喉阻塞

喉阻塞是喉部或其邻近组织的病变使喉部通道发生阻塞,引起吸气性呼吸困难,严重者可窒息死亡,是耳鼻喉科常见的急症之一。它是多种疾病引起的综合表现,而不是一种单一的疾病。

一、病因

多种原因可引起,如炎症、外伤、水肿、异物、肿瘤、先天性畸形、声带瘫痪等。

二、护理评估

(一)健康史

(1)评估患者近期有无过度劳累、上呼吸道感染史外伤异物史、肿瘤史、气管插管史等,并注意评估患者呼吸困难的程度等。

(2)评估患者有无哮喘、慢性支气管炎、过敏等病史。

(3)评估患者过去有无类似病情发生,处理方法和效果等。

(二)身体状况

(1)吸气期呼吸困难:为喉阻塞的主要特征。

(2)吸气期喉喘鸣。

(3)吸气期软组织凹陷:是喉阻塞的另一个重要特征。出现胸骨上窝、锁骨上窝、肋间隙、剑突下和上腹部吸气期的凹陷,称为四凹征。

(4)声嘶:病变累及声带,则出现声嘶。

(5)缺氧症状:烦躁坐卧不安、面色苍白、发绀、出冷汗等。

根据患者呼吸困难的程度将喉阻塞分为4度:

1度:安静时无呼吸困难。活动或哭闹时有轻度吸气性呼吸困难、稍有吸气性喉喘鸣及胸廓周围软组织凹陷。

2度:安静时有轻度吸气性呼吸困难、吸气期性喉喘鸣和吸气性胸廓周围软组织凹陷,活动时加重,但不影响睡眠和进食,无烦躁不安等缺氧症状。

3度:安静时有明显的吸气性呼吸困难、喉喘鸣、吸气性胸廓周围软组织凹陷,并出现缺氧症状,如烦躁不安,不易入睡,不愿进食,脉搏加快等。

4度:呼吸极度困难。患者坐卧不安,手足乱动,出冷汗,面色苍白或发绀,定向力丧失,心律不齐,脉搏细速,昏迷、大小便失禁等。若不及时抢救,则可因窒息引起呼吸心跳停止而死亡。

(三)辅助检查

间接喉镜检查可了解病因。

(四)心理社会状况

评估患者的性别、年龄、职业、有无烟酒嗜好、生活和工作环境、文化层次、性格特点、情绪状况,患者和家庭成员对本病的了解程度等。

(五)治疗原则

(1)迅速解除呼吸困难,防止窒息。根据引起喉阻塞的病因、呼吸困难的程度和全身情况,分别采用药物治疗或手术治疗。

(2)1度和2度应明确病因,积极进行病因治疗,密切观察呼吸,一般不急于作气管切开。3度应尽早行气管切开。4度应分秒必争,立即气管切开。

三、主要护理诊断及医护合作性问题

(一)恐惧

与患者呼吸困难,害怕窒息死亡有关。

(二)有窒息的危险

与喉阻塞或手术后套管阻塞或脱管有关。

(三)语言沟通障碍

与呼吸困难或气管切开有关。

（四）潜在并发症

低氧血症、术后出血、皮下气肿、气胸等。

（五）有感染的危险

与气管切开术后切口易被污染,机体抵抗力低有关。

（六）知识缺乏

缺乏气管切开术后自我护理和喉阻塞的预防知识。

四、护理目标

通过治疗和护理,希望患者能够达到:①情绪稳定,积极配合治疗和护理。②无窒息发生。③能够采用有效地方法与他人沟通。④术前和术后无并发症发生,或及时发现并发症的早期征兆,及时控制,无不良后果。⑤无感染发生。⑥患者或家属掌握气管切开后相关的自我护理知识和技能,并表现出正确的行为。

五、主要护理措施

（一）心理护理

向患者及家属解释呼吸困难产生的原因、治疗方法和可能的预后,减轻恐惧心理,以免进一步加重呼吸困难症状。

（二）保持呼吸道通畅,改善缺氧,预防窒息

(1)保持患者安静,室内保持适宜的温湿度,采取半卧位,卧床休息,减少耗氧量。限制探视人数,减少刺激因素。小儿患者尽量减少外界刺激,避免因哭吵而加重呼吸困难。

(2)密切观察患者的呼吸、脉搏、血压、神志及缺氧症状的变化。

(3)根据医嘱吸氧或超声雾化吸入。

(4)及时正确地执行医嘱。对于小儿急性喉炎、急性会厌炎、喉水肿、气管插管或气管镜检查所引起的急性喉阻塞,一般及时用激素治疗,多数患者可避免做气管切开术。

(5)2度和3度喉阻塞患者床边备气管切开包、适宜型号的气管套管、床旁插灯和吸引器等,以备急需。

（三）帮助患者学会用有效方法与他人沟通

(1)评估患者语言沟通障碍的程度,向患者解释沟通障碍的原因。

(2)患者说话困难时,注意观察患者口形,耐心倾听,及时满足患者需要。

(3)保持病房环境安静。

(4)手术后患者因为疼痛或不适应,暂时不能发声,应向患者解释其原因,并教会患者其他沟通的替代方法如用纸和笔、简单的手语,也要教会患者带气管套管期间如何可以发声。

（四）气管切开患者的护理

1.术前护理

(1)术前禁食禁水。

(2)严密观察患者呼吸情况,床旁备好抢救物品、气管切开包、适当型号的气管套管等,紧急情况下可床旁行气管切开术。

(3)做好术前健康教育,向患者说明手术的目的和必要性,术中配合及术后康复的注意事项,减轻患者和家属的恐惧心理。

(4)术前病情允许可将各种化验检查备齐,做各种检查时要有医务人员陪同。告知患者不可随意离开病房,以防发生意外。

2.术后护理

(1)保持呼吸道通畅:患者回病区后,将气管套管内芯放在随手可取之处,以备急用;气管内套管定时清洗,消毒后立即放入,如分泌物多或小儿患者要增加清洗次数,以防分泌物结痂阻塞呼吸;及时吸除气管内分泌物;气管内分泌物黏稠者可雾化吸入;定时通过气管套管滴入湿化液体;保持室内的温度和湿度,温度在 20～25℃,湿度在 60%～70%;鼓励患者多饮水和起床活动,休息时宜取半卧位。

(2)防止伤口感染:保持伤口的清洁和干燥,如有污染应立即更换敷料;根据医嘱合理应用抗生素;增加患者抵抗力,进食营养丰富的半流质饮食;密切观察伤口情况、敷料渗出情况、体温的变化、气道分泌物的色质量,如有异常及时汇报医生。

(3)预防脱管:气管套管系带应打 3 个外科结,松紧以能容纳 1 个手指为宜。注意调整系带的松紧,手术后 1～2 天可能有皮下气肿,消退后系带会变松,必须重新调节。吸痰时动作要轻柔。避免剧烈咳嗽。经常检查系带的牢固性和松紧度,告诉患者和家属不要随意解开或调整系带。

(4)并发症的观察和护理:注意观察患者的呼吸、血压、脉搏、心率及缺氧症状有无明显改善,如不见改善反趋恶化,应警惕是否有纵隔气肿或气胸发生,并立即报告医生。观察皮下气肿的消退情况,正常情况下 1 周左右可自然吸收。

(5)拔管及护理:拔管前先要堵管 24～48 小时,如活动及睡眠时呼吸平稳,方可拔管,如堵管过程中患者出现呼吸困难,应立即拔除堵管塞子。拔管后 1～2 天内严密观察呼吸,叮嘱患者不要随意离开病房,并在患者床旁准备好紧急气切用品,以便患者再次发生呼吸困难时紧急使用。

(五)健康指导

(1)对需带管回家的患者,应教会患者和家属内套管及气管垫的更换和清洗、消毒方法、湿化气道和增加空气湿度的方法,洗澡时如何防止水流入气管的方法外出时怎样遮盖套管口,防止异物吸入。

(2)防止异物进入气管内,禁止游泳、淋浴,避免小东西等伸入内套管擦拭。

(3)定期随访,有呼吸不畅的情况,及时就医。

(4)应通过各种途径向公众大力宣传喉阻塞的原因和后果及如何预防喉阻塞,包括增强免疫力,防止上呼吸道感染;养成良好的进食习惯,吃饭时不大声谈笑;家长应注意不要给小儿吃豆类、花生、瓜子等食物,防止异物吸入;有药物过敏史或明确过敏原者应避免与过敏原接触;喉外伤患者应及早到医院诊治等。

六、护理评价

通过治疗和护理措施的落实,评价患者是否能够达到:①情绪稳定,积极配合治疗。②术前和术后均无窒息发生。③与他人有效沟通。④缺氧症状改善,无并发症发生或引起严重后果。⑤无感染发生。⑥掌握气管切开的自我护理知识和技能,并表现出正确的行为。对预防喉阻塞的知识有所了解。

第十二节 喉的先天性疾病

一、先天性喉蹼

先天性喉蹼是喉腔内有先天性膜状物。其发生与胚胎时期喉发育异常有关,易引起呼吸困难。

(一)病因

与喉发育异常有关,以声门喉蹼最常见。

(二)护理评估

1.健康史

(1)评估患儿哭声的强弱和声音嘶哑发生的时间,是否存在喉喘鸣、呼吸困难及哺乳困难的情况。

(2)评估患者有无家族史。

2.身体状况

(1)小喉蹼可无症状。

(2)中等大喉蹼可引起声嘶、呼吸困难、喉喘鸣及软组织凹陷,患儿哭声弱或无声,哺乳困难。

(3)大的喉蹼可引起新生儿窒息甚至死亡。

3.辅助检查

(1)直接喉镜检查:了解喉蹼位置、范围。

(2)CT 或 MRI 确定喉蹼厚度。

4.心理社会状况

评估患儿家属的文化层次,对患儿喂养情况,对疾病的认知等。

5.治疗原则

直接喉镜、支气管镜下将喉蹼撕裂或穿破。婴幼儿喉蹼治疗后一般不再复发,较大儿童或成人喉蹼已纤维化,较厚,需手术切除。

(三)主要护理诊断及医护合作性问题

1.窒息的危险

与患儿喉蹼较大造成呼吸道梗阻有关。

2.妥协性家庭应对

与患儿的主要照顾者缺乏疾病治疗护理相关的知识和技能有关。

(四)主要护理措施

(1)密切观察患儿呼吸情况,有无呼吸困难、喉喘鸣和吸气性软组织凹陷,及时配合医生处理。

(2)需气管切开的患者按气管切开手术的护理。

(3)手术切除喉蹼的患者手术前后按喉部手术护理常规,要特别注意全麻患儿术后有无血性分泌物吐出及频繁的吞咽动作。

(4)健康指导：①告诉患儿家属，注意保暖，预防上呼吸道感染。②注意提醒患儿保护声带，避免长时间或高声喊叫。③要注意患儿在生长过程中声音的变化，做到门诊随访。

二、先天性喉软骨畸形

先天性喉软骨畸形主要是会厌软骨、甲状软骨和环状软骨畸形。其中会厌软骨畸形较为多见。严重者都可引起呼吸困难。

(一)病因

多在胚胎第5～8周时，喉发育不全，引起喉软骨部分缺失或增生，出生后发生呼吸困难或在喉部检查中发现。

(二)护理评估

1.健康史

评估患儿有无误咽、吸气性喉鸣和呼吸困难；有无其他先天性疾病。

2.身体状况

主要表现为误咽、吸气性喉鸣和呼吸困难。呼吸困难和会厌软骨畸形的程度、甲状软骨塌陷程度、环状软骨狭窄程度有关。可伴其他先天畸形如先天性声门下狭窄、多发性喉囊肿、多指畸形等。

3.辅助检查

(1)直接喉镜或纤维喉镜检查。

(2)影像学检查。

4.心理社会状况

注意评估患者家属的文化层次、对疾病的认知，家庭功能、家庭结构等。

5.治疗原则

(1)保持呼吸道通畅，必要时行气管切开术。

(2)进行软骨畸形的矫正和修复，同时保证呼吸、吞咽、发声三大功能的康复。

(三)主要护理诊断及医护合作性问题

1.窒息的危险

与会厌、甲状、环状软骨发育不良造成误咽和呼吸道不通畅有关。

2.妥协性家庭应对

与患儿的主要照顾者缺乏疾病治疗和护理相关的知识和技能有关。

(四)主要护理措施

参照先天性喉蹼的相关护理措施。

三、先天性喉软化症

(一)病因

胚胎发育期缺钙所致。

(二)护理评估

1.健康史

(1)评估母亲孕期有无严重缺钙情况。

(2)评估患儿出生或出生后1～2个月内,有无吸气性喉鸣声和呼吸困难。

2.身体状况

婴儿出生不久即发生吸气性喉喘鸣和吸气时胸骨上窝、锁骨上窝剑突下凹陷。

3.辅助检查

(1)直接喉镜检查。

(2)影像学检查。

4.心理社会状况

注意评估患者家属的文化层次、饮食习惯、对疾病的认知等。

5.治疗原则

症状不严重可不治疗,通常随着年龄增长而自愈,严重者可气管切开或手术治疗。

(三)主要护理诊断及医护合作性问题

1.窒息的危险

与喉先天性发育不良、喉腔变窄有关。

2.妥协性家庭应对

与患儿的主要照顾者缺乏疾病治疗和护理相关的知识和技能有关。

(四)主要护理措施

(1)观察患儿呼吸情况,必要时给予氧气吸入,床旁备气管切开器械和急救物品。

(2)行气管切开术患者按气管切开手术护理。

(3)健康指导对于症状较轻的患儿,随着喉的发育,症状自行好转,教会患儿家属正确、合理的喂养方法,保证患儿的正常发育。对于症状较重的患者,教会家长观察呼吸的方法,定期随访。

四、先天性喉闭锁

先天性喉闭锁是由于胚胎时期发育异常,出生时喉腔闭锁,不能通气,可分为膜性闭锁和软骨性闭锁。

(一)病因

由于胚胎发育异常引起。

(二)护理评估

1.健康史

评估患儿母亲在怀孕期间有无不适当的用药、接触有毒物品或气体等。

2.身体状况

表现为刚出生的婴儿无哭声、有呼吸动作而口鼻无气体出入,在结扎脐带后立刻青紫。

3.辅助检查

直接喉镜检查。

4.心理社会状况

本病的预后不良,多因诊断不及时或延误而窒息死亡,经抢救成活的婴儿,仍需继续治疗。患儿家长一般情绪激动,难以接受,注意评估家属的年龄、文化层次、及对本病的认知程度等。

5.治疗原则

直接喉镜、支气管镜检查,同时给婴儿行人工呼吸和输氧,气管切开术。对于抢救成活的婴儿后期可行支气管镜反复扩张术。

(三)主要护理诊断及医护合作性问题

1.窒息的危险

与先天性无喉腔有关。

2.妥协性家庭应对

与患儿的主要照顾者缺乏疾病治疗和护理相关的知识和技能有关。

(四)主要护理措施

(1)产房准备婴儿喉镜、支气管镜和气管切开的器械,配合产科医生做好急救工作。

(2)气管切开的患儿按气管切开术后护理。

(3)支气管镜下反复扩张术的患儿按小儿一般全麻术护理常规,同时要密切注意患儿的呼吸情况,有异常及时汇报医生。

(4)健康指导教会家长如何观察呼吸及相关的喂养知识,有异常要及时就诊。向家长介绍该病的相关知识和预后。

五、先天性声门下狭窄

正常婴儿的声门下腔直径应为 5.5～6.0mm,由于发育异常,声门下腔直径仅有 4.0mm 或不足 4.0mm 时称先天性声门下狭窄。

(一)病因

由于发育异常使环状软骨的异常增厚引起。

(二)护理评估

1.健康史

评估患儿喉鸣发生的时间,有无呼吸困难;是否经常发生上呼吸道感染等。

2.身体状况

主要表现为出生后有喉鸣,但哭声正常,容易患呼吸道感染,重症病例可产生呼吸困难。

3.辅助检查

支气管镜检查和颈部侧位 X 线片。

4.心理社会状况

评估患儿家属的文化层次、对疾病的认知程度等。

5.治疗原则

保守治疗,预防呼吸道感染。手术治疗包括气管切开及喉狭窄扩张术、喉气管成型术。

(三)主要护理诊断及医护合作性问题

1.窒息的危险

与声门下狭窄及经常发生上呼吸道感染有关。

2.妥协性家庭应对

与患儿的主要照顾者缺乏疾病治疗和护理相关的知识和技能有关。

(四)主要护理措施

参照先天性喉蹼的相关护理措施。

六、先天性喉气囊肿

先天性喉气囊肿可发生于任何年龄,喉室小囊的先天异常或小囊口水肿形成活瓣作用,气体可进入而不易排出,形成气囊肿。

(一)病因

由于喉室小囊的异常扩张,囊内充满气体,压迫呼吸道。

(二)护理评估

1.健康史

评估患者近日有无咽喉痛、声哑、喉喘鸣、呼吸不畅情况发生及发生时间等。

2.身体状况

喉气囊肿分为三型。①喉内型:囊肿局限喉内,主要表现为声音的变化或声哑,气囊肿大时产生喉喘鸣及呼吸困难,感染时有咽喉痛,呼气有臭味。②喉外型:表现为颈部肿块,时大时小,感染时有疼痛和压痛。③混合型:具有喉内及喉外气囊肿表现。

3.辅助检查

颈部侧位 X 片。

4.心理社会状况

评估患者的年龄、文化层次、职业、对疾病的认知程度等。

5.治疗原则

手术治疗包括气管切开术、直接喉镜下针吸或开放囊肿术、显微喉镜下手术切除术及颈外进路囊肿切除术等。

(三)主要护理诊断及医护合作性问题

1.焦虑

与呼吸困难及担心预后有关。

2.急性疼痛

与感染引起的炎症反应有关。

3.窒息的危险

与喉气囊肿过大压迫呼吸道有关。

4.知识缺乏

缺乏手术相关和疾病自我保健的相关知识。

5.潜在并发症

切口出血、感染等。

(四)主要护理措施

1.术前护理

(1)心理护理评估患者的焦虑程度,告知其疾病的相关知识,治疗方法和预后的信息,帮助患者树立信心,配合治疗和护理。

(2)疼痛的护理,患者因感染引起的咽喉疼痛,给予抗生素治疗同时,评估疼痛的部位、程度,告知患者疼痛的原因和可能持续的时间,必要时可根据医嘱使用药物止痛。

(3)密切观察患者呼吸情况,必要时床旁备气管切开包。

(4)教会患者所有全麻术前的准备工作,做好充分术前准备,配合手术顺利进行。

2.术后护理

(1)气管切开术的患者按气管切开术后护理。

(2)观察患者的出血情况和呼吸情况,如有异常,及时汇报医生。

(3)根据医嘱应用抗生素,同时注意患者的体温变化。

(4)术腔放置引流条,观察引流液的色、质、量,一般于术后24～48小时取出。

3.健康指导

(1)气管切开患者带管回家者,应教会患者和家属清洗、消毒和更换气管内套管的方法等。

(2)加强营养,多进高蛋白、高热量、多种维生素的食物,禁烟酒和刺激性食物。

(3)定期随访,如有不适,尽快就诊。

第十三节　喉外伤

一、闭合性喉外伤

闭合性喉外伤是指钝器撞击或挤压而颈部皮肤无伤口的喉外伤。

(一)病因

多为外界暴力直接打击喉部所致,如钝器打击伤、撞伤、自缢、拳击伤或被他人扼伤。

(二)护理评估

1.健康史

评估患者喉部受伤的时间、部位及受伤的原因。

2.身体状况

(1)喉部疼痛及压痛。

(2)声音嘶哑。

(3)咯血或痰中带血。

(4)颈部皮下气肿,可扪及捻发声。

(5)严重时可出现呼吸困难、喉软骨移位、骨折等,治疗不及时可导致窒息死亡。

3.辅助检查

(1)间接或纤维喉镜检查,了解喉部受伤的严重程度。

(2)颈部 CT 可显示喉软骨骨折情况。

(3)颈部 MRI 了解颈部、喉部软组织和血管损伤情况。

4.心理社会状况

评估患者的年龄、性别、职业、文化层次、情绪状态、家庭状况等。

5.治疗原则

如无呼吸困难,可先予以消炎、镇痛类药物,大多数患者可逐步恢复正常;呼吸困难者应作气管切开术;如有喉软骨骨折可行直接喉镜下喉软骨固定术,严重骨折或固定术失败可行喉裂开喉软骨复位术。

(三)主要护理诊断及医护合作性问题

1.焦虑

与突遭外伤及担心预后有关。

2.急性疼痛

与局部受伤有关。

3.有窒息的危险

与喉部受伤引起出血、水肿、软骨骨折阻塞呼吸道有关。

4.知识缺乏

缺乏疾病相关的自我护理知识。

5.有感染的可能

与局部受伤抵抗力下降有关。

(四)主要护理措施

(1)做好心理护理,使患者和家属了解目前受伤的程度及预后的情况,减轻患者的顾虑,积极配合治疗和护理。

(2)了解患者疼痛的程度和范围,向患者解释疼痛产生的原因,根据医嘱及时用药并观察治疗效果。

(3)轻度受伤患者嘱其保持安静,颈部制动,进流质或软食,减少吞咽动作。

(4)必要时根据医嘱使用止痛剂。

(5)受伤较严重或行手术的患者,7~10天内应予以鼻饲,以减少喉部运动,减轻疼痛,以利损伤部位的愈合。

(6)按医嘱及时使用抗生素和激素,减轻水肿及预防感染。

(7)观察患者呼吸情况,有无呼吸困难和缺氧情况发生,及时处理。

(8)行喉软骨固定或骨折复位者,术后应注意保护性体位,观察喉部分泌物形状。用于扩张喉腔的喉模上端用丝线经鼻腔引出并固定,注意观察丝线固定情况,并告知患者喉模需放置4~8周后经口取出,不要擅自牵拉丝线。

(9)健康指导患者术后康复期应注意头部体位,促进骨折部位的恢复;注意保护嗓音,采用正确的发声方法,避免过度用嗓;保护喉部避免再次受伤。手术患者嘱其定期随访,如果喉模取出后再次发生呼吸困难应立即就诊。

二、开放性喉外伤

开放性喉外伤是指喉部皮肤和软组织破裂,伤口与外界相通,包括喉切伤、刺伤及火器伤等。易伤及颈动脉和颈内静脉,发生大出血致死。如穿通喉腔,则称为贯通性喉外伤。

(一)病因

用剪刀类锐器自杀,斗殴时喉部被锐器切伤;交通事故中喉部被碎玻璃切伤或被尖锐的金属物刺伤;喉部被弹片、枪弹击中;意外的爆炸事故中喉部被碎片击伤等。

(二)护理评估

1.健康史

评估患者受伤的时间、部位及原因。

2.身体状况

(1)出血:易发生出血性休克,患者出现意识模糊、血压下降、脉搏细速等休克表现。如切断颈动脉或颈静脉可立即死亡。

(2)皮下气肿,严重时达面部及胸腹部,甚至形成纵隔气肿。

(3)呼吸困难:严重者可窒息死亡。

(4)声嘶。

(5)吞咽困难,若损伤咽部及食管,则食物可自伤口漏出。

(6)伤口部位、深浅、形态不一。

(三)辅助检查

一般不用。必要时可行间接或纤维喉镜检查。

(四)心理社会状况

护士在积极配合医生抢救的同时,注意评估患者和家属的情绪和心理状态,评估患者的年龄、性别、文化层次、性格特点,评估患者的家庭结构、功能、关系、经济状况等。

(五)治疗原则

止血、解除呼吸困难、抗休克和手术治疗,术后予以抗生素和激素,鼻饲饮食,保持呼吸道通畅。

(六)主要护理诊断及医护合作性问题

1.恐惧

与出血量多、呼吸困难及担心疾病的预后有关。

2.潜在并发症

出血性休克、纵隔气肿、气胸等。

3.窒息的危险

与喉部受伤引起骨折、出血、肿胀、气肿、气胸等阻塞呼吸道有关。

4.感染的危险

与局部伤口穿通、污染、抵抗力下降有关。

5.自理能力下降

与患者大量出血后虚弱、呼吸困难引起的呼吸不畅、手术后减少活动等有关。

(七)主要护理措施

(1)心理护理:评估患者的恐惧程度,加强与患者及家属的沟通,使患者和家属得到安慰,开导家属保持冷静,给予患者情感支持。

(2)对于有明显的活动性出血,争分夺秒配合医生抢救患者,可采取结扎、压迫或填塞止血,告诉患者可能出现的不适,以取得患者的配合。

(3)如患者有血压下降、脉搏加快、皮肤发冷等休克症状,则快速建立静脉通路,遵医嘱给予止血药、补液、交叉配血、输血等。严密观测生命体征,及时落实抗休克治疗和护理的各项措施。

(4)呼吸困难的护理应迅速找出原因,及时吸出喉部血液、唾液、异物等,予以吸氧。如因喉黏膜肿胀、血肿、环状软骨骨折引起的喉阻塞,做好气管切开术前、术后护理,紧急情况可先行环甲膜切开,危急情况下可用气管插管或气管套管从伤口处插入;如因纵隔气肿或气胸应做好闭式引流护理。

(5)按医嘱及时使用抗生素、激素、破伤风抗毒素等。

(6)根据患者受伤程度的不同配合医生完成各种手术治疗,注意伤口的清创处理、无菌操作,预防感染。

(7)向患者解释鼻饲的重要意义,做好鼻饲饮食护理,保证营养供给。

三、喉烫伤及烧灼伤

单独的喉烫伤及烧灼伤少见,常为头面部烫伤及烧灼伤的合并损伤。

(一)病因

吸入热的液体或热蒸汽,常合并咽、气管、支气管及肺的损伤;火灾时,吸入高温的烟尘、气体常合并头面部的烧伤;误咽强酸、强碱等化学腐蚀伤常合并咽、食管的化学腐蚀伤;战时遇毒气、氯气等有毒气体的袭击;放射线损伤等。

(二)护理评估

1.健康史

评估患者有无烧伤、吸入有害气体、误咽化学腐蚀剂、无保护暴露于放射线中的病史。

2.身体状况

根据喉烫伤及烧灼伤程度的不同,临床表现也不同。

(1)轻度:损伤在声门以上。表现为声嘶、喉痛,伴有咽痛、吞咽困难等;检查可见上呼吸道黏膜充血、肿胀、假膜等。

(2)中度:损伤在隆突以上。除上述症状外还有刺激性咳嗽。吸气性呼吸困难;检查可见喉黏膜水肿糜烂,肺部呼吸音粗糙等。

(3)重度:损伤达支气管甚至肺泡。除上述中度症状外还有剧烈咳嗽、脓血痰、严重呼吸困难、缺氧等,下呼吸道水肿、糜烂甚至坏死,严重者可致肺不张、肺水肿、呼吸功能衰竭而死亡。

3.辅助检查

一般不用。

4.心理社会状况

注意评估患者及家属的情绪和心理状态,了解其对疾病的认知和期望。

5.治疗原则

(1)急救处理:早期可口含冰块、冰水漱口,颈部冷敷;酸碱烧伤者使用相应中和液漱口或雾化吸入;补充水、电解质、吸氧、纠正休克、保护心肺功能。

(2)保持呼吸道通畅:呼吸困难者及早进行气管切开;使用支气管解痉药物;雾化吸入保持呼吸道通畅。

(3)抗感染,全身使用抗生素及糖皮质激素或雾化吸入。

(4)营养支持治疗。

(5)后遗症治疗。

(三)主要护理诊断及医护合作性问题

1.恐惧

与突然受伤、呼吸困难、担心预后有关。

2.急性疼痛

与呼吸道黏膜损伤有关。

3.有窒息的危险

与气管、支气管损伤后黏膜肿胀、痉挛,分泌物增多等有关。

4.有感染的危险

与呼吸道损伤导致局部抵抗力下降有关。

5.潜在并发症

休克、水、电解质失衡、心肺功能衰竭等。

(四)主要护理措施

(1)在配合医生积极抢救的同时,安慰患者和家属,给予情感支持,缓解恐惧心理。

(2)协助和指导患者用相应药液漱口或雾化吸入,减轻损伤。

(3)注意观察呼吸情况,同时做好气管切开的准备工作。气管切开患者按气管切开术后护理。

(4)清洁口腔,去除口腔及咽喉分泌物,保持口腔清洁,防止感染。

(5)按医嘱给予全身应用抗生素和糖皮质激素。

(6)按医嘱给予全身支持治疗,观察患者的水、电解质的变化,心、肺功能状况,发现异常及时汇报医生。

(7)做好鼻饲护理,保证患者营养供给,以提高机体抵抗力,促进康复。

四、喉插管损伤

喉插管损伤是经鼻或经口行气管内插管时所引起的喉损伤。

(一)病因

(1)插管技术不熟练、动作粗暴、反复插管、插管过程过多搬动患者头部。

(2)插管过浅、时间过久、压迫时间过长。

(3)插管本身过硬、型号偏大、过长、表面不光滑、气囊充气过多。

(4)麻醉过程中颈部过度伸展、屈曲或旋转,致使喉返神经过度牵引。

(5)插管消毒不严或患者有呼吸道炎症。

(6)鼻饲管留置时间过长,损伤环后区黏膜。

(7)患者对气管插管过敏。

(二)护理评估

1.健康史

(1)评估患者是否有手术麻醉插管史,了解麻醉的过程、时间、麻醉插管的型号等。

(2)评估患者有无放置鼻饲管及放置的时间。

（3）了解患者有无呼吸道疾病。

2.身体状况

可有喉水肿、喉黏膜损伤、声带撕裂、喉软骨膜炎、喉部肉芽肿、环杓关节脱白、环杓关节炎及神经损伤等表现。主要表现为声嘶，有咽喉疼痛或堵塞感，咳嗽及痰中带血，严重者可出现喉鸣及呼吸困难。

3.辅助检查

喉镜检查。

4.心理社会状况

评估患者和家属的心理和情绪状况，患者的年龄、性别、文化层次、职业等。

5.治疗原则

水肿、溃疡或假膜形成可行保守疗法：对症处理及抗生素及激素的应用。肉芽肿形成或环杓关节脱位应手术治疗。

（三）主要护理诊断及医护合作性问题

1.焦虑

与担心预后不好有关。

2.急性疼痛

与插管后损伤有关。

3.知识缺乏

缺乏该病的相关自我保健知识。

（四）主要护理措施

（1）向患者和家属解释插管后损伤产生的原因、治疗方法和疗效，减轻其焦虑心理，帮助患者树立信心。

（2）按医嘱给予雾化吸入，有利于炎症消退及创伤恢复。

（3）根据医嘱给予全身使用抗生素和激素，有抗炎消肿及防止肉芽生长的作用，并观察用药后反应。

（4）嘱患者禁声、忌烟酒、不作用力屏气动作。

第八章 风湿免疫科常见疾病的护理

第一节 概论

一、风湿性疾病特点

1.多为慢性起病,病程较长、甚至终身,因此心理护理和康复指导对此类患者尤为重要。

2.病程中发作与缓解交替出现,如系统性红斑狼疮、类风湿关节炎,常表现为渐进性的反复发作,造成严重的身体损害,因此在发作期护士应帮助患者减轻症状,在缓解期指导患者预防复发。

3.同一疾病的临床表现有很大个体差异,以类风湿关节炎为例,有些患者关节症状表现明显,有些患者则表现为多脏器的受损;有些患者能自愈,有些患者则因反复发作而致残。

4.有较复杂的生物化学及免疫学变化。

5.对治疗的个体差异较大,非甾体抗炎药是抗风湿治疗的主要药物,但个体差异明显且风湿类疾病多为慢性病,须长期用药,因此护士给药后应密切观察疗效、耐受性及不良反应。

二、风湿性疾病的常见症状

(一)关节疼痛、肿胀及功能障碍

1.疼痛

关节疼痛在风湿性疾病中多见,但不同疾病关节受累及其疼痛性质、分布部位和表现不同。类风湿关节炎呈一般性关节疼痛;而痛风的关节痛则剧烈难忍;骨性关节炎于关节活动后,如久站、走路多后,疼痛加剧,休息后就可缓解。类风湿关节炎多影响腕、掌指、近端指间关节;强直性脊柱炎易累及膝、髋、踝关节,多为不对称性;骨性关节炎多累及负重的髋、膝关节;痛风发作时关节痛多呈不对称,易累及拇趾和第一跖趾关节;系统性红斑狼疮受累的关节常是近端指间、腕、足部、膝、踝等关节,呈对称性分布。

2.关节肿胀和压痛

通常出现在有疼痛的关节,是滑囊炎或周围软组织炎的体征,其程度因炎症轻重不同而异,可由关节腔积液或滑膜肥厚所致,如类风湿关节炎。骨性增生性肥大则多见于骨性关节炎。

3.关节畸形和功能障碍

指关节丧失其正常的外形和活动范围受到限制,如膝关节不能完全伸直,手的掌指关节有尺侧偏斜、关节半脱位等,这些改变都与软骨和骨遭到破坏有关,在类风湿关节炎中最常见。

(二)多器官系统的损害症状

风湿性疾病可累及多系统、多器官,如皮肤、肺、胃肠道、肾、心脏、神经系统、血液系统等。类风湿关节炎患者可在肘关节附近有皮下结节;系统性红斑狼疮患者多数面部有对称性皮疹,部分患者有狼疮性肾炎,表现为蛋白尿和水肿等;系统性硬化症患者因消化道受累而导致吞咽困难、便秘等,肺部病变使通气与换气功能均受损而出现呼吸困难。

第二节　系统性红斑狼疮的护理

一、病因和发病机制

系统性红斑狼疮(SLE)的病因尚不清楚,目前认为可能是病毒、性激素、环境因素(如日光过敏)、药物(如普鲁卡因胺、肼苯达嗪、氯丙嗪)等作用于具有遗传易感性的个体后,机体产生多种自身抗体,其中以抗核抗体(ANA)为重,引起体液和细胞免疫紊乱,导致组织炎症性损伤有关。

二、临床表现

(一)发热

无固定热型,起病初期仅有低热,急性活动期可有高热。

(二)皮肤黏膜损害

80%患者有皮肤黏膜损害,常见于皮肤暴露部位对称性皮疹,典型者双脸颊和鼻梁部位有深红色或紫红色蝶形红斑,表面光滑,有时可见鳞屑,病情缓解时红斑可消退,留有棕黑色色素沉着。在手掌的大小鱼际、指端及指(趾)甲周也可出现红斑,这些均是血管炎的表现。活动期患者可有脱发、口腔溃疡等,部分患者有雷诺现象。

(三)关节与肌肉疼痛

90%以上患者关节受累,但很少引起畸形,常为近端指间、腕、足部、膝、踝等关节,对称性分布,肘、髋关节受累较少。50%患者发生肌痛,有时出现肌炎,但很少发生肌肉萎缩。

(四)浆膜炎

1/3患者单侧或双侧胸膜炎,30%有心包炎,可有渗出。

(五)狼疮肾炎

半数患者有狼疮肾炎,表现为肾病综合征、急慢性肾炎等,有不同程度水肿、蛋白尿,可发展为尿毒症,这是死亡的常见原因。

(六)心肌炎和急性狼疮肺炎

10%患者发生。

(七)消化系统

急性腹膜炎、胰腺炎等各种急腹症,可有肝大、黄疸等。

(八)神经系统

20%患者可出现大脑损伤,以精神障碍、癫痫发作、蛛网膜下腔出血等多见,中枢神经系统损伤常预示病情危重、病变活动、预后不良。

(九)血液系统

最常见正常色素细胞性贫血。

三、辅助检查

(一)血液检查

多数患者有轻至中度贫血,病情活动时红细胞沉降率多增快,1/3 患者有血小板减少,白细胞计数在 $(2\sim4.5)\times10^9/L$。

(二)免疫学检查

(1)狼疮细胞:血或骨髓中可找到狼疮细胞,阳性率约 60%,但特异性不高。

(2)抗核抗体(ANA):阳性率达 95%,但特异性不高。如多次为阴性,则 SLE 的可能性不大。目前本试验已代替了狼疮细胞检查。

(3)抗 SM 抗体:SM 是细胞核中的酸性核蛋白,特异性高达 95%,但敏感性低,仅为 25%。一般认为抗 SM 抗体是 SLE 的标志性抗体。

(4)抗双链 DNA 抗体:特异性高达 95%,敏感性仅 70%,对确诊 SLE 和判断狼疮的活动性参考价值大。

(5)大多数患者 α_2 及 γ 球蛋白增高,IGG 升高;血清补体减少,C_3、C_4 在活动期明显减少。

(三)免疫病理检验

肾穿刺活组织检查对治疗狼疮性肾炎和预后有价值。

四、治疗要点

(一)一般治疗

活动期患者应注意卧床休息,慢性期或病情稳定者可适当活动;预防感染;夏天避免日晒(实际是避免紫外线照射)。

(二)药物治疗

1.糖皮质激素

首选,用于急性暴发性狼疮、脏器受损等。

2.非甾体抗炎药

主要用于发热、关节与肌肉酸痛而无明显血液病变的轻症患者,常用阿司匹林、吲哚美辛、布洛芬等。

3.免疫抑制药

应用于易复发但因严重不良反应而不能使用激素者。常用的有环磷酰胺、硫唑嘌呤、长春新碱等。此类药物毒性较大,使用过程中应定期查血象、肝功能。

五、护理问题

(一)疼痛——关节痛

与免疫复合物沉积于关节、肌肉有关。

(二)皮肤完整性受损

与面部红斑、溃疡与血管炎有关。

(三)预感性悲哀

与疾病反复发作和预后不良有关。

(四)有感染的危险

与自身免疫功能紊乱,长期使用激素及免疫抑制药有关。

(五)知识缺乏

缺乏自我护理知识。

六、护理措施

(一)病情观察

护士应注意观察患者生命体征、意识、瞳孔变化以及受累关节、肌肉的部位及疼痛的性质和程度。注意观察易感部位如口腔、皮肤的黏膜情况,加强口腔及皮肤的护理。

(二)注意活动与休息

疾病活动期和急性期应卧床休息,卧床期间应注意翻身、被动活动,防止压疮。缓解期可适当活动。

(三)皮肤护理

病室进行紫外线消毒时安排患者回避。患者应避免阳光直射皮肤,穿长袖衣裤,戴墨镜,打伞,禁日光浴。保持皮肤的清洁卫生,可用温清水冲洗皮损处,忌用碱性肥皂,避免使用化妆品及化学药品。忌染发、烫发、卷发。鼓励患者采用适当方法遮盖脱发,可戴假发、帽子等。

(四)预防感染和出血

患者宜住单间,减少探视。护士在护理工作中应严格执行无菌操作,注意观察各系统感染征象。保持皮肤干燥,注意口腔、会阴、肛周等易感部位的卫生。

(五)药物护理

指导患者遵医嘱用药,尤其是激素类药物,不可随意停药、减药。非甾体抗炎药胃肠道反应多,宜饭后服用。抗疟药的衍生物排泄缓慢,可在体内蓄积,引起视网膜退行性病变,故应定期查眼底。免疫抑制药毒性较大,可导致胃肠不适、脱发、肝病、神经炎、骨髓抑制等,因此使用中应定期查血象、肝功能。

(六)饮食护理

饮食以高蛋白、高维生素、营养丰富、易消化食物为宜,避免刺激性食物。忌食含补骨质素(一种光毒剂)的食物,如芹菜、香菜、无花果等。肾功能损伤者,给予低盐饮食,适当限水;尿毒症患者限制蛋白质摄入;消化功能障碍者给予无渣易消化饮食;心脏受累者给予低盐饮食。

(七)心理护理

加强与患者的沟通,鼓励患者倾诉悲哀的心情,并给予同情、理解及正确的引导,同时加强护理,防止患者发生意外。适时告知预后,介绍成功病例,增强患者战胜疾病的信心。

第三节　类风湿关节炎的护理

一、病因和发病机制

类风湿关节炎病因尚不明,一般认为感染是本病的起因,在某些诱因(如潮湿、寒冷、创伤等)作用下,引发自身免疫反应,侵及滑膜和淋巴细胞,产生一种称为类风湿因子(RF)的自身抗体 IGM。RF 能与体内变性的 IGG 起免疫反应,形成抗原抗体复合物沉积在滑膜组织上,同时激活补体,产生多种过敏因素,引起关节滑膜炎症,使软骨和骨质及关节腔遭到破坏。

二、临床表现

(一)全身表现

慢性、多发性、对称性、反复发作的四肢小关节炎为本病特征。早期为关节肿痛、活动受限,晚期关节破坏,僵直、畸形,常伴低热、贫血、体重减轻、淋巴结肿大,还可侵犯全身多个脏器引起相应症状。

(二)关节症状

1.晨僵

95％以上患者可出现,是重要的诊断依据之一。其特点是于早晨或睡醒后出现关节僵硬,活动不灵活,严重时可有全身僵硬感,起床后经活动或温暖后,即觉缓解或消失。晨僵持续时间的长短与病变严重程度是一致的。晨僵常伴有肢端或指(趾)发冷和麻木感。晨僵可分为3度:轻度晨僵是指起床活动1小时内晨僵缓解或消失;中度晨僵是指起床后活动1～6小时内晨僵缓解或消失;重度晨僵是指起床后6小时以上,晨僵缓解或消失或终日晨僵。

2.关节疼痛及肿胀

关节痛通常是最早出现的关节症状,最常出现的部位为腕、掌指关节及近端指关节,大关节亦常受累。多呈对称性、持续性,但时轻时重,常伴压痛。关节肿胀多因关节腔积液或关节周围软组织炎症引起,晚期常因滑膜的肥厚引起。

3.关节畸形及功能障碍

关节畸形多见于本病晚期,为特异性的尺侧偏向畸形,关节肿痛和畸形造成功能障碍,关节功能严重障碍时,患者部分或全部丧失生活自理的能力或卧床不起。常见的畸形有"类风湿手""类风湿足"等。

(三)关节外表现

20％～30％患者在关节隆起部位及经常受压处如鹰嘴突和腕、踝等关节出现类风湿结节,直径数毫米至数厘米,质硬,黏附于骨膜、肌腱,坚硬如橡皮,无压痛,呈对称分布。类风湿结节的存在表示本病的活动。眼部可有巩膜炎、结膜炎、脉络膜炎;肺部可有胸膜炎、胸腔积液;心脏可见心包炎;神经系统损害可见周围神经病变。

三、辅助检查

(一)血液检查

患者可有轻至中度贫血。白细胞及其分类多正常。红细胞沉降率增快,是滑膜炎症的活动性指标。

(二)免疫学检查

C反应蛋白增高,类风湿因子在80％患者中呈阳性,其滴度与本病活动性和严重程度成正比。

(三)X线检查

早期表现为关节周围软组织肿胀,关节附近骨质疏松,稍后关节间隙因软骨的破坏而变得狭窄,晚期则出现关节半脱位和骨性强直畸形。

(四)关节滑液检查

正常人的关节腔内滑液不超过 3.5mL,在关节有炎症时滑液增多,滑液中的白细胞也明显增多。

四、治疗要点

(一)一般性治疗

急性期关节肿痛、发热、内脏受累,患者应卧床休息,给予充足蛋白质、高维生素饮食。恢复期适当进行关节功能锻炼或做物理治疗,避免关节畸形。

(二)药物治疗

1.非甾体抗炎药

常用药物有阿司匹林、吲哚美辛、布洛芬。通过抑制体内前列腺素的合成达到消炎止痛的目的,服药后可出现胃肠道反应,故应饭后服用。

2.慢作用抗风湿药

常用药物有氨甲蝶呤、雷公藤、青霉胺、硫唑嘌呤、环磷酰胺等。见效时间比非甾体抗炎药缓慢,有控制病程进展的作用,临床上常与非甾体抗炎药合用,主要不良反应为胃肠道不适、黑便、头痛、口腔溃疡、骨髓抑制、肝功能异常等。

3.肾上腺皮质激素

常用药物有泼尼松。本药抗炎作用强,可使关节炎症迅速改善,但不良反应多,停药后易复发,适用于有关节外症状者。

(三)外科手术治疗

1.关节置换术

适用于较晚期有畸形并失去正常功能的大关节,术后可改善关节功能。

2.滑膜切除术

可以使病情在一定程度上缓解。

五、护理问题

(一)慢性疼痛——关节、肌肉疼痛

与关节、肌肉炎症有关。

(二)生活自理能力缺陷

与关节功能障碍和关节畸形有关。

六、护理措施

(一)病情观察

观察患者关节疼痛、肿胀、功能障碍情况,患者活动情况、自理能力、心理状态等。

(二)活动与休息

活动期发热或关节肿胀明显时卧床休息,并保持正确体位。病情缓解后指导患者进行功能锻炼,可结合物理治疗。当病情发展至关节强直时,应保持关节的功能位置,必要时用夹板固定,以保持一定的生活自理能力。

(三)疼痛护理

急性期可遵医嘱给予消炎止痛药,缓解期可指导患者功能锻炼。采取解除或减轻疼痛的

措施,如清晨起床时进行 15 分钟温水浴或用热水泡手。

(四)保持患者自理能力

改善生活环境,为使患者自理创造条件。对已经发生关节功能障碍的患者,在指导关节锻炼的同时,应有针对性地进行日常生活能力的训练。此外,可在疾病缓解期进行专业治疗。

(五)药物护理

指导患者按照治疗计划定时、定量服药,不可随意加、减药量或者停药。用药期间应密切观察药物副作用。

第四节　多发性肌炎和皮肌炎的护理

一、概述

多发性肌炎(PM)和皮肌炎(DM)均是横纹肌非化脓性炎性肌病两者临床特点均是以肢带肌、颈肌及咽肌等肌组织出现炎症、变性改变,导致对称性肌无力和一定程度的肌萎缩,并可累及多个系统和器官,亦可伴发肿瘤。PM 指无皮肤损害的肌炎,伴皮疹的肌炎称 DM。

二、病因与发病机制

该病属自身免疫性疾病,发病与病毒感染、免疫异常、遗传及肿瘤等因素有关。女性多见,男女比为 1∶2。

三、临床表现

本病在成人发病隐匿,儿童发病较急。急性感染可为其前驱表现或发病的病因。早期症状为近端肌无力或皮疹,全身不适、发热、乏力、体重下降等。

(一)肌肉

本病累及横纹肌,以肢体近端肌群无力为其临床特点,常呈对称性损害,早期可有肌肉肿胀、压痛,晚期出现肌萎缩。多数患者无远端肌受累。

1.肌无力

几乎所有患者均出现不同程度的肌无力。肌无力可突然发生,并持续进展数周到数月以上,受累肌肉的部位不同出现不同的临床表现。

(1)受累肌肉及对应表现

1)肩带肌及、上肢近端肌无力:上肢不能平举、上举,不能梳头、穿衣。

2)骨盆带肌及大腿肌无力:抬腿不能或困难;不能上车、上楼、坐下或下蹲后起立困难。

3)颈屈肌受累:平卧抬头困难,头常呈后仰。

4)喉部肌肉无力:造成发音困难、声哑等。

5)咽、食管上端横纹肌受累:吞咽困难,饮水发生呛咳,液体从鼻孔流出。

6)食管下段和小肠蠕动减弱与扩张:反酸、食管炎咽下困难、上腹胀痛和吸收障碍。

7)胸肌和膈肌受累:呼吸表浅、呼吸困难.并引起急性呼吸功能不全。

(2)肌无力程度的判断。

0级:完全瘫痪。

1级:肌肉能轻微收缩,不能产生动作。

2级:肢体能做平面移动,但不能抬起。

3级:肢体能抬离床面(抗地心吸引力)。

4级:能抗阻力。

5级:正常肌力。

2.肌痛

在疾病早期可有肌肉肿胀,约25%的患者出现近端肌肉疼痛或压痛。

(二)皮肤

DM除有肌肉症状外还有皮肤损害,多为微暗的红斑,皮损稍高出皮面,表面光滑或有鳞屑。皮损常可完全消退,但亦可残留带褐色的色素沉着、萎缩、瘢痕或白斑。皮肤病变往往是皮肌炎患者首先注意到的症状。

(1)向阳性紫红斑:眶周水肿伴暗紫红皮疹,见于60%～80%的DM患者,它是DM的特异性体征。

(2)Gottron征:此征由Cottron首先描述。被认为是DM的特异性皮疹。皮疹位于关节伸面,多见于肘、掌指、近端指间关节处,也可出现在膝与内踝皮肤,表现为伴有鳞屑的红斑,皮肤萎缩、色素减退。

(3)暴露部位皮疹:在颈前、上胸部(V形区)、颈后背上部(披肩状)、前额、颊部、耳前、上臂伸面和背部等可出现弥漫性红疹,久后局部皮肤萎缩,毛细血管扩张,色素沉着或减退。

(4)技工手:部分患者双手外侧掌面皮肤出现角化、裂纹,皮肤粗糙脱屑,同技术工人的手相似,故称"技工"手。尤其在抗Jo-1抗体阳性的PM/DM患者中多见。

(5)其他一些皮肤病变虽非特有,但亦时而出现,包括:指甲两侧呈暗紫色充血皮疹,指端溃疡、坏死,甲缘梗死灶,雷诺现象,网状青斑,多形性红斑等。慢性患者有时出现多发角化性小丘疹,斑点状色素沉着、毛细血管扩张、轻度皮肤萎缩和色素脱失,称为血管萎缩性异色病性DM。

皮损程度与肌肉病变程度可不平行,少数患者皮疹出现在肌无力之前。约7%患者有典型皮疹,但始终没有肌无力、肌病,肌酶谱正常,称为"无肌病的皮肌炎"。

(三)关节

关节痛和关节炎见于约15%的患者,为非对称性,常波及手指关节,由于手的肌肉萎缩,可引起手指屈曲畸形,但X线相无骨关节破坏。

(四)消化道

10%～30%患者出现吞咽困难、食物反流,为食管上部及咽部肌肉受累所致,造成胃反流性食管炎。X线检查吞钡造影可见食管梨状窝钡剂潴留,甚至胃的蠕动减慢,胃排空时间延长。

(五)肺

约30%患者有肺间质改变。急性间质性肺炎、急性肺间质纤维化临床表现有发热、干咳、呼吸困难、发绀、可闻及肺部细湿啰音,X线检查在急性期可见毛玻璃状颗粒状、结节状及网状阴影。在晚期 X 线检查可见蜂窝状或轮状阴影,表现为弥漫性肺纤维化。肺纤维化发展迅速是本病死亡的重要原因之一。

(六)心脏

仅 1/3 患者病程中有心肌受累,心肌内有炎性细胞浸润,间质水肿和变性,局灶性坏死,心室肥厚,出现心律失常、充血性心力衰竭,亦可出现心包炎。

(七)肾脏

肾脏病变很少见,极少数暴发性起病者,因横纹肌溶解,可出现肌红蛋白尿、急性肾衰竭。少数 PM/DM 患者可有局灶性增殖性肾小球肾炎,但大多数患者肾功能正常。

(八)钙质沉着

多见于慢性皮肌炎患者,尤其是儿童。沿深筋膜钙化多见,钙化使局部软组织出现发术或发硬的浸润感,严重者影响该肢体的活动。钙质在软组织内沉积,X 线示钙化点或钙化块。若钙质沉积在皮下,则在沉着处溃烂可有石灰样物流出,并可继发感染。

四、辅助检查

(一)血清肌酶

绝大多数患者在病程某一阶段可出现肌酶活性增高,是诊断本病的重要血清指标之一,具体如下。

血清肌酶分类:①肌酸激酶(CK):帮助对 PM 和 DM 的诊断。②醛缩酶(ALD):来源于其他组织器官,不如 CK。③乳酸脱氢酶(LDH):同上。④门冬氨酸氨基转移酶(AST):同上。⑤碳酸酐酶Ⅲ:唯一存在于横纹肌的同工酶,横纹肌病变时升高。但未作为常规检测。

CK 的 3 种同工酶:CK-MM:大部分来源于横纹肌、小部分来自心肌;CK-MB:主要来源心肌,极少来源横纹肌;CK-BB:主要来源脑和平滑肌。占 CK 总活性的 95%～98%,PM/DM 主要以 CK-MM 的改变为主。肌酶活性的增高表明肌肉有新近损伤,肌细胞膜通透性增加,因此肌酶的高低与肌炎的病情变化呈平行关系。可作为诊断、疗效监测及预后的评价指标。

其中以 CK 最敏感。肌酶的升高常早于临床表现数周,晚期肌萎缩肌酶不再释放,肌酶可正常。在一些慢性肌炎和广泛肌肉萎缩的患者,即使处于活动期,其肌酶水平也可正常。

(二)肌红蛋白测定

肌红蛋白仅存于心肌与横纹肌,当肌肉出现损伤、炎症、剧烈运动时肌红蛋白均可升高。多数肌炎患者的血清中肌红蛋白水平增高,且与病情呈平行关系,有时先于 CK 升高。

(三)自身抗体

1.抗核抗体(ANA)

PM/DM 中 ANA 阳性率为 20%～30%,对肌炎诊断不具特异性。

2.抗 Jo-1 抗体

是诊断 PM/DM 的标记性抗体。抗 Jo-1 阳性的 PM/DM 患者,临床上常表现为抗合成酶抗体综合征:肌无力、发热、间质性肺炎、关节炎、雷诺征和"技工手"。

(四)肌电图

几乎所有患者出现肌电图异常,表现为肌源性损害,即在肌肉松弛时出现纤颤波、正锐波、插入激惹及高频放电；在肌肉轻微收缩时出现短时限低电压多相运动电位；最大收缩时出现干扰相。

(五)肌活检

取受损肢体近端肌肉如三角肌、股四头肌及有压痛和中等无力的肌肉送检为好，应避免在肌电图插入处取材。因肌炎常呈灶性分布，必要时需多部位取材，提高阳性率。

肌肉病理改变：①肌纤维间质、血管周围有炎性细胞（以淋巴细胞为主，其他有组织细胞、浆细胞嗜酸性细胞、多形核白细胞）浸润。②肌纤维破坏变性、坏死、萎缩，肌横纹不清。③肌束间有纤维化，肌细胞可有再生，再生肌纤维嗜碱性，核大呈空泡，核仁明显。④血管内膜增生。皮肤病理改变无特异性。

五、治疗原则

1.糖皮质激素：是本病的首选药物。待肌力明显恢复，肌酶趋于正常则开始减量，减量应缓慢（一般 1 年左右），在减量过程中如病情反复应及时加用免疫抑制剂，对病情发展迅速或有呼吸肌无力、呼吸困难、吞咽困难者，可用甲泼尼龙 0.5～1g Qd 静脉冲击治疗，连用 3 天，之后再根据症状及肌酶水平逐渐减量。

2.免疫抑制剂：对病情反复及重症患者应及时加用免疫抑制剂。激素与免疫抑制剂联合应用可提高疗效、减少激素用量，及时避免不良反应。常用免疫抑制剂：氨甲蝶呤（MTX），硫唑嘌呤（AZA），环磷酰胺（CYC）。

3.合并恶性肿瘤的患者，在切除肿瘤后，肌炎症状可自然缓解。

六、护理问题

(一)肌痛肌无力

与原发病有关。

(二)自理能力缺陷

与肌无力有关。

(三)皮肤完整性受损

与皮疹有关。

(四)营养失调

与消化道受累有关。

(五)有感染的危险

与吸入性肺炎及激素等用药有关。

(六)废用综合征

与肌无力有关。

(七)限制性通气功能障碍

与呼吸肌受累有关。

(八)低氧血症

与呼吸肌受累有关。

七、护理措施

(一)一般护理

急性期卧床休息,并适当进行肢体被动运动,以防肌肉萎缩,症状控制后适当锻炼。给以高热量高蛋白饮食,保持大便通畅,避免感染。

(二)专科护理

(1)患者肌痛明显时安慰患者,认真听取患者主诉,使用分散注意力的各种方法,必要时遵医嘱给予止痛药物,缓解疼痛。

(2)加强巡视,及时满足患者生活需要。

(3)肌炎患者会出现皮疹,伴有发红瘙痒疼痛等症状。对于合并皮损的患者,后期会有脱屑,应保持皮肤清洁,局部用粉剂处理好,保持干燥,表面不要包裹尽量暴露,可以涂中性护肤品,如果出现皮损切勿抓挠以免造成感染。用清水清洁皮肤,不涂化妆品,必要时外涂凡士林油防止破损加重。勤换内衣,注意保暖,避免日光晒。

(4)肌活检术后护理:观察伤口渗血感染情况,保持敷料清洁,协助医生定时予消毒换药,两周后拆线,可根据伤口情况延长拆线时间,拆线后观察伤口愈合状况。

(5)对于进食咳呛的患者,嘱其进餐时尽量采取坐位或半卧位,进餐后 30~60 分钟内尽量避免卧位,细嚼慢咽,进食咳呛严重或吞咽困难的患者必要时遵医嘱给予肠内或肠外营养以满足机体需要量,防止吸入性肺炎。

(6)保持病室清洁,温湿度适宜,并嘱患者做好个人卫生。对生活不能自理的患者,加强基础护理,给予口腔护理和会阴冲洗,监测体温变化,监测血常规变化,预防交叉感染。

(7)对于肺部受累患者,保持病室温湿度适宜,遵医嘱给予吸氧和雾化稀释痰液,同时加强雾化后的拍背咳痰,预防及治疗肺部感染。

(8)严密观察生命体征变化,特别是监测血氧及心律变化,及时发现病情变化,准备好抢救物品。

(三)心理护理

多与患者交流,使患者了解本病的治疗原则,告知患者此病为慢性病,可迁延多年,若早期诊断,合理治疗,在治疗护理下可控制病情发展,使其趋于稳定。本病可获得满意的长时间缓解,可同正常人一样从事正常的工作、学习。因此要向患者宣教正确认识疾病,消除恐惧心理,了解规律用药的意义,嘱患者遵医嘱规律治疗。同时学会自我认识疾病活动的征象,配合治疗、遵从医嘱,定期随诊。懂得长期随访的必要性。通过与患者交流消除其焦虑心理。

(四)健康教育

(1)要树立信心:以一种乐观的情绪、良好的精神状态去面对此疾病,配合长期治疗。

(2)要劳逸结合:在疾病的缓解期注意休息并且做适当的活动,避免过度劳累,活动两小时后体力恢复为最佳。在生活上尽量自理,消除依赖感。锻炼肌力防止肌肉萎缩。功能锻炼应在服药 30 分钟开始,运动之前应做充分的准备活动,如肌肉的按摩、热敷等。

(3)要合理膳食:此病可累及消化道肌肉,会出现吞咽困难,食管蠕动减慢,易引起反流性食管炎。肠蠕动减弱,肛门膀胱括约肌松弛导致大小便失禁,所以应选用高蛋白(优质蛋白)高维生素易消化的饮食(软食),少食干硬油炸食品。餐前可用一些增加胃动力的药物,进餐时尽量采取坐位或半卧位,进餐后 30～60 分钟内尽量避免卧位。

(4)要按时服药,不可随意增减药物,不可擅自停药或改药。用药期间应定期复查血常规和肝肾功能。

(5)了解激素、免疫抑制剂等药物副作用。

(6)要自我监测心、肺的病变,如出现呼吸困难、发绀、心慌或心前区疼痛等要立即就诊。注意定期复查。

(7)肌炎患者会出现皮疹,伴有发红瘙痒疼痛等症状,后期会有脱屑,应保持皮肤清洁,局部用粉剂处理好,保持干燥,表面不要包裹尽量暴露,可以涂中性护肤品,如果出现皮损切勿抓挠以免造成感染。勤换内衣,注意保暖,避免日光晒。

第五节　系统性硬化症的护理

一、概述

系统性硬化是一种原因不明的临床上以局限性或弥漫性皮肤增厚和纤维化为特征的结缔组织病。除皮肤受累外,也可影响内脏(心、肺和消化道等器官)。本病的严重程度和发展情况变化较大,有多种亚型,它们的临床表现和预后各不相同。一般以皮肤受累范围为主要指标将系统性硬化分为多种亚型。本文主要讨论弥漫性硬皮病。

二、病因与发病机制

本病病因不明,女性多见,发病率大约为男性的 4 倍,儿童相对少见。

三、临床表现

(一)早期症状

系统性硬化最多见的初期表现是雷诺现象和隐袭性肢端和面部肿胀,并有手指皮肤逐渐增厚。多关节病同样也是突出的早期症状。胃肠道功能紊乱(胃烧灼感和吞咽困难)或呼吸系统症状等,偶尔也是本病的首发表现。患者起病前可有不规则发热、胃纳减退、体重下降等。

(二)皮肤

皮肤病变可局限在手指(趾)和面部,或向心性扩展,累及上臂、肩、前胸、背、腹和腿。有的可在几个月内累及全身皮肤,有的在数年内逐渐进展,有些呈间歇性进展,通常皮肤受累范围和严重程度在三年内达高峰。临床上皮肤病变分期及表现如下:

1.水肿期

非可凹性肿胀,触之有坚韧的感觉。

2.硬化期

呈蜡样光泽,紧贴于皮下组织,不易捏起。

3.萎缩期

萎缩期浅表真皮变薄变脆,表皮松弛。

(三)骨和关节

多关节痛和肌肉疼痛常为早期症状,也可出现明显的关节炎。约 29% 可有侵蚀性关节病。

(1)于皮肤增厚且与其下关节紧贴,致使关节挛缩和功能受限。

(2)由于腱鞘纤维化,当受累关节主动或被动运动时,特别在腕、踝、膝处,可觉察到皮革样摩擦感。

(3)长期慢性指(趾)缺血,可发生指端骨溶解。

(4)X 线表现关节间隙狭窄和关节面骨硬化。

(5)由于肠道吸收不良、废用及血流灌注减少,常有骨质疏松。

(四)消化系统

消化道受累为硬皮病的常见表现,仅次于皮肤受累和雷诺现象。消化道的任何部位均可受累,其中食管受累最为常见,肛门、直肠次之,小肠和结肠较少。

1.口腔

张口受限,舌系带变短,牙周间隙增宽,齿龈退缩,牙齿脱落,牙槽突骨萎缩。

2.食管

食管下部括约肌功能受损可导致胸骨后灼热感、反酸。长期可引起糜烂性食管炎、出血、下食管狭窄等并发症。

3.小肠

常可引起轻度腹痛、腹泻、体重下降和营养不良。

4.大肠

钡灌肠可发现 10%～50% 的患者有大肠受累,但临床症状往往较轻。累及后可发生便秘,下腹胀满,偶有腹泻。

5.CREST 综合征

患者可发生胆汁性肝硬化。

(五)肺部

在硬皮病中肺脏受累普遍存在。病初最常见的症状为运动时气短,活动耐受量减低;后期出现干咳。随病程增长,肺部受累机会增多,且一旦累及,呈进行性发展,对治疗反应不佳。

肺间质纤维化和肺动脉血管病变常同时存在。在弥漫性硬皮病伴抗 Scl-70 阳性的患者中,肺间质纤维化常常较重;在 CREST 综合征中,肺动脉高压常较为明显。

肺动脉高压常为棘手问题,它是由于肺间质与支气管周围长期纤维化或肺间小动脉内膜增生的结果。

(六)心脏

病理检查 80% 患者有片状心肌纤维化,临床表现为气短、胸闷、心悸、水肿。

(七)肾脏

硬皮病肾病变临床表现不一,部分患者有多年皮肤及其他内脏受累而无肾损害的临床现象;有些在病程中出现肾危象,即突然发生严重高血压、急进性肾衰竭,如不及时处理,常于数周内死于心力衰竭及尿毒症。虽然肾危象初期可无症状,但大部分患者感疲乏加重,出现气促、严重头痛、视力模糊、抽搐、神志不清等症状。

四、辅助检查

(1)一般化验无特殊异常。血沉可正常或轻度增快。

(2)免疫学检测。

1)血清 ANA 阳性率达 90％以上。

2)抗着丝点抗体(ACA)：80％的 CREST 综合征患者阳性。

3)约 20％～40％系统性硬化症患者,血清抗 Scl−70 抗体阳性。

4)约 30％病例 RF 阳性。

5)约 50％病例有低滴度的冷球蛋白血症。

(3)病理及甲皱检查：硬变皮肤活检见表皮变薄,表皮突消失,皮肤附属器萎缩。甲褶毛细血管显微镜检查显示毛细血管袢扩张与正常血管消失。

(4)食管组织病理,示：平滑肌萎缩,黏膜下层和固有层纤维化,黏膜呈不同程度变薄和糜烂。

(5)食管功能可用食管测压、卧位稀钡钡餐造影、食管镜等方法检查。

(6)高分辨 CT：可显示肺部呈毛玻璃样改变,肺间质纤维化常以嗜酸性肺泡炎为先导。

(7)支气管肺泡灌洗：可发现灌洗液中细胞增多。

(8)X 线胸片：示肺间质纹理增粗,严重时呈网状结节样改变,在基底部最为显著。

(9)肺功能检查,示：限制性通气障碍,肺活量减低,肺顺应性降低,气体弥散量减低。

(10)心导管检查：可发现肺动脉高压。

(11)超声心动检查：可发现肺动脉高压或心包肥厚或积液。

(12)肾活检：硬皮病的肾病变以叶间动脉、弓形动脉及小动脉为最著,其中最主要的是小叶间动脉。血管平滑肌细胞发生透明变性。血管外膜及周围间质均有纤维化。

五、治疗原则

本病尚无特效药物。皮肤受累范围和病变程度为诊断和评估预后的重要依据,而重要脏器累及的广泛性和严重程度决定它的预后。早期治疗的目的在于阻止新的皮肤和脏器受累,而晚期的目的在于改善已有的症状。

(1)糖皮质激素和免疫抑制剂：总的说来糖皮质激素对本症效果不显著,通常对炎性肌病、间质性肺部疾患的炎症期有一定疗效；在早期水肿期,对关节痛、肌痛亦有疗效。免疫抑制剂疗效不肯定。常用的有环孢素、环磷酰胺、硫唑嘌呤、氨甲蝶呤等,有报道对皮肤关节和肾脏病变有一定疗效,与糖皮质激素合并应用,常可提高疗效和减少糖皮质激素用量。

(2)青霉胺：青霉胺能抑制新胶原成熟,并激活胶原酶,使已形成的胶原纤维降解。

(3)钙通道拮抗剂、丹参注射液、双嘧达莫(潘生丁)和小剂量阿司匹林、血管紧张素受体拮抗剂可缓解雷诺现象,治疗指端溃疡,阻止红细胞及血小板的聚集,降低血液黏滞性.改善微循环。

(4)组胺受体阻断剂(西咪替丁或雷尼替丁等)或质子泵抑制剂(奥美拉唑)等减少胃酸,缓解反流性食管炎的症状。

(5)血管紧张素转换酶抑制剂：如卡托普利、依那普利、贝那普利等药物,控制血压增高,预防肾危象出现。

(6)其他:近年来国外采用口服内皮素受体拮抗剂和抗转移生长因子 $β_1$(TGFβ_1)治疗硬皮病所致的肺动脉高压已取得一定疗效。

六、护理问题

(一)皮肤黏膜完整性受损

与皮肤黏膜失去弹性有关。

(二)潜在并发症——感染

与长期服用激素有关。

(三)焦虑

与患慢性疾病有关。

(四)知识缺乏

不了解疾病相关知识。

七、护理措施

(一)一般护理

(1)密切监测患者生命体征,听取患者主诉,嘱其保持情绪稳定;尽量减少活动;进食高纤维易消化事物,保持大便通畅,必要时给予通便处理。

(2)巡视患者,及时满足其生活需要。

(3)与患者多交流,多安慰患者,使其接受现实,勇敢面对,积极配合治疗。

(4)监测体温,监测血常规。对已发生的感染,遵医嘱给予口服或静脉抗菌药治疗。

(二)专科护理

(1)皮肤自我护理

1)皮肤硬化失去弹性,应在患处涂油预防干裂。避免接触刺激性较强的洗涤剂。口唇、鼻腔干裂可涂油。注意保暖,冷天外出多加衣服,戴棉手套,穿厚袜,衣着宽松。

2)患者皮肤调节体温的功能减退,夏季应多饮水,多吃一些利尿解暑的蔬菜水果,如:西瓜、冬瓜、黄瓜、丝瓜、苦瓜等,通过尿液带走体内热量而起到降温的作用。此外应避免高温时外出,避免阳光曝晒,外出应戴遮阳帽或打伞,避免中暑。室内温度过高可装空调或电扇。

3)经常摩擦肢端、关节或骨骼隆起处,避免磕碰、外伤而导致营养性溃疡。

(2)饮食上注意多吃蛋白质含量丰富的食物,如蛋类、肉等。多吃新鲜的蔬菜水果以保证维生素和食物纤维的供给。并可减少便秘的发生。注意少吃多餐、细嚼慢咽。避免辛辣过冷的食物,以细软易消化为好并食用含钙多的食物如牛奶等。若进食后有胸骨后不适等症状应注意不能一次大量进食,少吃多餐,进后稍走动后再躺下,再取头高足低位以减少食物反流。戒烟戒酒。

(3)避免感冒而引起继发肺部感染,加重肺脏负担。保持居室内一定的温度和湿度,定时通风换气,保持空气新鲜。不去人多拥挤的公共场所,在感冒流行季节减少外出。

(4)经常监测血压,发现血压升高应及时处理。当患者出现气短、胸闷、心悸、水肿等症状时,积极协助医生处理,密切观察病情变化,准备好抢救物品。

(三)心理护理

多与患者交流,告知患者此病为慢性病,主要是采取措施改善症状,控制病情使其稳定,减缓病情进展,因此要遵医嘱规律治疗。通过交流消除其焦虑心理,配合治疗。

(四)健康教育

(1)正确认识疾病,消除恐惧心理。保持乐观的精神、稳定的情绪,避免过度激动、紧张、焦虑等不良情绪。

(2)适当锻炼身体,增加机体抗病能力。劳逸结合,但要避免因过度劳累加重病情。

(3)了解皮肤保护的方法,特别是手足避冷保暖。

(4)有心脏受累应长期服药,并备有硝酸甘油等药物随身携带。

(5)了解药物的作用和副作用。明白规律用药的意义,配合治疗、遵从医嘱。定期监测血常规、肝肾功。

(6)严格遵医嘱服药,不可随意加量、减量、停药和改药。禁用血管收缩剂:新麻液、麻黄素、肾上腺素等。

(7)学会自我认识疾病活动的征象,定期复查。懂得长期随访的必要性。

(8)告知患者要少食多餐,餐后取立位或半卧位。戒烟、酒、咖啡等刺激性食物。

第六节 干燥综合征的护理

一、概述

干燥综合征(SS)是一个主要累及外分泌腺体的慢性炎症性自身免疫病。临床除有唾液腺和泪腺受损功能下降而出现口干、眼干外,还有因其他外分泌腺及腺体外其他器官的受累而出现的多系统损害症状。本病分为原发性和继发性两类,前者指不具另一诊断明确的结缔组织病(CTD)的干燥综合征,后者是指发生于另一诊断明确的 CTD 如系统性红斑狼疮(SLE)、类风湿关节炎等的干燥综合征。本节主要叙述原发性干燥综合征。

二、病因与发病机制

确切病因和发病机制尚不明确,一般认为与遗传、免疫、病毒感染有关。原发性干燥综合征属全球性疾病,在我国人群的患病率为 $0.3\%\sim0.7\%$,在老年人群中患病率为 $3\%\sim4\%$。本病女性多见,男女比为 $1:9\sim20$。发病年龄多在 $40\sim50$ 岁。也见于儿童。

三、临床表现

(一)局部表现

(1)口干燥症:因唾液腺病变,使唾液黏蛋白缺少而引起下述常见症状:

1)有 $70\%\sim80\%$ 患者诉有口干,但不一定都是首症或主诉,严重者因口腔黏膜、牙齿和舌发黏以致在讲话时需频频饮水,进固体食物时必须伴水或流食送下,有时夜间需起床饮水等。

2)猖獗性龋齿是本病的特征之一,表现为牙齿逐渐变黑,继而小片脱落,最终只留残根。

3)成人腮腺炎,50% 患者表现有间歇性交替性腮腺肿痛,累及单侧或双侧。大部分在 10

天左右可以自行消退。

4)舌部表现为舌痛、舌面干裂、舌乳头萎缩而光滑。

5)口腔黏膜出现溃疡或继发感染。

(2)干燥性角结膜炎:此因泪腺分泌的黏蛋白减少而出现眼干涩、异物感、泪少等症状,严重者痛哭无泪。部分患者有眼睑缘反复化脓性感染、结膜炎、角膜炎等。

(3)其他浅表部位如鼻、硬腭、气管及其分支、消化道黏膜、阴道黏膜的外分泌腺体均可受累,使其分泌较少而出现相应症状。

(二)系统表现

除口眼干燥表现外,患者还可出现全身症状如乏力、低热等。约有 2/3 患者出现系统损害。

1.皮肤

皮肤病变的病理基础为局部血管炎。有下列表现:

(1)过敏性紫癜样皮疹:多见于下肢,为米粒大小边界清楚的红丘疹,压之不褪色,分批出现。每批持续时间约为 10 天,可自行消退而遗有褐色色素沉着。

(2)结节红斑较为少见。

(3)雷诺现象:多不严重,不引起指端溃疡或相应组织萎缩。

2.骨骼肌肉

关节痛较为常见。仅小部分表现有关节肿胀但多不严重且呈一过性。关节结构的破坏非本病的特点。肌炎见于约5%的患者。

3.肾

主要累及远端肾小管,表现为因Ⅰ型肾小管酸中毒而引起的低血钾性肌肉麻痹,严重者出现肾钙化、肾结石及软骨病。

4.肺

大部分患者无呼吸道症状。轻度受累者出现干咳,重者出现气短。肺部的主要病理为间质性病变,部分出现弥漫性肺间质纤维化,少数人可因此而呼吸功能衰竭而死亡。

5.消化系统

胃肠道可以因其黏膜层的外分泌腺体病变而出现萎缩性胃炎、胃酸减少、消化不良等非特异性症状。约 20%患者有肝脏损害,临床谱从黄疸至无临床症状而有肝功能损害不等。

6.神经

以周围神经受累为多见,不论是中枢或周围神经损害均与血管炎有关。

7.血液系统

本病可出现白细胞减少或(和)血小板减少,血小板低下严重者可出现出血现象。

四、辅助检查

(1)眼部:①Schirmer(滤纸)试验(+);②角膜染色(+);③泪膜破碎时间(+)。

(2)口腔:①唾液流率(+);②腮腺造影(+);③唾液腺核素检查(+);④唇腺活检组织学检查(+)。

(3)多次尿 pH>6 则有必要进一步检查肾小管酸中毒相关指标。

(4)周围血检测:可以发现血小板低下,或偶有的溶血性贫血。

(5)血清免疫学检查:①抗 SSA 抗体:是本病中最常见的自身抗体,见于 70% 的患者。②抗SSB 抗体:有称是本病的标记抗体,见于 45% 的患者。③高免疫球蛋白血症,均为多克隆性,见于 90% 患者。

(6)肺影像学检查:可以发现有相应系统损害的患者。

五、治疗原则

本病目前尚无根治方法,主要是采取措施改善症状,控制和延缓因免疫反应而引起的组织器官损害的进展以及继发性感染。

1.口干可适当饮水,或用人工唾液,减少对口腔的物理刺激。嘱患者保持口腔清洁,勤漱口,减少龋齿和口腔继发感染的可能。防止口腔细菌增殖,应早晚刷牙,选用软毛牙刷,继发口腔感染者可用复方硼砂溶液漱口,真菌感染者可用制霉菌素涂口腔,口干严重者可用麦冬枸杞子、甘草等泡水喝。

2.保护眼睛:干燥性角结膜炎可给以人工泪液滴眼,以减轻眼干症状并预防角膜损伤。

3.肌肉、关节痛者可用非甾体抗炎药以及羟氯喹。

4.系统损害者应以受损器官及严重度而进行相应治疗。给予肾上腺糖皮质激素,剂量与其他结缔组织病治疗用法相同。对于病情进展迅速者可合用免疫抑制剂如环磷酰胺、硫唑嘌呤等。出现有恶性淋巴瘤者宜积极、及时地进行联合化疗。

5.合并肾小球肾炎,纠正低钾血症的麻痹发作可采用静脉补钾(氯化钾),待病情平稳后改口服钾盐液或片,有的患者需终身服用,以防低血钾再次发生。

6.合并肺间质性病变、呼吸道黏膜干燥明显者,可给予雾化吸入。鼻黏膜干燥者可给予复薄油滴鼻。

六、护理问题

(一)皮肤黏膜改变

与唾液减少有关。

(二)潜在的感染

与服用激素及免疫抑制剂有关。

(三)电解质紊乱

与肾小管酸中毒有关。

(四)舒适的改变

与口干、眼干有关。

(五)部分自理能力受限

与电解质紊乱有关。

(六)有出血的危险

与血小板降低有关。

七、护理措施

(一)一般护理

(1)改善症状:减轻口干较为困难,嘱患者应停止吸烟、饮酒及避免服用引起口干的药物如阿托品等。保持口腔清洁,勤漱口,减少龋齿和口腔继发感染的可能,对生活不能自理的患者给予口腔护理。干燥性角结膜炎可给以人工泪液滴眼以减轻眼干症状并预防角膜损伤。有些眼膏也可用于保护角膜。

(2)巡视患者,及时满足其生活需要。

(3)嘱患者床旁活动,必要时需绝对卧床,避免磕碰,用软毛牙刷刷牙,定期监测血常规。

(二)专科护理

(1)减少对口腔的物理刺激,防止口腔细菌增殖,应早晚刷牙,选用软毛牙刷,饭后漱口,戒烟酒。

(2)保护眼睛:睡前涂眼膏保护角膜,避光避风,外出时戴眼防护镜。

(3)对于皮肤油性水分减少的患者应预防皮肤干裂,给予润肤剂外涂。冬季嘱患者减少洗澡次数。

(4)注意观察激素及免疫抑制剂的副作用,定期监测血常规、肝肾功,并告知患者用药注意事项。

(5)合并有神经系统受累者大部分为周围神经病变,肢体麻木,感觉减退,护士应注意安全防护。

(6)低钾血症的患者在补钾过程中,注意观察患者尿量的变化、尿 pH 值,准确记录出入量及分记日夜尿量。

(7)合并肺间质性病变、呼吸道黏膜干燥明显者,注意补充水分,预防感冒及肺部感染,加强拍背咳痰。

(8)合并肝脏损害、胰腺外分泌功能受影响,引起消化液减少,导致营养不良,应为患者提供清淡易消化的食物。

(9)合并血细胞低下的患者注意安全防护,避免磕碰,观察患者出血倾向。

(三)心理护理

多与患者交流,使患者了解本病的治疗原则、告知患者此病为慢性病,主要是采取措施改善症状,控制和延缓因免疫反应而引起的组织器官损害的进展以及继发性感染。本病预后良好,经恰当治疗后大多数可以控制病情达到缓解,因此要遵医嘱规律治疗。通过交流消除其焦虑心理,配合治疗。

(四)健康教育

(1)正确认识疾病,消除恐惧心理,保持心情舒畅及乐观情绪,对疾病治疗树立信心。

(2)注意口腔卫生,每天早晚至少刷牙两次,选用软毛牙刷,饭后漱口并用牙签将食物的碎屑从牙缝中清除。忌烟酒,忌刺激性食物,这可预防继发口腔感染和减少龋齿,可用朵贝尔漱口液、2%NaHCO$_3$漱口液。有龋齿要及时修补。

(3)保护眼睛,眼泪的减少可引起角膜干涩、损伤,易细菌感染。日间可用人工泪液 4～5次/日,睡前可抹眼膏。多风天气外出时可戴防风眼镜。

(4)保护皮肤、减少沐浴次数,使用中性沐浴品。沐浴后可适当用中性护肤液涂抹全身皮肤,以防止瘙痒。

(5)干燥综合征可引起肾小管损害,出现低血钾(腹胀、乏力、肠蠕动减慢、诱发肠麻痹、心动过速等症状)。故需定期监测血钾,并服用含钾高的食物,如橘子、香蕉、肉、蛋、谷类。有时药物补钾需终身服用,以防低血钾发生。饮食中注意多食含水量多、易消化、高蛋白、高维生素的食物。

(6)观察日夜尿量并记录,观察排尿时有无尿频、尿急.尿痛。每日应清洗会阴部,以防止泌尿系感染。

(7)病变累及鼻、气管、肺等可引起咽干、慢性咳嗽、肺纤维化,可用雾化吸入,加强扩胸运动,学会正确咳痰方法,预防肺部感染。

(8)预防感冒,流行期应尽量少到公共场所,避免感冒。室内应定时开窗通风,时间 15~30 分钟,保证房间的湿度适宜。

(9)了解激素及免疫抑制剂的副作用。遵医嘱服药,不可擅自停药、减量、加量。明白规律用药的意义。

(10)应定期复查,随时了解自己疾病的情况,学会自我认识疾病活动的征象,配合治疗,遵从医嘱,定期随诊。懂得长期随访的必要性。

第七节　混合性结缔组织病的护理

一、概述

混合性结缔组织病(MCTD)是一种血清中有极高滴度的斑点型抗核抗体(ANA)和抗U1RNP(nRNP)抗体,临床上有系统性红斑狼疮(SLE)、系统性硬化(SSc)、多发性肌炎/皮肌炎(PM/DM)及类风湿关节炎(RA)等疾病特征的临床综合征。

二、病因与发病机制

该病病因及发病机理尚不明确,是一种免疫功能紊乱的疾病。

三、临床表现

患者可表现出组成本疾病中的各个结缔组织病(SLE、SSc、PM/DM 或 RA)的任何临床症状。然而 MCTD 具有的多种临床表现并非同时出现,重叠的特征可以相继出现,不同的患者表现亦不尽相同。

(一)多关节炎

几乎所有患者都有关节疼痛和发僵。60%的患者有症状明.显的关节炎,其临床特点与RA 相似,但通常无屈指肌腱关节炎、天鹅颈样畸形和尺侧偏斜。常易受累的关节为掌指关节。

(二)皮肤黏膜

雷诺现象伴手指肿胀、变粗,全手水肿有时是 MCTD 患者最常见和最早的表现。手指皮肤胀紧变厚,但不发生挛缩。有些患者的皮肤病变表现为狼疮样皮疹。面部皮肤可有硬皮样改变。少数 MCTD 患者可有典型的皮肌炎皮肤改变。黏膜损害包括颊黏膜溃疡,干燥性复合性口、生殖器溃疡和鼻中隔穿孔。

(三)肌肉病变

肌痛是 MCTD 常见的症状,但大多数患者没有明确的肌无力。

(四)心脏

胸闷、憋气、呼吸困难。10%～30%的患者出现心包炎,是心脏受累最常见的临床表现,心包填塞少见。

(五)肺脏

85%的 MCTD 患者有肺部受累的证据,症状有呼吸困难、胸痛及咳嗽。

(六)肾脏

25%患者有肾脏损害。通常为膜性肾小球肾炎,有时也可引起肾病综合征,有些患者出现肾血管性高血压危象,与硬皮病肾危象类似。长期肾脏病变可引起淀粉样变和肾功能不全。

(七)胃肠道

胃肠道受累是有 SSc 表现的 MCTD 患者的主要特征。多数患者有食管功能障碍和食管道压力改变,出现进食后发噎和吞咽困难。

(八)神经系统

头痛是常见症状,多数可能是血管性头痛。有些患者头痛伴发热,有时伴肌痛,有些表现像病毒感染后遗症。这些患者中有些出现脑膜刺激征,脑脊液检查显示无菌性脑膜炎。其他神经系统受累包括癫痫样发作、器质性精神综合征多发性周围神经病变、脑栓塞和脑出血等。

(九)血管

大多数患者有甲皱毛细血管襻的改变如毛细血管扩张,与 SSc 所见相同。甲皱毛细血管襻的 SSc 样改变是 MCTD 与 SLE 的特征性区别。

(十)血液系统

75%的患者有贫血,60%的患者 Coombs 试验阳性,但溶血性贫血并不常见。如在 SLE 所见,75%的患者有白细胞减少,以淋巴细胞系为主,这与疾病活动有关,还可见血小板减少及血栓性血小板减少性紫癜。

(十一)其他

患者可有干燥综合征、慢性淋巴细胞性甲状腺炎(桥本甲状腺炎)和持久的声音嘶哑。1/3 患者有发热、全身淋巴结肿大、肝脾肿大。

四、辅助检查

(一)实验室检查

(1)高滴度斑点型 ANA 和高滴度抗 U1RNP 抗体阳性,而抗 Sm 抗体阴性者,要考虑 MCTD 的可能,高滴度抗 U1RNP 抗体是诊断 MCTD 必不可少的条件。

(2)50%～70%的患者类风湿因子(RF)阳性。

(3)肌酶升高。

(4)75%的患者有贫血。60%的患者 Coombs 试验阳性,但溶血性贫血并不常见。如在 SLE 所见,75%的患者有白细胞减少,以淋巴细胞系为主。血小板减少,并出现血栓性血小板减少性紫癜。

(5)抗内皮细胞抗体和血清Ⅷ因子相关抗原水平的升高支持 MCTD 存在血管内皮细

损伤。

(二)其他检查

(1)20％的患者心电图不正常,最常见的改变是心律失常、右心室肥厚、右心房增大和室间传导损害。传导紊乱包括束支传导阻滞和全心阻滞。

(2)超声多普勒估测右室收缩压能检测到亚临床的肺动脉高压。

(3)胸片示肺动脉增宽,胸部放射线检查异常有间质性改变、胸膜渗出肺浸润和胸膜增厚等。最具有鉴别意义的肺功能实验是一次呼吸 CO 的弥散功能。间质性肺部疾病通常呈进行性加重,有效容积和肺泡气体交换减少。

(4)肌活检有肌纤维退化性变。肌电图为典型炎性肌病改变。

(5)组织活检病理:中小血管内膜轻度增生和中层肥厚是本病特征性的血管病变。

(6)血管造影:发现 MCTD 患者中等大小血管闭塞发病率较高。

五、治疗原则

(1)在治疗过程中,无菌性脑膜炎、肌炎、浆膜炎、心包炎和心肌炎对糖皮质激素反应好,注意激素的副作用。

(2)肾病综合征、毁损型关节病变、指端硬化和外周神经病变对激素反应差。可加用免疫抑制剂,如抗疟药、氨甲蝶呤和环磷酰胺等。

(3)预防血栓:应用抗血小板聚集药物如阿司匹林、肝素。长期的华法林治疗还可抑制平滑肌细胞和内皮细胞增殖。

(4)血管扩张剂:①钙通道阻断药:如硝苯地平等;②血管紧张素转换酶抑制剂(ACEI):卡托普利。

(5)前列环素和一氧化氮(NO)对血管平滑肌具有强烈的舒张作用,并可抑制血小板聚集,通过抑制平滑肌增生,可逆转血管重塑。

(6)依洛前列素:前列环素类似物,雾化吸入依洛前列素用于治疗肺动脉高压患者,依洛前列素每天需要吸入 6～9 次。

(7)磷酸二酯酶抑制剂:对其他治疗无效或不适合使用者,推荐使用磷酸二酯酶抑制剂。

总之,本病的治疗以 SLE、PM/DM、RA 和 SSc 的治疗原则为基础。

六、护理问题

(一)疼痛——头痛、关节和肌肉痛

与原发病有关。

(二)皮肤黏膜受损

与雷诺现象、溃疡有关。

(三)体温过高

与疾病导致发热有关。

(四)气体交换受损

与肺部受累有关。

(五)猝死的危险

与心脏、神经系统受累有关。

（六）营养不良

与食道功能障碍有关。

（七）感染的危险

与皮肤黏膜破损有关。

（八）焦虑

与疾病反复迁延不愈有关。

七、护理措施

（一）一般护理

（1）避免过多的紫外线暴露，使用防紫外线用品，如遮阳帽、遮阳镜、防晒霜等，避免过度疲劳。

（2）急性期卧床休息，并适当进行肢体被动运动，以防肌肉萎缩，症状控制后适当锻炼，给以高热量、高蛋白饮食，避免感染。

（3）对于关节活动受限，生活不能完全自理者，护士应经常巡视，做好生活护理，增加舒适感，满足患者生理需要。急性期关节肿痛明显且全身症状较重的患者应卧床休息。不宜睡软床垫，枕头不宜过高。避免突然的移动和负重，勿肢体突然用力和过度用力，防止骨折发生。

（4）应注意关节的保暖，避免潮湿寒冷加重关节症状。多吃蔬菜、水果等富含纤维素的食物，防止便秘，避免食用辛、辣、酸、硬、刺激性强的食物，以避免诱发或加重消化道症状。急性期注意卧床休息，缓解期坚持功能锻炼。

（5）轻度吞咽困难者应注意少食多餐，避免胃肠道不适，胃、食管病变者注意坐位进食，进食后勿立即平卧，以免胃、食管反流，必要时留置胃管，以免造成吸入性肺炎。

（二）专科护理

（1）雷诺现象：首先注意保暖，避免手指外伤，避免使用振动性工具工作和戒烟等。局部可试用前列环素软膏外用。如出现指端溃疡或坏死，可使用静脉扩血管药物（如前列环素）。

（2）以关节炎为主要表现者，轻者可应用非甾体抗炎药，重者加用氨甲蝶呤或抗疟药。评估患者关节肿胀程度及关节活动度。

（3）以肌炎为主要表现者，评估患者肌痛及肌力情况。

（4）预防感染：与 SLE 相比，继发感染和院内感染在 MCTD 患者中相对少见。

（5）氧疗：合并 PAH 氧疗有较好疗效，评估患者胸闷、憋气、呼吸困难。

（6）食道功能障碍：轻度吞咽困难，胃、食道病变治疗方案参考 SSc。

（7）心衰：右心衰患者的常规治疗，但快速过分利尿会导致低血压、肾灌注不良和晕厥。

（三）心理护理

MCTD 的病程难以预测，大多数患者预后相对良好，也可发展为其他结缔组织病。如果已有主要脏器受累则预后差。合并进展性肺动脉高压和心脏并发症是 MCTD 患者死亡的主要原因。此病是一种慢性病，需长期治疗。给患者、家庭造成严重的心理及经济负担，患者对本病的治疗效果和预后表现为无助和恐惧。因此，早诊断、早治疗对疗效及转归有重要影响。在积极合理的药物治疗患者的同时，还应注重患者的心理护理，使患者树立信心，积极配合治疗。

(四)健康教育

肺动脉高压(PAH)是结缔组织病(MCTD)常见并发症及致死的主要原因,所以应早期积极治疗。主要见于 SSc、SLE、MCTD,预后较差,前列环素及其类似物、内皮素受体拮抗剂及其他新治疗的出现,可使肺动脉高压(PAH)的预后得到明显改善,故定期复查尤为重要。早期诊断,在其尚处于可逆阶段时及时予以药物干预。及早发现肺动脉高压,了解自我监测病情的方法,如出现心慌、憋气、呼吸困难、意识变化等情况时及时就诊。

第八节　原发性痛风的护理

一、概述

痛风是由于嘌呤代谢紊乱和(或)尿酸排泄减少致血尿酸增高引起的一组疾病。临床特点为高尿酸血症、尿酸盐结晶沉积所致特征性急性关节炎、反复发作发展至慢性痛风性关节炎及痛风石,常累及肾脏,严重者可出现关节致残、肾功能不全。痛风患者常与肥胖、高脂血症、糖尿病、高血压以及心脑血管病伴发。

二、病因与发病机制

(一)原发性痛风

多有遗传性,其原因主要是嘌呤代谢酶缺陷。原发性肾脏尿酸排泄减少约占原发性高尿酸血症的 90%,具体发病机制不清,可能为多基因遗传性疾病。

(二)继发性痛风

指继发于其他疾病过程中的一种临床表现,也可因某些药物所致。骨髓增生性疾病、肾脏疾病、药物作用等均可引起高尿酸血症。另外,肾移植患者长期服用免疫抑制剂也可发生高尿酸血症,可能与免疫抑制剂抑制肾小管排泄尿酸有关。

三、临床表现

(一)急性痛风性关节炎

典型发作常于深夜因关节痛而惊醒,疼痛进行性加剧,受累关节及周围组织红、肿、热、痛和功能受限,在 12 小时左右达高峰。多于数天或 2 周内自行缓解。常侵犯第一跖趾关节,部分患者可有发热、寒战、头痛、心悸和恶心等全身症状。

(二)间歇发作期

痛风发作持续数天至数周后可自行缓解,一般无明显后遗症状,或遗留局部皮肤色素沉着、脱屑及刺痒等,以后进入无症状的间歇期,多数患者 1 年内复发,受累关节逐渐增多,症状持续时间逐渐延长。受累关节一般从下肢向上肢、从远端小关节向大关节发展,出现指、腕和肘等关节受累,少数患者可影响到肩、髋、骶髂、胸锁或脊柱关节,也可累及关节周围滑囊、肌腱和腱鞘等部位。

(三)慢性痛风石病变期

皮下痛风石发生的典型部位是耳郭。外观为皮下隆起的大小不一的黄白色赘生物,皮肤表面薄,破溃后排出白色粉状或糊状物。关节内大量沉积的痛风石可造成关节骨质破坏、关节周围组织纤维化和继发退行性改变等。临床表现为持续关节肿痛、压痛、畸形及功能障碍。

(四)肾脏病变

临床表现为蛋白尿、血尿、泌尿系结石、肾衰竭等。

四、辅助检查

(一)血尿酸测定

血尿酸≥416μmol/L 为高尿酸血症。

(二)尿尿酸测定

低嘌呤饮食 5 天后,24 小时尿尿酸排泄量＞3.6mmol 为尿酸生成过多型(约占 10％);＜3.6mmol 提示尿酸排泄减少型(约占 90％)。

(三)关节腔穿刺尿酸盐检查

显微镜下表现为负性双折光的针状或杆状的单钠尿酸盐晶体。

(四)影像学检查

急性发作期仅见受累关节周围非对称性软组织肿胀;慢性痛风石病变期可见单钠尿酸盐晶体沉积造成关节软骨下骨质破坏,出现虫噬样、穿凿样缺损。

(五)超声检查

受累关节的超声检查可发现关节积液、滑膜增生、关节软骨及骨质破坏、关节内或周围软组织的痛风石及钙质沉积等。超声下出现肾髓质特别是锥体乳头部散在强回声光点,则提示尿酸盐肾病,也可发现 X 线下不显影的尿酸性尿路结石。

五、治疗原则

治疗痛风目的:①迅速控制急性发作;②预防复发;③纠正高尿酸血症,预防尿酸盐沉积造成的关节破坏及肾脏损害;④手术剔除痛风石,对毁损关节进行矫形手术,提高生活质量。

1.低嘌呤低热量饮食,保持合理体重,戒酒,多饮水,每日饮水 2000mL 以上。避免暴食、酗酒、受凉、受潮、过度疲劳和精神紧张,穿舒适鞋,防止关节损伤。

2.药物治疗。

(1)非甾体抗炎药(NSAIDs):可有效缓解急性痛风症状,为一线用药。

(2)秋水仙碱:治疗急性发作的传统药物。

(3)糖皮质激素:治疗急性痛风有明显疗效,通常用于不能耐受非甾体抗炎药和秋水仙碱或肾功能不全者。

(4)抑制尿酸生成药:别嘌醇。广泛用于原发性及继发性高尿酸血症,尤其是尿酸产生过多型或不宜使用促尿酸排泄药者。

(5)促尿酸排泄药:苯溴马隆,主要通过抑制肾小管对尿酸的重吸收,降低血尿酸。

(6)新型降尿酸药:非布司他。

3.泌尿系结石:对于尿酸性尿路结石,体积大且固定者可行体外冲击碎石、内镜取石或开放手术取石。

4.手术治疗:手术剔除痛风石,对毁损关节进行矫形手术,以提高生活质量。

六、护理问题

(一)疼痛

与痛风性关节炎有关。

(二)自理能力受限

与疾病导致关节疼痛有关。

(三)知识缺乏

不了解疾病相关知识。

(四)焦虑

与疾病影响生活和工作有关。

七、护理措施

(一)一般护理

低嘌呤低热量饮食,保持合理体重,戒酒,多饮水,每日饮水 2000mL 以上。避免暴食、酗酒、受凉受潮、过度疲劳和精神紧张,穿舒适鞋,防止关节损伤。保证患者休息与睡眠,关节炎急性期减少活动。监测各项生命体征,倾听患者主诉,及时给予对症处理。

(二)专科护理

(1)疼痛的护理:发作时卧床休息,避免关节负重,抬高患肢,可局部冷敷。遵医嘱服用药物,减轻关节炎症状。疼痛缓解后开始恢复活动。护士应认真听取患者的主诉,评估疼痛的性质、程度,配合医生完善各项相关检查。

(2)饮食护理

1)在急性发作时应选用无嘌呤或低嘌呤食物,食物应精细如脱脂奶、鸡蛋、植物油、面包、饼干、米饭、蔬菜、水果等;限制脂肪及动物蛋白的摄入,以食用植物蛋白为主。

2)慢性期或缓解期应选用低嘌呤饮食,每周应有 2 日无嘌呤饮食,注意补充维生素及铁质,多食水果绿叶蔬菜及偏碱性食物;禁食高嘌呤食物,如动物内脏、酒类、海鲜类。忌暴饮、暴食及酗酒;每日饮水量>2000mL,并服用碱性药物,以利于尿酸溶解排泄。

3)根据病情为患者进行饮食宣教,共同制订饮食计划,与患者达成共识,并且严格遵守,因饮食控制对于疾病的缓解是非常必要的。

4)控制体重,避免过胖。

(3)患者需了解药物的作用和副作用。密切观察有无胃肠道反应,定期复查肝肾功能,避免不良反应。

(4)关节腔穿刺护理:穿刺前向患者做好宣教,备齐用物,协助医生做好穿刺术中配合,严格无菌操作,以防感染。术后定时观察穿刺处情况,警惕局部出血。

(三)心理护理

痛风的预防和治疗有效,因此预后相对良好。如果及早诊断并进行规范治疗,大多数痛风患者可正常工作生活。慢性期病变经过治疗有一定的可逆性,皮下痛风石可缩小或消失,关节症状和功能可改善,相关的肾脏病变也可减轻、好转。多给予关心及支持,增加患者配合治疗的信心。指导患者养成良好的生活习惯,劳逸结合,饮食控制。指导患者正确服药,宣教药物的注意事项,并观察药物的副作用。

(四)健康教育

(1)急性发作期应卧床休息,抬高患肢,避免关节负重,可局部冷敷。疼痛缓解后方可恢复活动,可行理疗、注意保暖。

(2)慢性期患者经过治疗,痛风石可能缩小或溶解,关节功能可以改善,肾功能障碍也可以改善。

(3)低嘌呤饮食,多食偏碱性的食物;禁食高嘌呤食物,如动物内脏、酒类及海鲜类;忌暴饮暴食;控制体重避免过胖。

(4)发生尿酸性或混合性尿路结石者易并发尿路梗阻和感染,会出现下腹部绞痛、排尿不畅、尿频、尿急、尿疼等症状,应及时就诊。

(5)保持情绪的稳定,避免寒冷、饥饿、感染、创伤、情绪紧张等因素诱导疾病复发。

(6)向患者介绍讲解药物的作用和副作用。密切观察有无胃肠道反应,定期复查血尿酸、肝肾功能,避免不良反应。

第九章 骨科疾病的护理

第一节 前臂骨折

前臂骨骼由尺桡两骨组成,尺骨上端为构成肘关节的重要组成部分,桡骨下端为构成腕关节的重要组成部分,根据骨折部位不同可分为桡骨干骨折、尺骨干骨折、尺桡骨干双骨折、孟氏骨折和盖氏骨折等。直接暴力和间接暴力均可造成骨折,按骨折的稳定性分为稳定型骨折和不稳定型骨折。伤后前臂肿胀、疼痛,活动受限,可出现成角畸形,被动活动时疼痛加剧。前臂局部有压痛,骨折有移位时,可触及骨折端,并可扪及骨擦感和骨折处的异常活动。绞扎扭伤软组织损伤常很严重,常有皮肤挫裂、撕脱,肌肉、肌腱断裂,也易于合并神经、血管损伤。

对于无移位的骨折,闭合复位多能成功,采用小夹板或石膏夹板外固定即可,但应注意复查骨折是否发生移位。如整复后骨折不稳定,则行经皮穿针内固定;对少数闭合复位失败、开放性骨折或合并血管神经损伤,则宜行切开复位内固定。

一、病情观察

主要警惕前臂骨筋膜室综合征的发生,尺骨、桡骨骨干双骨折损伤范围较大,前臂高度肿胀或外固定过紧时,可以引起前臂骨筋膜室综合征。应严密观察患肢疼痛与肿胀的程度,手指的颜色、皮温、感觉及运动的变化,有无患肢的被动牵拉痛,如患者出现剧烈疼痛、皮肤苍白或发绀、肌肉麻痹、感觉异常和桡动脉搏动减弱或消失等症状,应立即拆除一切外固定,及时报告医生予以处理。

二、体位护理

站立或坐位时肘关节屈曲90°,前臂旋前中立位,绷带或三角巾悬挂胸前。卧床时适当抬高患肢,可伸直肘关节,患肢垫枕与躯干平行,在不影响治疗的前提下保持舒适度,以促进静脉回流,减轻肿胀。

三、功能锻炼

(一)第一阶段

复位固定后1~2周。于复位固定后即可开始,练习上臂、前臂肌肉的舒缩活动,用力握拳,充分屈伸拇指、对指、对掌;站立时前臂用三角巾悬吊于胸前,做肩前、后、左、右摆动及水平方向的绕圈运动;第4天开始用健肢帮助患肢做肩前上举、侧上举及后伸动作;第7天增加患肢肩部主动屈伸、内收、外展运动及手指的抗阻练习,可以捏橡皮泥、拉橡皮筋或弹簧等。每个动作重复10次,每日3~4次。

(二)第二阶段

复位固定2周后至去除外固定前。除继续前期锻炼外,开始进行肩、肘、腕各关节活动,用橡皮筋带做阻力,做肩前屈、后伸、外展、内收运动,肘关节屈伸、腕关节背伸活动,每个动作重复 10 次,每日 3～4 次,频率和范围可逐渐增加,以患者能够承受为度,但禁忌做前臂旋转活动。4 周后增做用手推墙的动作,增加两骨折端之间的纵向挤压力,每日 10～20 次。

(三)第三阶段

外固定除去后。继续前期锻炼并用橡皮筋做抗阻力的肩前伸、后伸、外展、内收运动,阻力置于肘以上部位;逐步增加前臂旋前、旋后的主动、被动练习;腕关节屈伸运动,可采用两手掌相对指尖向上或手掌放于桌面健手压于患手之上练习腕背伸,两手背相对指尖向下练习腕掌屈;手指的抗阻练习,可以捏握力器、拉橡皮筋等;每个动作重复 10 次,每日 3～4 次。此外,还可增加如捏橡皮泥、玩积木、洗漱、进餐、穿、脱衣服、上厕所、沐浴等练习,以训练患肢灵活性和协调性。

(四)常见护理问题

1.骨筋膜室综合征

为前臂损伤患者的早期严重并发症,应严密观察患肢疼痛与肿胀程度,手指的颜色、皮温、感觉及运动的变化,有无患指的被动牵拉痛,警惕前臂的骨筋膜室综合征。如出现剧烈疼痛,一般止痛剂不能缓解,苍白或发绀,肌肉麻痹,感觉异常和无脉等症状,应立即拆除一切外固定,即使有可能使复位的骨折再移位也应如此,以免出现更严重的并发症—前臂缺血性肌挛缩,使病情不可逆转,并及时报告医生进一步处理。

2.腕关节强直

向患者解释功能锻炼的意义,参照本节功能锻炼方法,指导患者进行正确的功能锻炼。

(五)出院指导

(1)保持好患肢体位和固定,确保骨伤顺利康复。

(2)强调功能锻炼的意义:前臂具有旋转功能,骨折后会造成手的协调性及灵活性丧失,给生活带来不便,患者易产生焦虑和烦躁情绪。应向患者解释,强调功能锻炼对功能恢复的重大影响,以调动患者的主观能动性,主动参与治疗和护理的活动。

(3)按本节上述锻炼计划进行功能锻炼,最大限度地恢复患肢功能,重点防止腕关节强直的发生。功能锻炼的时间要比骨折愈合的时间长,使患者有充分的思想准备,做到持之以恒。

第二节　肘部损伤

肘关节是仅有一个关节腔的关节,具有 2 种不同的功能,旋前、旋后运动发生在上尺桡关节;屈曲和伸直发生在肱桡和肱尺关节。肘关节有 3 个显而易见的标志,分别是尺骨的鹰嘴突、肱骨内上髁和外上髁。肘关节周围有肱动脉、肱静脉及正中神经、桡神经、尺神经通过,故骨折时易于受到损伤。常见的肘部损伤有肱骨髁上骨折、肱骨外髁骨折、肱骨内上髁骨折、肱骨髁间骨折、尺骨鹰嘴骨折、肘关节脱位等。肘部损伤后临床表现为疼痛,肿胀明显,皮下青紫瘀斑,肘关节呈畸形、活动受限,轻微活动肘部即有明显骨擦感,严重者可出现多处张力性水疱,如合并血管神经损伤可出现相应临床表现。

肘部损伤的主要治疗方法包括保守疗法即手法整复外固定、骨牵引;手术疗法即切开复位或微创复位内固定。

专科护理:

一、病情观察

1.警惕血管神经损伤

(1)受伤后,注意观察患肢远端桡动脉搏动、腕和手指的感觉、活动、温度、颜色。如出现皮肤发绀,甚至苍白、温度变低、肢体发凉、桡动脉搏动减弱或消失,此时应立即报告医生及时处理。

(2)肢体发生剧烈疼痛,皮肤感觉很快减退或消失时,肌肉易发生瘫痪,应特别注意。有时需注意,虽在远端可触及动脉搏动但并不能排除动脉损伤,一定要与健侧对比。如发现异常情况,应及时处理。

(3)注意手部及手指的皮肤感觉和运动情况:如出现手背桡侧或尺侧皮肤感觉减退、麻木,手指活动受限等异常情况,请及时告知医生,以免延误治疗。

2.警惕前臂缺血性肌挛缩

当患肢出现以下症状或异常感觉时,一定及时妥善处理,避免造成不可逆转的严重后果。①疼痛呈进行性加重,常较剧烈。②前臂皮肤红肿,压痛严重,张力大,手指苍白、发绀和发凉。③感觉异常。④桡动脉搏动细弱或消失。⑤手指常处于半屈曲状,有被动牵拉痛,即被动伸指时前臂疼痛加重。

二、体位护理

行长臂石膏托固定后,平卧时患肢垫枕与躯干平行,离床活动时,用吊带或三角巾悬吊前臂于胸前。行尺骨鹰嘴持续骨牵引治疗时,应取平卧位,患侧上臂稍离床面,以保持牵引的有效性。

(1)肱骨髁上骨折:①无移位骨折:站立位时,患肢屈肘 90°位,颈腕带悬吊。②有移位骨折:手法复位外固定后,伸直型骨折肘关节屈曲约 90°位,屈曲型骨折肘关节屈曲约 40°～60°位,悬吊前臂于胸前;经皮穿针内固定术后,石膏托固定,屈肘 90°位,颈腕带悬吊。

(2)肱骨外髁及尺骨鹰嘴骨折体位应保持在屈肘 90°位前臂旋后位(掌心向上)。

(3)肱骨内上髁骨折、肱骨髁间骨折等体位保持在 90°位,前臂中立位或旋前位(掌心向下)。

(4)脱位:①肘关节后脱位:复位后用长臂石膏托固定肘关节屈曲 90°位,三角巾悬吊 2～3周。②肘关节前脱位:复位后肘关节屈曲 45°位,石膏托固定,三角巾悬吊 2～3周。③陈旧性肘关节脱位:牵引加手法复位后,石膏托固定肘关节屈曲 90°位,三角巾悬吊。

三、功能锻炼

(1)第一阶段:损伤复位外固定期内。初期骨折及整复固定或手术当天麻醉消失后即可进行肩关节旋转、耸肩、腕关节屈伸及手部的抓空握拳等增力活动,同时,用力做关节不动的静力肌收缩,静力肌收缩每次需坚持到 15 秒以上或感觉疲劳,然后放松,如此反复练习,每小时锻炼 3～5 分钟。进行肩关节旋转运动时,先用健肢手托扶患肢肘部,顺应患肢肩关节做旋转活动。进行耸肩、腕关节屈伸及手部的功能锻炼时,健肢可与患肢同时进行锻炼。可根据个人承受能力每个动作重复 10～20 次,每天练习 3～4 次。

(2)第二阶段:外固定去除以后,开始做肘关节主动屈伸练习,可用健手托扶患肘,鼓励患者主动尽力屈伸肘关节,活动度由小到大,感觉疲劳可适当休息后继续练习。如患者主动锻炼困难,应帮助或指导陪护者协助患者进行被动锻炼:一手妥善托扶固定患肘,一手握住患肢腕部,缓和用力屈伸患肘,尽量屈伸到患者所能承受的最大角度,禁止暴力被动屈伸活动,避免骨化性肌炎的发生。每次活动 20 次,每日 3～4 次,以患者能够承受为度。

(3)10 岁以下小儿,功能锻炼时应有家人陪同。家人需了解功能锻炼的意义及方法,以协助和指导患儿在出院后进行功能锻炼。

(4)各种类型的骨折锻炼方法有不同的要求,应遵从医嘱。

四、常见护理问题

(1)骨化性肌炎:肘关节周围是骨化性肌炎的好发部位,是肘部损伤的严重并发症之一,在肘部损伤中发生率约为 3%。因此功能锻炼过程中应注意严格按医嘱进行功能锻炼,避免粗暴的被动屈伸、牵拉及按摩组织损伤部位。骨化性肌炎发生后,在初期要适当制动,在无痛情况下主动练习关节活动,必要时行手术和放射治疗。

(2)肘内翻畸形:肱骨髁上骨折是该并发症常见的原因,其临床表现为儿童时期肘关节无明显症状,外观较差;青少年时期亦很少发生疼痛,当关节逐渐发生退行性改变,疼痛逐渐加重。其预防措施主要是维持好整复或手术后固定位置,即石膏夹或铁丝托外固定,屈肘 90°,前臂中立位。

(3)迟发性尺神经炎:当感觉手的尺侧麻木不适、疼痛,手指做精细动作不灵便时,应及时就诊,以便得到及时治疗,治疗越早,恢复得也越快越完全。

五、出院指导

(1)保持休息与活动时的体位要求,注意维持外固定位置,未经医生允许切勿私自松动去除外固定物,避免并发症及不利于骨折愈合的情况发生。

(2)继续加强功能锻炼,具体办法可参照住院期间功能锻炼指导。患儿应由家长督促按锻炼计划进行功能锻炼,最大限度地恢复患肢功能。

第三节 肱骨干骨折

肱骨干骨折一般指肱骨外科颈以下 1～2cm 至肱骨髁上 2cm 之间的骨折。根据骨折部位不同,可分为上 1/3 骨折、中 1/3 骨折和下 1/3 骨折。肱骨干骨折后出现局部疼痛,肿胀明显,上臂有短缩或成角畸形,活动功能丧失。查体:局部压痛,移动患肢和手法检查时可闻及骨擦音。肱骨中、下 1/3 骨折常易合并桡神经损伤,出现垂腕畸形,掌指关节不能伸直,拇指不能外展,手背一、二掌间(虎口区)皮肤感觉减退或消失。此外肱骨干骨折有时也伤及由上臂经过的肱动脉、肱静脉、正中神经和尺神经。

肱骨干骨折主要治疗方法包括保守疗法即手法整复外固定;手术疗法即切开复位或微创

复位内固定。

一、病情观察

(一)警惕神经损伤

如患肢出现垂腕畸形,伸拇及伸掌指关节功能障碍,手背桡侧感觉减退或消失,则提示伴有桡神经损伤,应及时报告医生给予处理。

(二)警惕血管损伤

严密观察骨折局部情况及患肢桡动脉搏动、手指活动、毛细血管反应、皮肤感觉等情况,特别是肱骨中、下 1/3 骨折尤应注意。使用夹板或石膏固定后,外固定松紧度应适宜,如出现肢体末端高度肿胀、指端发绀发凉、疼痛剧烈等,应及时报告医生给予处理,防止血液循环障碍导致局部坏死。

(三)警惕感染

术后注意观察伤口渗血情况,针孔或刀口保持清洁干燥,除严格无菌操作和及时合理应用抗生素外还应保持床单位及个人卫生。合理饮食调配以增强机体抵抗力,预防针孔或刀口感染。

(四)警惕压迫性溃疡

如石膏或夹板内出现剧烈疼痛或跳痛、针刺样痛,应考虑局部受压过度,及时报告医生早期处理,防止发生压迫性溃疡。

二、体位护理

"U"形石膏托或夹板固定后平卧位时,患侧肢体用枕垫起与躯干同高,保持患肢曲肘 90°,前臂中立位,掌心贴腹放置,以保证复位后的骨折断端不移位。内固定术后使用外展架固定者,以半卧位为宜;平卧位时,可于患肢下垫一软枕,使之与躯体平行,以减轻肿胀;坐位或站立、行走时将前臂用颈腕带或三角巾悬吊于胸前;严重肿胀者卧床时用垫枕抬高患肢高于心脏水平,以利于肿胀消退。

三、功能锻炼

(一)第一阶段

1~2 周。复位固定后及手术麻醉消退即开始练习耸肩、握拳及腕关节活动,握拳时要用力伸握,并做上臂肌肉的主动舒缩练习,保持正常肌肉紧张,每小时练习 3~5 分钟,练习强度和频率以不感到疼痛和疲劳为度,禁止做上臂旋转活动。

(二)第二阶段

3~4 周后。开始练习肩、肘关节活动:健侧手握住患侧腕部,使患肢向前伸展再屈肘后伸上臂及耸肩等动作,每日 3~4 次,每次 5~10 下,活动范围、频率应逐渐增大。

(三)第三阶段

5~6 周。①继续中期的功能锻炼。②局部软组织已恢复正常,肌肉坚强有力,骨痂接近成熟,骨折断端已相当稳定。此期可根据骨折愈合情况,因人而异,扩大活动范围由小到大,次数由少到多。③双臂上举:两手置于胸前,十指相扣,掌心向外,先屈肘 90°,用健肢带动患肢伸直肘关节,双上臂同时上举,再慢慢放回原处,如此反复,每天 3~4 次,每次 10 下。④旋转肩关节:身体向患侧倾斜,屈肘 90°,使上臂与地面垂直,以健侧手握患侧腕部做肩关节旋转动作

（即划圆圈动作）。

（四）第四阶段

6～8周。在前期锻炼的基础上进行以下锻炼：①举臂摸头（肩外展外旋运动）：上臂外展、外旋，用手摸自己的头枕部。②反臂摸腰：患肢上臂外展，内旋、屈肘、后伸，用手指背侧触摸腰部。③大小云手：左上肢屈肘，前臂置于胸前，掌心向下；右侧上肢伸直，外展于体侧，掌心向下，双上肢向外上方经外下方再向内划弧圈，还至原处，如此循环往复。此方可使肩、肘、腰、腿、颈部均得到锻炼，并配合药物熏洗、按摩、使肩、肘关节活动功能早日恢复。每日早晚各1次，每次5～10分钟。

四、出院指导

（1）保持休息与活动时的体位要求。

（2）继续进行功能锻炼，骨折4周内，严禁做上臂旋转活动，外固定解除后，逐步达到生活自理。

（3）伴有桡神经损伤者，遵医嘱口服营养神经药物并配合理疗1～2个月。

第四节　肩部损伤

肩部周围损伤包括肩胛骨骨折、锁骨骨折、肱骨上端骨骺分离、肱骨外科颈及大结节撕脱骨折等。肩部损伤后局部疼痛、肿胀，肩关节活动障碍，患肩不能抬举，活动时疼痛加重，患者常用健手扶托患肢前臂，头倾向患侧以缓解疼痛症状。严重肩胛骨骨折时，深呼吸会引起肩背部疼痛，因血肿的血液渗入肩袖旋转肌群的肌腹，可引起肌肉痉挛和疼痛，待出血吸收后疼痛减轻，肩部运动逐渐恢复。其中，肱骨上端骨骺分离的表现，取决于患儿伤后骨折严重程度，肩关节避痛性活动受限，一些大龄儿童的稳定型骨骺分离或青枝骨折可能仅有疼痛和轻压痛，甚至可有一定范围的主动活动；肱骨外科颈及大结节撕脱骨折者，其上臂内侧可见瘀斑，合并肩关节脱位者，会同时出现方肩畸形，有时合并血管、神经损伤。

肩部损伤的主要治疗方法包括保守疗法即手法整复外固定；手术疗法即切开复位或微创复位内固定。

一、病情观察

（一）警惕血管神经损伤

严密观察损伤局部情况及患肢桡动脉搏动、手指活动、远端毛细血管反应、皮肤颜色及感觉等情况。应注意观察腋窝肿胀是否明显，如出现肢体肿胀非常明显、皮温下降、肤色苍白、桡动脉搏动弱，必须立即报告医生，以便及时处理。开放性骨折应注意观察伤口渗血情况，如有大量持续渗血应及时报告医生。

（二）警惕骨折合并其他并发症

肩部骨折除导致肩部一处或多处骨折外，还可能伴有脊柱骨折脱位、肋骨骨折。在患者入院初期应严密观察是否有胸闷、憋气等异常情况出现，如发现有上述异常情况出现，应立即报告医生,以利早期诊断治疗。

二、体位护理

(1)肩部损伤在行手法整复或术后(包括切开复位内固定术和手法复位经皮穿针内固定术):卧硬垫床,取半卧位或平卧位,禁忌患侧侧卧,以防外固定松动。卧位时可将肩部或患肢上臂适当垫高,屈肘90°,掌心贴腹放置或用三角巾悬吊置于胸前;站立位时,可将上臂略前屈、外展,腋下垫大棉垫,悬吊于胸前。

(2)锁骨骨折"8"字绷带或锁骨带固定后,平卧时不用枕头,应在两肩胛间垫窄枕,保持两肩后伸外展。

(3)肱骨外科颈骨折患者卧床时可抬高床头30°～45°或取平卧位,在患侧上肢下垫一软枕使之与躯干平行放置,避免前屈或后伸。

(4)注意维持患肢固定的位置:外展型骨折固定于内收位,内收型骨折固定于外展位,防止已复位的骨折再移位。外展架固定的正确位置是肩关节外展70°,前屈30°,屈肘90°,随时予以保持。

三、功能锻炼

(一)全身锻炼

肩部损伤患者除特殊病情需要卧床治疗者,需要进行全身锻炼时,能下地活动者,均以局部锻炼为主。

(二)局部锻炼

1)第一阶段:初期骨折整复固定以及术后复位固定的次日,即可开始练习用力握拳和放开的"抓空增力"活动。接近关节端的骨折,可在健手扶持下做一定范围的肘、腕及手部关节屈伸活动。此期主要动作是:肌肉紧张收缩锻炼,每次每个动作需坚持到15秒以上或感觉疲劳,然后放松,如此反复练习,每小时锻炼3～5分钟。锁骨骨折、肩锁关节脱位及肩胛骨骨折患者,术后3天可做肩关节屈伸运动,以健侧手扶持患侧前臂,逐步行肩关节活动,根据患者耐受程度,前屈可达90°,后伸20°。1周后,可逐步从事一般性以患手为主的自理活动,如书写、拿取食物、翻书阅读等,注意避免其他负重活动。肱骨大结节、肱骨上端骨骺分离及肱骨外科颈骨折,此期应禁止肩关节外展和外旋活动。

2)第二阶段:一般X线检查骨折端有骨小梁通过或有外骨痂形成时,逐步增加三角肌及肩袖肌力。方法为从等长收缩到抗阻力锻炼,循序渐进。方法有:站立位前屈上举、增加内外旋范围锻炼、上肢外展、外旋锻炼。

3)第三阶段:解除外固定后,全面练习肩关节的活动,徒手练习以下动作:①肩关节的环转运动(划圆圈):患者弯腰909,患肢自然下垂,以肩为顶点做圆锥体旋转运动,顺时针和逆时针在水平面上划圆圈,开始范围小,逐渐扩大划圈范围。②肩内旋运动:将患侧手置于背后,用健侧手托扶患侧手去触摸健侧肩胛骨。肩关节的内旋活动较难恢复,锻炼时难度大,应克服困难坚持锻炼。③肩内收运动:患侧手横过面部去触摸健侧耳朵。④做手指爬墙动作练习肩外展、上举运动:患者面对或侧身对墙而立,患手摸墙交替上爬直到肩关节上举完全正常。⑤用健肢扶托患肩做上举、外展运动。

(3)主动锻炼前先热敷肩关节20分钟,可促进局部血液循环,减轻锻炼时疼痛。每次的活动范围,以僵硬终点为起始处,而非终点。第一、第二阶段每个锻炼动作应重复 10 次以上,每天练习 3~4 次。

(4)各种类型的骨折不同治疗方法有不同的功能锻炼要求,应结合医生的要求具体指导患者做好功能锻炼。

四、常见护理问题与并发症

(一)潜在并发症:臂丛神经和腋部血管损伤。

(1)行"8"字绷带外固定时,腋窝部所垫的棉花或其他柔软衬物必须足够多,并有良好的弹性。

(2)绷带固定松紧适宜,固定后注意观察双手感觉、肌力和肢端血运。观察内容包括:①注意腋窝肿胀情况,如发现肿胀明显,必须及时处理。②注意肢体皮温、肤色、桡动脉搏动情况,如有异常应及时报告医生,以利早期处理。

(二)潜在并发症:肩关节功能障碍。

多发生于肱骨外科颈骨折后,早期合理的功能锻炼是避免肩关节功能障碍的有效途径。具体方法除参照本节局部功能锻炼之相关部分外,还应注意如下几点:

(1)老年患者更要积极进行适当的练功活动。

(2)初期先松握拳,屈伸肘、腕关节、舒缩上肢肌肉等活动。

(3)在 2~3 周内,外展型骨折应限制肩关节的外展活动,内收型骨折及骨折合并肩关节脱位的患者则应限制肩关节做内收活动。3 周后则应练习肩关节做各方向活动,但活动范围应循序渐进,每日练习十余次。

(4)解除夹板固定后,配合中药熏洗,可促进肩关节功能恢复。

五、出院指导

(1)除必要的休息外,不提倡卧床,应尽可能离床活动。

(2)注意维护患肢固定的位置,观察患肢手指的血运。如外固定松动、手的颜色改变,应及时到医院检查,以便予以调整和处理。绝不能在拆除固定后将患肢长期下垂和用前臂吊带悬挂于胸前,否则将导致肩关节外展、上举活动障碍,并且长时间难以恢复。

(3)继续坚持功能锻炼:指导并督促患者在日常生活中多尽可能使用患肢,发挥患肢功能,要求患者用患肢端碗、夹菜、刷牙、系腰带等,逐步达到生活自理。

第五节　股骨粗隆间骨折

股骨粗隆间骨折是指股骨颈基底以下至粗隆水平以上部位发生的骨折,根据损伤机制骨折线的走行方向和骨折的局部情况可分为顺粗隆间型、反粗隆间型和粗隆下型骨折,其中以顺粗隆间型骨折最常见。股骨粗隆间骨折后患肢明显短缩、外旋畸形,大粗隆部有明显肿胀及压痛,皮下淤血,患肢纵轴叩击痛阳性,主动活动障碍。

常用治疗方法是采用保守牵引疗法或手术疗法,手术疗法多采用切开复位内固定术。

一、病情观察

(1)警惕休克:由于粗隆部是骨松质,且该部有许多肌肉附着,血液循环丰富,因此损伤局部出血量大,易出现休克现象,故早期应严密观察生命体征的变化,如有异常及时报告医生予以处理。

(2)警惕血管神经损伤:严密观察骨折局部情况及患肢足背动脉搏动、足趾活动、毛细血管反应、皮肤颜色、皮肤感觉等情况。如出现患肢远端足背动脉搏动减弱或消失、足趾皮温降低、颜色暗紫或苍白、毛细血管反应异常,或皮肤感觉异常等情况,必须立即报告医生给予处理。

(3)警惕脂肪栓塞:创伤后 1～3 天如发现患者体温突然升至 38℃ 以上,脉搏 120～200次/分钟,又无其他感染迹象;或有烦躁不安、呼吸困难、神志障碍、皮下淤血点、血压下降、进行性低氧血症等,均提示有脂肪栓塞的可能,应立即报告医生,以利早期诊断治疗。

二、体位护理

(1)骨折或术后 1 周内宜取平卧位,卧硬垫床,可根据患者需要取半坐卧位,患肢抬高15°～30°并保持外展中立位。

(2)牵引肢体位:牵引期间,应保持患肢于 45°外展中立位,患肢避免内收,防止发生髋内翻畸形,健肢及其他重物不可压迫患肢。

(3)护理人员应掌握患者的病情和治疗情况,注意观察患者体位、角度的变化,如发现异常及时纠正,防止发生髋内翻畸形,患者应遵从医嘱,不能因卧床时间长而疏忽或私自改变体位。

三、功能锻炼

(一)第一阶段

2 周以内。自伤后、术后第 2 日或牵引之日起,即可指导患者作足踝背伸跖屈和股四头肌的等长收缩运动,每次屈曲或收缩需坚持到 15 秒以上或感觉疲劳然后放松,做股四头肌的等长收缩运动必须使肌肉绷紧,方能达到效果。如此反复练习,每小时锻炼 3～5 分钟。并对膝部进行推拿按摩,每天用手向两侧推动髌骨,方法是患者本人或他人拇指、示指卡捏髌骨向上、下、左、右四个方向各推动 3～5 下。目的是解除局部肌紧张,防止关节面粘连造成膝关节僵硬。股四头肌收缩活动也可以促进髌骨的上下活动。第 2 周开始练习抬臀运动,方法:以健足蹬床,双手撑床,轻轻抬起臀部。

(二)第二阶段

3～6 周。此期肿痛消失,骨折部位已较稳定,锻炼幅度可适当增加。4 周后牵引重量减轻,膝关节可适当屈伸活动。

(三)第三阶段

6～10 周。无移位骨折共需牵引 6 周左右,有移位的骨折牵引时间不应少于 8～10 周。去除牵引后重点加强膝、髋关节的运动强度,可采取被动运动与主动运动相结合的办法。

牵引期间可逐步坐起,锻炼髋关节屈伸功能。手术后第 2 天,即可适度坐起。如果固定牢固,可早期下地扶拐不负重行走和行下肢关节功能锻炼。

四、出院指导

(一)继续加强功能锻炼

(1)股骨粗隆间骨折患者需较长时间扶拐锻炼,因此扶拐是下床活动的必要条件,扶拐方法的正确与否与发生继发性畸形、再损伤或引起臂丛神经损伤等有密切关系,因此出院前应教会患者正确使用双拐。

(2)注意加强患肢膝关节的伸屈功能锻炼。

(3)下床活动时始终应注意保持患肢的外展中立位,以免因负重和内收肌的作用而发生髋内翻畸形。

(二)2~3个月拍片复查或遵从医嘱按时复诊

若骨折已骨性愈合,可在医生指导下酌情使用双拐而后单拐、弃拐行走。

第六节　股骨颈折

股骨颈骨折系指股骨头下至粗隆间的一段较细部骨骼的骨折,根据骨折线部位不同,可分为头下骨折、经颈骨折、基底骨折。头下骨折时,旋股内、外侧动脉的分支损伤最重,股骨头血供损失最大,骨折最不易愈合,故股骨头缺血性坏死的发生率最高,基底部骨折与其相反。按移位程度分为不完全骨折、无移位的完全骨折、部分移位的完全骨折、完全移位的完全骨折。股骨颈骨折后,患肢呈短缩、内收、外旋、屈曲畸形,腹股沟韧带下或大粗隆部有肿块、瘀斑。体检局部压痛,腹股沟中点部压痛明显,纵轴叩击痛阳性,被动活动患髋关节疼痛加重。

常用的治疗方法有闭合复位内固定术、人工股骨头置换术、人工全髋关节置换术等。

一、病情观察

(一)警惕血管神经损伤

严密观察骨折局部情况及患肢足背动脉搏动、足趾活动、毛细血管反应、皮肤颜色、皮肤感觉等情况。如出现远端足背动脉搏动减弱、足趾皮温降低、颜色暗紫或苍白、毛细血管反应异常,或皮肤感觉异常等情况,必须立即报告医生给予处理。

(二)警惕脂肪栓塞

创伤后1~3天如发现患者体温突然升至38℃以上,脉搏120~200次/分钟,又无其他感染迹象;或有烦躁不安、呼吸困难、神志障碍、皮下淤血点、血压下降、进行性低氧血症等,均提示有脂肪栓塞的可能,应立即报告医生,以利早期诊断治疗。

二、体位护理

(1)骨折后1周内宜取平卧位,卧硬垫床,牵引期间可根据患者需要取半坐卧位或坐位,患肢抬高15°~30°并保持中立位。切忌侧卧,患肢避免内收、外旋,健肢及其他重物不可压迫患肢。

(2)术后患肢应保持外展30°中立位,患侧穿中立位鞋,两大腿之间可放置软枕以防患肢内收。

(3)护理人员应掌握患者的病情和治疗情况,注意观察患者体位、角度的变化,如发现异常及时纠正,以免影响治疗效果,患者应遵从医嘱,不能因卧床时间长而疏忽或私自改变体位。

三、功能锻炼

(一)闭合复位及牵引

①自伤后、闭合复位内固定术后第 2 日或牵引之日起,即可指导患者做足踝背伸跖屈和股四头肌的等长收缩运动,每次屈曲或收缩必须使肌肉绷紧 15 秒以上,方能达到效果,如此反复,每小时锻炼 3～5 分钟。②对膝部进行推拿按摩,每天用手向两侧推动髌骨,方法:患者本人或他人拇指、示指卡捏髌骨向上、下、左、右四个方向推动各 3～5 下。目的是解除局部肌紧张,防止关节粘连造成膝关节僵硬。

(二)人工股骨头置换

①术后 3 天拔除导尿管、引流管等,准备起床。起床的过程特别容易引起脱位,患者第 1 次起床需护士协助,起床时患肢不能越过中线或屈曲超过 45°,通常使用健侧髋部完成起床的动作,使用患侧髋部先完成上床的动作。下床时坐高的带扶手椅子,遵循 90°原则,即髋关节屈曲不超过 90°。下床时间上下午各 1 次,每次不超过 15 分钟,以防静脉血滞留。②下地行走的时间根据病情,术后第 5 天,如患者坐起时无头晕、心慌等,允许患者站立和行走。开始时,可在助行器协助下进行原地踏步练习,然后在病房内练习行走,当患者的身体状况允许时可改用手臂拐杖替代助行器。③术后第 6 天,进行卧一坐一立转移训练。患者坐高椅,保持膝关节低于髋关节;用加高的自制坐便器如厕;要确保座椅牢固,最好有扶手,可适当加垫以增加高度;不要交叉两腿及踝;不要向前弯身超过 90°,要学会坐时背部尽量贴近椅背,保持患肢膝关节伸直。④术后第 7 天,进行上下楼练习。上楼时健腿先上,患腿后上,拐杖随后或同行。下楼时拐杖先下,患腿随后,健腿最后。⑤术后第 2 周,巩固和提高第 1 周的训练成果,至伤口拆线出院;对于准备出院回家的患者,应当教会患者如何习惯从走路有人协助到无人协助的改变。⑥人工股骨头置换术后除做好以上锻炼外,同时进行上肢肌力练习,以恢复上肢的力量,便于术后能较好地使用拐杖。

四、出院指导

(1)闭合复位内固定术患者,术后必须卧床 3 个月,卧床期间做到 3 不,即不侧卧、不盘腿、不负重。3 个月后拍片复查或遵从医嘱按时复诊。若骨折已骨性愈合,可在医生指下使用双拐负重。

(2)人工股骨头置换患者术后 6～10 周内不要弯身捡地上的东西,不要突然转身或伸手去取身后的物品。

第七节　股骨干骨折

股骨干骨折是指股骨小转子下 2～5cm 起至股骨髁上 2～4cm 之间的股骨骨折,根据骨折部位不同,可分为上 1/3 骨折、中 1/3 骨折和下 1/3 骨折。由于股骨干周围有强大的肌群包绕,常导致骨折后两断端发生严重移位,临床以中下 1/3 骨折最为多见,其中下 1/3 骨折时,近骨折端因受内收肌的牵拉而易向后倾斜成角突起移位,并有损伤腘窝部动、静脉及神经的危险。股骨干骨折后出现较严重的局部肿胀、明显疼痛及下肢主要功能完全丧失,可伴有程度不等的短缩和成角、旋转畸形。体检局部压痛,纵向推顶、扣击痛等,均十分明显,移动患肢和手法检查时可感觉或听到骨擦音(不可随意测试)。如伴有腘窝部动、静脉及神经损伤时有相应症状,成人股骨骨折如内出血超过 500～1000mL 还可发生失血性休克。

股骨干骨折的主要治疗方法有保守治疗和手术治疗。保守治疗方法是骨牵引与夹板、石膏外固定结合进行治疗;手术治疗采用切开复位或微创复位内固定治疗。

一、病情观察

(一)警惕休克

损伤局部出血量大者,在骨折数小时后即可能出现休克现象,故早期应严密观察生命体征的变化,如有异常及时报告医生予以处理。

(二)警惕血管神经损伤

严密观察骨折局部情况及患肢足背动脉搏动、足趾活动、毛细血管反应、皮肤颜色、皮肤感觉等情况,股骨下 1/3 骨折尤应注意。如出现患肢剧烈疼痛、持续高度肿胀、远端足背动脉搏动减弱或消失、足趾皮温降低、颜色暗紫或苍白、毛细血管反应异常,或皮肤感觉异常等情况,必须立即报告医生给予处理。如为开放性骨折应注意观察伤口渗血情况,如有大量、持续新鲜渗血应及时报告医生。胫骨结节牵引和股骨髁上牵引患者应注意患肢感觉和活动情况,如肢体感觉麻木、足背伸无力,应及时报告医生予以处理。

(三)警惕脂肪栓塞

创伤、整复或手术后 1～3 天如发现患者体温突然升至 38℃ 以上,脉搏 120～200 次/分钟,又无其他感染迹象;或有烦躁不安、呼吸困难、神志障碍、皮下淤血点、血压下降、进行性低氧血症等,均提示有脂肪栓塞的可能,应立即报告医生,以利早期诊断治疗。

二、体位护理

(1)骨折或术后 1 周内宜取平卧位,卧硬垫床,除牵引患者外,肿胀消退后可根据患者需要取半坐卧位或坐位,患肢抬高 15°～30°并保持中立位,指导患者穿中立位鞋或使用足踝功能位固定支具防止足下垂。

(2)牵引体位:股骨干骨折部位不同,要求的牵引体位、角度亦不同,一般下段骨折屈膝70°～80°,屈髋 30°～40°;中段骨折屈膝 60°～70°,屈髋 40°左右,并将患肢置于 30°外展位;上段骨折屈膝屈髋 70°左右,并保持外展位 65°左右。患肢避免内旋、外旋,健肢及其他重物不可压迫患肢。

(3)护理人员应掌握患者的病情和治疗情况,注意观察患者体位、角度的变化,如发现异常及时纠正,防止患肢畸形愈合,患者应遵从医嘱,不能因卧床时间长而疏忽或私自改变体位。

三、功能锻炼

股骨干骨折后因局部广泛出血,骨折时骨膜撕脱及长时间固定,股四头肌易失去活力而影响膝关节功能,因此应早期加强股四头肌功能锻炼和膝关节的屈伸锻炼。

(一)手术治疗患者的功能锻炼

1.第一阶段

术后当日。下肢多功能支架将患膝置于 90°位,麻醉消退后调整为患者所能耐受的最大角度,一般为 50°～70°,夜间伸直膝关节,抬高患肢 15°～30°,以促进静脉回流,减轻肿胀,缓解疼痛,增加舒适感,确保患者安静休息。

2.第二阶段

术后 1～3 天。该期使用下肢多功能支架的原则是:保持屈膝位,防止伸膝障碍,更需确保手术切口的顺利愈合。白日患者清醒治疗期间,将患膝置于患者所能耐受的最大角度,一般在 70°～90°,指导患者进行股四头肌的静力收缩练习,尽力持续收缩,然后放松,根据患者情况逐渐增加锻炼强度和次数,一般每 30 分钟锻炼 5 分钟。午休或夜间休息可放平支架,抬高患肢,让患者充分休息,以保证持续锻炼的精力和状态。

3.第三阶段

术后 4～10 天。继续进行股四头肌等长收缩练习,增加强度和频率,一般每 30 分钟锻炼 10 分钟;指导患者进行直腿抬高练习,患肢抬高至 45°时维持数秒钟,然后放平休息,随着锻炼的进展患者的耐力会越来越好,每日 2 次,每次 5～10 下,具体可根据患者情况而决定,不可让患者过度疲劳和疼痛;被动伸屈患膝关节,每日 2 次,每次均被动屈曲膝关节至患者所能耐受的最大角度,方法是一手扶托患膝关节下部向上用力,一手把握患肢踝部向下用力,一般可达到 90°,持续 15～20 分钟后放松肢体,屈伸膝过程均需缓慢进行,切勿操之过急,以免造成新的损伤。运动前辅以骨伤电脑治疗仪,用电流刺激局部软组织,松弛肌肉、肌腱等关节周围组织,以利屈膝运动;运动后辅以冷疗 30 分钟,以减少关节周围组织或关节内腔渗血渗液,将肿胀降低到最低限度。

4.第四阶段

术后 11～21 天。使用 CPM 支架持续被动运动,此时切口基本愈合,肿胀基本消退,出血停止,疼痛减轻,CPM 支架被动运动不会影响切口愈合,开始时屈曲度数以患者主动屈曲度数增加 5°为宜,以后每天递增,增加幅度根据患者耐受力和关节局部状况而决定,每次 1 小时,每天 4 次,保持一定的活动范围,直至患者主动伸屈活动达到被动伸屈的范围。在被动锻炼间隙鼓励患者主动运动患膝关节,可在运动前后辅以中药赤木洗剂进行膝关节周围熏蒸烫洗,以达舒筋通络,软坚散结,松弛肌肉的目的,进一步增加膝关节的活动范围,本期患膝屈曲常可达到 90°～130°。

(二)牵引治疗患者的功能锻炼

1.第一阶段

骨折 1 周内。自牵引之日起,即可指导患者作足踝背伸、跖屈和股四头肌的等长收缩运动,每次屈曲或收缩需坚持到感觉疲劳然后放松,做股四头肌的等长收缩运动必须使肌肉绷紧,方能达到效果,如此反复练习,每小时锻炼 3～5 分钟。并对膝部进行推拿按摩,每天用手向两侧推动髌骨,方法:患者本人或他人拇指、示指卡捏髌骨向上、下、左、右四个方向活动,目的是解除局部肌紧张,防止关节面粘连造成膝关节僵直,股四头肌收缩活动也可以促进髌骨的上下活动。

2.第二阶段

骨折后 2～3 周。在第一阶段的基础上,逐渐加大锻炼强度;第 2 周开始练习抬臀运动,方法:以健足蹬床,双手撑床,轻轻抬起臀部,本阶段以患者臀部能抬高离床 5～10cm 为好,股四头肌的等长收缩运动以每次能坚持到 15 秒以上为好。可鼓励患者自己进行躯体移动,具体方法是以健足蹬床,双手或双肘撑床,收腹、抬臀,使健肢连同患肢带动牵引锤一起上下活动,躯干及大、小腿应成一直线,以增进肌力和髋膝活动范围。

3.第三阶段

骨折后 4～6 周。此期肿痛消失,骨折部位已较稳定,锻炼幅度可适当增加。除第一、第二阶段的锻炼项目外,重点锻炼屈膝功能,可予以患肢多功能支撑器,自 5°～10°开始逐渐加大锻炼角度,注意每次锻炼前均应注意检查外固定的可靠性,并在有效的骨牵引作用下进行。

四、出院指导

(1)继续加强功能锻炼:

1)下地活动或负重时间、去除外固定时间必须严格遵从医嘱,不可私自行事。股骨干骨折患者需较长时间扶拐锻炼,因此扶拐是下床活动的必要条件,扶拐方法的正确与否与发生继发性畸形、再损伤或引起臂丛神经损伤等有密切关系,因此出院前应教会患者正确使用双拐。

2)扶拐下床不负重活动者,必须使用双拐;下地负重活动者,可使用单拐。股骨中段以上骨折,下床活动时始终应注意保持患肢的外展体位,以免因负重和内收肌的作用而发生继发性向外成角突起畸形。严禁患肢内外旋活动,以免影响骨折的稳定和愈合。

3)注意加强患肢膝关节的伸屈功能锻炼,每天至少 20 次。锻炼用力应适度,活动范围应由小到大,循序渐进,且不可操之过急,每次应以不感到疲劳为度,以免给骨折愈合带来不良影响。严禁对患膝施以暴力的锻炼方法。

4)在下床活动的同时,可指导患者用中药熏洗膝、踝关节,以利舒筋、活血、消肿,使关节在短时间内恢复到正常活动度。

(2)2～3 个月后拍片复查或遵从医嘱按时复诊。

第八节　膝部损伤

膝部损伤包括膝关节半月板损伤、韧带损伤、髌骨骨折等,直接暴力或间接暴力均可致伤。近几年,由于膝关节镜的临床应用,使膝部损伤的治疗向微创化发展,极大地减轻了患者的痛苦。但膝部损伤由于症状不严重,早期易被患者忽视,就医后也易存在轻病心理,影响遵医行为,加之关节固定后极易出现活动障碍、强直等并发症,故护理过程中应注意强化患者的遵医行为,指导患者做好功能锻炼,早日恢复关节功能。

一、膝关节半月板损伤

当膝关节半屈曲受到旋转力作用时,半月板被夹在股骨与胫骨之间而易发生损伤。半月板损伤的主要症状为伤后膝关节疼痛,逐渐肿胀,有弹响,关节可突然出现绞锁,发生伸直障碍,但常可屈曲。上下楼时腿乏力,打软腿,过伸或过屈疼痛,股内侧肌可出现萎缩。查体关节间隐有明显压痛,麦氏征阳性,Apley 试验阳性,半月板加压试验阳性。

膝关节半月板损伤的主要治疗方法包括保守疗法即加压包扎(可选用弹性绷带或棉垫)及

石膏托固定制动;手术疗法包括关节镜下施行半月板修补术、切除术、移植术。

(一)病情观察

1.警惕血管损伤

一般来说创伤、扭伤引起的疼痛多在整复固定或手术后 1～3 天,随着肿胀消退而日趋缓解,如肢体远端出现剧烈疼痛并逐渐加重,同时伴有皮肤苍白、麻木等情况,应立即报告医生进行处理。

2.警惕神经损伤

术后肢体位置摆放正确,取中立位,如出现患肢感觉麻木、肿胀不适,运动异常等情况时,应警惕固定局部有腓总神经受压的危险,及时报告医生给予适当处理。

3.警惕血栓性静脉炎

血栓性静脉炎关键在于术后早期诊断,早期处理。多发生在术后 3～4 天,早期症状轻微,不易引起注意,病情发展时,牵拉腓肠肌可有明显疼痛,小腿三头肌可有压痛。术后应嘱患者主动及被动进行踝关节的伸屈活动,充分发挥踝泵作用,这对预防静脉炎的发生有着重要作用。

(二)体位护理

半月板损伤早期或术后早期宜取平卧位,待肿胀消退后可根据患者需要取半坐卧位或坐位,患肢抬高 15°～30°并保持中立位,以利静脉回流,减轻肿胀,注意避免健肢及其他重物的压迫。

(三)功能锻炼

术后早期正确的功能锻炼可增强肌力,促进血液循环,防止血栓形成。

1.术前股四头肌锻炼方法

患者取仰卧位,两腿伸直平放于床上,抬腿时要伸直膝关节抬离床面,足跟稍离床即可,根据肌力大小在腿上施加重量。抬腿时要缓缓抬起,然后慢慢放下。当腿抬到适当高度时(<45°)停 3～5 秒钟后缓慢放下,然后再次抬高,每次屈曲或收缩需坚持 15 秒以上或感觉疲劳后放松,这样反复练习,每 2 小时练习 1 次,每次 5～10 分钟。

2.术后股四头肌锻炼方法

(1)第一阶段:术后 1～3 天。24 小时内指导患者进行股四头肌肌肉等长收缩锻炼,可先练习健肢,再练习患肢。24 小时后,患肢进行股四头肌及腓肠肌的锻炼,也可以先进行股四头肌练习后再试着抬腿锻炼腓肠肌(方法是患者仰卧,两腿平放,伸直膝关节后慢慢抬离床面至足跟稍离床面即可)。每天练 4～5 次,每次 5 分钟,以不感到疲劳为原则,且抬腿不宜超过45°。护士应经常检查患者的锻炼效果,以确实看到股四头肌收缩和完全舒张为标准,防止患者用臀大肌的收缩代替股四头肌的收缩锻炼。

(2)第二阶段:术后 4～9 天。膝部制动固定期的锻炼:护士协助患者取仰卧位或坐位,将手置于膝后,嘱患者用力将膝部压向手,再放松,反复"压紧—放松",每小时 1 次,每次 5 分钟。直腿抬高锻炼:①首先抗重力抬高,伸直膝关节,抬离床面 70°为宜;然后进行抗阻力抬高,如足部绑缚沙袋。②增加锻炼强度,改变体位,减慢抬腿速度和延长滞空时间。术前若有股四头肌萎缩,应强化锻炼,术后一旦恢复感觉,就开始锻炼。

（3）第三阶段：术后 10～14 天。此期患肢关节积液消退后，可在床上做伸屈关节的活动。患膝下垫一软枕，屈膝 30°，使足跟抬离床面，逐渐增加伸屈角度，直至患膝伸直，每次 15 分钟，每天 2 次。待肌力完全恢复 2 周后，开始不负重行走。患者下地行走的时间应根据以下 4 个条件考虑：①股四头肌有能力抬腿。②膝关节无肿胀，无积液。③伤口已拆线，全身情况良好，下地后无头晕不适。④已学会正确用拐。具备以上 4 个条件，就可以扶拐，患肢不负重下地活动。

（4）第四阶段：术后 3～6 周。①手术后 3～4 周：半蹲练习：双足分开与肩同宽，双膝轻轻弯曲约呈 30°，身体重心尽量向后（要有坐下的感觉），每日 1 次，每次 10～15 分钟，要求每天增加 30～60 秒。②术后 4～6 周：半蹲位练习每日 2 次，每次除 30 外，增加 40°～80°靠墙站立 1 次，时间尽可能长，并每日增加 30～60 秒，此期患者可增加行走距离，如感觉良好，则可开始慢跑，时间约 10 分钟，不要求速度。③6 周以后：如果股四头肌力量恢复良好，则可开始进行患肢单腿半蹲锻炼，方法同上，还可以进行综合训练器的抗阻伸膝练习，大重量慢起慢落。

3.术后宜早下地、晚负重

半月板成形术后 1 周扶拐下地行走；半月板切除术后 2 周扶拐下地行走。术后 1 个月可以使患肢逐渐负重。避免过早负重加重关节内的创伤反应，导致慢性滑膜炎，引起膝部持续疼痛。

（四）常见护理问题膝关节绞锁

（1）向患者及家属讲解本病的有关知识及特点，消除其紧张、恐惧心理，使肌肉放松以利治疗。

（2）半月板绞锁后要及时解锁，手法要适当，严禁粗暴强迫性的手法，以免使半月板边缘附着的组织撕破处向中心部延伸，加重损伤。手法解锁后，要将患侧膝部制动休息 10 天，避免剧烈运动，防止再次发生绞锁。

（3）对于慢性期绞锁者，应教会患者自行解锁法：患者采用坐位，小腿自然下垂，轻轻摆动膝关节，以求自动解锁。

（4）陈旧性半月板损伤，反复发生疼痛、绞锁者，一经确诊损伤无法自行修复者，应尽早采取手术方法治疗。

（五）出院指导

（1）继续加强功能锻炼：

1）局部按摩，指导患者每天坚持用双手掌按摩膝关节 2～3 次，每次来回按摩膝关节 50 次，促进膝关节的血液循环，使局部的新陈代谢旺盛。

2）术后第 7～8 周，指导患者在床边训练下蹲运动，即先将两足分开与两肩等宽，上身挺直，两手抓紧床栏下蹲，每次 5～10 分钟，每天 3～4 次。

3）功能锻炼用力应适度，活动范围应由小到大，循序渐进，切不可操之过急，每次应以不感到疲劳为度，以免给膝关节的康复带来不良影响。

（2）下地行走锻炼时要求跟—趾式走路，不能跛行，每一步都必须伸直膝关节，以免造成膝关节僵直。下肢锻炼的方法有：①上下台阶法。②蹬车运动法。③抗阻力伸膝法。④负重下蹲起立法。⑤划船运动法。

(3)告知患者下地行走时应克服急躁心理,不能长时间行走,不能急走、急转,以防意外损伤。

(4)2~3个月后拍片复查或遵从医嘱按时复诊。

二、膝关节韧带损伤

韧带是连接关节相邻两骨之间或软骨之间的致密纤维结缔组织或膜,由弹力纤维及胶原纤维编织而成,是膝关节重要的静力性稳定因素,其主要功能是限制作用和制导作用。当韧带承受的应力超过其屈服点,即完全断裂的标志,常为撕裂伤,仍能保持大体形态的连续性,但其维持关节稳定的张力明显丧失,出现直向不稳定。若暴力较严重,膝关节有极度的移位发生时,可发生韧带形态连续性的丧失,完全断裂,多表现为复合不稳定。

膝关节内、外侧副韧带损伤后主要表现为:膝关节内侧或外侧疼痛、肿胀,断裂部位压痛,皮下淤血,关节侧向活动受限;膝关节前、后交叉韧带损伤后主要表现为:患者自觉有撕裂感,关节部位显著肿胀、疼痛,不稳定,肌肉紧张,行走时易打软腿。

膝关节韧带损伤的主要治疗方法包括保守疗法即石膏夹板外固定;手术疗法即关节镜下修补术或重建术。

(一)病情观察

1.警惕血管损伤

一般来说创伤、扭伤引起的疼痛多在整复固定或手术后1~3天,随着肿胀消退而日趋缓解,如肢体远端出现剧烈疼痛并逐渐加重,同时伴有皮肤苍白、麻木等情况,应立即报告医生进行处理。

2.警惕神经损伤

术后肢体位置摆放正确,取中立位,如出现患肢感觉麻木、肿胀不适,运动异常等情况时,应警惕固定局部有腓总神经受压的危险,及时报告医生给予适当处理。

3.警惕骨筋膜室综合征

术后1~2天应着重观察小腿肿胀情况,关节镜手术中需大量的关节冲洗液冲洗,有时关节冲洗液会外渗造成小腿严重肿胀,导致小腿骨筋膜室综合征,故应密切观察患者小腿肿胀和疼痛情况,包扎不应过紧,抬高患肢,有助于水肿消退。

如观察到足背动脉搏动减弱,足趾肤色灰白,皮温降低,患肢感觉异常或迟钝,小腿肌张力明显升高等室间隔综合征表现,应及时报告医生处理。

(二)体位护理

(1)新鲜韧带损伤早期患侧下肢制动、休息,禁止牵拉受伤韧带,可抬高患肢15°~30°。

(2)石膏固定膝关节于功能位,不固定踝关节,时间为4~6周。

(3)石膏固定期间可以扶拐下地活动,注意正确使用拐杖,掌握好平衡,严防跌倒以免引起新的损伤。

(三)功能锻炼

术后早期正确的功能锻炼可增强肌力,促进血液循环,防止血栓的形成。

1.石膏固定期

(1)韧带损伤初期石膏固定次日,护士即指导患者开始锻炼踝、趾关节的背伸、屈曲和小腿的三头肌、股四头肌的等长舒缩锻炼。每次踝、趾关节的背伸、屈曲或小腿的三头肌、股四头肌的收缩锻炼都需要坚持 15 秒以上或感觉疲劳后放松。如此反复锻炼,每小时锻炼 3~5 分钟,每天 4~5 次。

(2)指导患者股四头肌的正确锻炼方法:护士协助患者取仰卧位,患膝伸直,嘱患者绷紧股四头肌,此时髌骨上移,股四头肌处于绷紧状态,使其持续 15 秒后放松。如此反复锻炼,每小时锻炼 3~5 分钟,每天 4~5 次。进行锻炼时应告知患者尽量伸直膝关节,以利于股四头肌的锻炼,防止石膏拆除后出现关节僵硬的情况。

(3)膝内侧副韧带损伤应指导患者强化夹紧大腿的动作(双膝间夹枕),以锻炼股内收肌。手术后 1 周,扶拐带石膏下地活动,可以负重。6 周拆除石膏,做膝关节屈伸锻炼。

(4)膝外侧副韧带损伤应指导患者强化分开大腿的动作(双膝用弹力绷带捆缚在一起),以锻炼阔筋膜张肌。石膏固定 6 周,拆除石膏后,逐渐做关节屈伸运动。

(5)膝交叉韧带损伤,应指导患者强化主动抬起和下压膝关节动作,以锻炼股四头肌、腘绳肌和腓肠肌,石膏固定 6 周,拆除石膏后,逐渐做关节屈伸运动。

2.石膏拆除后

(1)屈曲的练习方法:以下方法任选其一,每日 1 次,力求角度略有增长即可。练习过程中或练习后如有特殊不适,应及时告知医生。练习过程中不得伸直休息,反复屈伸,否则将影响效果,且极易造成肿胀。①坐(或仰卧)位垂腿:坐(或仰卧)于床边,膝以下悬于床外。保护下放松大腿肌肉,使小腿自然下垂,至极限处保护 10 分钟。必要时可于踝关节处加负荷。②仰卧垂腿:仰卧于床上,大腿垂直于床面(双手抱腿以固定),放松大腿肌肉,使小腿自然下垂,必要时可于踝关节处加负荷(负荷不应过大,否则肌肉不能放松,即无效果)。③坐位"顶墙":坐椅上,患侧足尖顶墙或固定,缓慢向前移动身体以增大屈膝角度,感疼痛后保持不动,数分钟后疼痛消失或降低,再向前移动,至极限。全过程控制在 30 分钟以内。④俯卧屈膝:俯卧位(脸向下趴于床上),双腿自然伸展,自行握患腿踝关节,使膝关节屈曲(可用长毛巾或宽带子系于脚腕处,以便于牵拉)。或由他人帮助,但绝对禁止暴力推拿。

(2)主动屈伸练习(被动屈曲后进行):①坐位屈膝:坐位,足不离开床面,缓慢、用力,最大限度屈膝,保持 10 秒后缓慢伸直。2~4 分钟/次,1~2 次/d。②坐位伸膝:坐位,足垫高,于膝关节以上处加重物。完全放松肌肉,保持 30 分钟。30 分/次,1~2 次/d。③伸屈的练习法:伸展练习中肌肉及后关节的牵拉感及轻微疼痛为正常,不可收缩肌肉对抗,应完全放松,否则将会无效。练习中采用负荷的重量不宜过大,应使患膝敢于放松,持续至 30 分钟,有明显牵拉感为宜。练习过程中不得中途休息,否则将影响效果。④俯卧悬吊:俯卧,膝以下悬于床外,踝关节处加重物。完全放松肌肉,保持 30 分钟。30 分/次,1~2 次/d。

3.支具固定期

①手术后第 3 天即开始指导患者进行膝关节屈曲锻炼,锻炼屈度从 15°开始,逐渐增加,1 个月之内增加至 120°即可。每小时锻炼 3~5 分钟,每天 4~5 次。

下肢支具 12 个月后即可拆除。②固定期及拆除固定后其他的锻炼方法详见石膏固定期及拆除期的锻炼方法。

(四)常见护理问题

膝关节不稳定:膝关节韧带损伤后,无法限制膝关节的侧向分离或前后滑移,使得膝关节屈伸运动时又掺杂多个方向的移动,加上肌肉无力导致膝关节不稳定。

(1)保持有效的固定,用护膝或弹性绷带保护和约束膝关节的活动,提醒患者避免再次牵拉受伤韧带。

(2)合理科学地进行膝周肌肉锻炼来增强膝关节的动力性稳定:如膝内侧副韧带损伤应指导患者强化夹紧大腿的动作(双膝间夹枕),以锻炼股内收肌;膝外侧副韧带损伤应指导患者强化分开大腿的动作(双膝用弹力绷带捆缚在一起),以锻炼阔筋膜张肌。做上述内收和外展动作时,应使小腿和足处于自由摆动状态,可用悬吊牵拉法满足,避免因膝远端的肢体重力牵拉受伤韧带。若膝交叉韧带损伤应强化主动抬起和下压膝关节的动作,以锻炼股四头肌、腘绳肌和腓肠肌。

(3)拆除外固定后,立即开始主动和被动屈伸膝关节,也可依靠下肢康复机,辅助热洗,凡士林涂擦皮肤后按摩及理疗,尽快恢复膝关节的生理活动度。

(五)出院指导

(1)继续加强功能锻炼:

1)局部按摩,告知患者每天坚持用双手掌环形按摩膝关节 2～3 次,每次来回按摩膝关节50 次,促进膝关节的血液循环,使局部的新陈代谢旺盛。

2)术后第 7～8 周,指导患者在床边训练下蹲运动,即先将两足分开与两肩等宽,上身挺直,两手抓紧床栏下蹲,每次 5～10 分钟,每天 3～4 次。

3)指导患者加强腿部肌肉和膝关节的屈伸活动锻炼,坚持徒步行走以及马步站桩等,股四头肌力量的增强,可提高膝关节的稳定性。

(2)2～3 个月后拍片复查或遵从医嘱按时复诊。

三、髌骨骨折

髌骨是全身最大的籽骨,呈扁平三角形,是伸膝装置的中间结构,起到保护膝关节稳定、增强股四头肌肌力等作用。髌骨骨折发生移位时,易导致髌前韧带及两侧扩张部的撕裂。在诊断为髌骨骨折时,一定要注意是否同时存在同侧的股骨干骨折、股骨髁或胫骨髁骨折、同侧髋关节后脱位等,避免漏诊或误诊。临床表现主要有膝部疼痛,膝关节不能伸屈活动,不能负重,局部压痛,关节内大量积血,髌前皮下淤血、肿胀,严重者皮肤可发生水疱。有移位的骨折,可触及骨折线间隙。

髌骨骨折的主要治疗方法包括保守疗法即手法整复外固定;手术疗法即切开复位内固定。

(一)病情观察

1.警惕血管损伤

一般来说创伤、骨折引起的疼痛多在整复固定或手术后 1～3 天,随着肿胀消退而趋缓解,如肢体远端出现剧烈疼痛并逐渐加重,同时伴有皮肤苍白、麻木、皮温下降等情况,应立即报告医生进行处理。

2.警惕神经损伤

骨折复位后外固定松紧适宜,需要保护的部位加衬垫,肢体位置摆放正确,取中立位,如出现患肢感觉麻木、肿胀不适,运动异常等情况时,应警惕固定不当导致腓总神经受压的危险,及时报告医生给予适当处理。

(二)体位护理

(1)骨折或术后早期取平卧位,肿胀消退后可根据患者的需要取半坐卧位或坐位,患肢抬高15°～30°并保持中立位,以利静脉回流,减轻肿胀,注意避免健肢及其他重物的压迫。

(2)护理人员应掌握患者的病情和治疗情况,注意观察患者体位的变化,如发现异常及时纠正,防止患肢畸形愈合,患者应遵从医嘱,不能因卧床时间过长而私自改变体位。

(三)功能锻炼

术后早期正确的功能锻炼可增强肌力,促进血液循环,防止静脉血栓的形成。

1.手法整复外固定治疗患者的功能锻炼

(1)第一阶段:骨折1～3天。骨折后即开始指导患者做患侧股四头肌等长收缩、踝关节的屈曲背伸锻炼,锻炼的次数应因人而异,循序渐进,以防止股四头肌粘连、萎缩、伸膝无力。

(2)第二阶段:骨折后1周以内。肿胀消退即可指导患者下床不负重活动,使膝关节有小范围的伸屈活动,以防膝关节强直。

(3)第三阶段:骨折后2～3周。有托板固定者应解除,有限度地增大膝关节的活动范围。

(4)第四阶段:骨折后6周。骨折愈合去固定后,可用指推活髌法解除髌骨粘连,以后逐步进行床缘屈膝法、搓滚舒筋法锻炼,使膝关节伸屈功能早日恢复。①指推活髌法:护士或患者本人拇指、示指卡捏髌骨向上下、左右四个方向推动各3～5下。目的是解除局部肌紧张,防止关节面粘连造成膝关节僵直。②床缘屈膝法:患者坐于床边,两手把持按压膝关节上部,用力屈曲膝关节后放松、复原,反复进行。目的是锻炼膝关节周围肌力,恢复膝关节功能活动,补气活血,强筋壮骨。③搓滚舒筋法:患者坐于凳上,将竹管或圆棒放在地上,患足踏在管上,膝关节屈伸蹬动竹管或圆棒前后滚动:目的是恢复膝关节的伸屈功能和肌力。

2.手术治疗患者的功能锻炼

(1)第一阶段:术后3天内。术毕回病房后即可将患肢用垫枕抬高15°～30°,保持中立位,膝关节屈曲10°～15°,待麻醉消失后即可进行踝趾关节的趾屈、背伸锻炼,每小时1次,每次做5分钟。股四头肌的收缩锻炼从术后第2天开始,先教会患者健肢的股四头肌收缩锻炼,然后再进行患肢练习,每2小时1次,每次6～8下,以后逐渐增加活动量。其中活动量及活动时间增加时一般采用增量不增时或增时不增量的方法,避免引起患肢疲乏、疼痛。

(2)第二阶段:术后4～28天。通过早期的锻炼,患肢肿胀减轻或逐渐消失,术后1周左右,关节内外软组织尚未形成粘连或有粘连尚未完全肌化,有利于膝关节早期活动,故术后中期是恢复膝关节功能的最佳时期。髌骨骨折行张力带钢丝内固定的患者,护士应经常指导患者上下推移患肢髌骨,防止髌股关节面粘连,避免髌骨关节炎的发生。正确指导患者进行患肢膝关节的主动伸屈锻炼,保证脚在床上滑动,尽量屈曲膝关节,可以从10°～20°开始,在最大屈曲位停留5～10秒,每天5～6次,以后逐渐增加活动范围。指导患者在屈曲锻炼时应缓慢进行,切勿操之过急,以免造成新的损伤。运动前辅以骨伤电脑治疗仪,用电流刺激局部软组织,松弛肌肉、肌腱等关节周围组织,以利屈膝运动;运动后辅以冷疗30分钟,以减少关节周围组织或关节内腔渗血渗液,将肿胀降低到最低限度。石膏外固定的患者每天2～3次髋、踝和足趾关节的活动,每次 10～20 下,患肢股四头肌等长收缩,每日训练 3 次,每次 50～100 下。锻炼过程中注意逐渐增加髋、踝、足趾关节的活动。

(3)第三阶段:术后 4 周以后。此期已解除外固定,髌骨稳定性进一步增强,膝关节活动范围已有不同程度改善,锻炼的自信心增强。患者可使用 CPM 支架持续被动运动,开始时屈曲度数以患者主动屈曲度数增加 5°为宜,以后每天递增,增加幅度根据患者耐受力和关节局部状况而决定,每次 1 小时,每天 4 次,保持一定的活动范围,直至患者主动伸屈活动达到被动伸屈的范围。在被动锻炼间隙鼓励患者主动运动患膝关节,可在运动前后辅以中药赤木洗剂进行膝关节周围熏蒸烫洗,以达舒筋通络、软坚散结、松弛肌肉的目的,进一步增加膝关节的活动范围。本期患膝屈曲常可达到 90°～130°。也可指导患者在膝关节周围采用揉、推、按等手法以舒筋活络。

3.手术治疗患者功能锻炼的注意事项

①髌骨横行骨折使用张力带钢丝内固定在术后 3～5 天,下极骨折及粉碎骨折在术后 4 周开始进行屈膝锻炼,以后逐步增加膝关节的伸屈活动度,锻炼的幅度次数以患者能忍受疼痛为度。②对于髌骨部分切除的患者术后第 2 天练习股四头肌等长收缩,去石膏后不负重练习关节活动,6 周后扶拐逐渐负重行走,并加强关节活动度及股四头肌肌力锻炼,对初下地的患者,护士应在旁边保护。③对于髌骨全切除的患者,因髌骨全切破坏了伸膝装置,将出现股四头肌肌力下降、短缩、膝部疼痛、关节活动受限,术后应尽早进行股四头肌收缩锻炼,外固定解除后加强膝关节的伸屈活动和自主性运动,行走时可用石膏托固定,6 周内的负重可扶双拐或单拐进行。

(四)常见护理问题

1.膝关节强直

长期外固定、功能锻炼不及时或锻炼强度不够均可导致膝关节强直。

(1)向患者说明锻炼的意义和方法,使患者充分认识功能锻炼的重要性,消除思想顾虑,主动锻炼。

(2)指导患者坚持进行功能锻炼,具体的锻炼方法见本节局部功能锻炼方法。

(3)去除固定后,膝关节僵硬疼痛者,可使用中药赤木洗剂进行膝关节周围熏蒸烫洗,以达到舒筋通络、软坚散结、松弛肌肉、减轻疼痛的目的。

2.膝关节创伤性关节炎

骨折愈合后,关节面不平整或关节面压力状况改变,长期磨损使关节软骨损伤、退变而产生创伤性关节炎。

(1)复位后肢体摆放稳定,妥善搬运,保持复位良好,关节面平滑是预防创伤性关节炎的可靠保证。

(2)正确进行功能锻炼,使髌骨关节面得以在股骨滑车的模造中愈合,有利于关节面的修复。

(3)症状严重者应适当休息,待症状缓解后,不负重进行股四头肌的收缩锻炼和膝关节的伸屈锻炼。

(4)可内服消炎镇痛剂,外贴活血止痛膏治疗。

(5)必要时可选择手术治疗。

3.疼痛

髌骨骨折术后为防止关节腔积液积血,一般会予以伸膝位加压包扎,膝部可能会有较重胀痛感,可及早抬高患肢,预防性使用镇痛药物。如有剧烈疼痛难以忍受者应及早打开敷料查看,以免局部压迫导致皮肤坏死。

(五)出院指导

(1)练习膝关节伸屈活动,患者可用指推活髌法解除髌骨粘连,以后逐步使用床缘屈膝法、搓滚舒筋法锻炼,恢复膝关节的伸屈功能。

(2)2~3个月后拍片复查或遵从医嘱按时复诊。

第九节 胫腓骨折

胫腓骨是长管状骨中最常发生骨折的部位,约占全身骨折的13.7%,其中以胫腓骨双骨骨折最多见,胫骨骨折次之,单纯腓骨骨折少见。小腿骨折伤后患肢肿胀、疼痛和功能丧失,可有骨擦音、骨擦感和骨异常活动。有移位的骨折,肢体短缩、成角及足外旋。由于小腿创伤的外力一般来自前外侧,以及骨折后肌肉牵拉二者共同作用,其绝大部分的移位方向是向内、向前成角,极少有反向者。损伤严重者应注意骨筋膜室综合征的表现。胫骨上1/3骨折,应注意腘动、静脉的损伤。腓骨上端骨折应注意腓总神经损伤。严重挤压伤、开放骨折,应注意早期创伤性休克的发生。

胫腓骨骨折的主要治疗方法有保守治疗和手术治疗,保守治疗方法是骨牵引与夹板、石膏外固定结合进行治疗;手术治疗采用切开复位或微创复位内固定治疗。

一、病情观察

(一)警惕休克

损伤局部出血量大者,在骨折数小时后即可能出现休克现象,故早期应严密观察生命体征的变化,如有异常及时报告医生予以处理。

(二)警惕骨筋膜室综合征

严密观察骨折局部情况及患肢足背动脉搏动、足趾活动、毛细血管反应、皮肤颜色、皮肤感觉等情况,如出现患肢剧烈疼痛、持续高度肿胀,远端足背动脉搏动减弱或消失、足趾皮温降低、颜色暗紫或苍白、毛细血管反应异常,或皮肤感觉异常等情况,必须立即报告医生给予处理。

(三)警惕血管神经损伤

如为开放性骨折应注意观察伤口渗血情况,如有大量、持续新鲜渗血或出现血液循环障碍应及时报告医生。如有石膏及夹板外固定患者应注意患肢感觉和活动情况,如肢体感觉麻木、足背伸无力,应及时报告医生予以处理。

二、体位护理

骨折或术后 1 周内宜取平卧位,肿胀消退后可根据患者需要取半坐卧位或坐位,患肢抬高 15°～30°,并保持中立位,避免患肢内旋、外旋,健肢及其他重物不可压迫患肢。注意观察患者体位、角度的变化,如发现异常及时纠正,防止患肢畸形愈合,患者应遵从医嘱,不能因卧床时间长而疏忽或私自改变体位。

三、功能锻炼

术后或牵引当日即应开始练习踝、趾关节的背伸屈曲和小腿三头肌、股四头肌的等长舒缩,每次屈曲或收缩需坚持到 15 秒以上或感觉疲劳然后放松,如此反复练习,每小时锻炼 3～5 分钟;以后可逐步增加强度和频率;术后 1 周根据骨折类型及病情遵医嘱渐行直腿抬高及膝、踝、趾关节的屈伸运动,一屈一伸为一次,患肢抬高后至 45°时维持数秒钟然后放平休息,每日 2 次,每次 5～10 下。其他如屈膝锻炼或使用骨创伤电脑治疗仪等可参照股骨干骨折之功能锻炼。

四、出院指导

(1)继续加强功能锻炼:

1)各种类型的骨折及不同治疗方法下地活动时间有不同的要求,应遵从医嘱。

2)扶拐下床不负重活动者,必须使用双拐,行走期间患肢必须悬空,可于站立位稍用力踩地,每日 10～20 次,上下午各 5～10 次,以达到纵向挤压骨折断端,刺激骨痂形成的目的。

3)下地负重活动者,应教会患者正确使用单拐,行走时全足着地,利用膝髋屈曲带动小腿、足,放平移步,严禁小腿蹺足不着地状的移步和内外旋活动,以免影响骨折的稳定和愈合。

4)骨折愈合后踝关节功能障碍者,可做踝部旋转、斜坡练步等功能锻炼,踝关节僵硬者可做踝关节的下蹲背伸和站立位膝背伸等,加强踝关节的自我功能锻炼,并可配合手法摇摆松筋、推足背伸、按压趾屈、牵拉旋转等活筋动作,促使踝关节伸屈功能的恢复。

(2)骨折愈合内固定取出术后仍需保护患肢 2 个月,2 个月内应避免患肢劳累及长时间单独负重,避免剧烈运动如突然的下蹲、扭转、跳跃等。

第十节　颈椎及颈髓损伤

上颈椎损伤主要是由自上而下的暴力所致,当由高处落下的物体撞击头顶部,或由高处坠落头顶触地时,暴力自上而下传达作用于枕骨髁,向下分别到达寰椎两侧块,造成寰椎前后弓与其侧块连接处的最薄弱部位发生骨折。

下颈椎损伤多见于高处坠落伤、高台跳水、高处坠落物砸伤、跌伤、车祸伤等。表现颈部疼痛,颈部僵硬、侧屈,双手抱头等固定体位、不能抬头或坐起,颈部肌肉痉挛。合并脊髓、神经根损伤后,肢体或躯干皮肤感觉、肌力减退或消失,腱反射减弱或消失。

当颈脊髓遭到创伤和急性病理损害时即出现脊髓休克。脊髓休克期内,表现出运动、感觉、反射和自主神经系统一系列变化。在损伤平面以下出现运动障碍和感觉障碍。上位颈椎损伤有四肢瘫痪,下位颈脊髓损伤可表现为双下肢瘫痪。损伤节段以下深浅感觉完全丧失,瘫痪为弛缓性,肌张力低下或完全无张力状态,腱反射消失。

治疗方法主要有非手术治疗和手术治疗,非手术治疗方法有枕颌牵引、颅骨牵引、Halovest支架外固定;手术治疗主要有颈椎前路手术和颈椎后路手术。

一、病情观察

(一)警惕心搏骤停

通常情况下颈髓损伤时因交感神经被阻断而副交感神经处于相对优势而出现心动过缓。在此状态下,如吸引刺激喉头、气管或压迫腹部,会刺激膈肌而诱发血管迷走神经性反射,加重心动过缓或心搏骤停,故早期应严密观察生命体征的变化,如有异常及时报告医生予以处理。

(二)警惕呼吸肌麻痹及呼吸衰竭

高位截瘫患者其肋间肌、腹肌麻痹,易造成呼吸困难或呼吸停止、痰液阻塞引起肺不张及肺部感染,应严密观察呼吸的频率、节律、深浅度,判断有无呼吸困难,必要时应用心电监护仪;观察口唇、指甲有无发绀,及时发现缺氧情况并予以纠正;备好急救药品和器材,必要时应用呼吸机协助呼吸或行气管切开,同时做好气管切开术后护理;腹胀促使患者呼吸困难加重,可行腹部按摩,并采用促进肠蠕动的药物,如新斯的明等。

(三)警惕颈前路减压植骨术后并发症

颈前路减压植骨术后并发症包括喉头水肿、痰液阻塞呼吸道、血肿压迫气管等,喉头水肿与手术中牵拉、刺激气管及术前训练不佳有关,多见于术后当日,36～48小时达高峰,此时极易发生喉痉挛;痰液阻塞呼吸道多发生于术后24小时内,多见于嗜烟者;血肿压迫气管也多发生于术后24小时内,如患者出现口唇发绀及鼻翼扇动等极度呼吸困难者,及时报告医生予以处理。

二、体位护理

绝对卧床休息,去枕平卧或根据骨折类型遵医嘱头下或肩下垫薄枕,颈部制动,头两侧用沙袋固定,翻身时采用轴线翻身法,保持脊柱成一直线防止脊柱扭曲加重损伤。注意保持瘫痪肢体功能位,如踝关节应保持90°中立位,为防止形成足下垂,平时应利用木板、沙袋等物品抵住足底。

三、饮食护理

颈前路手术后3天内应进食冷流质、半流质,防止术后出血。

四、功能锻炼

(一)全身锻炼

颈椎及颈髓损伤患者可根据病情有选择地进行床上锻炼,以增强体质,促进康复。如患者为截瘫或不全瘫,必须进行瘫痪肢体被动锻炼。每小时锻炼1次,每次3～5分钟,防止肌肉萎缩和关节僵硬。

(二)局部锻炼

(1)呼吸功能的锻炼:通过呼吸肌的有效活动、胸廓运动的有效改善、呼吸道的通畅、维持残存的呼吸功能,防止呼吸能力下降,进而提高全身能力,提高日常生活能力,如深呼吸、进行有效咳嗽、大声说话、吹气球、吹瓶等,每小时1次,每次3～5分钟。

（2）排尿功能的训练：对于尿闭或尿失禁患者，最初可留置尿管，但随着排尿状况的改善应进行膀胱反射训练，膀胱反射训练即通过对膀胱的各种刺激诱发排尿反射，使膀胱功能恢复。①持续导尿中的膀胱训练：对于留置尿管持续导尿的患者，用控制夹夹闭尿管，间隔一定时间后放开控制夹排尿，放开控制夹一定要询问患者有无尿意，重要的是在于培养患者的排尿意识，最初间隔 1～2 小时 1 次，以后逐渐延长间隔时间，间隔 3 小时仍可控制，则可拔除尿管，改行间歇导尿或自然排尿。②间歇导尿法：为了早期建立自主排尿反射，应尽可能避免持续导尿，而行间歇导尿，一日可行数次间歇导尿，使膀胱尿量增多刺激膀胱壁促使建立自主排尿反射，一次排尿量以 400mL 的间隔为宜，应留意患者水分的摄入量，每小时饮水量以不超过 125mL 为宜，以防膀胱内尿量过多造成膀胱壁过度伸展。③刺激小腹的膀胱训练：是通过对小腹的各种体外刺激诱发排尿反射的训练，如采取叩打小腹，按摩、按压或抓捏腹股沟、阴茎、阴唇、肛门周围等方法诱发排尿，可间隔 3～4 小时进行 1 次。但叩打小腹时有时会引起膀胱内的尿液逆流于输尿管而形成危险状态，应充分注意。④手压排尿训练：手压小腹加压促使排尿的方法，低位的神经障碍患者，难以期待膀胱的自律收缩，每隔一定时间按压小腹可促使排尿。⑤外膀胱括约肌的强化：长期的持续导尿导致外括约肌功能下降，可造成尿失禁，排尿困难，残尿增加，应锻炼外膀胱括约肌收缩力。外括约肌的强化锻炼方法有：排尿中断尿训练、在膀胱不充盈之前多次排尿、强化骨盆底肌群锻炼等。

五、常见护理问题

（一）喉上神经、喉返神经损伤

①术前 5 天必须向患者反复交代气管推移的重要性，并明确指出如牵拉不合要求，不仅术中出血多，损伤大，且可能无法暴露手术野而被迫中止手术。气管推移的方法：用一手的 2～4 指在皮外插入切口一侧的内脏鞘与神经鞘间隙处，持续地向非手术侧推移，或用另一只手牵拉，开始时每次持续 10～30 分钟，此后逐渐增加至 30～60 分钟，而且必须将气管牵拉过中线，如此训练 3～5 天，体胖颈短者则需延长训练时间。此种训练动作易刺激气管引起反射性干咳等症状，需要提醒患者明确其属于正常反应，应坚持训练。②术后认真观察患者说话有无声音嘶哑，喝水有无呛咳、误咽现象，如发现异常及时向医生汇报。如出现喉上神经、喉返神经损伤应认真做好解释安慰工作，适当应用促进神经恢复的药物，并嘱患者避免过多说话，进食时以少量且缓慢吞咽。

（二）脑脊液漏

①认真观察引流液的色、量并记录，引流管拔除后注意观察伤口渗液情况，如渗液清亮，经化验确定为脑脊液时，应抬高床头侧 20°～30°，并停用脱水剂。②观察有无脑脊液流出过多后颅内压降低所致头痛、血压下降等，并做相应处理。③换药时严格无菌操作，防止逆行感染，加大抗生素用量，选用易透过血－脑脊液屏障的抗生素，并注意观察神志、瞳孔、生命体征及是否有颈项强直。④渗出持续量多时嘱患者绝对平卧以压迫伤口，必要时考虑硬脊膜修补术。

（三）下肢深静脉血栓形成

认真观察患者下肢的温度、肿胀、疼痛活动情况，发现异常及时向医生汇报，并协助处理。向患者解释更换卧位及活动肢体的重要性，嘱患者主动或被动活动下肢。

(四)体温调节障碍

正常状态下,身体受热后,通过温热中枢的作用,反射地引起血管扩张,发汗防止体温升高。相反身体受凉后,反射地引起血管收缩,防止体温发散的同时肌肉收缩,减少散热,增加产热。这些体温调节作用,由位于下丘脑的体温调节中枢和交感神经来进行。因脊髓损伤该机构被破坏,则不能进行相应环境的体温调节。因此,夏季应注意通风散热,冬季应注意保暖。

六、出院指导

(1)注意饮食起居和个人卫生,颈脊髓损伤患者冬季易感冒、夏季易发热,应注意衣物增减,居住环境保持温度适宜。

(2)经常更换卧位,防止受压皮肤发生褥疮。

(3)下床活动时佩戴领围,佩戴时间遵从医嘱。

(4)有外固定患者不可私自松解拆卸,如有异常及时复诊或电话咨询。

(5)截瘫患者应加强安全护理,防止摔伤。洗脚时水温较正常人低,睡热炕的患者注意炕温,防烫伤。注意勿随意使用热水袋和冰袋,如必须使用时应严防烫伤、冻伤及热水袋渗漏。

(6)加强主动和被动功能锻炼,为防止肌肉萎缩和关节僵硬,应坚持每天进行全身各关节的被动或主动活动。还要进行以增强全身体力和移动动作、自动抵抗为目的的运动锻炼。

(7)做好大小便的护理,养成定时排便的习惯,保持会阴部清洁、干燥,每日饮水量不少于2500mL,防止便秘和泌尿系感染。

(8)教会家属间歇导尿的方法及注意事项,注意使用一次性尿包,严格无菌操作,定时查尿常规,发现尿液异常及时复查尿常规。

(9)自理能力训练:告知患者和家属患者自己能干的事情一定自己干,如日常饮食、洗漱、上下肢的被动锻炼等,培养患者回归社会、回归家庭的自信心。

第十章　儿科疾病的护理

第一节　早产儿

早产儿是指妊娠满 28 周至 37 周分娩的新生儿,出生体重多小于 2500g,身高多小于 45cm。早产儿由于其各系统发育不成熟对外界环境适应能力差,易发生各种并发症,如呼吸窘迫综合征、颅内出血、硬肿病、感染、高胆红素血症、视网膜病等。早产儿死亡率高,国内报道为 12.7%~20.8%,是足月儿死亡率的 20 倍。因此,必须针对早产儿的不同情况进行正确的治疗和精心的护理,促进其正常生长,提高存活率。

一、病因

早产的发生与母体和(或)胎儿因素有关。母体方面主要有孕母患妊娠高血压疾病、感染、内分泌失调、营养不良、外伤及胎盘子宫因素(如胎盘早剥、胎膜早破等);胎儿方面主要有胎儿窘迫、多胎妊娠、严重溶血性疾病等。

二、早产儿的生理解剖特点

(一)外表特点

头大,囟门宽大;皮肤红、薄、嫩,水肿发亮,胎脂丰富,皮下脂肪少;肋骨软,肋间肌无力。

(二)呼吸系统

呼吸浅快不规则,部分早产儿呈现间歇性呼吸暂停及喂奶后暂时性青紫,呼吸功能不稳定。

(三)循环系统

早产儿常呈动脉导管延迟关闭,影响心、肺、肾、肠的血供。因血容量不足或心肌功能弱,血压低。

(四)消化系统

吸吮力较差,吞咽反射弱,易呛咳;贲门括约肌松弛,胃容量小,易产生溢乳;胃肠分泌、消化力弱,易发生消化功能紊乱及营养障碍。

(五)神经系统

神经系统发育不完善,视网膜发育不良。由于脑室管膜下存在着发达的胚胎生发层组织,易导致脑室内出血。

(六)肝脏功能

葡萄糖醛酸转换酶不足,生理性黄疸持续时间长且较重,易引起高胆红素血症,并发胆红素脑病;凝血因子缺乏,易致出血;因肝糖原转变为血糖功能低,易发生低血糖。

(七)血液系统

初生几天后,外周血红细胞及血红蛋白迅速下降。血管脆弱,易出血。

(八)肾脏功能

肾单位少,肾小球滤过率低,肾小管功能差,易发生电解质及酸碱失衡。

(九)免疫功能

从母体处获得的 IgG 含量少,易发生感染。

三、护理

(一)护理目标

(1)及时发现异常,正确处理,提高存活率。

(2)正确给氧,维护早产儿呼吸功能,防止医源性损害。

(3)使早产儿适应外界环境,预防并发症。

(4)促进早产儿正常生长发育。

(5)指导家长了解早产儿的特点,掌握正确喂养方法及日常护理。

(二)护理措施

(1)密切观察病情:严密监测生命体征并做好记录。早产儿易出现原发性呼吸暂停,主要与早产儿呼吸中枢及呼吸器官未发育成熟有关。此外,因咳嗽反射、呕吐反射均比较微弱,不易咳出气管、支气管的黏液,而易产生肺不张或肺炎。应注意观察呼吸状态、有无发绀及血氧饱和度情况,有异常及时通知医生处理。注意观察进食情况、精神反应、哭声、反射情况、肢体末梢温度及大小便情况。

(2)氧疗及呼吸的护理:勿常规给氧,吸氧要遵医嘱,对临床上无发绀、无呼吸窘迫、动脉氧分压(PaO_2)或经皮氧饱和度($TcSO_2$)正常者不必吸氧。浓度过高、吸氧时间过长,可引起支气管、肺发育不全和(或)早产儿视网膜病,导致严重后果。有呼吸窘迫的表现,在吸入空气时 $PaO_2 < 50mmHg$ 或 $TcSO_2 < 85\%$ 者有吸氧指征,目标是维持 $PaO_2\,50 \sim 80mmHg$,或 $TcSO_2\,90\% \sim 95\%$。①有轻度呼吸窘迫的患儿用头罩吸氧或改良鼻导管吸氧,给氧浓度视病情需要而定。开始时可试用 40% 左右的氧,$10 \sim 20min$ 后根据 PaO_2 或 $TcSO_2$ 调整。密切观察用氧后的反应,如需长时间吸入高浓度氧($>40\%$)才能维持 PaO_2 稳定时,应报告医生,考虑采用鼻塞持续气道正压给氧辅助呼吸;当临床上表现重度呼吸窘迫,吸入氧的浓度 $>50\%$,呼吸指标仍无法维持时,需给予气管插管机械通气。护士应做好插管前的物品、环境等各项准备,协助医生实施。②氧疗过程中,应密切监测吸入氧浓度、PaO_2 或 $TcSO_2$,在不同的呼吸支持水平,都应以最低的氧浓度维持 $PaO_2\,50 \sim 80mmHg$,$TcSO_2\,90\% \sim 95\%$。机械通气时,当患儿病情好转、血气改善后,及时报告医生,降低吸入氧浓度。调整氧浓度应逐步进行,以免波动过大。③对早产儿尤其是极低体重儿用氧时,一定要告知家长早产儿血管不成熟的特点,早产儿用氧的必要性和可能地危害性,④凡是使用过氧疗,符合眼科筛查标准的早产儿,应在出生后 $4 \sim 6$ 周或矫正胎龄 $32 \sim 34$ 周时进行早产儿视网膜病筛查,以便早期发现,早期治疗。

(3)准备适宜的环境,维护体温恒定:早产儿由于胎龄小,身体各器官系统发育不成熟,功能不健全,适应外界能力差,应为其准备适宜的环境。①备好远红外暖床、暖包及预热好的早产儿暖箱。娩出后在开放式远红外暖床上护理。及时清除口、鼻黏液,用柔软毛巾吸干全身羊水,但不必擦去皮肤上的胎脂。②早产儿因体表面积大,棕色脂肪少,皮肤散热迅速,产热能力差,同时体温调节中枢发育不成熟,如保暖不当易发生低体温,甚至体温不升($<35℃$)。常因

寒冷而导致硬肿病的发生,因此需要在恒温环境中过渡。应提供合适的中性环境温度,相对湿度在 55%～65%,使早产儿体温维持正常且身体耗氧量最少。暖箱温度根据早产儿体重调节。体重在 1501～2000g 者,暖箱温度在 30～32℃;体重 1001～1500g 者,暖箱温度在 32～34℃;＜1000g 者暖箱温度宜在 34～36℃。在无暖箱的条件下,保暖方法需因地制宜。③每 4～6h 测体温 1 次,体温应保持恒定,皮肤温度 36～37℃、肛温 36.5～37.5℃。对早产儿喂奶、穿衣及换尿布等工作需在暖箱中轻柔进行。避免不必要的检查及移动。

(4)观察体重:每日在固定时间和相同状态下称体重 1 次,宜在哺乳前进行。早产儿有生理性体重减轻,一般在生后 14d 左右恢复至出生时体重。

(5)输液过程中加强巡视,严格控制输液速度,预防医源性高血糖、低血糖及其他并发症发生。

(6)预防感染:严格执行消毒隔离制度。房间每日定时通风。做好早产儿室及暖箱的日常清洁消毒工作,每名早产儿应有单独的用物。定期更换氧气瓶、吸引器、暖箱水槽中的水。护理前后需用肥皂洗手(流动水冲洗),护理人员按期做鼻咽拭子培养,感染及带菌者暂不进入早产儿室。

(7)皮肤黏膜护理:注意观察早产儿脐带、眼睛、伤口及输液部位的感染先兆,如有发红、分泌物或体温不稳等感染征兆时,应及时报告医师并协助处理。有感染者宜及时治疗,有传染病者及时隔离。

(8)防止低血糖发生:出生后前几天内早产儿可出现低血糖,且无明显症状,但对中枢神经系统等有不良影响。要定时检测血糖,如血糖低,报告医生及时处理,应尽早喂养,预防反复发作。

(9)喂养:第一次经口喂养要给清水,如吸吮吞咽无障碍,再予糖水,以后给奶。强调母乳喂养,母乳中所含营养成分及免疫物质,适合早产儿所需。如母乳不足,选用早产儿配方奶。

喂奶后采取右侧卧位,观察有无溢乳、呕吐、青紫现象及腹胀发生,防止吸入性肺炎、窒息等。

注意补充维生素 K,预防出血,还应注意铁剂、钙剂及其他维生素的补充;早产儿喂养应个体化,按日龄及接受情况而变动。吸吮能力差、吞咽功能不全、呼吸动作不协调、胃排空延迟者,可给予滴管、胃管喂养或胃肠外高营养;准确记录出入量,保持平衡。

(10)早产儿抚触:研究表明皮肤触摸能促进早产儿生长发育。通过抚触使早产儿肌肤饥渴得到满足,心理上得到安全感和安慰,促进早产儿神经系统的发育,增强早产儿免疫功能。

早产儿出生 24h 后即可开始抚触,每天进行 3 次抚触,每次 15min。抚触应选在喂养后 1～2h 清醒时进行,不要选在进乳前后或睡眠前,避免引起呕吐或使其烦躁。

(11)出院指导:早产儿能自己吸吮进奶、在一般室温中体温平稳、体重稳定增长,并已达 2000g 以上、停止用药及吸氧等稳定的条件下可出院。出院前需对家长进行喂养、皮肤护理、如何观察早产儿一般情况、抚触等的护理指导,安排家长与护士一起进行喂养、皮肤护理等操作,护士查视是否正确,及时纠正不当之处,为出院做准备。制定定期随访时间表,以书面形式交给早产儿家长。出院后对其体格,智能及行为发育做定期随访、评估,并根据具体情况和发育阶段给予相应指导。

第二节　新生儿颅内出血

新生儿颅内出血是围产儿死亡的重要原因之一,早产儿尤为多见,临床以窒息、中枢神经系统兴奋或抑制为其特征,预后不良,存活者常遗留永久性中枢神经系统后遗症。

一、病因

(一)外在因素

凡能引起新生儿缺氧或产伤的因素均可导致颅内出血。缺氧使血管壁通透性增加,造成脑室或脑实质内点状出血。常见的缺氧原因有:胎盘早剥、脐带打结或脱垂、子痫等;与产伤有关,如急产、胎头过大、初产、难产等;缺氧和产伤同时存在,互相影响,加重病情。

(二)内在因素

新生儿凝血功能不完善及血管壁脆弱,加上外因易引起颅内出血;少数可由于出血性疾病或先天性脑血管畸形破裂所致。

二、临床表现

症状因出血部位及出血量多少而轻重不一。缺氧性出血大多有新生儿窒息史,患儿可表现为兴奋、烦躁不安、哭声高尖、拥抱及吸吮反射减弱或消失、呼吸不规则、前囟饱满、眼球震颤,甚至局部或全身阵发性或强直性痉挛,严重者昏迷、死亡。影像学检查可以判断新生儿颅内出血类型和程度。

三、治疗

危重者或早产儿宜及时输注血浆或全血,以补充凝血因子,有利于止血。同时用止血药物控制出血;烦躁不安或惊厥时使用镇静剂;对明显颅内压增高者,可应用地塞米松或脱水剂如甘露醇降低颅内压;应用抗生素,预防继发肺炎等并发症。

四、护理

(一)护理目标

(1)降低颅内压,维持呼吸,挽救生命。

(2)预防并发症。

(3)预防后遗症。

(二)护理措施

(1)密切观察病情变化。①观察意识状态:意识状态的改变对治疗起主导作用。颅内出血的患儿意识和精神状态表现为激惹、过度兴奋或表情淡漠、嗜睡、昏迷等。不论患儿躁动或安静均应严密观察,发现意识的细微变化,从而获得及时救治机会。当患儿烦躁不安、尖声哭叫,眼睛出现凝视、斜视、眼球上转困难、眼震颤、伴有惊厥等,提示有颅内出血,应立即报告医生紧急处理。详细记录惊厥时间、次数、部位,为判断出血部位、出血量及预后估计提供依据。②观察生命体征变化:给予心电、呼吸、经皮氧饱和度监护。注意观察呼吸的频率、节律,颅内出血时患儿的呼吸改变为呼吸增快,继之减慢、不规则或暂停,出现发绀,提示病情危重;如心率减慢、呼吸深大提示颅内高压。上述情况均应报告医生及时处理,以防脑疝形成,导致死亡。

③观察前囟紧张度：前囟凸起提示颅内压增高、出血量大，应及时报告医师，给予止血、脱水，以防脑疝；前囟凹陷提示脱水严重。④观察瞳孔大小和反射：观察瞳孔大小，对光反射及觅食、吸吮、拥抱等反射。若瞳孔大小不等，甚至散大，各种反射消失，提示病情危重，以立即协助医师进行抢救。⑤详细记录出入量，注意呕吐次数、呕吐的量及呕吐物的性质，观察大小便情况。

（2）保持呼吸道通畅：采取头肩部抬高，侧卧位，彻底清除呼吸道分泌物、呕吐物，吸痰时动作轻柔敏捷，注意无菌操作，以免呼吸道黏膜损伤导致感染。及时给予氧气吸入，根据病情需要可间断吸氧，以防发生氧中毒。

（3）保持安静：患儿绝对静卧，治疗和护理措施尽量集中进行。采用静脉留置针，减少反复穿刺对患儿的刺激，穿刺时可选用四肢血管，减少搬动头部，以免加重出血。采取头肩部抬高约 $15°\sim30°$ 的右侧卧位，以助于减轻脑水肿和防止呕吐物的吸入。病室环境要安静。

（4）维持正常体温：注意保暖，定时测量体温；体温过高给予打开包被或物理降温，体温不升或早产儿可置暖箱内或采取其他保暖措施。病室内温、湿度适宜。

（5）采用微泵输液，以便于严格控制输液速度、输液量，严格控制输入量，滴速不宜过快。

（6）预防感染和并发症：住新生儿重症监护室，专人护理，严格执行消毒隔离制度。做好口腔护理，每日用 0.9%氯化钠注射液棉签擦洗口腔黏膜 2 次，如有糜烂给涂甲紫（龙胆紫）。做好皮肤护理，患儿皮肤柔嫩，活动度小，护理不当容易增加感染机会，轻轻帮助其变换体位，但头部尽量静止不动。注意观察皮肤情况，按时做脐部护理。

（7）合理喂养：病情危重者适当推迟开始喂奶时间。不能抱起喂奶，出血早期不能直接哺喂，以免因吸吮用力加重出血，可采用滴管或鼻饲法。哺喂过程中及喂奶后观察有无呕吐，青紫发生，防止呛奶引起窒息。病情许可时提倡母乳喂养。

（8）恢复期护理：注意瘫痪肢体护理，注意保持肢体功能位，加强肢体被动运动，预防功能受限或肌肉挛缩致残。

第三节　儿童脑水肿

脑水肿是指脑实质液体增加导致的脑容积和重量增多而引起的一系列临床表现。在病理学上，脑细胞组织间隙中游离液体的积蓄称为脑水肿，而脑细胞内液体的增多则称为脑肿胀，但在实际临床工作中对此二者无从区分，或为同一病理过程的不同阶段，到后期往往同时存在，故常统称为脑水肿。

一、病因

（一）颅内、外感染

脑膜炎、脑炎、中毒性菌痢、肺炎等。

（二）颅内占位性病变

①脑肿瘤（包括脑膜白血病），大多源自小脑幕下后颅凹、以星形胶质细胞瘤、髓母细胞瘤较多见；②寄生虫（如猪囊尾蚴病）；③脑脓肿或脑血管畸形等；④各种疾病引起的颅内出血和血肿。

(三)脑缺血缺氧

各种病因所造成的窒息、呼吸、心搏骤停和休克等。

(四)脑脊液循环异常

先天及后天的各种疾病引起脑脊液产生过多或脑脊液循环受阻。

(五)其他

如高血压脑病、Reye综合征等。

二、病理机制

在正常情况下,密闭颅腔内的脑实质、脑脊液及脑血流量保持相对恒定,使颅内压维持在正常范围内。如脑组织、脑脊液或颅内血管床中任何一种内容物的体积增大时,其余内容物的容积则相应地缩小或减少,以缓冲颅内压的增高。当代偿功能超过其所能代偿的限度时即发生颅内压增高,严重时迫使部分脑组织嵌入孔隙,形成脑疝,导致中枢性呼吸衰竭甚至呼吸骤停,危及生命。

三、护理评估

(一)身心状态

1.头痛

可呈广泛性或局限性,早起时重,当咳嗽、用力大便或改变头位时可使头痛加重,持续时间不定。婴幼儿表现为烦躁不安、尖叫或拍打头部,新生儿表现为睁眼不睡或尖叫。

2.呕吐

多不伴恶心,常为喷射性呕吐。开始早,起时重,以后可不定时,呕吐可减轻头痛。

3.意识改变

颅内压增高影响脑干网状结构,产生意识改变,早期有性格变化、淡漠、迟钝、学习记忆力下降、嗜睡或不安、兴奋,以后可致昏迷。

4.头部体征

头围对1岁以内小儿有诊断价值,头围增长过快多见于慢性颅内压增高。婴儿可见前囟紧张隆起,失去正常搏动,前囟迟闭可与头围增长过快并存,同时可有颅骨骨缝裂开,叩诊Macewen征阳性等。颅部听诊如有异常血管杂音提示颅内血管异常。

5.眼部体征

颅内压增高可导致第Ⅵ对脑神经单或双侧麻痹,表现为复视;上丘受压可产生上视受累(落日眼);第Ⅲ脑室或视交叉受压产生双颞侧偏盲、一过性视觉模糊甚至失明等;眼底多有双侧视盘水肿,但婴儿期前囟未闭者不一定发生。

6.生命体征改变

多发生在急性颅内压增高时,一般血压(收缩压为主)最先升高,继而脉率减少,呼吸节律慢而不规则。生命体征改变乃因脑干受压所致,若不能及时治疗,颅内压将继续上升发生脑疝。

7.脑疝

各类脑疝的早期表现为意识状况恶化、肌张力改变、呼吸节律更加不整、惊厥或瞳孔变化等。

(1)小脑幕切迹疝:表现为四肢张力增高;意识障碍加深;同侧瞳孔先缩小或忽大忽小,继而扩大,对光反应减弱或消失,有时出现该侧上睑下垂或眼球运动受限及对侧肢体麻痹。如不能及时处理,病儿昏迷加重,可呈去大脑强直至呼吸循环衰竭。

(2)枕骨大孔疝:早期小儿多有颈项强直,呈强迫头位,逐渐发展出现四肢强直性抽搐,可突然出现呼吸中枢衰竭或呼吸猝然停止,双瞳孔缩小后扩大,眼球固定,意识障碍甚至昏迷。小儿颅内压增高的症状、体征按起病急缓与发病年龄的不同而异,如急性颅内压增高者多见生命体征改变,而慢性者则多见前囟迟闭,头围过大,但急、慢性者均可有呕吐。婴儿多有前囟饱满,年长儿童常见眼底视盘水肿,而意识障碍则在任何年龄均可见到。

(二)辅助检查

1.血、尿、粪常规检查及必要的血液生化检查

如电解质、血氨、肝功能等。

2.腰椎穿刺

术前应给予甘露醇等脱水剂,以细针缓慢放液。脑脊液除常规检查外应做细胞学检查以排除肿瘤。

3.颅透照

适用于囟门未闭的婴儿,方法简便、无损伤而易行,可发现脑室扩大或硬膜下积液等。

4.头颅 X 线摄片

颅内高压的头颅 X 线片表现为颅骨指压痕增多、蝶鞍扩大及前后床突骨质变薄或剥蚀(鞍上如有钙化则提示颅咽管瘤),12 岁以内小儿有颅缝增宽等。

5.颅部 B 超检查

适用于前囟未闭的婴幼儿,可发现脑室扩大、血管畸形及肿物等。

6.脑 CT 检查

凡疑似颅内肿瘤或其他占位性病变所致颅内压增高的患儿,应及时进行此项检查,尽早发现病因,及时处理。

7.其他

可按需要检查单光子发射计算机体层成像(SPECT),磁共振成像、脑血管造影等。

四、治疗原则

急性颅内压增高患儿均应有专人守护并作特护记录,严密监测血压、呼吸、脉搏、体温、瞳孔、肌张力及有无惊厥、意识状态改变等,并记录出入量。

(一)急诊处理

意识障碍或昏迷者需作气管插管保持气道通畅,以气囊通气或呼吸机控制呼吸,监测血气,维持 $PaCO_2$ 在 3.3~4.7kPa、PaO_2 12kPa 左右。快速静脉注入 20%甘露醇 1g/kg。血压下降者需补液。

有脑干受压体征和症状者应行颅骨钻孔减压术,也可作脑室内或脑膜下穿刺以降低和监测颅内压。

(二)穿刺放液或手术处理,

硬膜下积液、积脓或积血、脑脓肿、脑内血肿、硬膜外血肿等导致的颅内压增高,均需借此

降低颅内压。因脑脊液循环梗阻所致颅内高压者,则需进行脑脊液分流术。少数颅内压持续增高者尚需除去一块颅骨以减压。

(三)降低颅内压

可使用高渗脱水剂,首选 20％甘露醇,每次(0.5～1)g/kg,6～8 小时重复一次。重症患儿可合并使用利尿剂如呋塞米及大剂量短程地塞米松。为避免大剂量甘露醇引起脱水或静脉压下降,可同时使用白蛋白、血浆等保持胶体渗透压。

(四)病因治疗

去除病因,防止病变发展,如抗感染、纠正休克与缺氧、改善通气、消除颅内占位病变等。

(五)对症治疗

如抗惊厥、控制体温、保持水电解质及酸碱平衡等。

五、护理诊断

1.潜在并发症—生命体征改变

与颅内压升高导致的脑疝形成有关。

2.有窒息的危险

与惊厥、呕吐物吸入有关。

3.有受伤的危险

与惊厥发作有关。

4.疼痛

与颅内压增高引起的头痛有关。

六、护理目标

(1)患儿生命体征维持在正常范围。

(2)患儿不发生窒息。

(3)患儿惊厥发作时有足够的安全保护措施,不发生意外损伤。

(4)患儿头痛减轻或消失,舒适感增加。

七、护理措施

(一)密切观察病情变化,维持患儿生命体征平稳

(1)密切观察神志、瞳孔、生命体征、肢体活动等情况,出现异常时及时报告医师并协助抢救。

1)意识:意识是判断是否发生脑疝及严重程度的主要指征;通过护理人员的细心观察,判断患儿处于意识障碍的哪个阶段(嗜睡、朦胧、浅昏迷、深昏迷)。

2)瞳孔:仔细观察瞳孔是否等大,等圆,直接及间接对光反应是否灵敏,同时排除药物(阿托品、度冷丁)对瞳孔的影响。若出现一侧瞳孔进行性散大、对光反射迟钝或消失伴有意识障碍,则提示小脑幕切迹疝。

3)生命体征:先测呼吸,再测血压、体温,以免患者躁动影响其准确性,注意是否出现 Cushing's 综合征甚至呼吸骤停。

4)肢体活动:若出现偏瘫或原有偏瘫加重并伴有意识改变,则提示小脑幕切迹疝。

5)其他:剧烈头痛、频繁呕吐为急性颅内压增高的表现,伴有意识改变时应警惕脑疝的

发生。

(2)精确记录 24 小时出入水量,监测血生化指标,及时纠正水电解质及酸碱平衡紊乱。

(3)降低颅内压:可使用高渗脱水剂,首选 20％甘露醇。重症或脑疝患儿可合并使用利尿剂如呋塞米,以提高血浆渗透压而达到迅速消除脑水肿、降低颅内压的效果;为避免大剂量甘露醇引起脱水或静脉压下降,可同时使用白蛋白、血浆等保持胶体渗透压。使用甘露醇的时间不宜过长,一般在 3～7 天以内,并应监测水电解质及渗透压。大剂量短程使用地塞米松可以稳定血-脑脊液屏障,多用于重症。

(4)护理过程中,应注意避免引起颅内压增高的各种诱因。

1)保持病室安静,绝对卧床休息,抬高床头 15°～30°,避免影响睡眠和情绪的不良刺激。

2)呕吐时头偏向一侧,随时清除呕吐物。

3)翻身时动作轻柔,避免颈部屈曲、扭转。

4)吸痰时避免反复强烈刺激患者,导致剧烈咳嗽。

5)及时处理高热,以减轻或控制癫痫发作。

6)控制输液量和速度,每天的输液量不可在短时间内输完,应于 24 小时内均衡输入。

7)保持大、小便通畅,便秘时用润滑剂或低压灌肠通便,防止膀胱充盈过度。

8)躁动患者的约束不可过度。

(二)维持呼吸功能

高流量输氧、保持呼吸道通畅、提高血氧含量是患者康复的保证。

(1)吸氧:一般可采用高流量输氧,对于呼吸功能障碍,不能维持血氧含量以及昏迷时间长或程度深的患者,应及时行气管切开或机械通气供氧,以保证脑组织有充分的氧气供应。

(2)吸痰:随时吸痰及呼吸道分泌物,保持气道通畅,为了防止缺氧,每次吸痰前加大氧流量或吸入纯氧,必要时先行气道雾化或湿化后再吸痰,以达到吸尽气道分泌物、痰液的目的。在患儿进食 1 小时内避免刺激患儿剧烈咳嗽,以免呕吐或食物反流导致窒息。

(3)给患儿喂食时应抬高床头 30°,进食 1 小时内尽量不搬动患儿,防止食物反流引起窒息。

(4)患儿发生惊厥,使用安定类药物时应静脉缓慢注射并注意观察有无呼吸抑制的发生。高热患儿采用冬眠疗法降温时,因大剂量氯丙嗪注射可促进气道分泌物增多,需注意及时清除呼吸道分泌物以保持呼吸道通畅。

(三)疼痛的护理

(1)保持病室安静、整齐、清洁,减少噪声,室内光线柔和,工作人员操作轻柔。

(2)绝对卧床休息,患儿半卧位,抬高床头 15°～30°。

(3)遵医嘱使用高渗脱水剂如利尿剂,以达到迅速消除脑水肿、降低颅内压和减轻疼痛的目的。

(4)遵医嘱给予止痛剂和镇静剂,仔细观察药物的反应并随时提供讯息给医师,以便调整剂量或改变药物种类,达到有效控制疼痛的目的。

(5)对于年长患儿,可教他们在疼痛时想其他事情或数数、唱歌、听音乐、看电视等,以减轻疼痛。

（6）必要时配合医师做好腰穿及脑室穿刺引流以减轻颅内压，做好术后护理，腰穿后去枕平卧 4～6 小时，以免发生脑疝。

（四）侧脑室引流术后护理

（1）穿刺成功后，在无菌条件下连接脑室引流装置。

（2）妥善悬挂引流装置：引流管的最高处距侧脑室的距离应为 10～15cm，以维持正常颅内压。

（3）禁忌引流过快：引流早期应密切观察引流量和速度，防止引流过量、过快导致低颅内压性头痛、呕吐，而且在原有颅内压高的情况下骤然减压可导致：①硬脑膜下或硬脑膜外血肿；②脑卒中；③脑疝。

（4）控制引流脑脊液的量：年长儿的引流量 24 小时一般不超过 150～200mL，婴幼儿 24 小时一般不超过 100mL。引流同时应注意监测血清电解质，及时纠正水电解质及酸碱平衡紊乱。

（5）保持引流通畅：引流管不可受压、扭曲、折叠，适当限制患者头部的运动。做各种治疗及护理操作时应注意保护引流管，避免牵拉，防止脱出。引流管内如无脑脊液流出，应查明原因，不可强行冲洗。确认为阻塞者，需更换引流管。

（6）防止感染：

1）每日在严格无菌操作下更换引流装置：①夹闭引流管；②接头处严格消毒并以无菌纱布包裹；③穿刺伤口消毒后盖无菌敷料。

2）保持穿刺部位的敷料清洁干燥，如引流管脱落或敷料被脑脊液浸湿必须在无菌操作下及时更换。

3）保持室内清洁，病房每日消毒 1 次。

（7）密切观察并记录脑脊液的量和性状：正常脑脊液为无色透明，无沉淀，术后 1～2 日内脑脊液可略带血色，以后转为橙色。

1）若术后脑脊液中有大量鲜血或脑脊液颜色加深，常提示有脑室内出血，应紧急行手术止血的准备。

2）脑室引流时间较长时易发生颅内感染，感染后的脑脊液混浊，呈毛玻璃状或有絮状物，患儿有颅内感染的征象。此时应引流感染性脑脊液送化验。

（8）拔管：持续脑脊液引流一般不超过一周，拔管前一日可试行将引流瓶挂高到 20～25cm，观察 2 日，注意有无颅内压增高症状的出现，无不适则夹管 2 日，2 日后正常可拔管。拔管前后切口如有脑脊液漏出应通知医师缝合，以免引起颅内感染。

第十一章　普外科疾病的护理

第一节　胃、十二指肠溃疡出血

一、概述

胃、十二指肠局限性圆形或椭圆形的全层黏膜缺损,称为胃十二指肠溃疡(DU)。因溃疡的形成与胃酸－蛋白酶的消化作用有关,也称为消化性溃疡。溃疡的黏膜缺损超过黏膜肌层,不同于糜烂。消化性溃疡是人类的常见病,呈世界性分布,估计约有 10％的人都患过此病。据胃镜检查发现率我国南方高于北方,城市高于农村。临床上十二指肠溃疡较胃溃疡多见,两者之比约为 3∶1,十二指肠溃疡好发于青壮年胃溃疡的发病年龄较迟,平均晚 10 年。消化性溃疡的发作有季节性,秋冬和冬春之交远比夏季常见。

二、诊断

(一)症状

1.腹痛

询问疼痛的病程及规律性,与进食之间的关系、诱因、缓解因素等。是否有反酸.嗳气、恶心、呕吐等伴随症状。如突发上腹部刀割样剧烈疼痛,并很快向全腹弥漫应考虑急性穿孔。慢性穿透性溃疡疼痛往往剧烈,并向腰背部放射。

2.呕血和(或)黑便

询问呕血和黑便的性状以及量。注意有无头晕、冷汗、心悸、血压下降、脉率增快等表现。注意有无肝硬化,发病前有无剧烈呕吐。

3.呕吐

询问呕吐的特点、持续时间、与进食的关系、能否缓解、呕吐物性状以及量,特别注意是否呕吐隔夜宿食,是否含有胆汁。

4.消瘦、贫血、腹泻

注意患者近期体重变化、大便次数及性状。有无头晕、乏力、血红蛋白和(或)红细胞进行性下降等表现。

(二)体征

1.一般情况

患者可有消瘦,贫血或营养不良,特别是有并发症者;大出血时有血流动力学不稳定表现;幽门梗阻可并发水、电解质失衡表现;溃疡急性穿孔的患者晚期可表现为中毒性休克。

2.腹部体检

腹部局限性压痛,十二指肠溃疡压痛点位于剑突下偏右,胃溃疡压痛点位于剑突下;幽门梗阻时可见胃型、胃蠕动波、振水音;急性穿孔时有压痛、肌紧张、反跳痛等腹膜炎体征,肝浊音界消失或缩小,移动性浊音,肠鸣音减弱,腹腔穿刺可见胃肠内容物;大出血时腹胀,肠鸣音活跃。

(三)检查

1.Hp 检测

Hp 感染的诊断成为消化性溃疡的常规检测项目,其方法可分为侵入性和非侵入性两大类,前者需作胃镜检查和胃黏膜活检,可同时确定存在的胃干二指肠疾病,后者仅提供有无 Hp 感染的信息。90％十二指肠溃疡患者和 75％胃溃疡患者并发 Hp 感染。尿素酶试验是 Hp 简便快速的检测方法,可以于胃镜检查时对胃窦部活检组织进行检测。组织学检查是确诊的金标准。非侵入性检查包括血清免疫球蛋白试验和放射性核素标记尿素呼吸试验。

2.胃液分析

十二指肠溃疡患者的胃酸分泌正常或低于正常,部分十二指肠溃疡患者则增多,但与正常人均有很大重叠,故胃液分析对消化性溃疡诊断和鉴别诊断价值不大。目前主要用于胃泌素瘤的辅助诊断,如果基础胃泌酸量(BAO)＞15mmol/h,最大泌酸量(MAO)＞60mmol/h,BAO/MAO 比值＞60％,提示有胃泌素瘤可能。

3.血清促胃液素测定

消化性溃疡时血清促胃液素较正常人稍高,但诊断意义不大,故不应列为常规。但如怀疑有胃泌素瘤,应作此项测定。血清促胃液素值一般与胃酸分泌呈反比,胃酸低,促胃液素高;胃酸高,促胃液素低;胃泌素瘤时则两者同时升高。

4.X 线钡餐检查

气钡双重对比造影能更好地显示黏膜像。溃疡的 X 线影像有直接和间接两种:龛影是直接影像,对溃疡诊断有确诊价值。良性溃疡凸出于胃、十二指肠钡剂轮廓之外,在其周围常见一光滑环堤。其外为辐射状黏膜皱襞。间接影像包括局部压痛、胃大弯侧痉挛性切迹、十二指肠壶腹部激惹和球部畸形等,间接影像仅提示有溃疡。

5.胃镜检查和黏膜活检

胃镜检查不仅可对胃十二指肠黏膜直接观察、摄影,还可在直视下取活检做病理检查和 Hp 检测。

(四)诊断要点

(1)详细询问病史及全面体格检查仍是胃、十二指肠溃疡临床诊断的最基本方法。

(2)根据本病的周期性发作、节律性上腹痛、慢性病程、进食及服用抗酸药物可使症状缓解等典型表现,通常可做出临床诊断。

(3)反复发作的典型症状以及 X 线钡餐和(或)纤维胃镜检查阳性可以确诊。

(4)X 线钡餐检查可作为胃、十二指肠溃疡诊断的初步依据。

(5)胃镜已成为溃疡病的主要诊断手段。纤维胃镜不仅能直接观察溃疡形状,还可以取活体组织做病理检查。电子胃镜的出现,使图像记录得到很大的改善。超声胃镜可对胃壁的深层损伤进行扫描,在溃疡病的诊断和鉴别诊断中发挥越来越大的作用。

(五)鉴别诊断

1.胃癌

对于年龄较大,典型溃疡症状消失取而代之不规则持续疼痛,或症状日益加重、饮食习惯改变、腹泻、体重减轻、消瘦乏力、贫血等表现,需提高警惕。胃镜结合病理学检查是唯一可靠的诊断方法。

2.急、慢性胆管疾病

胆囊炎、胆囊结石引起腹痛与体征均以右上腹为明显,疼痛可放射至右肩,可伴黄疸,超声检查有助鉴别诊断。

3.胃泌素瘤

亦称 Zollinger－Ellison 综合征,是胰腺非 β 细胞瘤分泌大量胃泌素所致。胃泌素可刺激壁细胞引起增生,分泌大量胃酸。经过正规治疗后溃疡复发,多发性溃疡,溃疡位于少见部位,如十二指肠第 2、第 3 部和并发症需要外科治疗时,应该排除 Zollinger－ElliSon 综合征。患者有过高胃酸分泌及空腹血清胃泌素＞200pg/mL(通常＞500pg/mL)。

4.功能性消化不良

指有消化不良的症状而无溃疡及其他器质性疾病(如肝、胆、胰腺疾病)患者而言,检查完全正常或仅轻度胃炎。此症颇常见,多见于年轻妇女,表现为餐后上腹饱胀、嗳气、反酸、恶心和食欲减退等,有时症状类似消化性溃疡。与消化性溃疡的鉴别有赖于 X 线和胃镜检查。

5.钩虫病

钩虫寄居于十二指肠,可引起十二指肠炎、渗血,甚至出现黑便,症状可类似十二指肠溃疡。胃镜在十二指肠降部可找到钩虫和出血点。凡来自农村而有消化不良及贫血患者,应常规大便检查寻找钩虫卵,阳性者应进行驱虫治疗。

三、治疗

消化性溃疡的发生是由于对胃、十二指肠黏膜有损伤作用的侵袭因素与黏膜自身的防御能力之间失去平衡的结果。因此,治疗消化性溃疡的策略是减少侵袭因素,增强胃、十二指肠黏膜的防御能力。治疗的目标是消除症状,促进愈合,防止复发。

(一)一般治疗

保持良好的生活规律;调整精神状态,避免过度疲劳和紧张;改善饮食习惯,不要暴饮暴食,避免辛辣、刺激饮食;戒烟、戒酒,尽量避免使用对胃黏膜有损害的药物如非甾体消炎药、肾上腺皮质激素、抗肿瘤药物等。

(二)药物治疗

1.抗酸药物

(1)制酸剂:制酸剂为一类弱碱性药物,可以中和胃酸,抑制胃蛋白酶活力,缓解溃疡疼痛,并能促进溃疡愈合。主要制酸剂有碳酸氢钠、碳酸钙、氧化镁、氢氧化铝、三硅酸镁、铝碳酸镁等。目前常用铝镁复合制剂,含氢氧化铝较多时常导致便秘,含氢氧化镁较多时则可引起腹泻,心、肾疾病患者慎用。其中,铝碳酸镁兼有抗酸和保护胃黏膜作用,能迅速中和胃酸,缓解溃疡症状。促进溃疡愈合,其疗效与其他胃黏膜保护药相似,不良反应很少;胃达喜咀嚼片:500～10 000mg,每日 3～4 次,饭后及睡前服;铝镁加(almagate,安达):15mL,三餐后 1 小时加睡前各服 1 次,每日 3～4 次。神黄钠铝胶囊(利乃沁):2 粒,每日 3 次。维 u 颠茄铝胶囊(斯达舒):1 粒,每日 3 次;由于其铝含量极低,且为大分子结构,因此几乎没有铝的吸收。抗酸药剂型以液体(凝胶溶液)最好,粉剂次之,片剂较差,片剂应嚼碎服用。

(2)抗胆碱能药物:是一类对毒蕈碱受体具有结抗作用的药物。可阻断乙酰胆碱的功能,抑制胃酸、胃蛋白酶分泌,解痉止痛,降低胃肠运动性和胃排空速率等作用。常用药:阿托品、山莨营碱(654-2)、颠茄、普鲁本辛等,但此类药可以导致胃潴留和胃泌素分泌增加,对胃溃疡不利。另外还可引起心慌、口干、腹胀、便秘、排尿困难等,目前临床已较少使用。一种新的抗胆碱能药物哌仑西平上市,不良反应较小,常用剂量:50mg,每日 2 次,疗程 4～6 周。

(3)H_2受体拮抗剂(H_2-RA):H_2受体拮抗剂竞争性和选择性地抑制组胺与 H_2 受体结合,从而抑制细胞内 cAMP 浓度和壁细胞分泌胃酸,达到抑制胃酸分泌的作用。目前常用的包括第一代产品西咪替丁 0.8g,每日 1 次;或三餐后各服 0.2g,临睡前服 0.4g;雷尼替丁 150mg,每日 2 次;法莫替丁 20mg,每日 2 次;空腹服用。目前罗沙替丁、尼扎替丁也已开始使用,抑酸作用强,不良反应少,在作用强度和作用时间方面均有显著优势。常见的不良反应:腹胀、口干、头晕、头痛;少见的有白细胞减少、男性乳房发育等。

(4)质子泵抑制剂(PPI):即 H^+-K^+-ATP 酶抑制剂,抑制基础胃酸分泌和各种刺激引起的胃酸分泌,具有强有力的抑酸作用,是西咪替丁的 8～20 倍。主要有:奥美拉唑每日 20～40mg;兰索拉唑每日 30～60mg;半托拉唑每日 40mg;艾索美拉唑 20～40mg;雷贝拉唑 10～20mg;早晚空腹服用。对 H_2-RA 疗效不佳的患者也有效,不良反应少,可有头晕、恶心等,极少见有白细胞减少。质子泵抑制剂的使用使许多以前认为难治性溃疡都得到痊愈,是一种比较安全的药物。

(5)胃泌素受体拮抗剂:丙谷胺能竞争性拮抗胃泌素与壁细胞上的胃泌素受体结合,从而抑制胃酸分泌,另外还有促进胆汁分泌作用。适合消化性溃疡伴有胆囊炎、胆石症患者,常用剂量 400mg,每日 3 次,疗程 4～6 周。不良反应有偶见失眠、乏力、口干、头晕等。

2.黏膜保护剂

胃黏膜保护作用的减弱是溃疡形成的重要因素,加强胃黏膜保护作用,促进胃黏膜的修复是治疗消化性溃疡的重要环节之一。常用黏膜保护药有硫糖铝、铋剂、前列腺素 E 以及近年来颇受重视的铝碳酸镁等。此类药物可能主要通过促进黏液和碳酸氢盐分泌及改善黏膜血流等发挥作用。

(1)铋剂:铋剂主要是在酸性环境中与溃疡面的蛋白质起整合作用,保护胃黏膜,促进溃疡愈合,无抗酸作用,但具有较强杀灭 Hp 作用。目前常用枸橼酸铋钾(CBS)即胶体次枸橼酸铋和胶体果胶铋等。常用量:得乐 110mg,每日 4 次,分别于 3 餐前和睡前口服;枸橼酸铋钾 240mg,每日 2 次,分别于早餐前和睡前口服,8 周为 1 个疗程。不良反应少见,但服药可使大便变黑。此药所含铋剂有蓄积作用,应避免长期服用,严重肾功能不全者忌用该药,老年人和儿童应严格掌握疗程。少数患者服药后出现便秘、恶心,一过性血清转氨酶升高等。

(2)硫糖铝:硫糖铝是蔗糖硫酸酯的碱式铝盐,可与溃疡面上渗出的蛋白质相结合,形成保护膜,阻止胃酸、胃蛋白酶和胆汁酸继续侵袭溃疡面,有利于黏膜再生和溃疡愈合。此外,硫糖铝还可以刺激内源性前列腺素的合成和释放,尤其适合于残胃溃疡和残胃炎。常用量:每日

4g,分别于 3 餐前和睡前 1 小时口服,连服 4～6 周为 1 个疗程。硫糖铝的不良反应较少,少数患者可出现便秘,硫糖铝不宜与食物、抗酸药或其他药物同服。

(3)前列腺素 E:前列腺素有细胞保护。修复胃黏膜屏障、抑制胃酸分泌作用,是目前预防和治疗非甾体消炎药引起的胃和十二指肠黏膜损伤最有效的药。米索前列醇和恩前列素已应用于临床。米索前列醇(商品名喜克溃)常用量:200μg,每日 4 次,3 餐前和睡前口服,疗程 4～8 周。常见的不良反应是腹部不适和腹泻,其具有收缩妊娠子宫的作用,孕妇禁用。有脑血管病和冠心病者慎用。

(4)甘珀酸(carbenoxolone,生胃酮):每次 50mg,每日 3 次。

(5)替普瑞酮:为新型胃黏膜保护剂,每次 50mg,每日 3 次。

(6)胸腺蛋白(欣洛维):具有促进胃黏液分泌及增强胃黏膜屏障作用,也被用于消化性溃疡的治疗,每次 30mg,每日 2 次。

3.清除 Hp 的药物

治疗 Hp 感染的药物主要是抗生素,包括:诺氟沙星、呋喃唑酮(痢特灵)、氨苄西林、甲硝唑、庆大霉素、克拉霉素等。铋剂、PPI、硫糖铝、中药乌梅、大黄、黄连等也有抗菌作用。提高 Hp 根除率的有效方法是联合用药。质子泵抑制药与抗生素联合应用,能提高后者抗 Hp 的疗效。具体方案如下。

(1)PPI+2 种抗生素:①PPI 标准剂量+克拉霉素 0.5g+阿莫西林 1.0g,每日 2 次,疗程 1 周。②PPI 标准剂量+阿莫西林 1.0g+甲硝唑 0.4g,每日 2 次,疗程 1 周。③PPI 标准剂量+克拉霉素 0.25g+甲硝唑 0.4g,每日 2 次,疗程 1 周。

(2)铋剂+2 种抗生素:①铋剂标准剂量+阿莫西林 0.5g 或(四环素 0.5g)+甲硝唑 0.4g,每日 2 次,疗程 2 周。②铋剂标准剂量+克拉霉素 0.25g+甲硝唑 0.4g,每日 2 次,疗程 1 周。

PPI 标准剂量:奥美拉唑 20mg,兰索拉唑 30mg,泮托拉唑 40mg,艾索美拉唑 20mg、雷贝拉唑 10mg。铋剂标准剂量:胶体次枸橼酸铋(得乐)220mg、胶体果胶铋(德诺)240mg。如果根除失败,则选用 PPI+铋剂+两种抗生素四联疗法,作为二线疗法补救。上述方案中甲硝唑可用替硝唑 0.5g,呋喃唑酮 0.1g 替代。

治疗过程中有些患者会出现腹部不适、恶心、腹泻等,极少见有头晕、头痛等反应,属抗生素的消化道反应,停药后会消失,严重者可更换抗生素。

(三)手术治疗

1.十二指肠溃疡

(1)手术适应证:无严重并发症的十二指肠溃疡以内科治疗为主,外科治疗的重点是对其并发症的处理。因此其适应证包括:①溃疡本身并发症:溃疡急性穿孔、大出血或瘢痕性幽门梗阻。②内科治疗无效:经应用抑酸药和抗 Hp 药物的正规内科治疗,停药 4 周后经纤维胃镜复查溃疡未愈者,再重复治疗共 3 个疗程,溃疡仍不愈合者,视为内科治疗无效。

(2)手术方法:胃大部切除术或高选择性迷走神经切断术。

2.胃溃疡

(1)手术适应证:①经过短期(4～6 周)内科治疗无效。②内科治疗后溃疡愈合且继续用药,但溃疡复发者,特别是 6～12 个月内复发者。③发生溃疡出血、幽门梗阻及溃疡穿孔。

④胃、十二指肠复合溃疡。⑤直径 2.5cm 以上的巨大溃疡或疑为恶变者。⑥年龄已超过 45 岁的胃溃疡患者。

(2)手术方法:首选术式为胃大部切除术。高位胃溃疡可做高选择性迷走神经切断加幽门成形术等。

四、护理措施

(一)术前护理

(1)心理护理:手术前要安慰患者,耐心解答患者的问题,消除患者的不良心理,增强对手术的信心。

(2)饮食:一般择期手术患者饮食宜少食多餐,给予高蛋白,高热量、高维生素等易消化无刺激的食物。

(3)患者营养状况:较差者常伴有贫血,低蛋白血症,术前应予以纠正,注意补充血浆或全血。

(4)合并幽门梗阻者:注意纠正水、电解质紊乱及酸碱平衡失调,术前每晚用 300～500mL 温盐水洗胃,记录胃潴留量,以减轻胃黏膜水肿,有利于吻合口愈合。

(5)溃疡合并出血,术前应给予输液输血;合并穿孔者应禁食、补液、胃肠减压,另外,还要观察神志、生命体征、末梢循环及尿量情况。若有休克发生,在积极抗休克的同时,做好术前准备。

(6)术前 1d 为患者手术区备皮、皮试、配血,做好健康教育,如教会患者深呼吸、咳嗽、翻身、肢体活动方法等。术前 1d 进流质饮食,术前 12h 禁食、水。

(7)术日晨,放置胃管、尿管并妥善固定,按医嘱给术前用药;手术前协助患者取下义齿、眼镜、首饰及贵重物品,交给家属或为其妥善保管;将病历及术中所用的其他物品准备好,与接患者手术的人员交接一并带入手术室;回房之前要铺好麻醉床,备好吸氧装置(氧气湿化瓶及吸氧管)、综合心电监护仪等。

(二)术后护理

(1)患者术毕由复苏室回病房后,值班护士应迅速协同医师将患者搬至病床上,立即监测生命体征并报告医师,妥善固定各引流管,必要时吸氧、心电监护。

(2)体位及活动:全麻患者取去枕平卧位,头偏向一侧,患者清醒且血压平稳后改半卧位。卧床期间,协助患者翻身,病情允许,如无禁忌,术日可活动四肢,术后第 1d 床上翻身或坐起做轻微活动,第 2～3d 视情况协助患者下床在床边活动,第 4d 可在室内活动。患者活动量应根据个体差异而定。

(3)病情观察:①术后严密观察生命体征变化,根据病情 1～2h 监测 1 次或根据医嘱给予心电监护,待病情平稳后延长间隔时间。注意有无内出血、腹膜刺激征、腹腔脓肿等迹象,发现异常及时通知医师给予处理。②观察腹部及伤口情况,注意有无腹痛、腹胀,伤口敷料有无渗血、渗液,有异常要及时处理。

(4)禁食、胃肠减压:可减轻胃肠道张力,促进吻合口愈合。妥善固定,防止松动和脱出;保持引流通畅、持续有效,必要时可用少量生理盐水冲洗胃管,防止堵塞;密切观察胃液的性质和量,术后 24h 内可由胃管引流出血性液体或咖啡样液体 100～300mL,如有较多鲜血,应警惕吻合口出血,需及时与医师联系并处理。胃肠减压一般放置 48～72h,待病情好转,腹胀消失,肠鸣音恢复,肛门排气即可拔管。

(5)营养支持及抗生素的应用:禁食期间,根据医嘱给予肠外营养或肠内营养,加强护理,详细记录 24h 出入量,为合理补液提供依据,必要时输血、血浆或白蛋白;术后 24～48 h 病情允许,拔除胃管后当日可给少量饮水,每次 4～5 汤匙,1～2h 1 次,第 2d 进半量流食,每次50～80mL。第 3d 进全量流食,每次 100～150mL,进食后若无不适,第 4d 可进半流食,以稀饭为好,术后第 10～14 d 可进软食。以后逐步过渡到普食。术后早期禁食牛奶及甜品,以免引起腹胀。同时应用抗生素预防感染。

(6)引流管的护理:妥善固定各引流管并保持各引流管通畅,防止受压,扭曲。堵塞,严密观察引流液颜色、性质及量,并详细记录。

(7)做好基础护理:禁食期间口腔护理、雾化吸入 2 次/d,会阴护理 1 次/d,每 1～2h 协助患者翻身拍背 1 次,预防并发症。

(8)术后并发症的护理:①吻合口出血:胃大部切除术后,可有少许暗红色或咖啡色胃液自胃管抽出,一般 24h 以内不超出 300mL,以后胃液颜色逐渐变浅变清,出血自行停止。若术后胃管不断吸出新鲜血液,24h 仍不停止,则为术后出血,立即建立静脉通道,采用静脉给予药物止血、输血等措施,一般可控制,若无效需再次手术止血。②吻合口梗阻:患者表现为上腹部不适、恶心、呕吐及腹部胀满等,应即刻禁食,给予胃肠减压和补液等治疗,症状可缓解、消失。③空肠输入、输出段梗阻,十二指肠残端瘘:除空肠输入段单纯部分梗阻和输出段梗阻保守治疗可好转外,其他并发症需再次手术治疗。④"倾倒综合征":患者自觉剑突下不适、心悸、乏力、出汗、头晕、恶心、呕吐以至虚脱,并有肠鸣音亢进和腹泻等,多在进食,特别是进甜的流质饮食时,如服用加糖的牛奶后 10～20 min 发生。应嘱患者少食多餐,饭后平卧 20～30min,饮食以高蛋白、高脂肪和低糖类为主。不吃过甜、过咸饮食,多数可在 1 年内自行减轻和消失。

五、健康教育

(1)指导患者饮食应定时定皱襞量,少食多餐,营养丰富,以后可逐步过渡至正常人饮食。少食腌、熏食品,避免进食过冷、过烫、过辣及油煎炸食物,切勿酗酒、吸烟。

(2)胃大部切除术后 1 年内胃容量受限,宜少食多餐且营养丰富、易消化饮食,以后可逐步过渡至正常人饮食。

(3)告知患者及家属有关手术后期可能出现的并发症表现和预防措施,定期随访如有不适及时就诊。

第二节　胃癌

一、概述

胃癌是我国最常见的恶性肿瘤,居消化道肿瘤之首,在全部肿瘤中列第三位。根据全国肿瘤普查资料,我国胃癌北方高于南方,沿海高于华中、华西内地,以西北地区的青海、甘肃、宁夏发病率最高,以湖南、两广及四川、云南、贵州等省最低。在国外,以日本、智利、冰岛等国家发病率最高,美国及西欧各国为低发区。患者以男性居多,男女之比约为(2~3)∶1,以中、老年多发。

(一)病因

胃癌的病因迄今尚未完全明了。近年来流行病学调查提示胃癌与多吃腌酸菜、咸鱼、咸肉及烟熏食物有密切关系。相反,牛乳、新鲜蔬菜、水果、维生素C以及冷藏食物却能降低发生胃癌的危险性。过多摄入食盐也可能与胃癌发病有关,流行区调查示患者每日摄入量大多超过10g。引起胃癌的致癌物质可能是亚硝胺,动物实验已证明该物质确可致胃癌。亚硝酸是从硝酸盐还原为亚硝酸盐再与胺结合而成,硝酸盐与亚硝酸盐广泛存在于食物中,特别是咸菜、咸鱼、咸肉等。有患者的胃液中也证明有高浓度亚硝酸盐的存在。减少食盐摄入常伴有硝酸盐及亚硝酸盐摄入之减少。低温可抑制硝酸盐转变为亚硝酸盐。近年来美国、日本等国胃癌发病率之下降,冰箱的广泛应用可能是一个因素。维生素C能抑制亚硝酸盐与胺结合,故经常服用维生素C可减少胃癌发生的危险性。

关于遗传因素,通过流行病学调查发现,A型血的人胃癌的发病率较高,胃癌者的亲属中,胃癌的发病率比对照组高4倍,美国黑人比白人胃癌的发病率高。因此推测胃癌的发生可能与遗传有关。

关于免疫因素,近年来发现,免疫功能低下的人胃癌发病率较高。从而表明机体的免疫功能障碍,对癌肿的免疫监督作用降低,是发生癌肿的因素之一。

其他疾病因素如有些胃部疾病是胃癌的癌前期病变。直径超过2cm的胃息肉,常显示肿瘤样变;多发性息肉更有恶变倾向;低胃酸或无酸患者,慢性胃溃疡与萎缩性胃炎患者的胃癌发病率均高;胃良性疾患术后,远期随访,其残胃的胃癌发生率较高,称为胃手术后胃癌或残胃癌。综合我国上海、北京等四个城市的1656例统计,好发部位依次为幽门48.8%;贲门20.6%;体部14%;广泛性7.8%。

(二)分期分型

胃癌的分型方法较多,按病期分为二期。

1.早期胃癌

早期胃癌,指癌浸润局限于黏膜或黏膜下层。通常分为三型:①隆起型。②浅表型。③凹陷型。

2.中晚期胃癌

指癌肿已浸及肌层及浆膜者,分三型:①肿块型。②溃疡型。③浸润型。

组织学分型:①腺癌:由胃腺细胞转化而来,癌细胞呈立方形或柱形,排列成腺管,称管状腺癌,排列成乳头状者,称乳头状腺癌。此型最多见,分化较好,预后也较好。②黏液癌:由黏液细胞转化而来,癌细胞呈圆形,含大量黏液;有时癌细胞含黏液过多,把胞核压扁,挤在一旁呈印戒状,称印戒细胞癌。本型恶性程度高,预后较差。③低分化癌:癌细胞形状不一,胞浆少,核大而形态多样色深,少有腺管。此型较少见,分化程度差,发展快,转移早,预后差。④未分化癌:细胞体积小,呈圆形,胞浆少,核深染,细胞呈弥漫分布。

其他疾病因素如有些胃部疾病是胃癌的癌前期病变。直径超过2cm的胃息肉,常显示肿瘤样变;多发性息肉更有恶变倾向;低胃酸或无酸患者,慢性胃溃疡与萎缩性胃炎患者的胃癌发病率均高;胃良性疾患术后,远期随访,其残胃的胃癌发生率较高,称为胃手术后胃癌或残胃癌。综合我国上海、北京等四个城市的 1656 例统计,好发部位依次为幽门 48.8%;贲门 20.6%;体部 14%;广泛性 7.8%。

(二)分期分型

胃癌的分型方法较多,按病期分为二期。

1.早期胃癌

早期胃癌,指癌浸润局限于黏膜或黏膜下层。通常分为三型:①隆起型。②浅表型。③凹陷型。

2.中晚期胃癌

指癌肿已浸及肌层及浆膜者,分三型:①肿块型。②溃疡型。③浸润型。

组织学分型:①腺癌:由胃腺细胞转化而来,癌细胞呈立方形或柱形,排列成腺管,称管状腺癌,排列成乳头状者,称乳头状腺癌。此型最多见,分化较好,预后也较好。②黏液癌:由黏液细胞转化而来,癌细胞呈圆形,含大量黏液;有时癌细胞含黏液过多,把胞核压扁,挤在一旁呈印戒状,称印戒细胞癌。本型恶性程度高,预后较差。③低分化癌:癌细胞形状不一,胞浆少,核大而形态多样色深,少有腺管。此型较少见,分化程度差,发展快,转移早,预后差。④未分化癌:细胞体积小,呈圆形,胞浆少,核深染,细胞呈弥漫分布。

(三)转移途径

1.淋巴转移

胃癌的转移以淋巴转移最早和最多见,最初多局限于邻近癌肿的胃壁旁浅组淋巴结,如胃大小弯、幽门上下、贲门旁等淋巴结。进一步则向深组淋巴结转移,甚至通过胸导管转移至左锁骨上凹淋巴结,并由此进入血循环。

2.直接蔓延

胃癌侵犯胃壁浆膜后,可直接与周围组织粘连并转移,如直接转移至肝脏、胰腺、结肠、网膜、腹膜等。脱落的癌细胞可种植于膀胱直肠凹或子宫直肠凹。

3.血行转移

晚期胃癌可经门静脉转移至肝脏,并经肝静脉转移至肺、脑、骨骼及其他脏器。

4.腹腔内癌移植

癌细胞脱落入腹腔,可种植于某些器官,常见部位为膀胱直肠窝或子宫直肠窝,也可在壁层腹膜上形成许多种植性结节,并产生大量腹水,多呈血性。是选择胃癌合理治疗方案的基础。国际上有关分期甚多,但不一致,几经修改,现今通用的是 1988 年由国际抗癌联盟(UICC)公布的新 PTNM 分期。

(四)治疗

手术治疗是目前唯一有可能根治胃癌的手段。手术效果取决于胃癌的病期、癌肿侵袭深度和扩散范围。对早期胃癌,胃部分切除术属首选,如已有局部淋巴结转移,亦应同时加以清扫,仍收良好效果。对进展期患者,如未发现有远处转移,应尽可能手术切除,有些须作扩大根治手术。对已有远处转移者,一般不作胃切除,仅作姑息手术(如胃造瘘术、胃一空肠吻合术),

以保证消化道通畅和改善营养。

由于胃癌早诊率低、手术切除率低,确诊时已有 10%～20% 的患者属于 IV 期病变,或仅能作非根治性手术,即使根治术后亦有相当一部分患者出现复发或转移。所以进展期胃癌均需行化疗。单药有效率在 20% 以上的药物有 5－FU,MMC、ADM、E－ADM,DDP,CPT－11 等。两药或三药联合疗效可达 40% 左右,目前常用的化疗方案如下。

1.单药治疗

(1)5－FU:300mg/m^2,静滴,1～5 天,4 周重复,总量 7～10g。

(2)呋哺氟脲嘧啶(喃氟啶,FT－207):100～150mg/m^2,每日三次,总量 40g。

(3)优氟啶:2 片,每日三次,总量 20～30g。

(4)卡莫氟 200mg,每日三次,总量 30g。

(5)氟铁龙 400mg,每日三次,1～21 天,休 7 天为一疗程。

2.联合化疗

(1)FAM 方案:5－FU 600mg/m^2,静滴,d 1、8;ADM 30mg/m^2,静注,d 1;MMC 6～8mg/m^2,静滴,d 1;3 周重复。

(2)LFP 方案:LV 200mg/m^2,静滴,d 1～3;5－FU 500mg/m^2,静滴,d 1～8;DDP 20mg/m^2,静滴,d 1～3;3 周重复。

(3)ELF 方案:VPl6 120mg/m^2,静滴,d 1～3;LV 200mg/m^2,静滴 d 1～3;5－FU 500mg/m^2,静滴,d 1～3;3 周重复。

(4)ECF 方案:EPI 500 mg/m^2,静注,d 1,三周一次;DDP 60mg/m^2,静滴(水化);d 1,三周一次;5－FU 200mg/m^2,持续 24 小时静滴,一周一次。

(5)EAP 方案:ADM 20 mg/m^2,静注,d 1.8;VP16 120mg/m^2,静滴,d 4～6;DDP 40 mg/m^2,静滴(水化),d 1.8;4 周重复。

(6)LFEP 方案:LV 200 mg/m^2,静滴,d 1～3;5－FU 600 mg/m^2,持续 24 小时静滴,d 1～3;DDP 20mg/m^2,静滴,d 1～3;EPI 50mg/m^2,静注,d 1;3 周重复。

(7)FAMTX 方案:5－FU 1500 mg/m^2,静滴,d 1;MTX 1500 mg/m^2,静滴,d 1;ADM 30mg/m^2,静注,d 14。LV 15mg/m^2,口服,6 小时一次,共 8 次;4 周重复。

目前,采取选择性胃周动脉灌注化疗加结扎治疗晚期胃癌已收到一定效果。上海市长宁区中心医院,还用中药喜树碱在术前肌肉或静脉给药,总量 140～120mg,50% 以上的患者腹部肿块缩小,手术切除率提高。

免疫治疗:或称生物治疗,作为胃癌手术或化疗的辅助治疗,或晚期胃癌不能耐受化疗者。常用的药物有抗胃癌免疫核糖核酸、干扰素、转移因子、胸腺肽、白细胞介素－11、LAK 细胞、卡介苗、香菇多糖等。

这一类药物的疗效尚需进一步积累资料。

介入治疗:早期胃癌患者如有全身性疾病不宜作手术切除者可采用内镜治疗术,此外通过内镜应用激光、微波及注射无水乙醇等亦可取得根治效果。进股期胃癌不能进行手术者亦可通过内镜局部注射免疫增强剂(如 OK－432)及抗癌药物。

综合治疗:上述各种治疗方法综合应用可提高疗效。如化疗辅助手术,包括术中及术后局部动脉内注射;放疗辅助手术(术前,术中放疗);化疗加放疗等。

对不能手术切除的晚期胃癌,经股动脉插管至肠系膜上动脉和腹腔动脉注入治疗药物可达到缓解症状的目的。

在抗癌治疗中,必须十分注意对患者的支持治疗,如补充营养、纠正贫血、调整酸碱平衡、预防感染、镇痛、止血等。

二、护理评估

(一)临床表现

早期胃癌临床症状不明显,也缺乏特征性。常见症状为:上腹饱胀,不适纳滞、上腹隐痛与进食无关或进食后加重,制酸剂常不能缓解,病情发展有体重明显减轻、乏力、恶心、呕吐(幽门附近癌肿可吐出宿食或咖啡样物)、吞咽困难(贲门部癌肿)。晚期或癌肿转移,可有贫血、肝大、腹水、黄疸等。其他还可有:呕吐、黑粪、腹泻、便秘,甚则穿孔。

体检:早期无阳性发现,晚期往往可触及上腹部肿块,多在上腹偏右近幽门处,大小不一,多呈结节状,质坚硬,有压痛,可移动。胃癌转移至肝时则有肝肿大,可触到坚硬结节伴黄疸。腹膜转移时可发生腹水,多呈血性,少数可找到癌细胞。淋巴转移可引起左锁骨上淋巴结肿大、质硬,肛门指检在直肠周围可触到结节状壁,提示癌已有远处转移。

(二)实验室及其他检查

1.胃液检查

常表现为缺酸或低酸,胃液内混有血液,大便潜血阳性,血红蛋白偏低等。

2.X线钡餐检查

一般的上消化道钡餐造影,只对典型的较晚期患者诊断率较高。近年来,采用气钡双重对比造影法,能很细致地观察胃黏膜的细小变化,对早期表浅型胃癌的诊断率可与胃镜检查相近。

3.胃纤维内镜检查

我国自20世纪70年代引进光导纤维胃镜以来,各地对老年人胃镜检查已积累相当丰富的经验,普遍认为老年人接受胃镜检查耐受性优于青中年,迷走神经张力低,对咽壁刺激反应迟钝而恶心轻,能很好配合。而且在镜下直接观察并能作活体组织检查,对老年人早期胃癌的阳性检出率有很大提高。

4.胃脱落细胞学检查

常用的方法是洗涤法,可获得较多的新鲜胃黏膜脱落细胞,从中查得癌细胞,阳性率达90%。

5.B超检查

饮水或服中药制剂后B超检查,可观察胃肿块大小及部位,了解腹腔淋巴及脏器有无转移。

6.CT及磁共振检查

可在术前估价癌肿浸润胃壁深度和范围,了解腹腔转移情况。

7.免疫学检查

胎儿硫糖蛋白抗原、癌胚抗原检查有助于诊断。

（三）诊断和鉴别诊断

1.诊断

早期发现、早期诊断是提高胃癌疗效的关键。为避免延误诊断，对40岁以上既往无胃病史、近期出现上腹隐痛不适或长期溃疡病史而疼痛规律出现变化者，应予警惕。对患有胃酸缺乏、胃溃疡、胃息肉、萎缩性胃炎等，应定期复查。

2.鉴别诊断

应与胃溃疡、胃结核、胃恶性淋巴瘤、胰腺癌、胃良性肿瘤、胆囊癌、胃石症、慢性胃炎、胃神经官能症、恶性贫血等相鉴别。

三、常见护理问题

1.疼痛

主要由于癌组织侵犯胃壁神经所致。

2.营养失调

晚期胃癌患者摄入量明显减少，低于机体需要量，导致严重营养不良，出现恶病质。

3.恐惧

与对担心手术及疾病预后有关。

4.潜在并发症

出血、感染。

四、护理目标

(1)患者能够采取有效方法控制和缓解紧张、恐惧心理。

(2)患者主诉上腹疼痛减轻。

(3)患者营养状况好转，食欲增加、恶心、呕吐乏力等症状缓解。

(4)患者能掌握活动原则，进行日常活动时，不感到疲乏，活动耐力增加。

(5)患者能配合治疗、护理，避免和减轻并发症发生。

五、护理措施

（一）一般护理

1.休息

早期胃癌经过治疗后可从事轻工作，晚期患者则需卧床休息，恶病质患者做好口腔及皮肤护理，及时翻身预防并发症的发生。

2.饮食

高热量、高蛋白易消化的食物，少量多餐，如有幽门梗阻应禁食，必要时胃肠减压，静脉补液等。多食含有维生素C的蔬菜、水果，少食腌制品、熏制食物、油煎及含盐高的食物，要注意饮食卫生，不吃霉变食物，避免刺激性饮食，防止暴饮暴食。化疗患者往往导致食欲减退，应多鼓励患者进食，必要时静脉补液。

（二）病情观察与护理

(1)密切观察生命体征的变化，面色改变、腹部疼痛、大便颜色等情况，如发现呕血黑粪、上腹剧痛等应立即与医生联系，并作好紧急处理或术前准备。

(2)密切观察化疗期间药物的不良反应。一旦出现恶心、呕吐、脱发、肝肾功能异常和血尿时及时报告医生。以采取相应措施。

六、健康教育

(1)本病宜早发现早治疗,凡进入中老年期应定期检查,对无胃液、无胃酸者的检查更应引起重视,这有助于胃癌早期发现。对可能发现癌变的疾病如胃息肉、慢性萎缩性胃炎、胃溃疡等应积极治疗。

(2)平对应保持乐观情绪。加强体育锻炼,避免暴饮暴食,注意饮食卫生,不吃霉变食物,不吸烟,不嗜酒,多食含维生素 C 丰富的蔬菜、水果等。勿吃辛辣刺激、粘腻硬实、烤炸和熏制食品,以免强烈刺激胃内肿瘤,造成肿瘤溃疡出血甚至穿孔的危险。

(3)加强心理指导,指导患者保持良好的心理状态,安心接受治疗与护理,有利疾病的康复。

(4)向患者讲解化疗药物的作用与不良反应,如恶心、呕吐、白细胞减少、脱发等,向患者说明疼痛发作时不能完全依赖麻醉剂,以免成瘾,应发挥自身应对能力。

(5)出院时指导患者注意营养,建立良好的饮食习惯。合理安排休息与活动,掌握活动原则,活动时一旦出现头晕、腹痛等不适,应立即卧床休息。教会患者及家属如何早期识别并发症。如呕吐发酵食物,排柏油样黑便。

(6)指导患者门诊随访知识。定期门诊复诊,定期检测血象、肝、肾功能等。

第三节　肝癌

一、概述

肝肿瘤分为良性和恶性两种。良性肿瘤较少见,主要有血管瘤、腺瘤等。恶性肿瘤常见的是肝癌,它又分为原发性和继发性两种,继发性肝癌多由结肠癌、直肠癌、肺癌或其他部位恶性肿瘤转移而来。原发性肝癌是我国常见的恶性肿瘤之一,尤以东南沿海地区多见,发病年龄多在 40~60 岁,男多于女。

二、病因

原发性肝癌发病机制尚未确定,病毒性肝炎、肝硬化、黄曲霉素等化学毒素与本病发生有较密切的关系。

三、临床表现

原发性肝癌早期缺乏典型症状。随着病情的发展,肝癌常见的临床表现有以下几点。

(一)肝区疼痛

半数以上患者以此为首发症状,多为持续性钝痛、刺痛或胀痛,以夜间或劳累后加重。疼痛主要是由于肿瘤生长致肝包膜张力增加所致。当癌肿位于肝右叶顶部累及横膈,则疼痛可牵涉至右肩背部;当肝癌结节发生坏死、破裂引起腹腔内出血时,可突然出现右上腹剧痛,并有腹膜刺激征表现。

(二)肝肿大

为中、晚期肝癌最常见的主要体征,约占 95%。肝肿大呈进行性,质地坚硬,边缘不规则,表面凹凸不平呈大小结节或巨块。肝肿大显著者可充满整个右上腹或上腹,右季肋部明显隆起。

(三)全身和消化道症状

早期常不易引起重视,主要表现为乏力、消瘦、食欲减退、腹胀等。部分患者可伴有恶心、呕吐、发热、腹泻等症状。晚期则出现贫血、黄疸、腹水、下肢水肿、皮下出血及恶病质等。肝癌破裂出血时,突然发生急性腹膜炎及内出血表现,部分患者可发生上消化道大出血、肝性脑病等。

(四)并发症

原发性肝癌的并发症,主要有肝性昏迷、上消化道出血、癌肿破裂出血及继发感染。

(五)辅助检查

肝癌早期一般无任何症状,一旦出现上述临床表现,病情大多已进入中、晚期。要做到早期发现、早期治疗,必须借助以下辅助检查。

(1)定性:血清甲胎蛋白(AFP)测定;血液酶学检查。

(2)定位:B 超检查;CT;磁共振成像(MRI);放射性核素肝扫描;选择性腹腔动脉或肝动脉造影检查;肝穿刺针吸细胞学检查。

四、治疗原则

(一)手术治疗

手术治疗仍是目前肝癌首选和最有效的方法。常根据患者全身情况、肝硬化程度、肿瘤部位与大小等决定不同的术式,如肝段切除或肝局部切除、肝叶切除等。临床上若有明显黄疸、腹水、下肢水肿、远处转移、全身衰竭等则属手术切除的禁忌证。肝脏移植作为一种有效的治疗手段,在肝癌治疗中也得到了一定应用,但远期效果不理想,主要问题是肝癌复发。

(二)B超引导下经皮穿刺肿瘤行射频、微波或无水乙醇注射治疗

这些方法适用于瘤体较小而又不能或不宜手术切除者,特别是肝切除术后早期肿瘤复发者。它们的优点是:安全、简便、创伤小,有些患者可获得较好的治疗效果。

(三)化学药物治疗

适用于经手术探查,发现已不能切除者;或作为肿瘤姑息切除的后续治疗。常用 5-氟尿嘧啶及丝裂霉素。肝动脉插管化疗;放射介入治疗,其他方法有免疫治疗、中医中药治疗及放射治疗等。以上各种治疗方法,多以综合应用效果为好。

五、护理措施

(一)术前护理

1.心理护理

为患者创造一个安静的环境,教会一些消除焦虑的方法,消除紧张心理,帮助患者树立战胜疾病的信心,使其接受和配合治疗。

2.注意观察病情的突然变化

在术前护理过程中,有可能发生多种并发症,如肝癌破裂上消化道出血等。注意检查肝功

能和凝血功能。

3.纠正营养失调和保肝疗法

高蛋白、高热量,高纤维素饮食,按医嘱给予清蛋白、血浆及全血,纠正营养不良、贫血、低蛋白血症及凝血功能障碍。给予保肝药物。

4.体液过多护理

给予清蛋白、血浆后,可提高胶体渗透压,减少腹水。观察记录每日尿量、尿比重等变化,定期测量腹围及下肢水肿程度,指导患者低盐饮食。用速尿时注意补钾,防止电解质发生紊乱。

5.疼痛护理

协助患者转移注意力,必要时药物止痛。

6.改善凝血功能

给予维生素 K,改善凝血功能。

7.肠道准备

术前 3 天口服肠道不吸收抗生素。术前 1 天清洁洗肠,减少血氨来源,用酸性溶液灌肠,禁用肥皂水灌肠。

8.患者自身准备

教会患者做深呼吸,有效咳嗽及翻身,在床上练习卧位排尿排便。

9.其他

手术前一般放置胃管,备足血液。凝血功能差者,尚需准备纤维蛋白原.冷沉淀及新鲜冰冻血浆。

(二)手术后护理

1.严密观察病情变化

随时监测生命体征,保持腹腔引流通畅,严密观察腹腔引流的量和性质;观察肢端末梢循环状况,如出现腹腔引流血性液体过多、脉搏明显加快、血压不稳等表现,应立即通知医生;密切观察患者神志状况,如有无嗜睡、烦躁不安等肝昏迷前驱症状;注意胃管内的引流情况;注意血电解质和酸碱平衡各项生化指标的测定;定期复查肝功能。

2.疼痛的护理

采用镇痛泵镇痛,遵医嘱给予止痛剂。

3.饮食

术后第 1 天禁食、输液,第二天可少量饮水,第三天如排气可开始进流食。

4.体位和活动

术后病情平稳后给予半卧位,鼓励咳嗽,协助翻身。避免过早起床活动,尤其是肝叶切除术,以防止术后肝断面出血。

5.加强营养

手术后继续给予清蛋白、新鲜冷冻血浆,提高机体血浆胶体渗透压,减少腹水发生。给予静脉营养支持,保证热量供给,氨基酸以支链氨基酸为主。正确输液以维持水、电解质和酸碱平衡。

6.预防感染

手术后常规给予有效抗生素至体温,血象正常。保持腹腔引流通畅是预防腹腔感染的重要措施,应加强对腹腔引流管的护理。

7.肝昏迷防治

注意肝昏迷的防治。

8.化疗、放疗护理

注意药物的毒性反应,包括皮肤、胃肠道、骨髓抑制等反应;定期检查血象。

(三)健康教育

(1)摄取适宜的饮食,多吃含蛋白质的食物和新鲜水果蔬菜,增强身体对手术的耐受力,提高手术后康复水平。

(2)适当活动,注意休息。

(3)坚持手术后综合治疗,按时服药。

(4)定期复查:动态观察 AFP、B 超或 CT 结果,注意有无肝癌的复发和转移。

第四节　胆囊炎

胆囊炎是最常见的胆囊疾病,常与胆石症同时存在,分为急性和慢性两种,女性多于男性。

一、临床表现

急性胆囊炎可出现右上腹撑胀疼痛,体位改变和呼吸时疼痛加剧,右肩或后背部放射性疼痛,高热,寒战,并可有恶心,呕吐。慢性胆囊炎,常出现消化不良,上腹不适或钝疼,可有恶心,腹胀及嗳气,进食油腻食物后加剧。

胆囊炎并发胆石症者,结石嵌顿时,可引起穿孔,导致腹膜炎,疼痛加重,甚至出现中毒性休克或衰竭。

胆囊炎胆石症可加重或诱发冠心病,引起心肌缺血性改变。专家认为胆囊结石是诱发胆囊癌的重要因素之一。胆囊炎胆石症常可引起胰腺炎,由胆管疾病引起的急性胰腺炎约占 50%。

二、治疗原则

(1)无症状的胆囊结石根据结石大小数目,胆囊壁病变确定是否手术及手术时机。应择期行胆囊切除术,有条件医院应用腹腔镜行胆囊切除术。

(2)有症状的胆囊结石用开放法或腹腔镜方法。

(3)胆囊结石伴有并发症时,如急性、胆囊积液或积脓,急性胆石性胰腺炎胆管结石或胆管炎,应即刻行胆囊切除术。

三、护理措施

(一)术前护理

(1)按一般外科术前常规护理。

（2）低脂饮食。

（3）急性期应给子静脉输液，以纠正电解质紊乱，输血或血浆，以改善全身情况。

（4）患者如有中毒性休克表现，应先补足血容量，用升压药等纠正休克，待病情好转后手术治疗。

（5）黄疸严重者，有皮肤瘙痒，做好皮肤护理，防止瘙痒时皮肤破损，出现皮肤感染，同时注意黄疸患者，由于胆管内胆盐缺乏，维生素 K 吸收障碍，容易引起凝血功能障碍，术前应注射维生素 K。出现高热者，按高热护理常规护理。

（6）协助医生做好各项检查，如肝功能、心电图、凝血酶原时间测定、超声波、胆囊造影等，肝功能损害严重者应给予保肝治疗。

（7）需做胆总管与胆管吻合术时，应做胆管准备。

（8）手术前一日晚餐禁食，术晨按医嘱留置胃管，抽尽胃液。

（二）术后护理

（1）按一般外科手术后护理常规及麻醉后护理常规护理。

（2）血压平稳后改为半坐卧位，以利于引流。

（3）禁食期间，给予静脉输液，维持水电解质平衡。

（4）停留胃管，保持胃管通畅，观察引流液性质并记录量，术后 2～3 天肠蠕动恢复正常，可拔除胃管，进食流质，以后逐渐改为低脂半流，注意患者进食后反应。

（5）注意腹部伤口渗液，如渗液多应及时更换敷料。

（6）停留 T 管引流，保持胆管引流管通畅，并记录 24 小时引流量及性质。

（7）引流管停留时间长，引流量多者，要注意患者饮食及消化功能，食欲差者，可口服去氧胆酸、胰酶片或中药。

（8）胆总管内有残存结石或泥沙样结石，术后两周可行 T 管冲洗。

（9）防止 T 管脱落，除手术时要固定牢靠外，应将 T 管用别针固定于腹带上。

（10）防止逆行感染。T 管引流所接的消毒引流瓶（袋）每周更换二次，更换引流袋要在无菌操作下进行。腹壁引流伤口每日更换敷料一次。

（11）注意水电解质平衡，注意有无低钾、低钠症状出现，注意黄疸消退情况。

（12）拔 T 管指征及注意事项：一般术后 10～14 天，患者无发热、无腹痛、大便颜色正常，黄疸消退，胆汁引流量逐日减少至 50 mL 以下，胆汁颜色正常，呈金黄色、澄清时，用低浓度的胆影葡胺作 T 管造影，以了解胆管远端是否通畅，如通畅可试行钳夹 T 管或提高 T 管距离腋后线 10～20mL，如有上腹胀痛、发热、黄疸加深等情况出现，说明胆管下端仍有梗阻，应即开放引流管，继续引流，如钳夹 T 管 48 小时后无任何不适，方可拔管。拔管后 1～2 天可有少量胆汁溢出，应及时更换敷料，如有大量胆汁外溢应报告医生处理。拔管后还应观察患者食欲以及腹胀、腹痛、黄疸、体温和大便情况。

第五节 胆囊结石

一、概述

胆囊结石是指原发于胆囊的结石,是胆石症中最多的一种疾病。近年来随着卫生条件的改善以及饮食结构的变化,胆囊结石的发病率呈升高趋势,已高于胆管结石。胆囊结石以女性多见,男女之比为 1∶3～1∶4;其以胆固醇结石或以胆固醇为主要成分的混合性结石为主。少数结石可经胆囊管排入胆总管,大多数存留于胆囊内,且结石越聚越大,可呈多颗小米粒状,在胆囊内可存在数百粒小结石,也可呈单个巨大结石;有些终身无症状而在尸检中发现(静止性胆囊结石),大多数反复发作腹痛症状,一般小结石容易嵌入胆囊管发生阻塞引起胆绞痛症状,发生急性胆囊炎。

二、诊断

(一)症状

1.胆绞痛

胆绞痛是胆囊结石并发急性胆囊炎时的典型表现,多在进油腻食物后胆囊收缩,结合移位并嵌顿于胆囊颈部,胆囊压力升高后强力收缩而发生绞痛。小结石通过胆囊管或胆总管时可发生典型的胆绞痛,疼痛位于右上腹,呈阵发性,可向右肩背部放射,伴恶心、呕吐,呕吐物为胃内容物,吐后症状并不减轻。存留在胆囊内的大结石堵塞胆囊腔时并不引起典型的胆绞痛,故胆绞痛常反映结石在胆管内的移动。急性发作、特别是坏疽性胆囊炎时还可出现高热、畏寒等显著的感染症状,严重病例由于炎性渗出或胆囊穿孔可引起局限性腹膜炎,从而出现腹膜刺激症状。胆囊结石一般无黄疸,但 30%的患者因伴有胆管炎或肿大的胆囊压迫胆管,肝细胞损害时也可有一过性黄疸。

2.胃肠道症状

大多数慢性胆囊炎患者有不同程度的胃肠道功能紊乱,表现为右上腹隐痛不适、厌油、进食后上腹饱胀感,常被误认为"胃病"。有近半数的患者早期无症状,称为静止性胆囊结石,此类患者在长期随访中仍有部分出现腹痛等症状。

(二)体征

1.一般情况

无症状期间患者大多一般情况良好,少数急性胆囊炎患者在发作期可有黄疸,症状重时可有感染中赤症状。

2.腹部情况

如无急性发作,患者腹部常无明显异常体征,部分患者右上腹可有深压痛;急性胆囊炎患者可有右上腹饱满、呼吸运动受限、右上腹触痛及肌紧张等局限性腹膜炎体征,Murphy 征阳性。有 1/3～1/2 的急性胆囊炎患者,在右上腹可扪及肿大的胆囊或由胆囊与大网膜粘连形成的炎性肿块。

(三)检查

1.化验检查

胆囊结石合并急性胆囊炎有血液白细胞升高,少数患者谷丙转氨酶也升高。

2.B 超

B 超检查简单易行,价格低廉,且不受胆囊大小、功能、胆管梗阻或结石含钙多少的影响,诊断正确率可达 96％以上,是首选的检查手段。典型声像特征是胆囊腔内有强回声光团并伴声影,改变体位时光团可移动。

3.胆囊造影

能显示胆囊的大小及形态并了解胆囊收缩功能,但易受胃肠道功能、肝功能及胆囊管梗阻的影响,应用很少。

4.X 线

腹部 X 线平片对胆囊结石的显示率为 10％～15％。

5.十二指肠引流

有无胆汁可确定是否有胆囊管梗阻,胆汁中出现胆固醇结晶提示结石存在,但此项检查目前已很少用。

6. CT、MRI、ERCP、PTC

在 B 超不能确诊或者怀疑有肝内胆管、肝外胆管结石或胆囊结石术后多年复发又疑有胆管结石者,可酌情选用其中某一项或几项诊断方法。

(四)诊断要点

1.症状

20％～40％的胆囊结石可终生无症状,称"静止性胆囊结石"。有症状的胆囊结石的主要临床表现:进食后,特别是进油腻食物后,出现上腹部或右上腹部隐痛不适、饱胀,伴嗳气、呃逆等。

2.胆绞痛

胆囊结石的典型表现,疼痛位于上腹部或右上腹部,呈阵发性,可向肩胛部和背部放射,多伴恶心、呕吐。

3.Mirizzi 综合征

持续嵌顿和压迫胆囊壶腹部和颈部的较大结石,可引起肝总管狭窄或胆囊管瘘,以及反复发作的胆囊炎、胆管炎及梗阻性黄疸,称"Mirizi 综合征"。

4.Murphy 征

右上腹部局限性压痛、肌紧张为 Murphy 征阳性。

5.B 超

胆囊暗区有一个或多个强回声光团,并伴声影。

(五)鉴别诊断

1.肾绞痛

胆绞痛需与肾绞痛相鉴别,后者疼痛部位在腰部,疼痛向外生殖器放射,伴有血尿,可有尿路刺激症状。

2.胆囊非结石性疾病

胆囊良、恶性肿瘤、胆囊息肉样病变等,B超、CT等影像学检查可提供鉴别线索。

3.胆总管结石

可表现为高热、黄疸、腹痛,超声等影像学检查可以鉴别,但有时胆囊结石可与胆总管结石并存。

4.消化性溃疡性穿孔

多有溃疡病史,腹痛发作突然并很快波及全腹,腹壁呈板状强直,腹部X线平片可见膈下游离气体。

较小的十二指肠穿孔,或穿孔后很快被网膜包裹,形成一个局限性炎性病灶时1易与急性胆囊炎混淆。

5.内科疾患

一些内科疾病如肾盂肾炎、右侧胸膜炎、肺炎等,亦可发生右上腹疼痛症状,若注意分析不难获得正确的诊断。

三、治疗

(一)一般治疗

饮食宜清淡,防止急性发作,对无症状的胆囊结石应定期B超随诊;伴急性炎症者宜进食,注意维持水、电解质平衡,并静脉应用抗生素。

(二)药物治疗

溶石疗法服用鹅去氧胆酸或熊去氧胆酸对胆固醇结石有一定溶解效果,主要用于胆固醇结石。但此种药物有肝毒性,服药时间长,反应大,价格贵,停药后结石易复发。其适应证为:胆囊结石直径在2cm以下;结石为含钙少的X线能够透过的结石;胆囊管通畅;患者的肝脏功能正常,无明显的慢性腹泻史。目前多主张采取熊去氧胆酸单用或与鹅去氧胆酸合用,不主张单用鹅去氧胆酸。鹅去氧胆酸总量为15mg/(kg·d),分次口服。熊去氧胆酸为8~10mg/(kg·d),分餐后或晚餐后2次口服。疗程为1~2年。

(三)手术治疗

对于无症状的静止胆囊结石,一般认为无须施行手术切除胆囊。但有下列情况时,应进行手术治疗:①胆囊造影胆囊不显影。②结石直径超过2~3cm。③并发糖尿病且在糖尿病已控制时。④老年人或有心肺功能障碍者。

腹腔镜胆囊切除术适于无上腹创伤及手术史者,无急性胆管炎、胰腺炎和腹膜炎及腹腔脓肿的患者。对并发胆总管结石的患者应同时行胆总管探查术。

1.术前准备

择期胆囊切除术后引起死亡的最常见原因是心血管疾病。这强调了详细询问病史发现心绞痛和仔细进行心电图检查注意有无心肌缺血或以往心肌梗死证据的重要性。此外还应寻找脑血管疾病特别是一过性缺血发作的症状。若病史阳性或有问题时应做非侵入性颈动脉血流检查,此时对择期胆囊切除术应当延期,按照指征在冠状动脉架桥或颈动脉重新恢复血管流通后施行。除心血管病外,引起择期胆囊切除术后第二位的死亡原因是肝胆疾病,主要是肝硬化。除术中出血外,还可发生肝功能衰竭和败血症。自从在特别挑选的患者中应用预防性措施以来,择期胆囊切除术后感染中毒性并发症的发生率已有显著下降。慢性胆囊炎患者胆汁内的细菌滋生率占 10%～15%;而在急性胆囊炎消退期患者中则高达 50%。细菌菌种为肠道菌如大肠杆菌、产气克雷伯氏菌和粪链球菌,其次也可见到产气荚膜杆菌、类杆菌和变形杆菌等。胆管内细菌的发生率随年龄而增长,故主张年龄在 60 岁以上、曾有过急性胆囊炎发作刚恢复,术前应预防性使用抗生素。

2.手术治疗

对有症状胆石症已成定论的治疗是腹腔镜胆囊切除术。虽然此技术的常规应用时间尚短,但是其结果十分突出,以致仅在不能施行腹腔镜手术或手术不安全时,才选用开腹胆囊切除术,包括无法安全地进入腹腔完成气腹,或者由于腹内粘连,或者解剖异常不能安全地暴露胆囊等。外科医师在遇到胆囊和胆管解剖不清以及遇到止血或胆汁渗漏而不能满意地控制时,应当及时中转开腹。目前,中转开腹率在 5% 以下。

(四)其他治疗

体外震波碎石适用于胆囊内胆固醇结石,直径不超过 3cm,且胆囊具收缩功能。治疗后部分患者可发生急性胆囊炎或结石碎片进入胆总管而引起胆绞痛和急性胆管炎,此外碎石后仍不能防止结石的复发。因并发症多,疗效差,现已基本不用。

四、护理措施

(一)术前护理

1.饮食

指导患者选用低脂肪、高蛋白质、高糖饮食。因为脂肪饮食可促进胆囊收缩排出胆汁,加剧疼痛。

2.术前用药

严重的胆石症发作性疼痛可使用镇痛剂和解痉剂,但应避免使用吗啡,因吗啡有收缩胆总管的作用,可加重病情。

3.病情观察

应注意观察胆石症急性发作患者的体温、脉搏、呼吸、血压、尿量及腹痛情况,及时发现有无感染性休克征兆。注意患者皮肤有无黄染及粪便颜色变化,以确定有无胆管梗阻。

(二)术后护理

1.症状观察及护理

定时监测患者生命体征的变化,注意有无血压下降、体温升高及尿量减少等全身中毒症状,及时补充液体,保持出入量平衡。

2.T 形管护理

胆总管切开放置 T 形管的目的是为了引流胆汁,使胆管减压:①T 形管应妥善固定,防止扭曲、脱落。②保持 T 形管无菌,每日更换引流袋,下地活动时引流袋应低于胆囊水平,避免胆汁回流。③观察并记录每日胆汁引流量、颜色及性质,防止胆汁淤积引起感染。④拔管:如果 T 形管引流通畅,胆汁色淡黄、清澄,无沉渣且无腹痛无发热等症状,术后 10～14 日可夹闭管道。开始每日夹闭 2～3 小时,无不适可逐渐延长时间,直至全日夹管。在此过程中要观察患者有无体温增高,腹痛,恶心,呕吐及黄疸等。经 T 形管造影显示胆管通畅后,再引流 2～3

日,以及时排出造影剂,经观察无特殊反应,可拔除 T 形管。

3.健康指导

进少油腻,高维生素、低脂饮食。烹调方式以蒸煮为宜,少吃油炸类的食物。

4.适当体育锻炼,提高机体抵抗力

第六节　急性阑尾炎

一、概念

急性阑尾炎是外科最常见的急腹症,多发生于青壮年,以 20～30 岁最多,男性比女性发病率高。

若能正确处理,绝大多数患者可以治愈,但如延误诊断治疗,可引起严重并发症,甚至造成死亡。根据急性阑尾炎发病过程的病理解剖学变化,分为四种类型。

(一)急性单纯性阑尾炎

炎症主要侵及黏膜和黏膜下层,渐向肌层和浆膜层扩散。阑尾外观轻度肿胀,黏膜和黏膜下层充血水肿,黏膜表面有小溃疡和出血点;浆膜轻度充血,表面可有少量纤维素性渗出物。

(二)急性化脓性阑尾炎

炎症主要侵及肌层和浆膜层。此时阑尾明显肿胀,阑尾黏膜的溃疡面加大,阑尾腔内有积脓;浆膜高度充血,有脓性渗出物;阑尾周围的腹腔内有少量混浊液。

(三)坏疽性及穿孔性阑尾炎

阑尾管壁坏死或部分坏死,呈暗紫色或黑色。若管腔梗阻又合并管壁坏死时,2/3 病例可发生穿孔,穿孔后可引起急性弥漫性腹膜炎。

(四)阑尾周围脓肿

急性阑尾炎化脓坏疽时,大网膜将坏疽阑尾包裹或将穿孔后形成的弥漫性腹膜炎局限,出现炎性肿块或形成阑尾周围脓肿。急性阑尾炎与阑尾管腔堵塞、胃肠道疾病影响、细菌入侵等因素有关。

二、临床表现

(一)腹痛

典型的急性阑尾炎多起于中上腹和脐周,数小时后腹痛转移并固定于右下腹,腹痛为持续性,阵发性加剧。早期阶段是由于管腔扩张和管壁肌收缩引起的内脏神经反射性疼痛,常不能确切定位。当阑尾炎症波及浆膜层和壁层腹膜时,因后者受体神经支配,痛觉敏感,定位确切,疼痛即固定于右下腹。转移性右下腹痛是阑尾炎特征性的症状。据统计约 70％～80％急性阑尾炎患者具有这种典型的转移性腹痛的特点。不同病理类型阑尾炎的腹痛有差异。如单纯性阑尾炎是轻度隐痛;化脓性阑尾炎呈阵发性胀痛和剧痛;坏疽性阑尾炎呈持续性剧烈腹痛;穿孔性阑尾炎因阑尾管腔压力骤减,腹痛可暂时减轻,但出现腹膜炎后,腹痛呈持续性加剧。

(二)胃肠道症状

食欲下降、恶心、呕吐常很早发生,但多不严重,一部分患者可有腹泻(青年人多见)或便秘(老年人多见)等。盆腔位阑尾炎时,炎症刺激直肠和膀胱,可引起里急后重和排尿痛。并发弥漫性腹膜炎时,可出现腹胀。

(三)全身症状

早期体温多正常或低热,体温在 38℃ 以下,有乏力、头痛等。化脓性阑尾炎坏疽穿孔后,体温明显升高,全身中毒症状重。如有寒战、高热、黄疸,应考虑为化脓性门静脉炎。

(四)体征

1.右下腹压痛

是急性阑尾炎最重要的体征。压痛点常在脐与右髂前上棘连线中、外 1/3 交界处,也称为麦氏点。随阑尾解剖位置的变异,压痛点可改变,但压痛点始终在一个固定的位置上,右下腹固定压痛是早期阑尾炎诊断的重要依据。

2.反跳痛(Blumberg 征)

用手指深压阑尾部位后迅速抬起手指,患者感到剧烈腹痛为反跳痛,表明炎症已经波及壁层腹膜。

3.腹肌紧张

化脓性阑尾炎时,可出现腹肌紧张,阑尾炎坏疽穿孔时则更为明显。检查腹肌时,腹部两侧及上下应对比触诊,可准确判断有无腹肌紧张及其紧张程度。

4.结肠充气试验

用一手压住左下腹降结肠部,再用另一手反复压迫近侧结肠部,结肠内积气即可传至盲肠和阑尾部位,引起右下腹痛感者为阳性。

5.腰大肌试验

患者取左侧卧位,将右下肢向后过伸,引起右下腹痛者为阳性,提示阑尾位置靠后,炎症波及腰大肌(即后位阑尾炎)。

6.闭孔肌试验

患者取仰卧位,右髋和右膝均屈曲 90°,并将右股向内旋转,引起右下腹痛者为阳性,说明阑尾位置较低,炎症已波及闭孔肌(即低位性阑尾炎)。

7.直肠指诊

盆腔阑尾炎,直肠右前方可有触痛;盆腔脓肿者,可触及有弹性感的压缩包块。

三、辅助检查

(一)实验室检查

多数急性阑尾炎患者的白细胞数及中性粒细胞比例增高;尿常规检查可见有少量红细胞及白细胞。

(二)腹部 X 线平片

少数患者可发现阑尾粪石。

四、护理措施

急性阑尾炎诊断明确后,如无手术禁忌,原则上应早期手术治疗,既安全,又可防止并发症的发生。非手术治疗仅适用于早期单纯性阑尾炎或有手术禁忌证者。

（一）非手术治疗的护理

（1）体位：取半卧位卧床休息。

（2）禁食：减少肠蠕动，利于炎症局限，禁食期间给静脉补液。

（3）密切观察病情变化：①腹部症状和体征的变化：观察期间如腹痛突然减轻，并有明显的腹膜刺激征，且范围扩大，提示阑尾已穿孔，应立即手术治疗。②全身情况：观察精神状态，每4～6h测量体温、脉搏、呼吸1次，若出现寒战、高热、黄疸，可能为门静脉炎，应及时通知医生处理。③观察期间每6～12h查血常规1次。

（4）非手术治疗期间禁用吗啡类镇痛剂，以免掩盖病情。同时禁服泻药及灌肠，以免肠蠕动加快，肠内压增高，导致阑尾穿孔或炎症扩散。

（5）使用有效的抗生素抗感染。

（6）做好术前准备：非手术治疗期间如确定患者需手术治疗，应做好术前准备。

（二）术后护理

（1）卧位：术后血压平稳后，取半卧位，使炎性液体流至盆腔，防止膈下感染。

（2）饮食：通常在排气后进食。

（3）早期活动：术后24h可起床活动，促进肠蠕动恢复，防止肠粘连，增进血液循环，促进伤口愈合。

（4）应用抗生素：化脓性或坏疽穿孔性阑尾炎术后应选用有效抗生素。

（5）做好腹腔引流管护理：保持引流通畅，并做好观察记录。根据病情变化，可在术后48～72h酌情拔除。

（6）术后并发症的观察与护理：①切口感染：多因手术时污染伤口。腹腔引流不畅所致，阑尾坏疽或穿孔者尤易发生。术后3～5天体温逐渐升高，患者感觉伤口疼痛，切口周围皮肤有红肿，触痛，应及时发现并报告医生进行处理。②腹腔脓肿：由于腹腔残余感染或阑尾残端处理不当所致。常发生于术后5～7天。表现为体温持续升高或下降后又上升，有腹痛、腹胀、腹部包块，及里急后重感。应采取半卧位，使脓液流入盆腔，减少中毒反应。同时使用抗生素，未见好转者，应及时行手术切开引流。③腹腔出血：少见，但很严重。由于阑尾动脉结扎线脱落所致。常发生于术后几小时至数日内。患者有腹痛、腹胀，并伴有面色苍白、脉速、出冷汗、血压下降等出血性休克症状。必须立即平卧，氧气吸入，并与医生联系，静脉输血、输液，必要时手术止血。④粪瘘：少见。由于阑尾残端结扎线脱落或手术时误伤肠管所致。感染较局限，患者表现为持续低热、腹痛、切口不能愈合且有粪水不断地从肠腔流至腹腔或腹壁外。应及时更换伤口敷料，应用抗生素治疗后大多能治愈。如长期不能愈合，则需手术修补。

第七节　结、直肠癌

结肠癌是消化道常见的恶性肿瘤，好发年龄41～50岁。直肠癌是乙状结肠与直肠交界处至齿状线之间的恶性肿瘤，占消化道癌的第二位，我国发病率以45岁左右为最多，青年人（＜

30 岁)发病率有上升趋势。

一、疾病概要

(一)病因及病理

1.发病原因

结肠、直肠癌的病因目前尚未明确,一般认为与下列因素有关。

(1)摄入过多含动物脂肪和动物蛋白食物,缺乏新鲜的蔬菜及纤维素食品;缺乏适度的体力活动,导致肠的蠕动功能下降,引起或加重肠黏膜损害,诱发结肠、直肠癌的增多。

(2)家族性肠息肉、结(直)肠腺癌和慢性溃疡性结(直)肠炎与结(直)肠癌的发病有较密切的关系。

2.病理机制

绝大多数的结、直肠癌是腺癌。从病理上可分为 4 种类型:

(1)隆起型:呈结节状、息肉状或菜花状,肿瘤向肠腔生长,肿块增大时表面可产生溃疡。此型恶性程度较低,向周围浸润少,预后较好。

(2)溃疡型:多见,形状为圆形或卵圆形,中心陷凹,边缘凸起,肿瘤向肠壁深层生长,并向四周浸润,早期可出现溃疡,易出血,此型转移较早,恶性程度高。

(3)浸润型:癌组织沿肠壁浸润,容易引起肠腔狭窄与肠梗阻,此型转移早而预后差。

(4)胶样型:此型多见于黏液腺癌,肿瘤剖面可见大量黏液,呈半透明胶样状。

临床对于结、直肠癌的病理分期普遍采用 Dukes 法。癌肿局限于肠壁内为 DukesA 期;癌肿穿透肠壁侵入浆膜或/及浆膜外,无淋巴结转移为 B 期;癌肿侵及肠壁任何一层,但有淋巴结转移为 C 期;有远处转移或腹腔转移,或广泛侵及邻近器官无法切除者为 D 期。

结、直肠癌的主要转移途径是淋巴转移。血行转移多见于肝,其次为肺、骨和脑等。癌肿也可直接浸润邻近器官和腹腔内种植转移。

(二)临床特点

1.结肠癌

(1)排便习惯和粪便性状的改变:常为最早出现的症状。多表现为排便次数增多、腹泻、便秘.粪便中带血、脓或黏液。

(2)腹痛:也是早期症状之一,常为持续性的定位不清的隐痛,或仅为腹部不适或腹胀感,出现肠梗阻时则腹痛加重或为阵发性绞痛。

(3)腹部肿块:多为癌肿本身,肿块坚硬,呈结节状,有时也可为梗阻近端肠腔内的积粪。

(4)肠梗阻症状:一般属结肠癌的晚期症状,主要表现是腹胀和便秘,腹部胀痛或阵发性绞痛。若发生完全性梗阻,症状加剧。

(5)全身症状:因慢性失血、癌肿溃烂、感染、毒素吸收等,患者可出现贫血、乏力,低热、消瘦,低蛋白血症等表现。晚期可出现恶病质。

由于结肠癌的病理类型和部位不同,临床表现也有所区别。右半结肠癌与左半结肠相比,肠腔较大,一般不易发生梗阻,因此右半结肠癌以全身症状、贫血、腹部肿块为主要表现;左半结肠癌则以肠梗阻、腹泻,便秘、便血等症状为显著。

2.直肠癌

早期症状不明显,多为排便习惯的改变,便前肛门有下坠感,或有里急后重感.排便不尽感。癌肿侵犯,导致肠腔狭窄,大便形状改变,逐渐变细,若肠管发生部分梗阻,可表现为腹痛、腹胀。肠鸣音亢进等不完全性肠梗阻症状。若癌肿破溃可出现大便表面带血及黏液,甚至脓血便。癌肿侵犯前列腺、膀胱,可出现尿频、尿痛、血尿。侵犯骶前神经,可出现骶尾部持续性剧烈疼痛。晚期出现肝转移时,可有腹水、肝大、黄疸、贫血、消瘦、浮肿、恶病质等症状。

(三)治疗原则要点

治疗结、直肠癌以手术切除为主,并辅之以化疗和放疗等综合治疗。

1.手术治疗

(1)结肠癌根治术:结肠癌根治术切除的范围包括肿瘤以及距肿瘤边缘 10cm 左右的两侧肠段,还应包括切除区域的全部系膜及其系膜和区域淋巴结。手术方式包括右半结肠切除术、横结肠切除术、左半结肠切除术、乙状结肠切除术。

(2)直肠癌根治术:根据癌肿距齿状线的距离、大小、细胞分化程度等因素综合判断有不同的手术方式。

局部切除:适用于早期肿瘤小、局限于黏膜或黏膜下层、分化程度高的直肠癌。

经腹直肠癌切除术(直肠低位前切除术,Dixon 手术),癌肿距齿状线 5cm 以上者,经腹切除乙状结肠和直肠大部分,行直肠和乙状结肠端端吻合,可保留肛门。

腹会阴联合直肠癌根治术(Miles 手术):原则上适用于腹膜返折以下的直肠癌。手术切除乙状结肠下部及系膜和直肠全部,所属淋巴及被侵犯的周围组织。在乙状结肠近端做左下腹壁永久性人工肛门。

经腹直肠癌切除、近端造口、远端封闭手术(Hartmann 手术):适用于全身一般情况很差的直肠癌患者。

(3)姑息性手术:癌肿晚期发生梗阻或局部无法切除者,可做梗阻近端肠管与远端肠管端侧或侧侧吻合术,或梗阻近端做结肠造口术。

2.化学药物治疗

是根治性手术的辅助治疗方法,能提高患者的 5 年生存率。目前,常采用以氟尿嘧啶为基础的联合化疗方案。

3.放射疗法

放射治疗作为手术切除的辅助疗法有提高疗效的作用。术前放疗可以提高手术切除成功率,降低患者的术后复发率。术后放疗适应于晚期患者,手术未达到根治或术后局部复发的患者。

二、护理评估

(一)术前评估

1.健康史

了解患者年龄、性别、饮食习惯,既往是否有结、直肠慢性炎性疾病,结、直肠腺瘤;有无手术史;有无家族性肠息肉病,家族中有无患大肠癌或其他恶性肿瘤者。

2.身心状况

(1)症状、体征：了解疾病性质和手术耐受力情况；了解患者有无消瘦、贫血、水肿、乏力、低热等症状；患者是否有大便习惯和粪便形状的改变；是否有大便表面带血及黏液或脓血便；是否有腹痛、腹胀、肠鸣音亢进等症状；腹部是否有肿块等；有无腹股沟淋巴结肿大；有无腹水、肝大、黄疸等肝转移的症状。

(2)心理社会状况：患者和家属是否了解疾病和手术治疗的相关知识；患者及家属对有关结肠、直肠癌的健康教育内容了解和掌握程度等；患者和家属是否接受手术及手术可能导致的并发症；了解患者和家属的对于结肠造口的焦虑和恐惧程度；家庭对患者手术及进一步治疗的经济承受能力。

3.辅助检查

(1)大便潜血试验：大规模普查或一定年龄组高危人群作为结、直肠癌的初筛手段，阳性者再做进一步检查。

(2)直肠指诊：是诊断直肠疾病最有效而简便的检查方法。75％以上的直肠癌患者可经此法在直肠内触及质硬、表面不光滑的肿块，或触及环状狭窄的肠腔。指套上常附有黏液或脓血。

(3)内镜检查：直肠镜、乙状结肠镜或纤维结肠镜检查可在直视下肉眼做出诊断.并取病灶活组织进行病理检查，是诊断结、直肠癌最有效和可靠的方法。

(4)影像学检查：包括钡剂灌肠、腹部或腔内 B 超、CT 检查等。

(5)肿瘤标记物：血清癌胚抗原(CEA)测定诊断特异性不高，主要用于预测直肠癌的预后和监测复发。

(6)其他检查：低位直肠癌伴有腹股沟淋巴结肿大时，应做淋巴结活检。癌肿位于直肠前壁的女性患者应做阴道检查和双合诊检查。男性患者有泌尿系统症状时，应行膀胱镜检查。

(二)术后评估

评估患者实施手术方式、麻醉方式、术中情况、术后生命体征是否平稳、伤口引流管是否通畅，引流液的颜色、性质、量及切口愈合情况，有无并发症及预后的情况。

三、护理诊断及合作性问题

(一)焦虑与悲观

与癌症和手术等有关。

(二)营养失调：低于机体需要量

与腹泻、食欲下降及癌肿慢性消耗有关。

(三)知识缺乏

与缺乏疾病和手术的相关知识有关，缺乏结肠造口的自我护理知识。

(四)自我形象紊乱

与结肠造口的建立、控制排便能力丧失以及排便方式的改变有关。

(五)潜在并发症

出血、感染、吻合口瘘、结肠造口缺血坏死及狭窄等并发症。

四、护理目标

(1)患者焦虑悲观得到缓解或减轻。

(2)患者维持良好的营养状态。

(3)了解疾病、手术及康复的相关知识。学会自理结肠造口.

(4)患者能接受结肠造口的存在,能适应自我形象的变化。

(5)患者未出现并发症或护士及时发现并发症的发生并积极配合处理。

五、护理措施

(一)术前护理

1.一般护理

根据患者具体情况,术前补充高蛋白、高热量、丰富维生素、易消化的少渣饮食。对于贫血、低蛋白血症的患者,应给予少量多次输血。注意纠正水、电解质及酸碱平衡的紊乱,以提高患者对手术的耐受力。

2.肠道准备

目的是减少术中污染,有利于术后吻合口愈合,有利于术后切口愈合等。肠道准备包括控制饮食、清洁肠道和使用药物3个方面:

(1)控制饮食:术前3d进少渣半流质饮食,术前2d起进流质饮食;有肠梗阻症状者,应禁食补液。

(2)清洁肠道:术前3d番泻叶6g泡水口服或术前2d口服泻剂硫酸镁15～20g或蓖麻油30mL,每日上午服用。术前2d每晚灌肠1次,术前1d晚和手术日晨分别清洁灌肠。近年来也采用5%～10%甘露醇做肠道准备,由于甘露醇为高渗性溶液,口服后可吸收肠壁内水分,促进肠蠕动,起到有效腹泻而达到清洁肠道的效果,但术前有肠梗阻、年老体弱,及心、肾功能不全者应禁用。

(3)药物使用:术前2～3d起口服肠道不吸收的抗生素,如庆大霉素,新霉素、甲硝唑等,抑制肠道细菌;同时肌内注射维生素K,以补充肠道细菌被抑制时维生素K合成吸收障碍。

3.其他准备

术日晨放置胃管和留置导尿管,若患者有梗阻症状,应早期放置胃管。如癌肿已侵及已婚女性患者的阴道后壁,患者术前3d每晚应冲洗阴道。

4.心理护理

护理人员应了解患者的心理状况,根据患者的具体情况进行解释和开导工作。安慰解释工作,真实而巧妙地回答患者的问题,解释治疗过程,给予必要的健康教育,尤其是结肠造口的患者。同时也应取得患者家属的配合和支持。

(二)术后护理

1.一般护理

(1)麻醉清醒生命体征平稳后取半卧位,以利于呼吸和腹腔引流。

(2)患者术后禁食、胃肠减压,由静脉补充营养。当肛门排气或结肠造口开放后即可拔除胃肠减压,并可进流质饮食,若无不适,1周后可进软食,2周后可进普食,且选择高热量、高蛋白、丰富维生素、少渣为主饮食。

2.密切观察生命体征及伤口出血情况

每半小时测血压、脉搏、呼吸各1次,病情平稳后延长间隔时间。由于大肠癌手术范围大,所以要密切观察腹部及会阴部切口敷料,若渗血较多,应估计量,并做好记录,及时通知医生给予处理。

3.引流管的护理

保持腹腔及骶前引流管通畅,妥善固定,避免堵塞、受压、扭曲及脱落;观察记录引流液的颜色、性状和量;及时更换引流管周围的敷料。骶前引流管一般保持5~7d,引流液量减少。色变淡,才考虑拔除。直肠癌根治术易伤及髂部神经或造成膀胱后倾,可致尿潴留,故术后常需留置导尿管,导尿管一般保留5~7d,拔管前应夹闭导尿管1~2d,每4d开放1次,以训练患者定时排尿功能。

4.结肠造口(人工肛门)的护理

部分结肠、直肠癌患者需行永久性腹壁人工肛门或暂时性结肠造口,是粪便排出的通道。

(1)观察造口有无异常:结肠造口一般于术后2~3d肠蠕动恢复后开放。造口开放前应外敷凡士林或生理盐水纱布,及时更换外层渗湿敷料,防止感染。造口开放前注意肠段有无回缩、出血、坏死等现象,因造口的结肠张力过大、缝合不平、血运障碍,均可出现上述情况。造口开放后观察有无肠黏膜颜色变暗、发黑等异常,防止造口肠管感染、坏死。

(2)保护腹部切口:造口开放早期粪便稀、次数多,因此患者取造口侧卧位,并用塑料薄膜隔开造口与腹壁切口,以避免结肠造口开放时,肠内容物污染腹部切口,造成感染。

(3)保护肠造口周围皮肤:造口开放初期,粪便稀薄且不间断地流出,对腹壁皮肤刺激大,极易引起皮肤糜烂,应以温水洗净,用络合碘或0.5%氯己定(洗必泰)消毒造口周围皮肤,并在造口周围皮肤处涂上氧化锌软膏保护。造口每次排便后,以凡士林纱布覆盖外翻的肠黏膜,外盖厚敷料,起到保护作用。造口与皮肤愈合后改用人工肛门袋。

(4)指导患者正确使用人工肛袋:配备3~4个合适的造口袋,以便更换。用袋前先以温水清洁造口周围的皮肤,必要时涂上氧化锌软膏保护皮肤,袋口贴敷于造口处,用弹性带将肛门袋系于腰间。造口袋内充满1/3排泄物时,应及时倾倒并清洗或更换清洁袋。

(5)训练定时排便:术后避免进食胀气性、刺激性气味及易引起便秘或腹泻的食物。从造瘘口灌肠(一般500mL生理盐水),有助于养成定时排便的习惯。大便成形及养成定时排便习惯后,患者可以在每天排便后用棉垫将造口盖好,再用弹力带固定。

(6)造口并发症的观察与预防。①造口狭窄:造口处拆线愈合后,每日扩肛1次,指套涂石蜡油,沿肠腔方向逐渐深入,动作轻柔,避免暴力,以免损伤造口或肠管。②肠梗阻:观察患者有无呕吐、腹痛、腹胀、停止排气、排便等症状。③便秘:患者术后1周后,应下床活动,锻炼定时排便习惯。若因粪块堵塞或进食后3~4d未排便发生便秘,可将粗导尿管插入造口,一般深度不超过10cm灌肠,常用液体石蜡或肥皂水,但注意压力不能过大,以防肠道穿孔。

5.并发症的预防和护理

(1)切口感染:由于Miles手术范围大,会阴部残腔大,术后渗血渗液易潴留于残腔内引起局部感染,导致会阴部切口不愈合或延迟愈合;腹部切口也可因结肠造口的排泄物的污染而感染。术后监测体温变化及局部切口情况,及时应用抗生素。会阴部切口可于术后4~7d每日以 1∶5000 高锰酸钾温水坐浴,直至伤口愈合为止。

(2)吻合口瘘:发生的原因主要与手术技巧有关,其次是吻合口周围感染,低蛋白血症、进食不当等。吻合口瘘发生后应行盆腔持续滴注、吸引,同时患者禁食,胃肠减压,给予肠外营养支持。

六、护理评价

(1)患者焦虑或悲观情绪是否有所减轻或缓解。

(2)每日是否摄取足够的热量,食欲、睡眠状况是否改善。

(3)是否掌握与疾病有关的知识,能否主动配合术后的放疗、化疗。能否正确护理人工肛门。

(4)患者是否接受结肠造口的存在,是否能适应自我形象的变化。

(5)术后并发症是否得到预防,是否能及时发现和处理并发症。

七、健康教育

(1)指导患者有规律地生活,精神要舒畅,适当进行户外活动。鼓励患者参加一定的社交活动。

(2)教会患者自我护理结肠造口的方法。指导患者出院后扩张人工肛门,每 1～2 周 1 次,持续 2～3 个月。若发现人工肛门狭窄或排便困难,应及时来院检查。

(3)患者出院后维持均衡的饮食,改变高脂肪、高动物蛋白、低纤维素的饮食习惯。定时进餐,避免生、冷、硬及辛辣等刺激性食物;宜少渣、易消化的健康食物,进食要有规律并注意饮食卫生。

(4)若无特殊情况,出院后每 3～6 个月来院复查 1 次。向患者及(或)家属讲解化疗的必要性和不良反应。

参考文献

[1]栾彬,李艳,李楠,等.现代护理临床实践[M].哈尔滨:黑龙江科学技术出版社,2022.

[2]翟丽丽,李虹,张晓琴.现代护理学理论与临床实践[M].北京:中国纺织出版社,2022.

[3]王艳秋,玄春艳,孙健,等.现代临床护理实践与管理[M].重庆:重庆大学出版社,2022.

[4]宋文娟,赵锐锐,辛凌云,等.现代护理学规范与临床实践[M].哈尔滨:黑龙江科学技术出版
社,2022.

[5]李明,张秀荣,张会晓,等.现代护理学基础与实践[M].青岛:中国海洋大学出版社有限公
司,2022.

[6]王宏宇,任海霞,张爱国,等.现代护理学基础与应用[M].青岛:中国海洋大学出版社有限公
司,2022.

[7]申璇,邱颖,周丽梅,等.临床护理常规与常见病护理[M].哈尔滨:黑龙江科学技术出版
社,2022.

[8]刘玉杰.临床常见病护理操作与实践[M].北京:中国纺织出版社,2022.

[9]王虹,徐霞,申未品,等.临床常见病护理新进展[M].哈尔滨:黑龙江科学技术出版社,2022.

[10]徐明明.现代护理管理与临床护理实践[M].北京:科学技术文献出版社,2021.

[11]马滕.现代临床护理研究与实践[M].沈阳:辽宁科学技术出版社,2021.

[12]张翠华,张婷,王静,等.现代常见疾病护理精要[M].青岛:中国海洋大学出版社,2021.

[13]章志霞.现代临床常见疾病护理[M].北京:中国纺织出版社,2021.

[14]王婷婷.临床护理实践精要[M].北京:科学技术文献出版社,2020.